U0061899

中國本草圖錄

卷十二

蓋載之三墳者也其三百六十五
百二十種爲君主養命以應天無
老延年之說中藥一百二十種爲
有遏病補虛益損之用下藥一百
可久服故有除寒熱邪氣破積聚
尹湯液之典本乎神農仲景傷寒

中國本草圖錄

卷十二

商務印書館（香港）有限公司
人民衛生出版社合作出版

中國本草圖錄　卷十二

全書主編 —— 蕭培根

本卷主編 —— 謝明村　仇良棟　邱年永

編　　寫 ——《中國本草圖錄》編寫委員會

責任編輯 —— 孫祖基　陳　杰　李顯玗

編輯顧問 —— 李甯漢

裝幀設計 —— 吳雪雁

出　　版 —— 商務印書館（香港）有限公司
香港鰂魚涌芬尼街2號D僑英大廈
人民衛生出版社
北京天壇西里10號

製　　版 —— 奇峰分色製版有限公司
香港鰂魚涌華蘭路十六號萬邦工業大廈二十一樓A座

印　　刷 —— 中華商務彩色印刷有限公司
香港新界大埔汀麗路36號中華商務印刷大廈

版　　次 —— 1997年3月第1版第1次印刷
© 1997　商務印書館（香港）有限公司
ISBN 962 07 3145 X

All inquiries should be directed to:
The Commercial Press (Hong Kong) Ltd.
Kiu Ying Building, 2D Finnie Street, Quarry Bay, Hong Kong.

《中國本草圖錄》卷十二編者名單

編寫單位：

廣州市藥品檢驗所、台灣中國醫藥學院中國藥學研究所、四川省中藥研究所、廣西壯族自治區藥品檢驗所、中國科學院昆明植物研究所、四川省中藥學校、中國醫學科學院藥用植物研究所、第二軍醫大學、長春中醫學院、吉林省中醫中藥研究院、天津市醫藥科學研究所

主　編

謝明村　仇良棟　邱年永

編　者

仇良棟　張永勳　張光雄　趙素雲
鄔家林　黃燮才　李延輝　連文琰
鄭漢臣　嚴仲鎧　吳光第　仇　潔
夏光成　安偉建　馬　琳　王忠壯
全山叢　劉玉琇　秦路平　李晶晶

圖片攝影

邱年永　仇良棟　甘偉松　黃燮才
李延輝　吳光第　鄔家林　鄭漢臣
高士賢　劉玉琇　趙素雲　仇　潔
順慶生　包雪聲　施大文　嚴仲凱
夏光成　李甯漢　林英偉

審閱者

蕭培根　謝宗萬

前言

中華民族在長期和疾病鬥爭的過程中，積累了極為豐富的經驗，形成了獨特的中國醫藥學，它是世界傳統醫學的重要組成部分，可說是舉世矚目的。

作為中國醫學防治疾病的主要武器的中草藥，資源十分豐富，藥用種類達七千種。《中國本草圖錄》廣攬博收，通過彩色照片和簡要描述，真實記錄並介紹了六千種中草藥，可說是目前世界上收載和記錄藥用植物、動物、礦物的一部最大型專業性巨著和工具書。

本書由中國醫學科學院藥用植物研究所、廣州市藥品檢驗所、吉林省中醫中藥研究院、長春中醫學院、昆明植物研究所、四川省中藥研究所、廣西藥用植物園、廣西醫藥研究所、第二軍醫大學、四川省中藥學校、人民衛生出版社等十一個單位的數十名高級專業人員和著名學者通力合作完成。

收錄的所有彩色照片均在實地拍攝，其中不少品種是專業人員冒着生命危險，歷盡艱苦，深入荒山老林才獲得的，照片真實、生動，如實地反映了這些中草藥的生長習性和生態環境，具有珍貴的科學價值。文字描述部分包括了這些中草藥的來源，形態，分佈，採製，成分，性能和應用等項目，簡明扼要，深入淺出，最後還附有最基本的文獻書目，幫助讀者進一步查閱更多的科學資料。所以，《中國本草圖錄》既是專業醫藥人員必備的參考書，也是廣大羣眾汲取中草藥知識的良師益友。

我們熱切希望本書日後能出版英文版，向全世界發行，這對於各國人民急切要求了解和熟悉中草藥的願望將能得到一定的滿足。

本書在編寫過程中，得到國際自然及自然資源保護組織（IUCN）、世界衛生組織（WHO）的熱情關懷，國家自然科學基金會從經費上給予支持，衛生部的領導給予指導及鼓勵，使得這部巨著能在較短的時間內和讀者見面。

本書的編寫與攝影工作，不僅得到了各地研究機構的熱情支持與協助，還得到了各學術界老前輩的指導和幫助，有的親自參加了有關內容的審定工作，如樓之岑教授、謝宗萬教授、朱有昌教授、鄧明魯教授、吳征鎰教授等。在此一併向大家致謝。

衷心希望廣大讀者在使用過程中對本書提出寶貴意見，不吝指正。

蕭培根
中國醫學科學院
藥用植物研究所所長，教授
世界衛生組織
傳統醫學合作中心主任

1988年5月1日

本卷主編的話

《中國本草圖錄》一書，按照1988年4月在廣西桂林召開會議商定，繼續完成11和12兩卷。10卷於1990年12月印刷，1991年和讀者見面。卷11於1991年9月在重慶審稿，卷12於1993年8月在丹東審稿。經過兩年的努力終於和大家見面了。這兩卷任務的完成是艱巨和困苦的。

本卷共收載了500種。台灣學者供片240種，大陸學者供片260種。本卷的出版是台灣和大陸兩岸專家精誠合作的成果。本卷突出了台灣地區的不少重要品種。例如台灣地區常見中草藥有密花苧麻、蓮葉桐、台灣冷杉、穿鼻龍、玉山小檗，獨具療效。一些有價值品種，深受台灣民間歡迎。蓮葉桐在抗癌方面很有苗頭。阿里山五味子、玉山胡頹子、彩花馬兜鈴，是極為難得的珍稀品種。不少品種既反映了中國大陸和台灣民間傳統用藥經驗及名家學者獨特見解，也充分體現了民間醫藥的成就。台灣地區的品種還得到台灣中國醫藥學院藥用植物學甘偉松教授的支持，提供了台灣地區不少常用中草藥和藥用植物方面的珍貴品種。甘偉松教授在未完成本卷任務已不幸病逝，留下本卷圖片31種是珍貴的、不朽的。在此綴言以資紀念。

本卷收載大陸的品種大部分是過去各卷未收載的常見品種。有《中國藥典》1995年版增收的品種如丁公藤、地龍（櫛盲環毛蚓、威廉環毛蚓、通俗環毛蚓）、華南吳茱萸、清風藤、九眼獨活、當歸、甘肅貝母、竹葉柴胡、青葉膽、新疆紫草、峨嵋沙參、雲連、巫山淫羊藿等。還有賀龍元帥生前訪問印度尼西亞時帶回白樹的種子，在中國栽培引種歷時30載，現已成材的珍稀品種，在本卷亦有收載。還有民間藥用動物黃邊大龍虱、洋蟲等本卷亦予以收載。

本卷收載藥物中，對有關誤用的拉丁學名、異名或學名鑑定錯誤，均由編者加以核實改正。

本書屬國家自然科學基金資助項目。

謝明村　仇良棟　邱年永

編　寫　說　明

1. 《中國本草圖錄》收載中草藥（包括植物、動物、礦物）約六千種，分十二卷出版。十一、十二卷為續編，共一千種。十一卷主要增收香港地區、十二卷主要增收台灣地區常用中草藥和藥用植物資源品種以及前十一冊中尚未收入、《中國藥典》收載的中藥品種，各邊遠地區民族、民間藥物，包括珍稀瀕危的品種。
2. 全書採用彩色照片拍攝中草藥的生態環境、生長狀態（活植物、活動物體態），礦物則拍攝藥材形狀。每種中草藥附有簡要的文字描述，目的在於彌補彩照的不足，並使讀者對該中草藥有一個概括的認識。
3. 本書編排以植物（動物）科為順序：植物科以恩格勒系統為編排依據。科屬內的中草藥則按植物（動物）的拉丁學名的字母順序依次排列。
4. 書前的目錄備列中草藥所屬的植物（動物）的科及科內各中草藥。書後則分別附有中草藥及所屬植物（動物）的中名索引及拉丁學名索引。
5. 正名一般衹採用中草藥的常用名稱。若一種中草藥為多來源或來自同屬多種植物（或動物），如黃連、貝母、天南星、前胡等，正名參照基源動植物名取名為三角葉黃連（黃連）、白花前胡（前胡）等，括號內附常用的中草藥名稱。如此藥為民間藥，則應採用民間藥名稱。若無中草藥名稱，可採用此藥的植物名或動物名。
6. 本書文字描述包括：來源、形態、分佈、採製、成分、性能、應用、文獻及附註等項目。
7. 來源是記載中草藥所屬的植物（動物）科的中名，植物（動物）名稱及其拉丁學名，藥用部分。礦物藥則記述其礦物來源的名稱或學名。
8. 形態一項是概述中草藥的原植物（或原動物）的全貌的形態特徵（尤詳於藥用部分）。若為礦物藥，則衹描述藥材性狀。
9. 分佈是描述該植物（動物）在野生狀態下的生態環境或栽培狀況，或其棲息環境及習性等。分佈主要是指野生植物（動物）在中國境內的自然分佈。由於篇幅限制，若分佈的地區太多，可採用大區描述，如東北、華北、華東、中南、西北、西南等，也可寫長江以南等。
10. 採製是描述該中草藥的採集季節，加工方法（如曬乾、陰乾、鮮用、切片、切段等），或特殊的炮製加工等方法。
11. 成分衹記載該中草藥所含的主要成分或有活性成分，對一般次要的化學成分，可不予全部記載，而且也以該中草藥的藥用部位為主，非藥用部位的成分則或略而不述。
12. 性能是先描述該中草藥的性味（先寫味，後寫性），再述其功能。功能衹描述該中草藥的主要作用。對有些有毒的中草藥，按毒性的大小，寫明小毒、有毒、大毒等，以便引起注意。
13. 應用衹描述該中草藥沿用以治療的主要病症，也可能是與其他藥物配伍的效用。用法一般指內服或外用或其他用法。文中描述"用於"云云即指內服。用量是指成人每日的常用量。
14. 文獻一項是供進一步查閱該中草藥的詳細資料而編註的如別名、成分、藥理等內容，可在文獻中查閱。為節省篇幅，常用文獻多採用簡稱。如《大辭典》上，865，即《中藥大辭典》上冊第865條。各卷所引用的文獻的書目資料，可於每卷後面所附的"參考書目"中找到。

目　　錄

桑寄生科
5583 栗寄生（檜葉寄生）
5584 大葉桑寄生
5585 松寄生
5586 台灣鈍果寄生
5587 柿寄生
馬兜鈴科
5588 瓜葉馬兜鈴
5589 彩花馬兜鈴
5590 港口馬兜鈴
5591 高氏馬兜鈴
5592 琉球馬兜鈴
5593 大葉馬兜鈴
5594 鼻血雷
蛇菰科
5595 穗花蛇菰
蓼科
5596 雞血七
5597 醬頭
5598 紅藥子
5599 軟蒺藜
莧科
5600 紅莧草
番杏科
5601 番杏
馬齒莧科
5602 四裂馬齒莧
5603 禾雀舌
石竹科
5604 紅茂草（康乃馨）
5605 野豌豆草
5606 台灣蠅子草
睡蓮科
5607 白睡蓮
毛茛科
5608 新疆烏頭
5609 巴氏草烏
5610 台灣草烏
5611 玉龍烏頭
5612 陰地銀蓮花
5613 玉山鐵綫蓮
5614 鏽毛鐵綫蓮
5615 穿鼻龍
5616 五加葉黃連
5617 雲連
木通科
5618 台灣木通
5619 六葉野木瓜
5620 鈍藥野木瓜
小檗科
5621 高山小檗
5622 台灣小檗
5623 玉山小檗
5624 巫山淫羊藿
5625 甘平十大功勞
防己科
5626 青風藤
5627 千金藤
5628 蘭嶼千金藤
5629 大葉藤
5630 金牛膽（金果欖）
木蘭科
5631 紅花八角
5632 紅骨蛇
5633 南五味子根
5634 烏心石
5635 阿里山南五味
番荔枝科
5636 牛心梨
5637 香水樹
肉豆蔻科
5638 蘭嶼肉豆蔻
樟科
5639 內冬子
5640 大葉楠
5641 紅楠皮
蓮葉桐科
5642 蓮葉桐
罌粟科
5643 夏天無
5644 岩黃連
白花菜科
5645 馬檳榔
十字花科
5646 辣根
5647 山葵
景天科
5648 台灣景天
5649 玉山景天
虎耳草科
5650 峨嵋崖白菜
5651 台灣溲疏
5652 華八仙
5653 傘形繡球
5654 流蘇虎耳草
海桐科
5655 台灣海桐
薔薇科
5656 日本木瓜
5657 藍布正
5658 小葉石楠
5659 雪山委陵菜
5660 細圓齒火棘
5661 黃藨
5662 台灣懸鈎子
5663 台灣繡綫菊
5664 台灣笑靨花
豆科
5665 澳洲金合歡
5666 蛇藤
5667 土圞兒
5668 紫鉚樹
5669 豆角柴
5670 毛望江南
5671 竹葉馬豆
5672 黃花羽扇豆
5673 密花崖豆藤
5674 異果崖豆藤
5675 寬序崖豆藤
5676 巴西含羞草
5677 蘭嶼血藤
5678 紅豆
5679 海拉爾棘豆
5680 猴耳環（蛟龍木）
5681 亮葉猴耳環
5682 三裂葉野葛
5683 大花田菁
5684 印度田菁
5685 嶺南槐樹
5686 多花紫藤
牻牛兒苗科
5687 草原老鸛草
5688 漢紸魚腥草
5689 野生老鸛草
芸香科
5690 華南吳茱萸
5691 台灣黃檗
5692 食茱萸
橄欖科
5693 華南橄欖
楝科
5694 鴨公青

5695　桃花心木

金虎尾科

5696　瓢雞藤

大戟科

5697　斑子木
5698　裏白巴豆
5699　毛葉巴豆
5700　光葉巴豆
5701　小巴豆
5702　血桐
5703　蟲屎
5704　青灰葉下珠
5705　海南葉下珠

馬桑科

5706　台灣馬桑

漆樹科

5707　藤漆
5708　台東漆
5709　檳榔青
5710　小漆樹

冬青科

5711　大果冬青（見水藍）

衛矛科

5712　吊桿麻
5713　過山楓
5714　刺果衛矛
5715　疏齒衛矛
5716　西南衛矛

省沽油科

5717　大果山香圓
5718　台灣山香圓

無患子科

5719　番龍眼

清風藤科

5720　清風藤

鼠李科

5721　亞洲濱棗
5722　貓乳

錦葵科

5723　芙蓉麻
5724　山芙蓉

梧桐科

5725　鷓鴣麻
5726　掌葉蘋婆

獼猴桃科

5727　台灣獼猴桃（台灣羊桃）
5728　峨嵋水冬哥

山茶科

5729　野山茶
5730　柃木

藤黃科

5731　福木
5732　遍地金
5733　雙花金絲桃
5734　蜜腺小連翹

檉柳科

5735　狼尾水柏枝

堇菜科

5736　心葉堇菜
5737　台灣堇菜

大風子科

5738　天料木

胡頹子科

5739　台灣胡頹子
5740　玉山胡頹子
5741　小葉胡頹子
5742　薄葉胡頹子（鄧氏胡頹子）
5743　少果胡頹子（魏氏胡頹子）

千屈菜科

5744　細葉水莧

八角楓科

5745　闊葉八角楓

桃金娘科

5746　細葉桉
5747　白樹
5748　洋蒲桃

野牡丹科

5749　金石榴
5750　葉底紅

柳葉菜科

5751　蝦筏草

五加科

5752　九眼獨活
5753　太白楤木
5754　波緣楤木
5755　楓荷梨
5756　台灣樹參
5757　台灣八角金盤
5758　台灣常春藤
5759　小羊角蘭
5760　繡毛五葉參

傘形科

5761　濱當歸
5762　福參（山獨活）
5763　肉獨活
5764　新疆羌活
5765　當歸
5766　短莖古當歸
5767　三島柴胡
5768　小柴胡
5769　竹葉柴胡
5770　寬葉阿魏
5771　牛尾獨活
5772　腎葉天胡荽
5773　台灣前胡
5774　濱海前胡（防葵）
5775　大肺筋草

山茱萸科

5776　台灣青莢葉

乙・合瓣花亞綱

杜鵑花科

5777　白珠樹
5778　南燭
5779　台灣馬醉木
5780　西施花
5781　珍珠花

紫金牛科

5782　細葉百兩金（台灣百兩金）
5783　湖北杜莖山

報春花科

5784　海綠

藍雪科

5785　紫金標

柿樹科

5786　軟毛柿

山礬科

5787　光葉山礬
5788　老鼠矢（枇杷葉灰木）

安息香科

5789　烏皮九芎

木犀科

5790　跳皮樹
5791　山素英
5792　矮探春

馬錢科

5793　蓬萊葛

龍膽科
5794 穿心草
5795 台灣龍膽
5796 黃花龍膽
5797 玉山龍膽
5798 矮玉山龍膽
5799 雙色龍膽
5800 大籽獐牙菜
5801 金魚膽（青葉膽）
5802 走膽藥
5803 台灣蔓龍膽

夾竹桃科
5804 老鼠牛角
5805 酸藤
5806 台灣狗牙花
5807 蔓長春花

蘿藦科
5808 白葉藤（隱鱗藤）
5809 豹藥藤
5810 台灣牛皮消
5811 奶漿藤
5812 會東藤
5813 石草鞋
5814 牛奶菜
5815 通天連

旋花科
5816 台灣菟絲
5817 台灣丁公藤
5818 厚葉牽牛

紫草科
5819 新疆紫草
5820 滿福木
5821 長花厚殼樹
5822 台灣厚殼樹
5823 康復力
5824 藤紫丹

馬鞭草科
5825 化石樹
5826 白巴子
5827 白龍船花
5828 單葉蔓荊

唇形科
5829 散血草
5830 筋骨草
5831 台灣筋骨草（金瘡小草）
5832 金錢薄荷
5833 白花草
5834 仙草
5835 台灣野薄荷
5836 雞掛骨草
5837 四香花

茄科
5838 白毛黃水茄
5839 龍珠

玄參科
5840 釘地蜈蚣

紫葳科
5841 火燄樹

苦苣苔科
5842 刺齒唇柱苣苔
5843 虎耳還魂草
5844 尖舌苣苔（尖舌草）

爵床科
5845 杜根藤
5846 三花槍刀藥
5847 兩廣綫葉爵床
5848 叉柱花
5849 紅澤蘭
5850 翼柄鄧伯花

茜草科
5851 拉拉藤
5852 山梔
5853 恆春梔
5854 狹葉梔
5855 毛野丁香葉
5856 穿根藤
5857 金綫草
5858 大紅參
5859 林氏茜草

忍冬科
5860 糯米條
5861 短梗忍冬
5862 毛忍冬
5863 紫花忍冬
5864 長白忍冬
5865 新店忍冬
5866 冇骨消
5867 淡紅莢蒾
5868 紅子莢蒾
5869 球核莢蒾（高山莢蒾）

敗醬科
5870 台灣敗醬
5871 嫩莖纈草

葫蘆科
5872 毒瓜（雙輪瓜）
5873 蒲種殼
5874 毛果栝樓
5875 大栝樓子

桔梗科
5876 小花沙參
5877 台灣沙參（高山沙參）
5878 峨嵋沙參
5879 川黨參
5880 卵葉半邊蓮（圓葉山梗菜）

草海桐科
5881 草海桐

菊科
5882 甘川紫菀
5883 大黃草
5884 豬肚子
5885 茼蒿
5886 阿里山薊
5887 綠薊
5888 鈴木氏薊
5889 華東藍刺頭
5890 台灣澤蘭
5891 香澤蘭
5892 蔓澤蘭
5893 金光菊
5894 廣東升麻
5895 台灣蒲公英
5896 西洋蒲公英
5897 九里明

單子葉植物綱

露兜樹科
5898 林投

澤瀉科
5899 鴨舌頭（綠葉慈姑）

水鱉科
5900 馬尿花

禾本科
5901 芭茅
5902 芒
5903 大蘆
5904 甜根子芒
5905 莠狗尾草

莎草科
5906 毛軸莎草
5907 荸薺
5908 磚子苗

棕櫚科
5909 三藥檳榔

5910 海棗

天南星科

5911 蛇頭草
5912 台南星
5913 普陀南星
5914 大千年健

浮萍科

5915 稀脈浮萍（青萍）

鳳梨科

5916 紅鳳梨

鴨跖草科

5917 中國穿鞘花

百合科

5918 光肺筋草
5919 四川蜘蛛抱蛋
5920 甘肅貝母
5921 台灣百合
5922 鹿子百合
5923 小麥冬
5924 高山蚤休
5925 台灣鹿藥
5926 圓錐菝葜（狹瓣菝葜）
5927 筐條菝葜（裏白菝葜）
5928 管花鹿藥
5929 鬱金香
5930 涼山開口箭
5931 彎蕊開口箭
5932 黑紫藜蘆

石蒜科

5933 龍舌蘭
5934 短葶仙茅
5935 小金梅草
5936 喇叭水仙

薯蕷科

5937 參薯
5938 風車兒

芭蕉科

5939 野蕉

薑科

5940 香薑
5941 長柄山薑

竹芋科

5942 竹芋（葛鬱金）

蘭科

5943 金綫蓮
5944 小白及
5945 鈎距蝦脊蘭
5946 細花蝦脊蘭
5947 凹舌蘭
5948 送春
5949 春劍
5950 綫葉春蘭
5951 虎頭蘭
5952 黃草石斛
5953 銅皮蘭
5954 雲南沼蘭
5955 雲南石仙桃
5956 台灣一葉蘭

動物類

鉅蚓科

5957 縞蚯蚓（地龍）
5958 櫛盲環毛蚓（地龍）
5959 威廉環毛蚓（地龍）
5960 通俗環毛蚓（地龍）

珍珠貝科

5961 馬氏珍珠貝（珍珠）

關公蟹科

5962 顆粒關公蟹

長腳蟹科

5963 隆綫強蟹

黃道蟹科

5964 隆背黃道蟹

巴蝸牛科

5965 條華蝸牛（蝸牛）
5966 同型巴蝸牛

蜻科

5967 小皺蜻

芫青科

5968 綠芫青
5969 麗斑芫菁

胡蜂科

5970 華黃蜂

蚰蜒科

5971 花蚰蜒

虻科

5972 江蘇虻

蟬科

5973 蟪蛄
5974 褐翅紅娘子（紅娘子）

擬步蟲科

5975 洋蟲

象鼻蟲科

5976 竹象鼻蟲

小鯢科

5977 羌活魚
5978 小鯢

角海星科

5979 騎士章海星

海盤車科

5980 多棘海盤車

鯉科

5981 烏鯉

鮨科

5982 真鱸

皺唇鯊科

5983 皺唇鯊

蝠鱝科

5984 鯥魚鰓

飛魚科

5985 燕鰩魚

海豹科

5986 海豹

雨蛙科

5987 華西雨蛙

游蛇科

5988 玉斑錦蛇（蛇蛻）
5989 烏游蛇（蛇蛻）
5990 漁游蛇

鷺科

5991 池鷺肉
5992 大白鷺肉

鴇科

5993 鴇油

鸚鵡科

5994 鸚鵡肉

秧雞科

5995 紅骨頂肉

鼬科

5996 獾肉

牛科

5997 原羚

松鼠科

5998 岩松鼠

蝙蝠科

5999 蝙蝠

猴科

6000 金絲猴

5501　禾生指梗黴

來源　霜黴科真菌禾生指梗黴 Sclerospora graminicola (Sacc.) Schroet 的病穗。

形態　病原菌侵染寄主植株整個或部分花序，花苞由於受到刺激而變成貂狀的病穗。花穎發展成畸形葉狀體，大多不實或間有少數子粒。用手搓時可散落棕色粉末狀的卵孢子。

分佈　生於粟上。分佈於東北、華北、西北等種植粟米的地區。

採製　秋季收割粟米時採下，曬乾。

性能　鹹，微寒。清濕熱，利小便，止痢。

應用　用於尿道炎，痢疾，浮腫，小便不利。用量9~15g。

文獻　《中國藥用真菌》，1；《大辭典》下，5641。

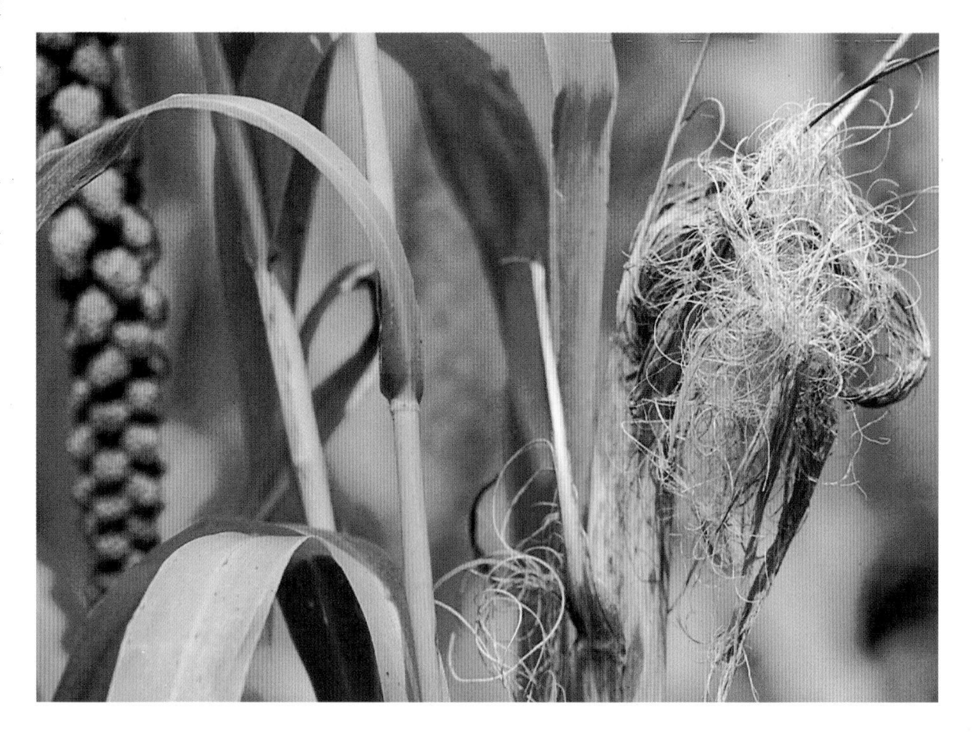

5502　真菌竹黃

來源　肉座菌科真菌竹黃 Shiraia bambusicola Hann. 的子座。

形態　子座粉紅色，不規則瘤狀，初期平滑，後龜裂，肉質，漸變為木質，長1.5~4cm，寬1~2.5cm。子囊殼近球形，埋生於子座內，子囊孢子8個，單行排列，長方形至梭形，兩端通常尖或鈍，磚格狀，無色或近無色，成堆時柿黃色。

分佈　寄生於竹稈上。分佈於江蘇、浙江、安徽、四川。

採製　全年可採，曬乾。

成分　含醇溶性物質及多糖。

性能　淡，平。祛風除濕，活血舒經，止咳。

應用　用於風濕痹痛，四肢麻木，小兒百日咳，白帶過多。用量6~9g。孕婦及高血壓患者禁服，服藥期間忌食蘿蔔、酸辣。

文獻　《匯編》下，260。

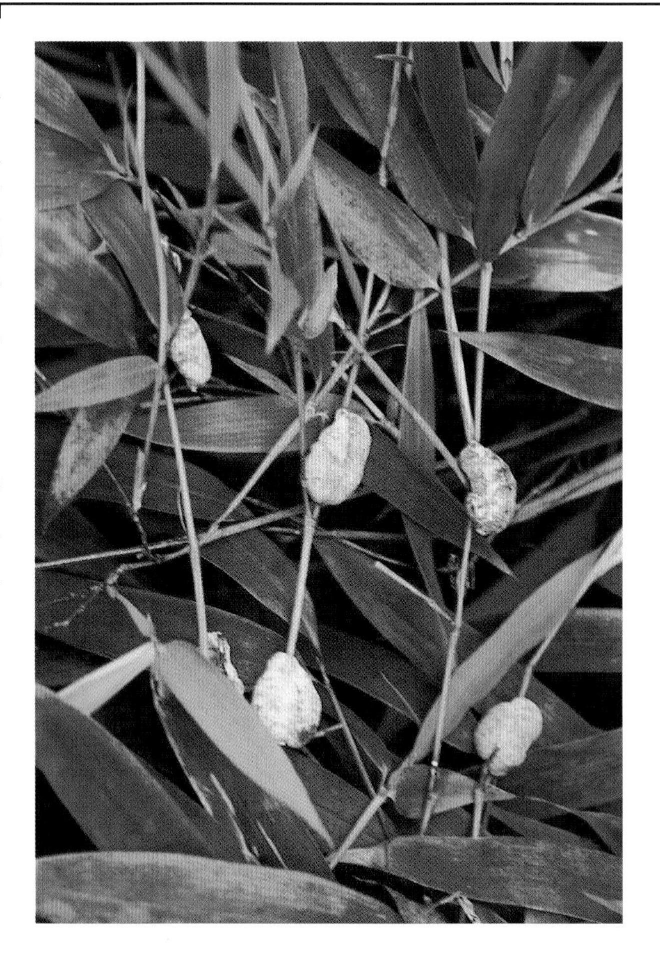

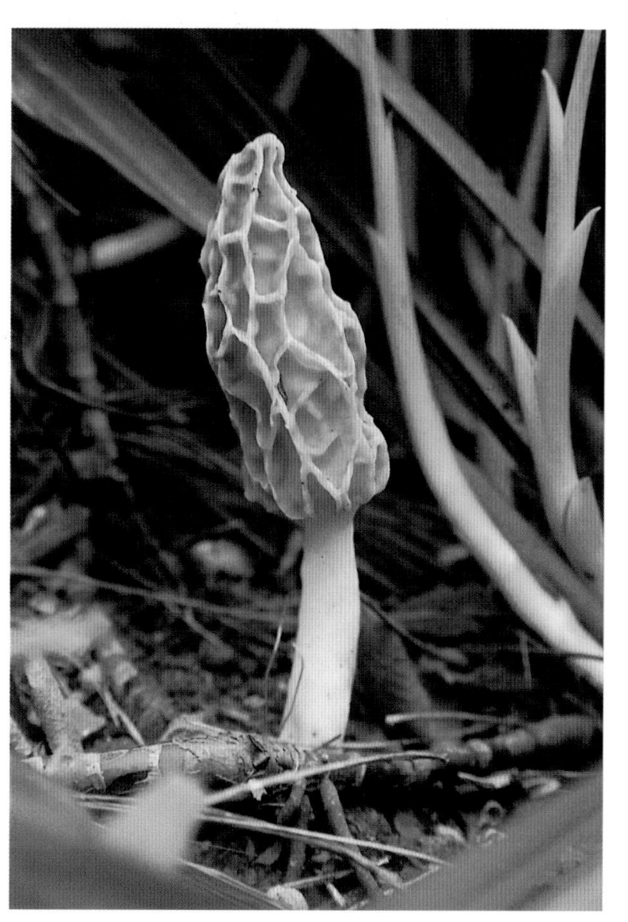

5503 小羊肚菌

來源 馬鞍菌科植物小羊肚菌 Morchella deliciosa Fr. 的子實體。

形態 菌蓋圓錐至近圓錐形，高1.7~3.5cm，直徑0.8~1.5cm；表面凹坑往往長形，淺褐色；稜紋常縱向排列，不規則地相互交織，顏色較凹坑淺；柄長1.5~2.5cm，直徑0.5~0.8cm；近白色或淺黃色，基部往往膨大，並有凹槽；子囊近圓柱形，有孢子部分約100×16μm；孢子單行排列，橢圓形，18~20×10~11μm；側絲頂部膨大。

分佈 於春夏之交的雨後，生於稀疏林內地上。分佈於山西、新疆。

採製 春夏採收，洗去泥砂，曬乾。

性能 平，甘。益腸胃，化痰理氣。

應用 用於消化不良，痰多氣短等。用量60g。

文獻 《中國藥用孢子植物》，28。

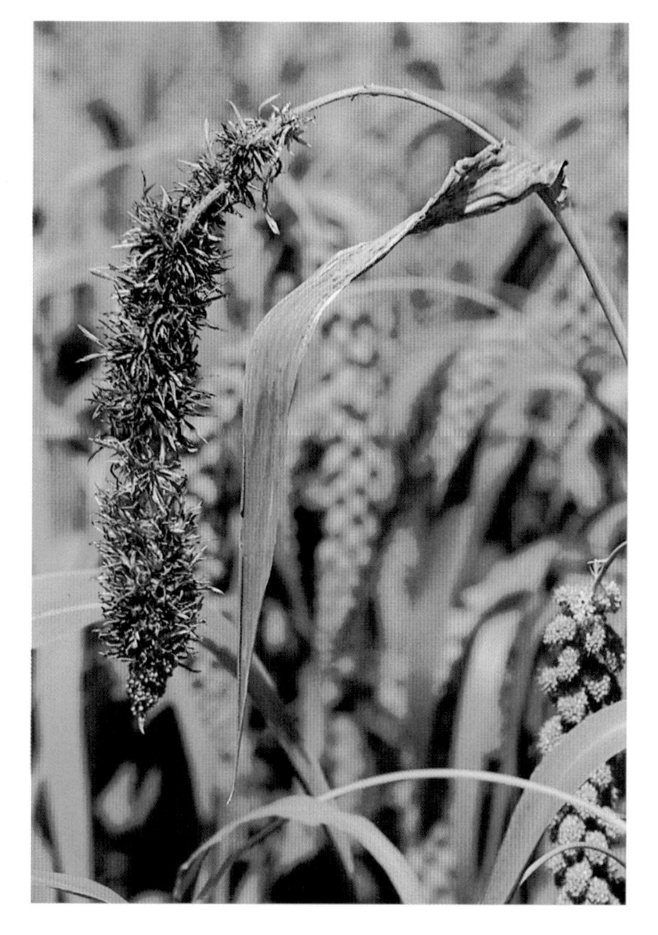

5504 粟粒黑粉菌

來源 黑粉菌科真菌粟粒黑粉菌 Ustilago crameri Koern 的冬孢子粉。

形態 孢子堆形成在粟的子房內，侵染穗的全部或一部，外面包着一層由子房壁所形成的灰色薄膜，熟後破裂散出黑褐色的粉末。孢子淡黃褐色至橄欖褐色，球形至卵形，橢圓形，光滑。

分佈 寄生於粟、狗尾草等植物上。分佈於中國各地。

採製 將黑粉從穗上搜集下來，曬乾。

性能 微苦、淡，溫。利小腸，除煩悶。

應用 用於腸胃不舒，消化不良，胸中煩悶。用量1.5~3g。

文獻 《中國藥用真菌圖鑑》，51；《中國藥用真菌》，46。

5505 薄芝

來源 多孔菌科植物密紋薄芝 Ganaderma tenue zhao Xu et zhang 的子實體。

形態 子實體一年生，無柄，木栓質到木質。菌蓋半圓形近扁形，基部常連結在一起，表面紫褐色或近黑褐色，近邊緣處稍呈紅褐色，有光澤，有顯著的輪紋，靠近邊緣，輪紋更加稠密；邊緣薄而銳，多向內捲，呈波狀。菌肉淡白色至木材色，厚0.1~0.2cm。孢子卵形或頂端平截，淡褐色至褐色。

分佈 生於樹幹或木部。分佈於廣東、雲南。

採製 採集後曬乾。

性能 甘，平。安神鎮痙。滋補強身。

應用 有鎮痙作用，能明顯降低血清轉氨酶，對急、慢性肝炎患者有改善肝功能及緩解症狀效果。

文獻 《中國藥用真菌圖鑑》，149。

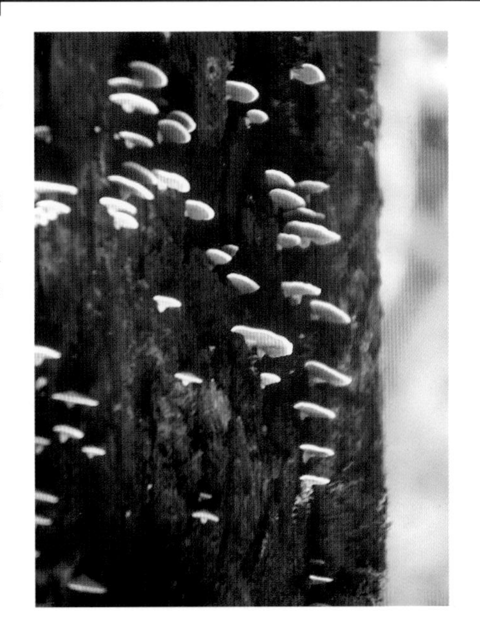

5506 冬菇

來源 白蘑科植物冬菇 Flammulina velutipes (Curt. ex Fr.) Sing 的子實體。

形態 腐生菌。菌蓋寬1.5~7cm，幼時扁球形，後漸平展，黃褐色或淡黃褐色，中部肉桂色，邊緣乳黃色，並有細條紋，濕潤時黏滑。菌肉較薄，白色。菌褶白色至乳白色或帶肉粉色。菌柄長3~7cm，具黃褐色或褐色短絨毛，脆骨質，內部鬆軟，基部往往延伸以假根緊靠在一起。孢子無色或淡黃色，光滑，長橢圓形，6.5~7.8×3.5~4μm。

分佈 叢生於闊葉樹腐生樁或根部。分佈於中國東北、西北和西南大部地區。各地有栽培。

採製 早春或晚秋採收，曬乾。

成分 含有粗蛋白31.2%、脂肪5.8%、維生素B_1、維生素B_2、維生素C、維生素PP、精氨酸、賴氨酸。

應用 可預防和治療肝臟疾病及胃腸道潰瘍病，對增加體高和體重有效。用量15~30g。

文獻 《中國藥用真菌圖鑑》，245。

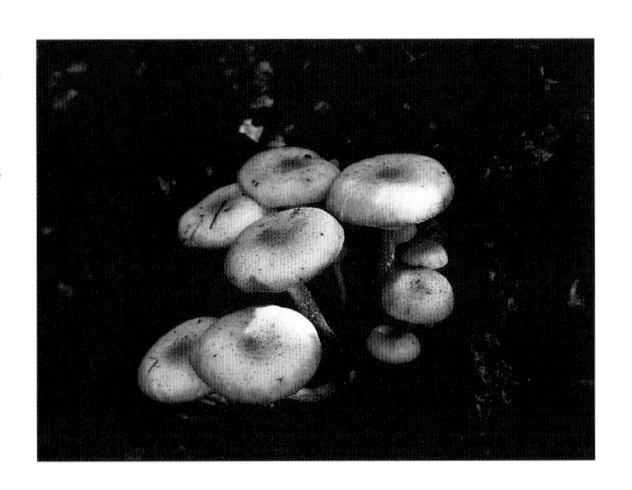

5507 柱狀田頭菇

來源 糞傘菌科真菌柱狀田頭菇 Agrocybe cylindracea (Fr.) Maire 的子實體。

形態 菌蓋寬2~9.5cm，半球形至扁平，中部稍凸起，幼時深褐色至茶褐色，漸變淡褐色、淡灰色至土黃色，邊緣色淡，濕潤時稍黏，光滑或往往中部有皺紋。菌肉污白色。菌褶污黃褐色至褐色，密，直生至近彎生，不等長。菌柄長3~9cm，污白色，向下漸呈淡褐色。菌環生於柄的上部，白色，膜質。孢子印褐色。孢子淡黃褐色，光滑，橢圓形或卵圓形，8~10.4×5.2~6.4μm。褶緣囊狀體棍棒狀，頂端鈍圓，16~31×7.8~10μm。

分佈 生於闊葉樹枯木或伐樁上。分佈於福建 、台灣、雲南。

採製 春夏秋季採收，曬乾。

性能 利尿，滲濕，健脾，止瀉。

應用 用於治消化不良，腹瀉等，為福建民間用藥。用量30~50g。

文獻 《中國藥用真菌圖鑑》，317。

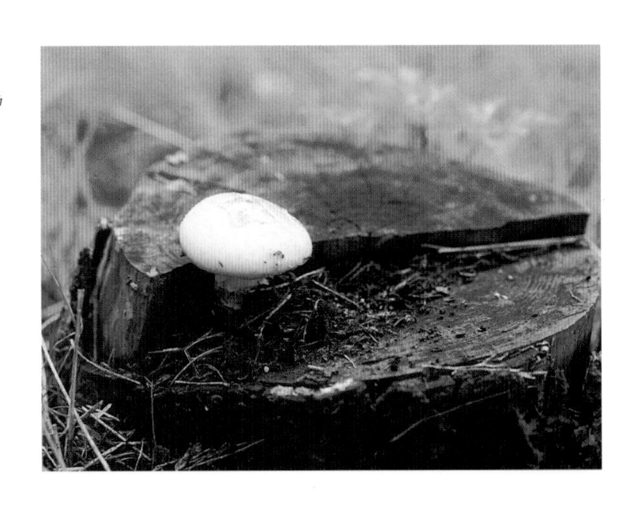

5508 荷葉絲膜菌

來源 絲膜菌科真菌荷葉絲膜菌 Cortinarius salor Fr. 的子實體。

形態 菌蓋寬6~11cm，圓錐形至鐘形，後漸平展，老後邊緣上翹，黏，光滑，藍紫色，中間淡鏽色。菌肉淡堇紫色。菌褶直生至彎生，較密，不等長，孢子成熟時為紫鏽褐色。菌柄長4~6cm，粗0.8~2cm，上部堇紫色，下部紫白色，基部膨大球狀，內實。孢子印鏽褐色。孢子近卵形或近球形，有小疣，7.5~10×7~9.5μm。囊狀體棒狀或近棒狀，無色，32~48×8~10μm。

分佈 生於闊葉林中地上。分佈於安徽、四川。

採製 秋季採收，曬乾。

性能 抗癌。實驗證明，本種對肉瘤S-180和艾氏癌的抑制率分別為80%和90%。

應用 適量試用於防治癌症。

文獻 《中國藥用真菌圖鑑》，345。

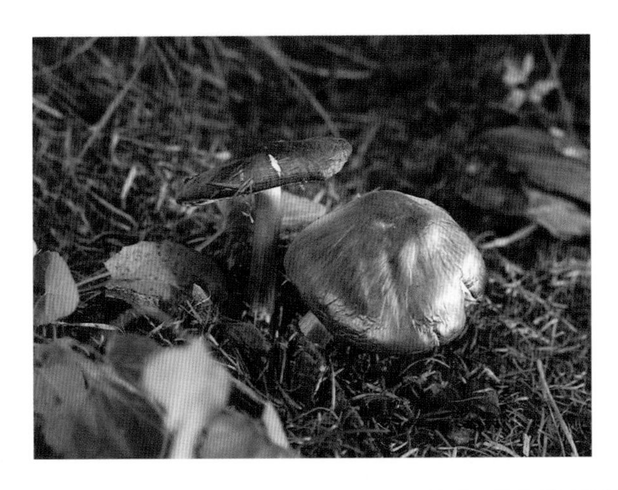

5509 晶蓋粉褶菌

來源 粉褶菌科真菌晶蓋粉褶菌 Rhodophyllus clypreatus (L. ex Fr.) Quel. 的子實體。

形態 菌蓋初期鐘形，後為半球形至扁半球形，中央稍凸，寬4~10cm；蓋面污灰色至污黃褐色，或中央有污斑，光滑無毛，水浸狀，有深色細條紋。柄圓柱形，長5~12cm，上下同粗或基部稍粗大，初期白色，後灰色，內部鬆軟，後中空。菌肉薄，脆，白色。菌褶彎生至狹生，較稀，稍寬，初期白色至灰白色，產孢子時為桃紅色，褶緣裂為不規則齒狀。孢子印桃紅色；孢子無色，角形，9~10×7.5~8μm。

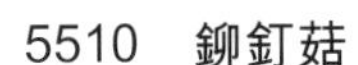

分佈 生於闊葉林及混交林中地上。分佈於黑龍江、吉林、河北、四川。

採製 夏秋採收，曬乾。

性能 抗癌。實驗證明，本種對肉瘤S-180和艾氏癌的抑制率均為100%。

應用 適量試用於防治癌症。

文獻 《中國藥用真菌圖鑑》，361。

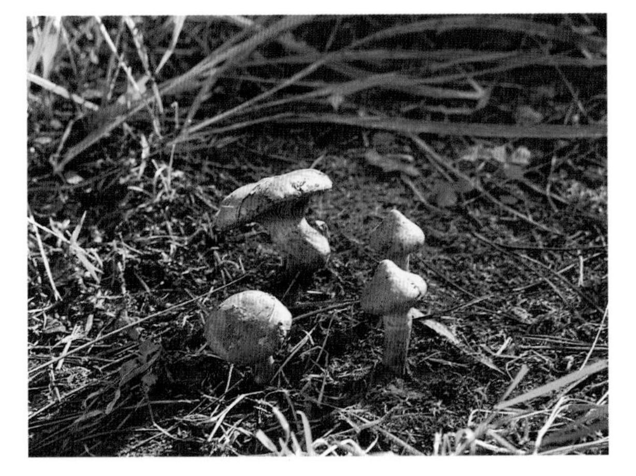

5510 鉚釘菇

來源 鉚釘菌科真菌鉚釘菌Gomphidius viscidus (L.) Fr. 的子實體。

形態 菌蓋黏，寬5~10cm，棠梨色至紅褐色，鐘形，後平展，中央凸出，形似鉚釘，乾時蓋面有光澤。菌肉厚，淡紅褐色或帶橘紅色。菌柄圓柱形或向下漸細，中實，長5~10cm，與蓋面同色。菌褶延生，稀疏，厚，蠟質，初期近黃色，漸變為橄欖色，最後變為紅褐色。孢子印黑褐色帶綠色。囊狀體大形，多數，圓柱形，鈍頭或頂部大頭狀，無色，100~135×12~15μm。

分佈 生於針葉林中地上。分佈於東北及河北、雲南。

採製 秋季採收，曬乾。

應用 用於神經性皮炎。

文獻 《中國藥用真菌圖鑑》，367。

5511 長裙竹蓀

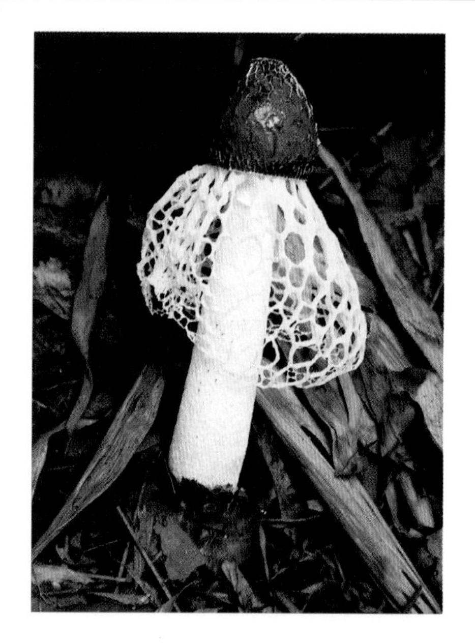

來源 鬼筆科植物長裙竹蓀 Dictyophora indusiata (Vent et Pers.) Fischer 的子實體。

形態 子實體單生或羣生，幼時卵球形，具包被，成熟時包被開裂，柄伸長外露，包被遺留柄基部形成菌托。成熟時子實體高12~20cm，菌托白色，菌蓋鐘形，有明顯網格，頂端平，具穿孔，上有暗綠色微臭的黏性孢體。菌褶白色，以菌蓋下垂達10cm以上，具多角形網眼，直徑0.5~1cm。柄白色，中空，基部粗2~3cm，向上漸細。孢子光滑，橢圓形，2.8~3.5×1.5~2.3μm。

分佈 生於竹林或其他林下、地上。分佈於河北、江蘇、安徽、台灣、廣東、廣西、雲南、貴州、四川。

採製 夏秋季採收，曬乾。

性能 甘，涼。清熱解毒，潤肺生津。

應用 用於肺癆，熱咳，喉炎。對肉瘤S-180和艾氏癌的抑制率分別為60%和70%。用量5~10g。

文獻 《貴州中草藥名錄》，8；《中國藥用真菌圖鑑》，471。

5512 黃裙竹蓀

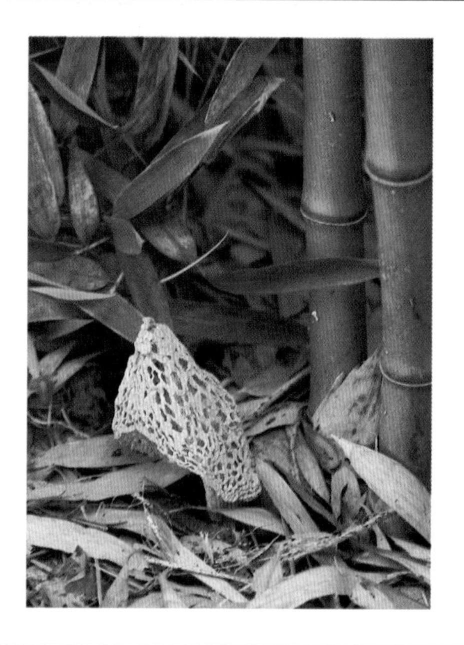

來源 鬼筆科真菌黃裙竹蓀 Dictyophora multicolor Berk et Br. 的子實體。

形態 子實體高6~16.5cm。菌蓋鐘狀，高2.2~2.8cm，寬1.9~2.2cm，有顯著的網格狀凹穴，橘黃色，表面有青褐色黏性孢體，頂端平具穿孔。菌幕檸檬黃色至橘黃色在菌柄周圍張開，長6.5~7.5cm，直徑2~5cm，網眼多角形。菌柄圓柱形，近白色或淡黃色，海綿狀，中空，粗1.6~2.3cm。菌托淡紫色。孢子透明，橢圓形。

分佈 生於闊葉林、竹林等地上，單生或羣生。分佈於江蘇、安徽、福建、湖南、廣東、貴州、雲南。

採製 夏秋採收，採後曬乾。

應用 用於腳氣病；將此菌乾子實體浸入70%的酒精中，作為外塗藥。

文獻 《中國藥用真菌》，191；《中國藥用真菌圖鑑》，235。

附註 此菌有毒，不可食用。

5513 矮小石松

來源 蕨類石松科植物小石松 Diaphasiastrum veitchii (Christ) Holub 的全草。

形態 草本。主莖匍匐狀，長約60cm，側枝直立，高5~7cm，多回2叉分枝，小枝略呈壓扁狀。葉螺旋狀排列，斜立，線狀披針形，長2~4mm，寬0.6~1mm，基部貼生於枝上，頂端漸尖。孢子囊穗圓柱形，生於枝頂，長2~3cm，孢子葉卵形，長約4mm，寬約2mm，頂端長漸尖，邊緣有不規則鈍齒，膜質；胞子囊生於孢子葉腋，圓腎形，黃色。

分佈 生於高山草甸。分佈於西藏、雲南、四川、湖北、台灣。

採製 全年可採，曬乾。

成分 含2-表千金塔烯二醇，石松醇，石松等。

性能 平、淡。祛風除濕，消炎鎮痛，通經活絡。

應用 用於風濕等骨痛，肢體麻木，筋脈拘攣，腳轉筋，跌打損傷，刀傷，燙傷。用量15~30g。

文獻 《新華本草綱要》三，624。

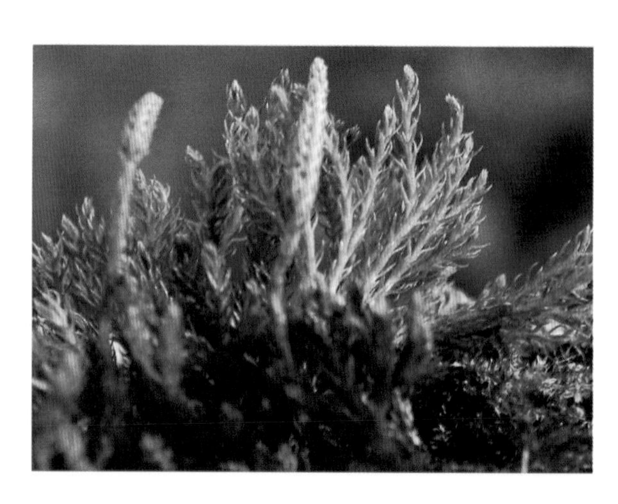

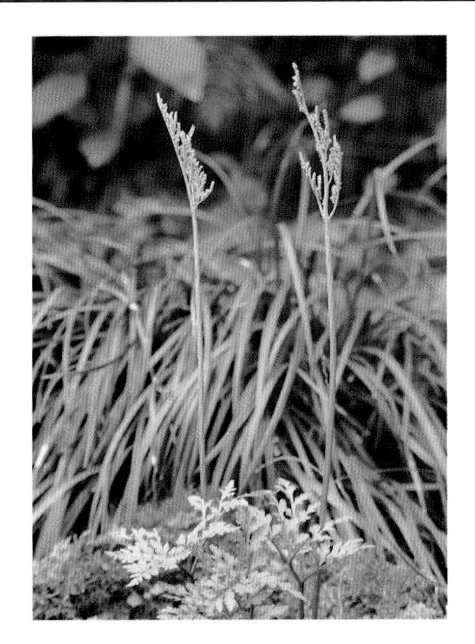

5514 陰地蕨

來源 陰地蕨科植物陰地蕨 Botrychium ternatum (Thunb) Sw. 的全草。

形態 多年生草本，高20~35cm。根莖上生多數肉質根。營養葉柄長3~8cm，葉片三角形，長8~10cm，寬10~12cm，3回羽狀分裂，小裂片長卵形，有鋸齒，葉質厚，光滑。孢子葉有長梗，梗長12~22cm；孢子囊穗圓錐狀，長5~10cm，3~4回羽狀分枝；孢子囊無柄，黃色，兩行排列，不陷入，橫裂。

分佈 生於山地荒坡、灌叢陰濕處。分佈於湖北、湖南、江西、安徽、浙江、福建、台灣、四川、貴州、廣西。

採製 秋季採挖，洗淨，曬乾。

性能 甘、苦，涼。能清熱，平肝，止咳。

應用 用於頭暈頭痛，目翳火眼，咳血，瘡瘍，腫毒。用量5~10g，外用適量。

文獻 《大辭典》，1980。

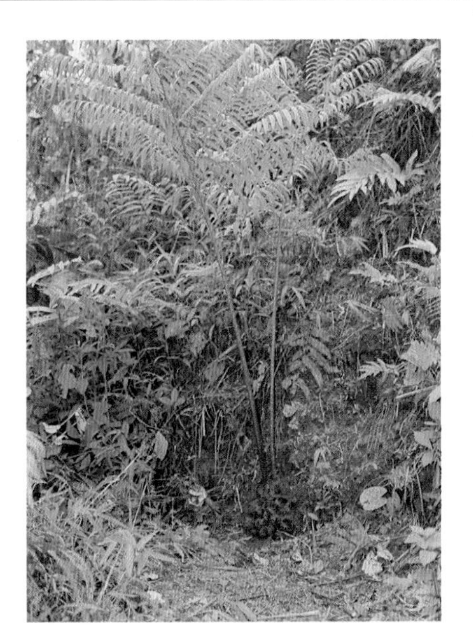

5515 馬蹄根

來源 蓮座蕨科植物大蓮座蕨 Angiopteris magna Ching 的根莖。

形態 植株高1m以上；根狀莖球形，蓮座狀。葉叢生，1~2回羽狀複葉，長1~1.5m，基部有1對大而堅硬的馬蹄形托葉狀附屬物，羽片長達50cm，第一回羽片多為3對，小羽片7~8對，條形至狹披針形，長10~22cm，側脈多數，平行，單一或分叉，邊緣無倒行假脈。孢子囊羣通常具孢子囊14~18，無隔絲；沿小羽片邊緣着生，端部無囊羣。

分佈 生於溝谷陰濕的密林下。分佈於雲南南部。

採製 全年可採，切片曬乾或研粉。

性能 苦、澀，寒。清熱利濕，止血，止痛，止痢。

應用 用於腸炎，痢疾，胃、十二指腸潰瘍，腎炎水腫，肺結核咳血，血崩及跌打風濕。用量20~30g，研粉吞服2~3g。

文獻 《匯編》下，31；《新華本草綱要》三，641。

5516 華南紫萁

來源 紫萁科植物華南紫萁 Osmunda vachellii Hook. 的根狀莖及葉柄殘基(貫眾)。

形態 多年生草本。根狀莖圓柱形，高出地面，頂部有葉簇生。1回羽狀複葉，中部以上羽片不育，披針形或條狀披針形，下部羽片能育，狹縮成條形，寬約4mm，深羽裂，裂片兩面沿葉脈密生孢子囊，形成圓形小穗，排列在羽軸兩側。

分佈 生於溪邊、山坡草地。分佈於華南、西南及湖南、福建、浙江。

採製 春秋季採，削去鬚根及葉柄(僅留殘基)，曬乾。

性能 苦，涼。有小毒。清熱解毒，止血。

應用 用於流行性感冒，痢疾，胃痛，白帶，尿血，燒燙傷，外傷出血，癰瘡初起。用量6~15g；外用適量。孕婦慎用。

文獻 《匯編》上，505；《廣西民族藥簡編》，5；《中國藥用孢子植物》，135。

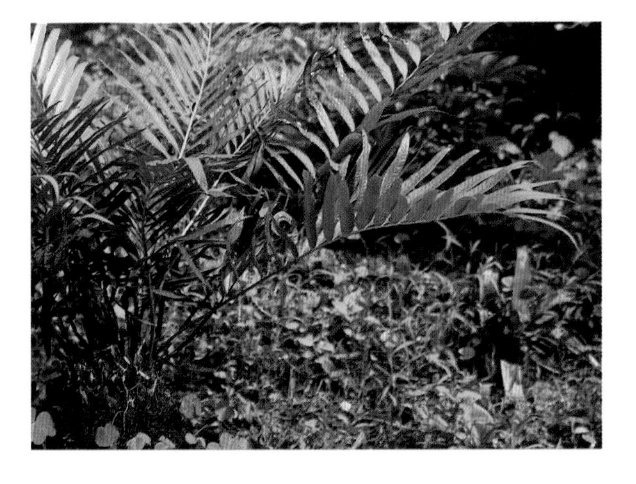

5517 鐵芒萁

來源 裏白科植物鐵芒萁 Dicranopteris linearis Und. 的根狀莖。

形態 草本，高1~3m。根狀莖橫走，棕色，被毛。葉疏生；葉柄長約60cm，棕色；葉軸1~2回或多回分叉；各回分叉間腋芽卵形，密被鏽色毛，苞片卵形，其邊緣有三角形裂片；除第一回葉軸分叉處外，各回葉軸分叉處有1對托葉狀羽片，披針形，長12~18cm，寬3~4cm；末回羽片披針形，長5.5~15cm，寬2.5~4cm，篦齒狀深裂幾達羽軸；裂片15~40對，綫狀披針形，長1~2cm，寬2~3mm，頂端微凹，全緣，基部上側幾裂片縮成三角形，上面綠色，下面灰白色。孢子囊羣圓形，細小，在主脈兩側排成1行。

分佈 生於荒坡或松林下。分佈於山東、四川、雲南、湖南、廣西、廣東、福建、台灣。

採製 全年可採，洗淨，曬乾。

性能 甘，平。清熱解毒，祛瘀消腫，止血，止痛。

應用 用於痔瘡，血崩，鼻衄，小兒高熱，跌打損傷，癰腫，風濕瘙癢，狂犬及蛇咬傷，燙火傷，外傷出血。用量9~15g；外用適量。

文獻 《新華本草綱要》三，645。

附註 鐵芒萁葉功效同根狀莖。

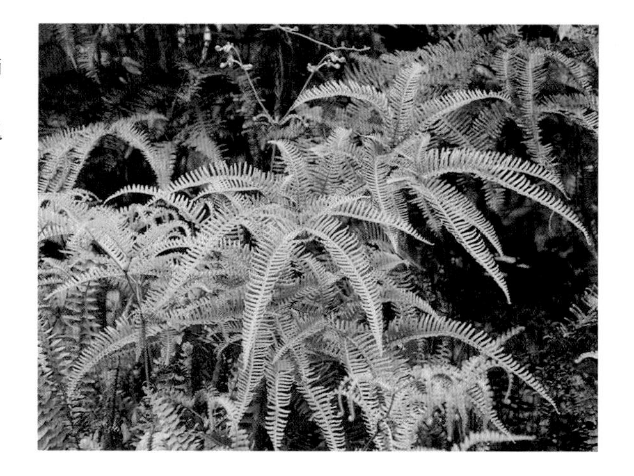

5518 蔓芒萁

來源 裏白科植物蔓芒萁 Dicranopteris linearis (Burm. f.) Under. var. tetraphylla (Rosenst.) Nakai 的全草或根狀莖。

形態 草本，蔓生，長1~3m。根狀莖細長而橫走。枝叉狀。葉疏生，具長柄，葉軸1~2回或多回分叉，休眠芽密被絨毛，具葉狀苞片保護；末回羽片長約20cm，寬約5cm，披針形，篦齒狀羽裂；小裂片綫形，頂端鈍，全緣，側脈每組有小脈3條。孢子囊羣生於每組側脈的上側小脈中部，在主脈兩側各排1行，由7~10個孢子囊羣組成。

分佈 生於疏林中、林緣或路旁。分佈於中國南部及台灣。

採製 全年可採，曬乾或鮮用。

性能 微甘、淡，平。清熱利尿，化瘀止血，消腫止痛。

應用 用於鼻衄，肺熱咳血，膀胱炎，尿道炎，小便不利，水腫，淋症，月經過多，崩漏，白帶，狂犬病，燙火傷。用量30~90g；外用適量。

文獻 《原色台灣藥用植物圖鑑》(3)，19。

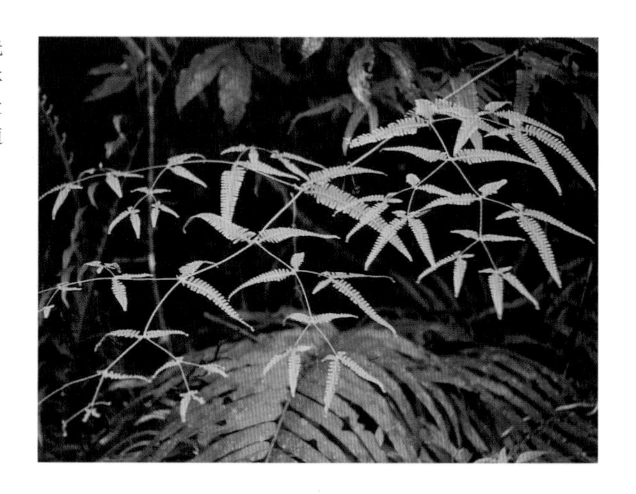

5519 球蕨

來源 骨碎補科植物耳葉腎蕨 Nephrolepis auriculata (L.) Trim. 的塊莖。

形態 草本，高約80cm。根狀莖粗短，被紅棕色披針形鱗片，莖匍匐，褐色，亦被鱗片。葉簇生，狹長圓形，長80~100cm；葉柄長10~30cm，1回羽狀，羽片多數，互生，無柄，以關節着生於葉軸，中部羽片長14~16cm，寬1.6~2.2cm，狹披針形，頂端急尖，邊緣有疏鈍鋸齒，基部近圓形，上側有長達1cm的耳片，下面沿中脈兩側有棕色纖維狀鱗片。孢子囊羣圓形，徑1.5~2mm，相距約1~2cm，成整齊的一行生於葉緣達中脈1/3處；囊羣蓋圓形，有缺刻，褐色。

分佈 生於密林中。分佈於海南、台灣。

採製 四季可採，洗淨，曬乾。

成分 含蛋白質、脂肪、還原糖、戊聚糖，地上部分含紅杉醇。

性能 甘、澀，平。清熱利濕，止血，消炎。

應用 用於感冒發熱，鼠蹊部淋巴結核，咳嗽吐血，腸炎腹瀉，消化不良，痢疾，血淋，睪丸炎。用量6~12g。

文獻 《新華本草綱要》三，703；《藥用植物學》，118。

附註 全草清熱利濕，解毒。用於黃疸，淋濁，骨鯁喉，噎膈反胃，痢疾，乳癰，刀傷，蜈蚣咬傷。

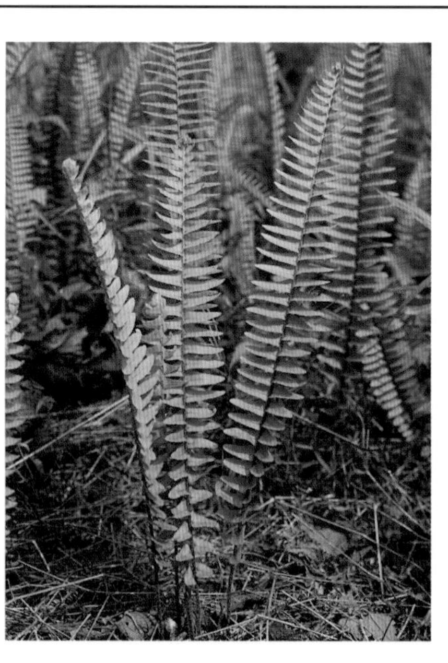

5520 稀子蕨

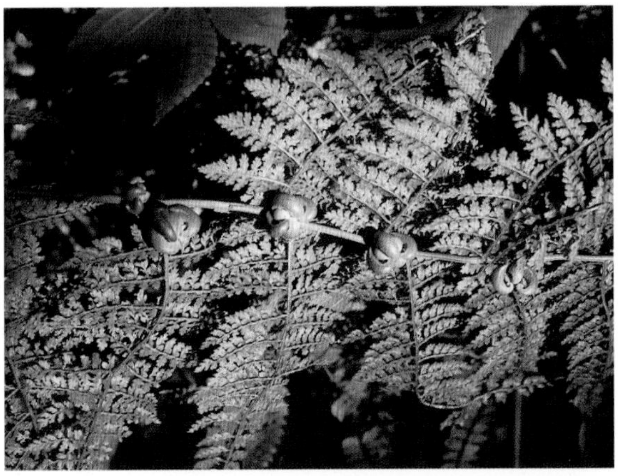

來源 鳳尾蕨科植物稀子蕨 Monachosorum henryi Christ 的全草。

形態 草本，高80~120cm。根狀莖粗短，斜升。葉簇生，膜質，總葉柄長30~60cm，密生腺毛，草綠色；葉片三角狀長橢圓形，長30~50cm，3~4回羽狀細裂；羽片約15對，互生，基部羽片最大，矩圓形，小柄長1~2cm；各回小羽片都為上先出；末回小羽片無柄，兩側圓淺裂達1/2，裂片全緣，鈍頭或有缺刻，具小脈1條。葉軸中部以上常有1~3枚珠芽生於羽片基部腋間。孢子囊羣小，圓形，生於小脈近頂部，無蓋。

分佈 生於溝谷中、密林下。分佈於台灣、廣東、廣西、雲南、貴州。

採製 全年可採，鮮用或曬乾。

性能 微苦，平。祛風，解毒。

應用 用於感冒發熱，風濕骨痛。用量9~15g或外用鮮品適量。

文獻 《雲南中藥資源名錄》，31；《新華本草綱要》三，651。

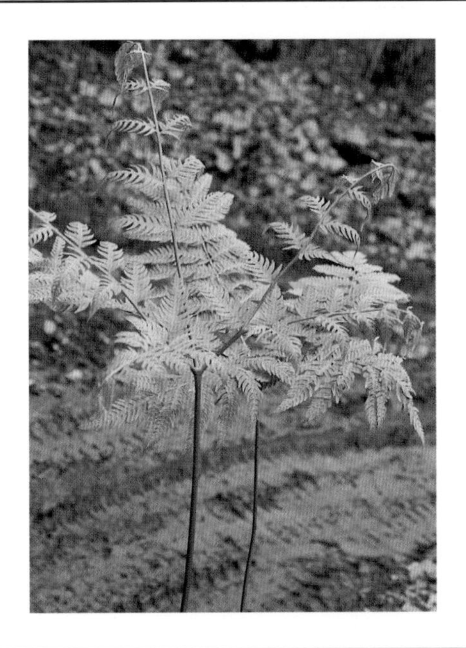

5521 三叉鳳尾蕨

來源 鳳尾蕨科植物三叉鳳尾蕨 Pteris wallichiana Agardh. 的全草。

形態 草本，高約1.5m。根狀莖短，直立，頂端有卵狀寬披針形鱗片。葉簇生，總葉柄紅棕色，粗大如指；葉片五角狀寬卵形，長70~85cm，基部寬約60cm，下面疏被紅棕色腺體；由葉柄頂端分為3枝，中央1枝最大，柄長7~10cm，2回深羽裂；小羽片條狀披針形，深羽裂幾達小羽軸；裂片尖或鈍頭，頂部邊緣有細牙齒；側生兩枝柄長約5cm，柄端再分為2枝，均為2回深羽裂；葉脈沿小羽軸兩側生成1行狹長網眼，裂片上的小脈2叉。孢子囊羣沿裂片頂部以下3/5的葉緣連續分佈，囊羣蓋條形，膜質。

分佈 生於林下，溝谷邊。分佈於台灣、廣東、廣西、四川、雲南、貴州。

採製 全年可採，曬乾。

成分 根狀莖含蕨素 B、C，棕櫚酸 β-谷甾醇酯，β-谷甾醇，wallichoside。地上部分含異蕨甙。

性能 微苦、澀，涼。清熱止血。

應用 用於痢疾，驚風，外傷出血。用量15~30g。

文獻 《新華本草綱要》三，660。

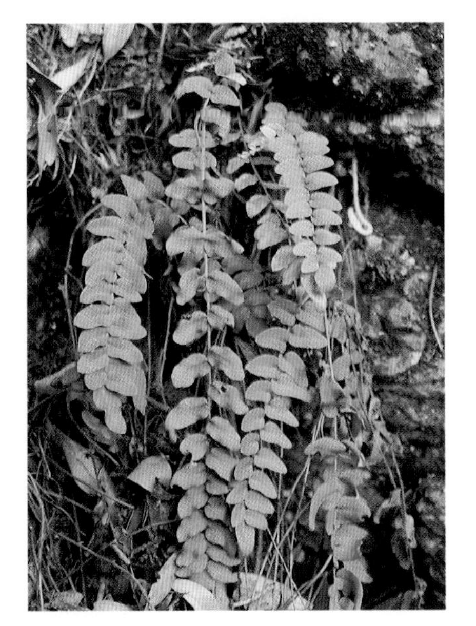

5522 貓耳朵草

來源 棵子蕨科植物金毛棵蕨 Gymnopteris vistita (Wall.) Underw. 的全草。

形態 多年生草本，高30~50cm，根狀莖粗短，密被長綫形棕色鱗片。葉近生，葉柄長7~15cm，黑褐色，有光澤，被糠秕狀鱗片，羽狀複葉長15~30cm，兩側羽片7~14對，羽片卵形至卵狀長圓形，長2~2.5cm，先端鈍，下部羽片有柄，葉脈扇狀，兩面密被細長的鏽色毛，下面尤甚。孢子囊羣沿側脈着生，隱沒於鏽毛內，不具囊羣蓋。

分佈 生於石山疏林下岩石上面。分佈於雲南、四川和台灣。

採製 全年可採，切段，曬乾。

性能 辛，微苦，涼。消炎，退熱。

應用 用於傷寒高熱，胃氣痛。用量5~15g。

文獻 《大辭典》下，4586；《雲南中草藥選》續編，379。

5523 胎生狗脊

來源 烏毛蕨科植物胎生狗脊蕨 Woodwardia prolifera Hook. et Arn. 的根莖。

形態 多年生草本。根莖粗短而橫走，密生紅棕色披針形大鱗片。葉近生；葉柄長；2回深羽裂，基部不對稱；葉片卵狀矩圓形，厚紙質，上面常有多數小芽胞，生於裂片主脈兩側網脈交叉點上，芽胞密覆鱗片，常萌發出1片有柄的匙形幼葉。孢子囊羣長形，生於主脈兩側的網脈上，囊羣蓋長腎形，革質。

分佈 生於溪溝邊陰濕處。分佈於浙江、福建、台灣、廣東、廣西。

採製 全年可採，去鬚根及葉柄，曬乾。

性能 性寒，味苦。清熱解毒，涼血止血，驅蟲。

應用 治風熱感冒，溫熱癍疹，吐血等。用量6~9g。

文獻 《浙江藥用植物誌》上，96；《中國高等植物圖鑑》I，219。

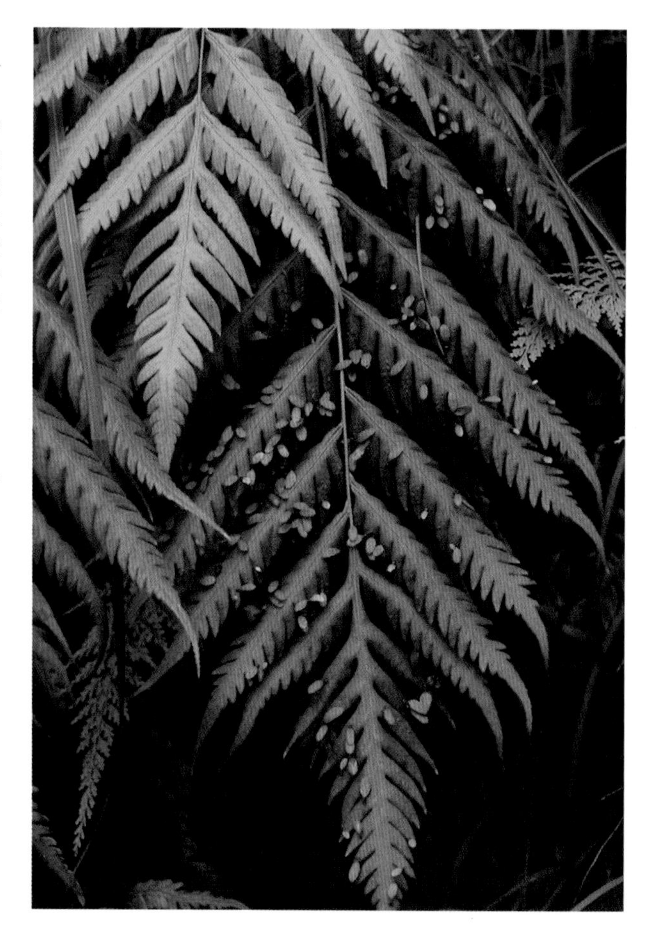

5524 東方狗脊

來源 烏毛蕨科東方狗脊 Woodwardia orientalis Sw. 的根莖。

形態 草本，高1~2m。根狀莖粗短，橫走，連同葉柄基部密生棕色披針形大鱗片。葉近生，柄長30~60cm，禾桿色；葉片卵狀矩圓形，厚紙質，長40~80cm，2回羽狀深裂；羽片橢圓狀披針形，長18~25cm，基部不對稱；裂片鐮形或綫形，邊緣上部有鋸齒或全緣，長2~3cm。孢子囊羣矩圓狀綫形，生於靠近主脈的一行網脈上；囊羣蓋褐色，硬膜性，成熟時向中肋一側開裂。

分佈 生於林下或灌叢中。分佈於中國東南部。

採製 四季可採，洗淨，曬乾。

成分 含尖葉土杉甾酮 A (ponasterone A)、狗脊酸、牛膝甾酮、莫考甾酮 (mocosterone) 等。

性能 苦，微溫。祛風除濕，壯腰膝。

應用 用於風寒濕痹，腰腿痛，痢疾，燒燙傷，蛇咬傷。用量4~9g，或外用適量磨汁塗敷。

文獻 《新華本草綱要》三，687；《大辭典》上，1326。

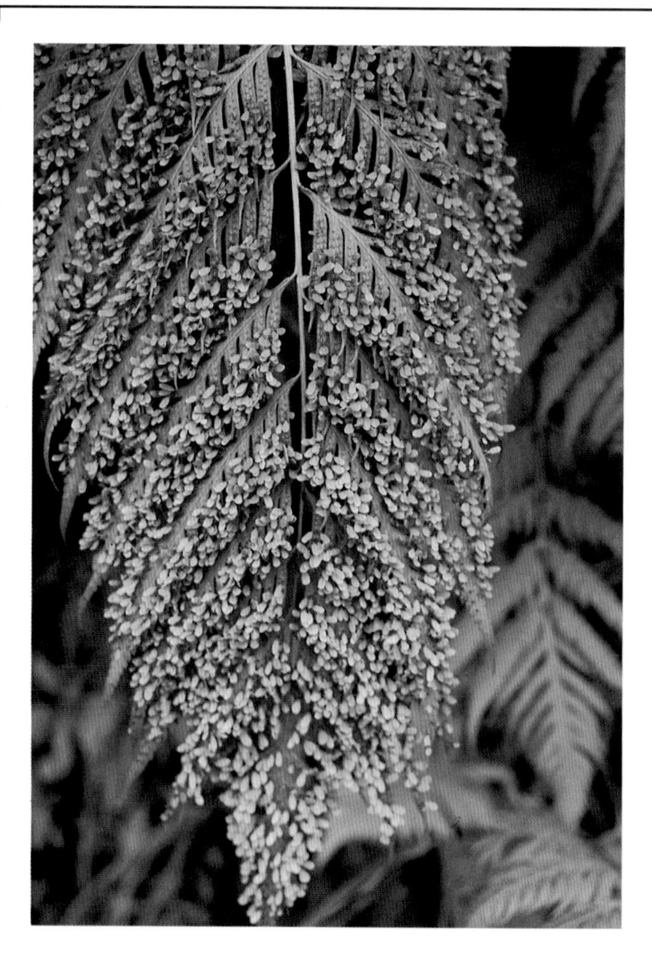

5525 桫欏

來源 桫欏科植物桫欏 Alsophila spinulosa (Wall. ex H.) Troyon 的根狀莖及嫩莖。

形態 大型蕨類，高達5m以上。莖單一，徑15cm以上，深褐色或淺黑色，外皮堅硬，具老葉脫痕。葉叢生莖頂，總葉柄及葉軸粗壯，深棕色，有密刺；葉片大，長1~3m，3回羽狀分裂，羽片長30~60cm，中部寬15~20cm；羽軸下面下部有疏刺，上面連同小羽軸疏生棕色蜷曲有節的毛，小羽軸和主脈下面有略呈泡狀的鱗片；小羽片狹長披針形，長6~10cm，羽狀深裂，裂片披針形，短尖頭，邊緣有疏鋸齒，脈2叉狀。孢子囊羣生小脈分叉點上凸起的囊托上，囊羣蓋近圓形，膜質，熟時開裂。

分佈 生於溪邊林下或草叢中。分佈於福建、台灣、廣東、廣西及中國西南部。

採製 全年可採，削去外皮，曬乾。

成分 根含生物碱、黃酮甙、酚類、氨基酸、有機酸、糖類。

性能 苦、澀，平。驅風濕，強筋骨，活血祛瘀，清熱解毒，殺蟲。

應用 用於腎虛腰痛，跌打損傷，風濕骨痛，哮喘，咳嗽，崩漏，風火牙痛，內傷吐血，腹痛，小腸氣痛；亦可預防流感，驅蛔、蟯蟲。鮮莖汁外用治疥癬。用量15~30g。

文獻 《新華本草綱要》三，650；《原色台灣藥用植物圖鑑》(2)，5。

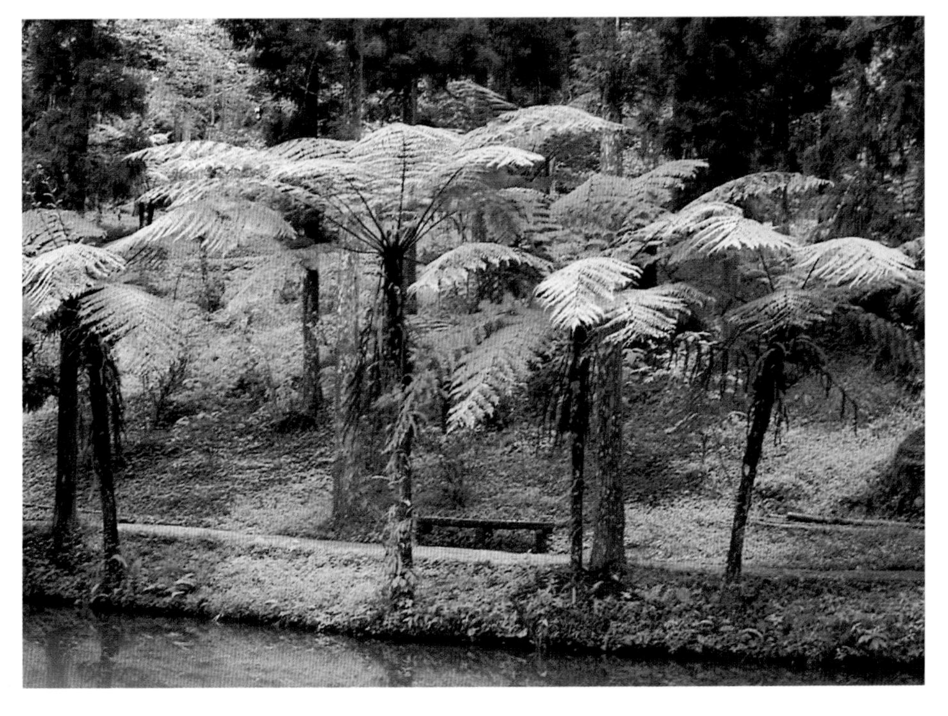

5526 大桫欏

來源 桫欏科植物大黑桫欏 Gymnosphaea gigantea (Wall.ex Hook.) J. Sm. 的莖、根莖。

形態 樹形蕨類，主幹高2~3m。葉頂生，葉柄和葉軸粗壯，棕黑色，具棕褐色鱗片，3回羽裂，羽片長圓狀披針形，長30~55cm；小羽片披針形或條狀披針形，基部楔形，邊緣具疏淺齒或波狀圓齒，葉脈兩面隆起，小脈分離。孢子囊羣圓形，着生於小脈近基部囊托上，無囊羣蓋。

分佈 生於低山溝谷密林下、溪邊。分佈於海南、廣西和雲南。

採製 全年可採，切片，曬乾。

性能 澀，平。祛風壯筋。

應用 用於風濕，關節疼痛，腰痛及跌打損傷，適量泡酒外擦患部。

文獻 《新華本草綱要》三，650；《廣西植物名錄》一，31。

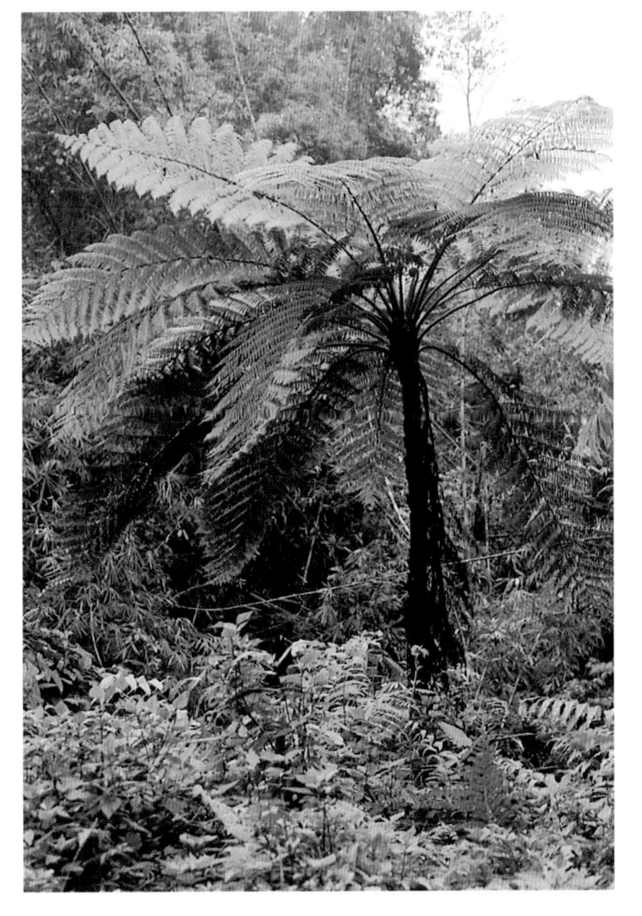

5527 筆筒樹

來源 桫欏科植物筆筒樹 Sphaeropteris lepifera (Hook.) Tryon 的嫩芽。

形態 樹形蕨類，高可達10m。單幹，髓柔軟而大形。老葉順次脱落，葉痕橢圓形，樹幹下半部密被黑褐色如氣根狀之維管束羣。葉叢生幹頂，梢部初密被銀白色鱗毛，後漸變黃褐色，2回羽狀，長達3m，總葉柄及分枝均密佈黑褐色小短刺；羽片16~30對，互生，長圓狀披針形，頂端尾狀漸尖；裂片約35對，鐮狀，全緣，側脈自中肋分歧為2。孢子囊羣着生於小羽片中肋之兩側，互成2行，每行3~6粒，近圓形，無蓋。

分佈 生於林中或山麓陰濕地。分佈於台灣。

採製 春夏採收，鮮用。

性能 消腫退癀。

應用 用於乳癰，瘡癤，疔瘡，無名腫毒。適量外敷患處。

文獻 《台灣植物藥材誌》三，6。

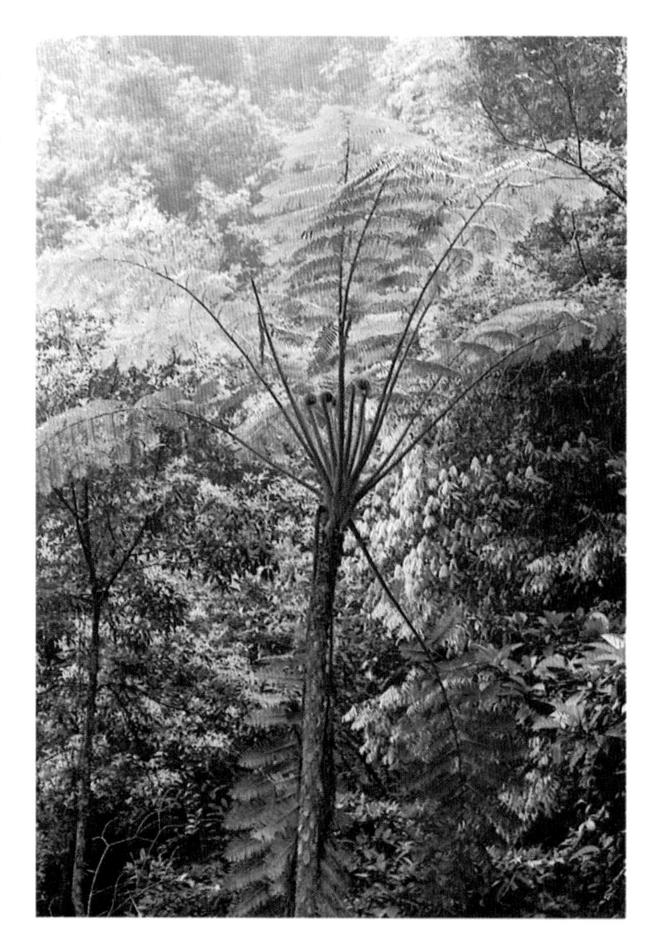

5528 刺齒貫眾

來源 鱗毛蕨科植物刺齒貫眾Cyrtomium caryotideum (Wall.) Presl的根狀莖。

形態 草本，高40~70cm。根狀莖近直立，連同葉柄基部密生寬披針形深褐色大鱗片。葉簇生；葉柄長15~30cm，禾稈色；葉片矩圓披針形，長25~40cm，寬10~20cm，單數1回羽狀，側生羽片寬鐮狀三角形，基部圓形，上側或下側呈尖三角形耳狀凸起，邊緣具整齊的刺狀尖齒；脈網狀，主脈兩側各有網眼6~7行，內藏小脈1~3條。孢子囊羣大而密，生於葉下面內藏小脈中部；囊羣蓋邊緣有長睫毛。

分佈 生於林下石灰性土壤上。分佈於陝西、甘肅、江西、湖北、廣東、台灣和中國西南。

採製 全年可採，曬乾。

性能 苦，寒。有小毒。清熱解毒，活血散瘀，利水。

應用 用於跌打損傷，頸淋巴結核，風濕性心臟病，疔癤癰腫，紅崩白帶，麻疹，蛇咬傷。用量15~30g；外用適量。

文獻 《新華本草綱要》三，691；《大辭典》上，1761。

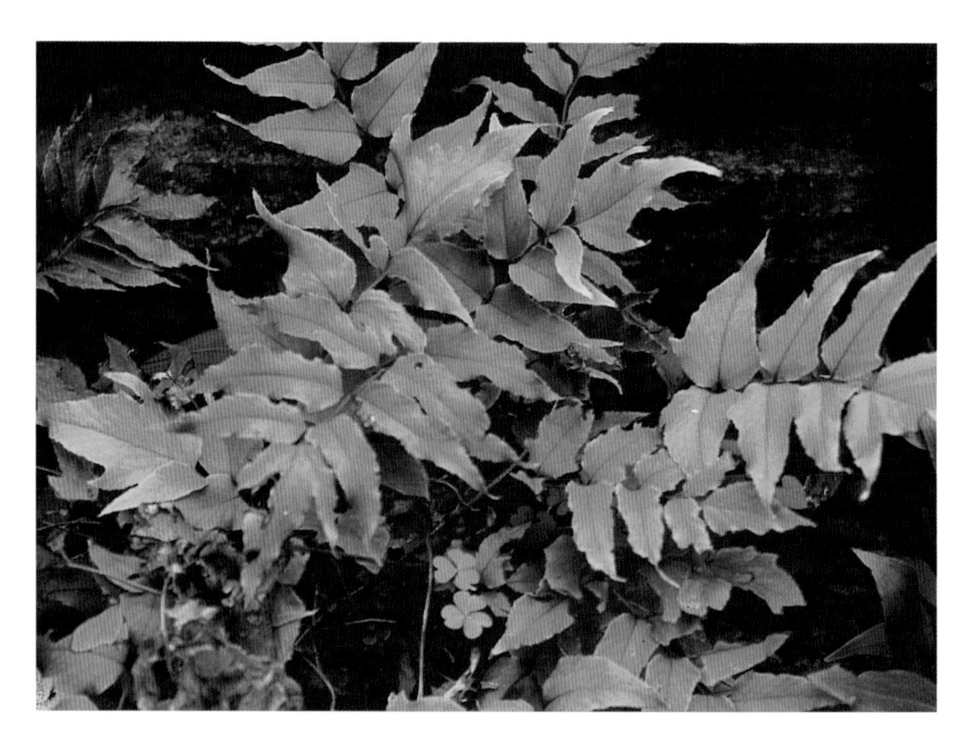

5529 歐綿馬

來源 三叉蕨科植物歐綿馬 Dryapteris Filix-mas (L.) Schott. 的根莖。

形態 多年生草本，高60~100cm，地下根莖斜生，根莖堅硬，斷面淡綠色，密被排列整齊的葉柄殘基及棕色膜質鱗片，生多數褐色鬚根。葉簇生，葉柄長10~20cm，被鱗片；葉片草質，具疏生褐色膜質鱗片，2回羽狀全裂或深羽裂，小裂片20~30對，有鋸齒，側脈羽狀分叉，孢子囊羣分佈在背面的葉脈兩側，生於側脈近中部，圓形，黃色至棕色。

分佈 喜生於陰濕山坡、林下及河谷。分佈於新疆北部。

採製 於秋季或初春挖取根莖，除去地上部及鬚根和腐爛的部分，曬乾。

成分 含綿馬素 (aspidin)、白綿馬素 (qlbaspidin)、黃綿馬酸 (flavaspidic acid)、綿馬酚及綿馬酮。

性能 苦，涼。清熱利濕，消炎驅蟲。

應用 用於膽質引起的熱症，對腎和尿路感染有消炎作用，有驅腸道寄生蟲作用。用量3~10g。

文獻 《新疆維吾爾藥誌》，251。

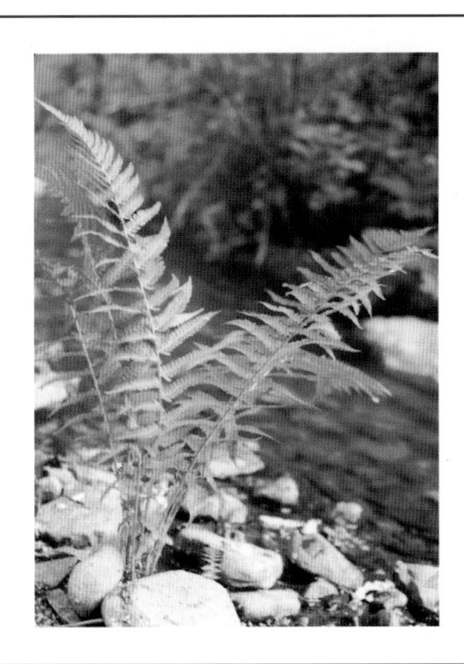

5530 三叉蕨

來源 三叉蕨科植物三叉蕨 Tectaria subtriphylla (Hook. et Arn.) Copel. 的葉。

形態 草本，高45~75cm。根狀莖粗壯，橫走，連同葉柄密生披針形黑鱗片。葉近生；柄長20~45cm，棕禾桿色，有短毛；葉片三角狀五角形，長25~35cm，寬20~25cm，2回羽狀或3叉；基部一對羽片卵狀三角形，下側有1片較長的小羽片，向上淺裂，有柄；第二對羽片披針形，淺羽裂；頂生羽片三角形，深羽裂，基部楔形；脈網狀，網眼不整齊。孢子囊羣小，散生網脈交叉處，囊羣蓋圓腎形。

分佈 生於林下或陰濕處。分佈於四川、貴州、雲南、廣西、廣東、福建、台灣。

採製 四季可採，洗淨，曬乾。

性能 澀，平。祛風除濕，止血，解毒。

應用 用於風濕骨痛，痢疾，刀傷，毒蛇咬傷。用量9~15g。

文獻 《新華本草綱要》三，701。

5531 雙扇蕨

來源 雙扇蕨科植物灰背雙扇蕨 Dipteris conjugata (kaulf) Reinw. 的根狀莖。

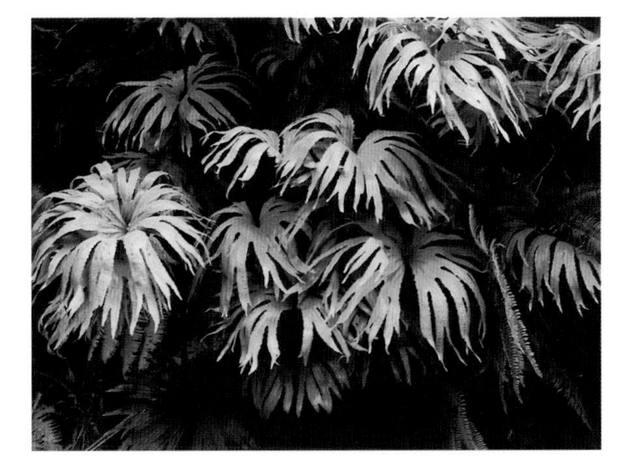

形態 草本，高30~70cm。根狀莖長而橫走，木質，密生黑褐色毛狀鱗片。葉遠出，具長柄，革質，寬圓形，橫徑約45~75cm，2全裂成對稱的兩面扇形，每扇再分裂成破傘狀，裂片再不等2深裂，末回裂片狹長披針形，頂端長漸尖，邊緣具不整齊鋸齒，上面深綠色，具光澤，下面灰白色，主脈2叉分歧，細脈網狀。孢子囊羣點狀，散生於葉下面網脈交叉點處，隔絲淺盃狀，無蓋；孢子為2面體型。

分佈 生於灌叢中。分佈於雲南和台灣。

採製 夏秋季採挖，燎去鱗毛，曬乾。

性能 散瘀，祛風除濕，強壯。

應用 用於風濕骨痛，關節炎，身體虛弱，筋骨無力。鮮嫩心葉可敷腫瘡，瘿瘤。用量6~15g。

文獻 《原色台灣藥用植物圖鑑》(2)，6。

5532 綠葉綫蕨

來源 水龍骨科植物綠葉綫蕨 Colysia leveillei (Christ) Ching 的全草。

形態 植株高20~35cm。根狀莖長而橫走，被褐色鱗片，鱗片卵狀披針形。葉通常1型，遠生，草質或薄草質，乾後綠色，無毛；葉條形，從中部起即逐漸變狹而緩下延，幾達基部，長20~25cm，寬2~2.5cm，邊緣淺波狀或具波狀鋸齒。葉脈在斜上的側脈間形成較明顯的網狀。孢子囊羣條形，從主脈斜出到達葉邊，無蓋。

分佈 生於林下陰濕處。分佈於廣東、廣西、貴州、江西、湖南。

採製 夏秋季採挖，曬乾。

性能 微澀，涼。清熱利濕，通淋。

應用 用於跌打損傷，風濕骨痛，尿道炎，紅白淋濁。用量3~9g。

文獻 《新華本草綱要》三，721。

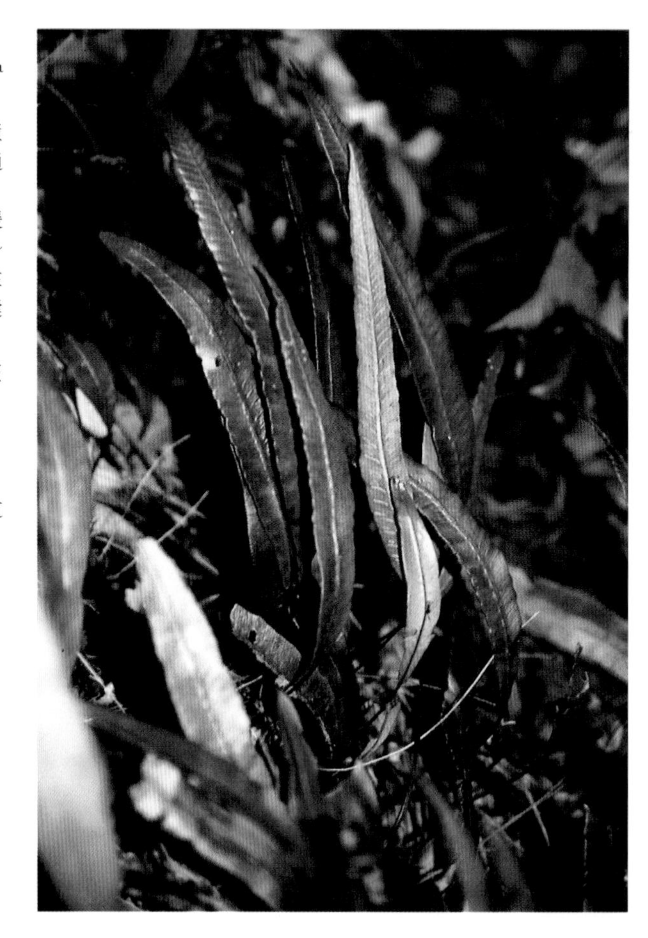

5533 水龍骨

來源 水龍骨科植物水龍骨 Polypodium niponicum Mett. 的根莖。

形態 多年生附生草本。根莖橫走，肉質，有分枝，表面被鱗片，鱗片深褐色，卵狀披針形，網脈明顯。葉疏生，柄長3~8cm，基部關節狀；葉片羽狀深裂，羽片14~24對，綫狀披針形，紙質，兩面密生褐色柔毛。孢子囊羣圓形，生於主脈附近，無囊羣蓋；孢子囊金黃色。

分佈 分佈於中國東南至西南部。生長於陰濕岩石上或樹幹上。

採製 四季可採。去除鬚根及葉，切段，曬乾。

性能 苦，涼。能清熱，化濕，祛風。

應用 用於濕熱黃疸，風濕骨痛。用量10~15g。

文獻 《大辭典》上，1065。

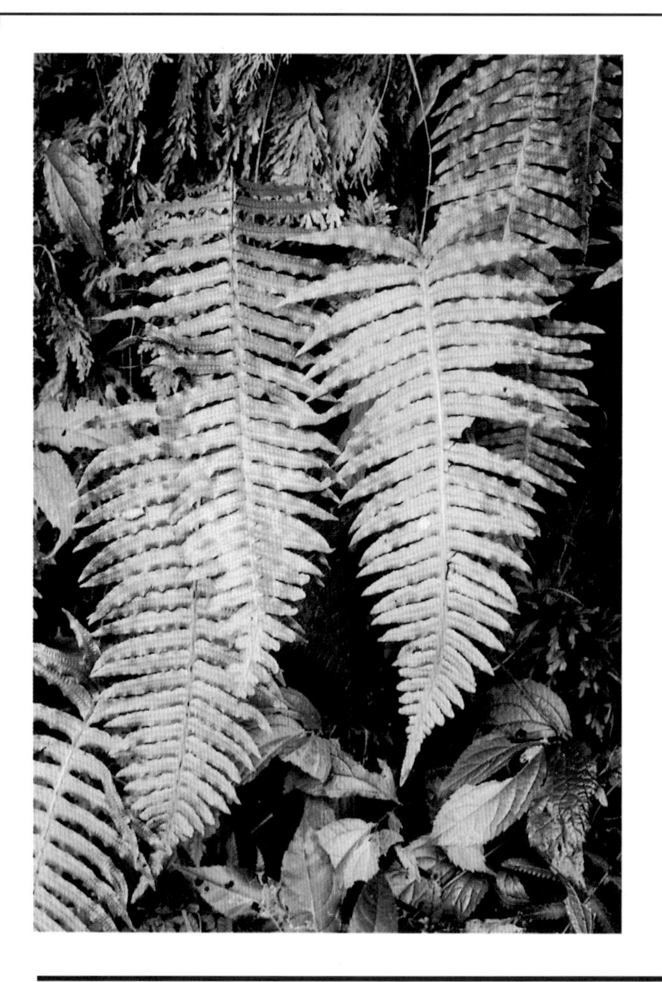

5534 廬山石韋

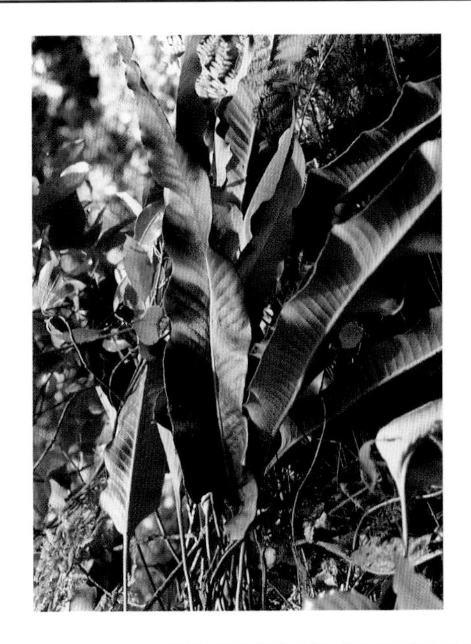

來源 水龍骨科植物廬山石韋 Pyrrosia sheareri (Bak.) Ching 的葉。

形態 草本，高20~60cm。根狀莖粗短，橫走，密被披針形鱗片，鱗片邊緣有鋸齒。葉簇生，堅革質，廣披針形，長20~40cm，寬3~5cm，頂端漸尖。基部兩側呈不等的耳形。圓楔形或斜截形，全緣，上面綠色，有密凹點，幼時被星狀毛，下面密生淡褐色星狀毛；葉柄粗壯，長10~30cm，以關節和根狀莖相連。孢子囊羣小，在側脈間排成多行，褐色，無蓋；孢子兩面形。

分佈 生於岩石上或樹幹上。分佈於長江以南及安徽。

採製 四季可採，曬乾。

成分 含異芒果甙、延胡索酸、咖啡、酸果糖、葡萄糖等。

性能 苦、甘，涼。利水通淋，清肺洩熱。

應用 用於淋痛，尿血，尿路結石，腎炎，崩漏，痢疾，肺熱咳嗽，慢性氣管炎，金瘡，癰疽。用量4~9g。

文獻 《大辭典》上，1202。

5535 華南蘇鐵

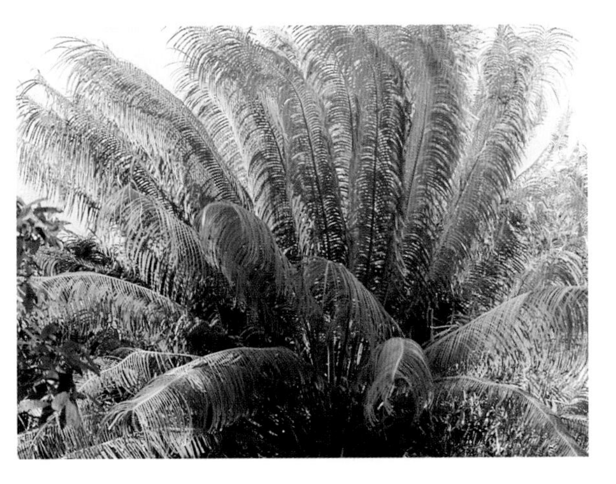

來源 蘇鐵科植物華南蘇鐵 Cycas rumphii Miq. 的根。

形態 常綠樹，高1~8 (~15) m。樹皮具明顯的葉基與葉痕。羽狀葉長1~2m，裂片50~100對，綫形，厚革質，長8~38cm，寬5~10mm，直或微彎，邊緣平或微反捲，頂端裂片突短或漸短。雌雄異株；雄球花橢圓狀長卵形，長10~20cm；大孢子葉長15~20cm，有絨毛，下部長柄狀，四稜形，上部披針形或菱形，頂端有長尖，兩側有短裂齒，柄部常有1~3 (稀4~8) 枚胚珠；小孢子葉楔形，長2.5~5cm，下面密生小孢子囊。種子卵圓形，頂端常凹陷，徑3~4.5cm。

分佈 栽培於雲南及華南各地。

採製 四季可採，洗淨，曬乾。

性能 解毒。

應用 用於無名腫毒。用量9~15g。

文獻 《新華本草綱要》一，3。

附註 種子炒後研粉調椰子油，用於創傷，濕疹，膚癢及其他皮膚病。

5536 台灣蘇鐵

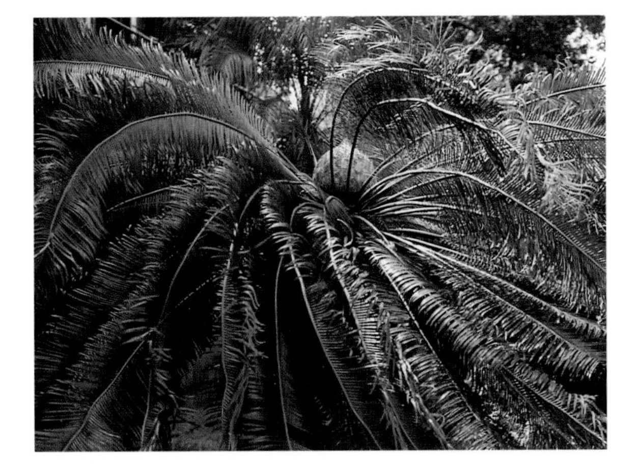

來源 蘇鐵科植物台灣蘇鐵 Cycas taiwaniana Carruthers 的雄花序。

形態 常綠樹，高1~3.5cm。樹幹徑20~35cm。葉集生於樹幹頂部，螺旋狀排列，有鱗葉及營養葉，相互成環着生，鱗葉小；營養葉大，羽狀，長達1.8m，葉柄兩側有刺；羽狀裂片90~144對，條形，薄革質，中部的長18~25cm，寬7~12mm，邊全緣，不反捲，基部下延，中脈隆起。雌雄異株，雄球花單生樹幹頂端，直立，近圓柱形或長橢圓形，長約50cm；大孢子葉上部的頂片斜方狀圓形或寬卵圓形，寬7~8cm，邊緣篦齒狀分裂，裂片鑽形，頂生裂片具鋸齒或呈鑽形再分裂，密生黃褐色或鏽色絨毛，胚珠4~6，生大孢子葉中部兩側；種子長圓形。

分佈 生於河岸或深山林中。分佈於台灣、廣東，福建部分地區有栽培。

採製 開花時採，曬乾。

成分 含蘇鐵雙黃酮 (sotetsuflavone)。

應用 用於出血。用量10~14g。

文獻 《藥用植物學》，139。

5537　台灣冷杉

來源　松科植物台灣冷杉 Abies kawakamii (Hayta) Ito 的果實。

形態　喬木。樹幹通直；小枝密生短柔毛，黃褐色或褐色。葉條形，2列，密生，近輻射伸展，長1~1.5(~2.5) cm，寬1.5~2mm，頂端微凹或鈍，上面中脈凹下，通常中上部或頂端有氣孔綫，下面有2條白色氣孔帶；樹脂管邊生。雌雄同株；球花單生葉腋。球果直立，橢圓狀卵形或矩圓形，長5~8cm，徑3~4cm，熟時紫黑色，近無柄；種鱗闊扇形或扇狀四邊形，腹面有2粒上端有翅的種子；苞鱗較種鱗短，不露出，頂端凸尖；種子長橢圓形。

分佈　生於林中。分佈於台灣。

採製　夏季採收，曬乾。

性能　澀、微辛，平。平肝熄風，活血止血，調理經血，安神定志。

應用　用於高血壓症，頭痛，頭暈，心神不定，月經不調，崩漏，白帶。用量6~9g。

文獻　《高山藥用植物》，23。

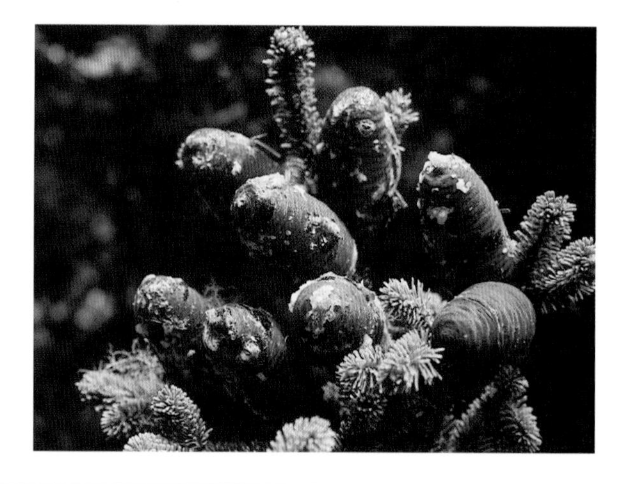

5538　台灣二葉松

來源　松科植物台灣松 Pinus taiwanensis Hay. 的球果。

形態　喬木，高30m。樹皮灰褐色，鱗片狀脫落；一年生枝淡黃褐色或暗紅色。針葉2枚一束，稍粗硬，長7~11cm；樹脂管3~9個，中生；葉鞘宿存。花單性，雌雄同株；雄球花圓柱形，淡紅褐色，長1~1.5cm，聚生於新枝下部成短穗狀，雄蕊多數；雌球花單生或2~4個生於新枝近頂部，胚珠2，倒生。球果卵圓形，長3~5cm，近無柄，成熟後栗褐色，宿存數年不落；種鱗的鱗盾稍肥厚隆起，橫脊明顯；鱗脊背生，有短刺；種子卵形，具翅。

分佈　中國特有，生於山地。分佈於貴州、湖北、湖南、江西、安徽、浙江、福建、台灣。

採製　秋季採收，曬乾。

應用　果與食鹽及雞煎服為強壯劑。

文獻　《台灣藥用植物誌》上，53。

附註　本植物根、葉、樹皮、花粉、種仁、樹脂及其加工品、精油等功效同馬尾松各部。

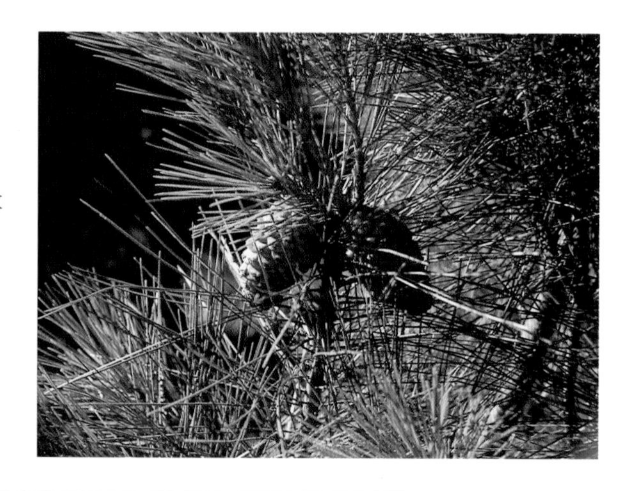

5539　日本柳杉

來源　杉科植物日本柳杉 Cryptomeria japonica D. Don 的木材。

形態　喬木，樹冠尖塔形。樹皮紅褐色，纖維狀，片狀脫落。葉螺旋狀着生，鑽形，長0.4~2cm，四面有氣孔綫。雌雄同株；雄球花單生葉腋，並近枝頂集生，長橢圓形或圓柱形，長約7mm，雄蕊多數，花藥4~5，藥隔三角狀；雌球花單生枝頂，球形，徑1.5~2.5 (~3.5) cm，種鱗20~30枚，上部通常4~5 (~7) 深裂，裂片窄三角形，內面各有種子3~5粒；種子棕褐色，橢圓形或不規則多角形，長5~6mm，邊緣有狹翅。

分佈　中國南方各省有栽培。

採製　四季可採，曬乾。

成分　含精油，主成分為 α-萜烯、二聚戊烯等。

性能　殺菌，止痛。

應用　用於心腹痛，霍亂，用量約30g。

文獻　《藥用植物學》，148。

附註　樹皮燒灰，治金瘡出血，燙火傷；種子治疝氣；樹脂含杉醇(Sugiol)，為強壯劑；葉含 hinokifavone，煎汁洗皮膚病；精油治淋病。

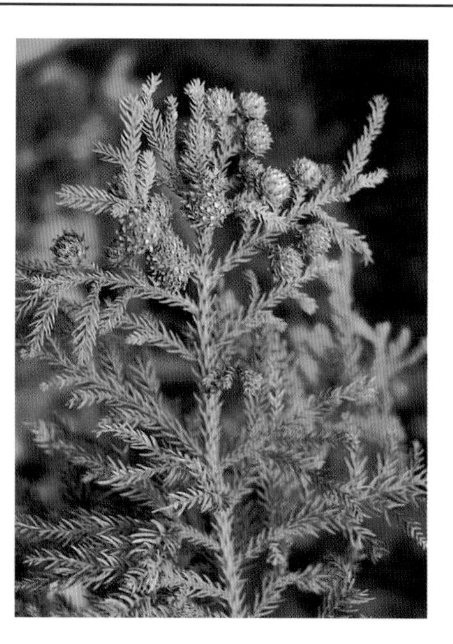

5540 台灣杉木

來源 杉科植物巒大杉 Cunninghamia konishii Hay. 的木材。

形態 喬木，高達50m。樹皮紅褐色。葉披針形，通常微呈鐮狀，軸射伸展，革質，長1.5~2.5cm，邊緣有極細鈍鋸齒，兩面均有氣孔綫，下面較多而明顯。花單性，雌雄同株。雄球花多數簇生枝頂，雄蕊多數；雌球花單生或2~3個集生枝頂，苞鱗和珠鱗下部合生，螺旋狀排列，胚珠3。球果卵形或廣卵形，徑約2cm；苞鱗革質，堅硬，頂端具三角狀小尖頭，邊緣有細鋸齒；種鱗小，頂端3裂，上部邊緣具細鋸齒；種子有翅。

分佈 中國特有，產於台灣中部以北山區。

採製 四季可採，曬乾。

成分 含精油0.8%，主成分為桉葉素(eucalyptin)、雪松醇(cedrol)、α-蒎烯等。

性能 辛，溫。殺菌，祛痰，鎮痙。

應用 用於淋病，氣管炎。用量：精油0.3mg。

文獻 《藥用植物學》，148。

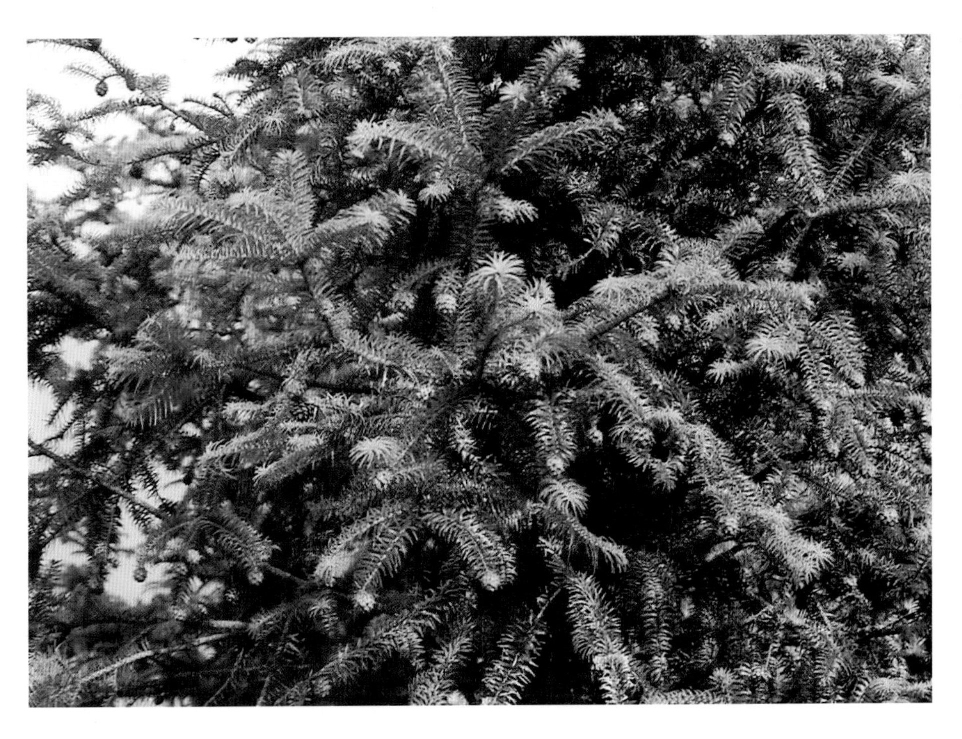

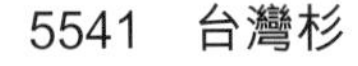

5541 台灣杉

來源 杉科植物台灣杉 Cryptomeriodes taiwania Hay. 的葉。

形態 喬木，高達60m。枝平展，樹幹廣圓形。葉2型，老樹之葉螺旋排列，鱗狀鑽形，基部下延，腹背隆起，長3~9mm，四面均有氣孔綫；幼樹之葉為兩側扁的四棱鑽形，長達2.2cm，鐮狀；球果枝之葉較寬，橫切面近三角形。花單性，雌雄同株；雄球花2~5個簇生枝頂，雄蕊10~15，每個雄蕊有花藥2~3；雌球花單生小枝頂端，直立，苞鱗退化，珠鱗多數，胚珠2。球果卵圓形或短圓柱形，種鱗15~21片，中部的長約7mm，種子長橢圓形或長橢圓狀倒卵形，連翅長6mm。

分佈 中國特有，產於台灣中央山脈。

採製 四季可採，曬乾。

成分 含扁柏雙黃酮(hinokiflavone)。

性能 消炎，利尿，消腫。

應用 用於淋病，腫毒。用量9~15g，或鮮品適量搗汁塗患處。

文獻 《藥用植物學》，148。

附註 木材功效同葉。鮮樹皮(內皮)搗敷治毒蛇咬傷。

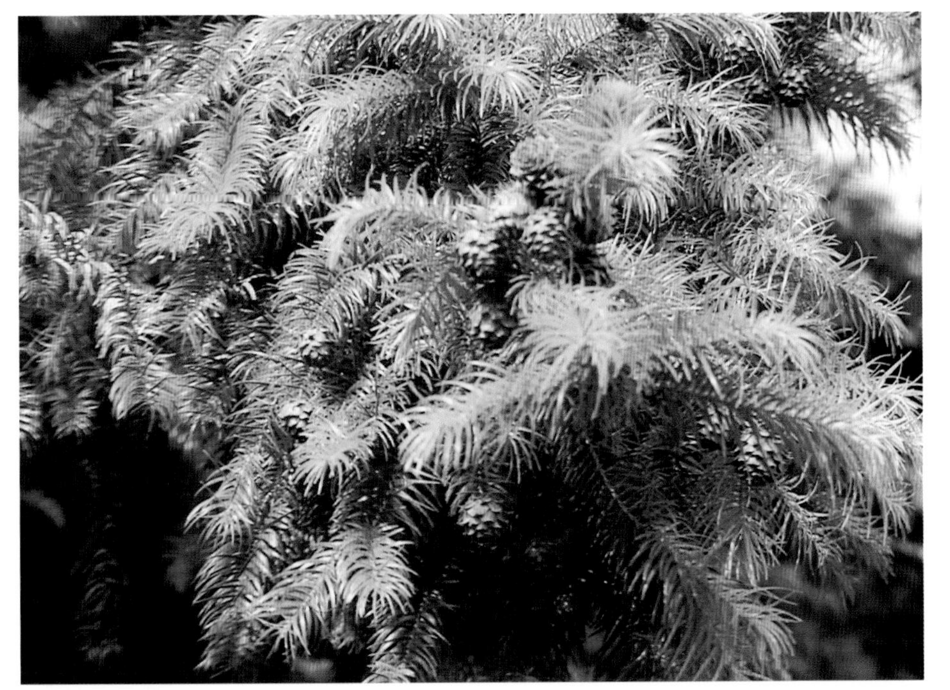

5542 紅檜

來源 柏科植物紅檜 Chamecyparis formosensis Mats. 的葉及樹幹。

形態 喬木，高60m。樹皮淡紅褐色，生鱗葉的小枝扁平，排成一面。葉交叉對生，2型，長1~2mm，小枝上面之中央的葉菱狀卵形，綠色，下面之葉有白粉和腺體，兩側之葉折成船形，瓦覆上、下葉之邊緣。雌雄同株，花單生側枝頂端；雄球花由3~4對交互對生的雄蕊組成；雌球花有5~7對交互對生的珠鱗，珠鱗腹面有2~5個胚珠。球果橢圓形，長1~1.2cm；種鱗10~13枚，盾形，內藏橢圓形種子1~2枚；種子扁，倒卵圓形，兩側有窄翅。

分佈 生於山地。分佈於台灣。

採製 四季可採，曬乾。

成分 鮮葉含精油0.16~0.2%，主成分為α-蒎烯；樹幹含精油1.1~1.36%。

性能 抗菌，消炎。

應用 用於黴菌性疾病。鮮品適量薰洗。

文獻 《藥用植物學》，149。

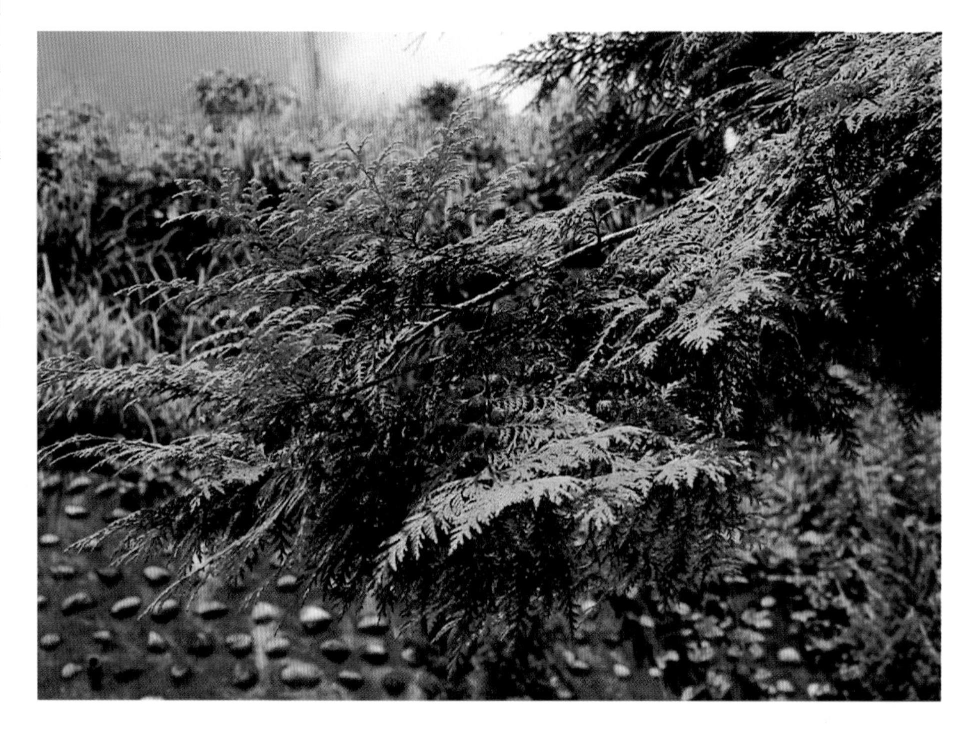

5543 大葉羅漢杉

來源 竹柏科植物羅漢松 Podocarpus macrophyllus (Thunb.) D. Don 的葉。

形態 喬木，高達20m。樹皮灰褐色，淺縱裂，薄片狀脱落。葉螺旋狀着生，條狀披針形，微彎，長7~12cm，兩端尖，中脈隆起，下面灰綠色；柄短。雌雄異株；雄球花穗狀，腋生，常3~5個簇生於極短的總梗上，長3~5cm，基部苞片三角形；雌球花單生葉腋。種子卵圓形，徑約1cm，頂端圓，熟時假種皮紫色或紫黑色，有白粉，種托紅色或紫紅色，梗長1~1.5cm。

分佈 長江以南有栽培，極少野生。

採製 全年可採，曬乾。

成分 含羅漢松內酯B、C，羅漢松甾酮A、B、C、D，黃酮類化合物。

性能 淡，平。止血。

應用 用於咳嗽，吐血。用量15~30g。

文獻 《新華本草綱要》一，20。

附註 根皮活血，止痛，殺蟲；用於跌打損傷，疥癬；鮮品適量搗敷患處。種子及花托，甘，平；益氣補中。用於心胃氣痛，血虛，面色萎黃。用量18~21g。

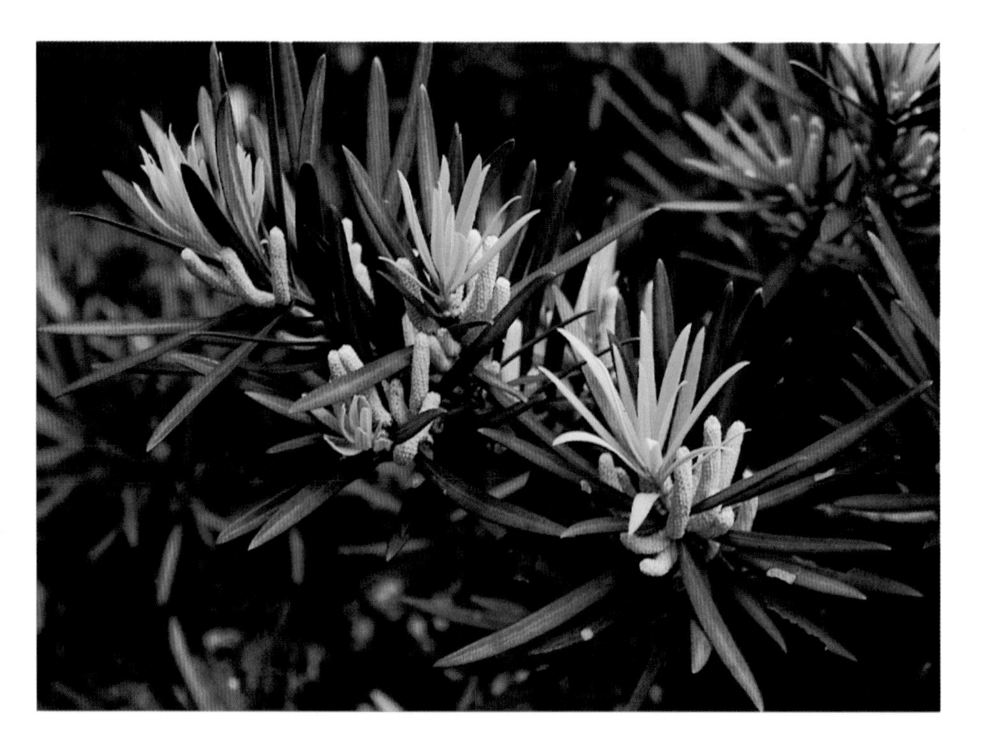

5544 血榧

來源 紅豆杉科植物南方紅豆杉 Taxus nairei (Lemée et Lévl) S. Y. Hu 的種子。

形態 常綠喬木或小喬木，高5~15m，樹皮赤褐色。葉螺狀着生，排成2列，綫形，稍鐮狀彎曲，長2~4cm，寬3~4mm，上面中脈隆起，下面有兩條黃綠色氣孔帶。花單性異株，生於二年生枝葉腋；雄球花圓形，基部具鱗片，雄蕊4~8枚；雌花單生短枝上，基部對生鱗片。種子寬卵形，生於紅色肉質的盃狀假種皮中。

分佈 生於山地林中。分佈於中國東部及南部。

採製 冬季種子成熟時採集，曬乾。

成分 葉含金松雙黃酮 (sciadopitysin) 等。

性能 甘，平。能消積，殺蟲。

應用 用於食積，蛔蟲病。用量10g。

文獻 《大辭典》，1857。

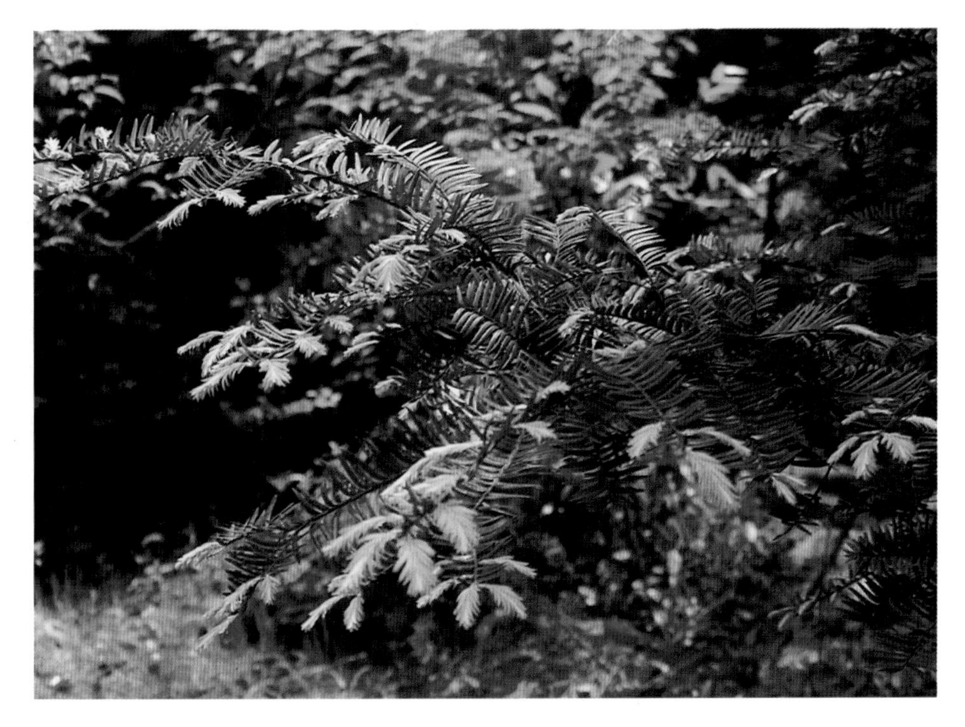

5545 海風藤

來源 胡椒科植物細葉青蔞藤 Piper kadsura (Choisy) Ohwi. (P. futokadsura Sieb. et Zucc.) 的全株。

形態 木質藤本，全株有香氣。莖有條紋和關節。葉互生，革質，卵形或卵狀披針形，長4~8cm，基部圓形、淺心形或寬楔形，下面疏生短柔毛，脈基出；葉柄1~2cm。花單性，雌雄異株，無花被，成穗狀花序，生於枝端，與葉對生；雄花序長3~5.5cm，總花梗短於花序軸；苞片近圓形；雄蕊3，罕為2；雌花序長1~3cm；雌蕊1，子房卵球形，柱頭3。漿果近球形，熟時紅色，徑約3mm。

分佈 生於山谷、林中，攀援於樹上或岩石上。分佈於貴州、雲南、浙江、廣西、廣東、福建、台灣。

採製 8~10月採收，曬乾。

成分 含細葉青蔞藤素 (futoxide)、細葉青蔞藤烯酮 (futoenone)、β-谷甾醇、α-蒎烯等。

性能 辛、苦，微溫。祛風濕，舒筋活絡，理氣鎮痛。

應用 用於風寒濕痹，關節疼痛，跌打損傷，咳嗽。用量6~15g。

文獻 《新華本草綱要》一，192，《大辭典》下，3982。

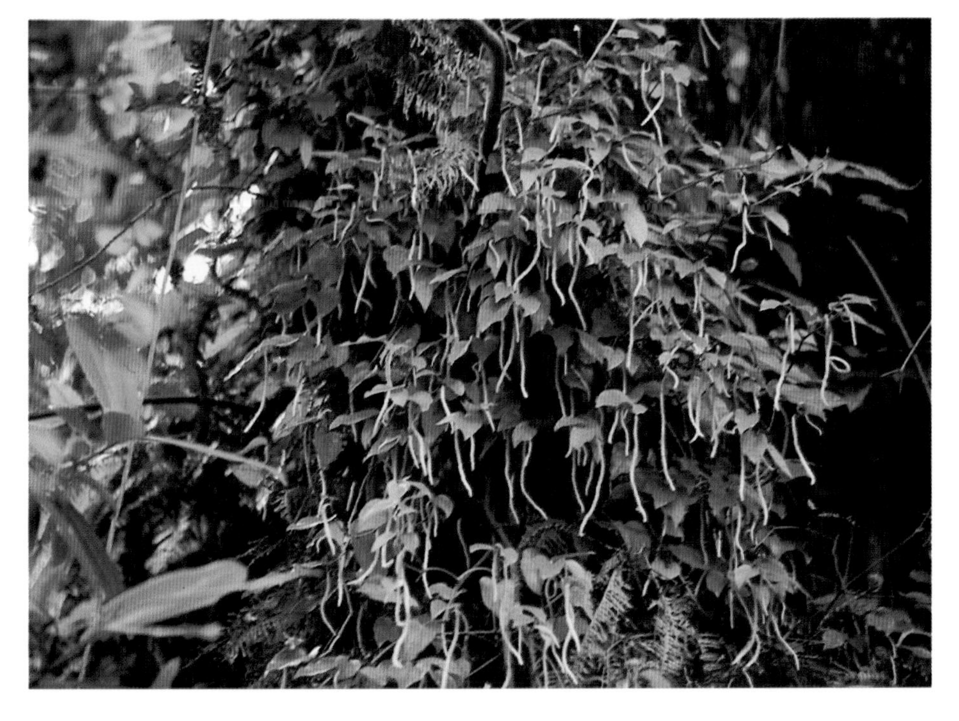

5546　恆春風藤

來源　胡椒科植物恆春胡椒 Piper kawakamii Hayata 的葉。

形態　攀援藤本。枝具溝和縱稜，乾時黑色，節上生根。葉互生，卵形、長卵形或枝端的為橢圓形，長9~13cm，寬4~8cm，頂端短尖，基部鈍圓或淺心形，有時枝端的葉基部短狹，下面有密腺點，脈7條；葉柄長1~1.5cm；葉鞘長為葉柄之半。花單性，雌雄異株，聚集成與葉對生的穗狀花序；雄花序長約3.5cm，徑約4mm；總梗長約1.5cm，序軸被毛；苞片近圓形或倒卵狀圓形，邊緣不整齊，具柄，盾狀，徑1.1~1.5mm，腹面和柄上被長柔毛；雄蕊2；雌花序長2~3.5cm；子房卵形，柱頭4。漿果。

分佈　生於林中，攀援於樹上或石上。分佈於台灣。

採製　全年可採，曬乾。

成分　葉含精油約0.087%。

應用　用於腹痛。

文獻　《台灣藥用植物誌》上，66。

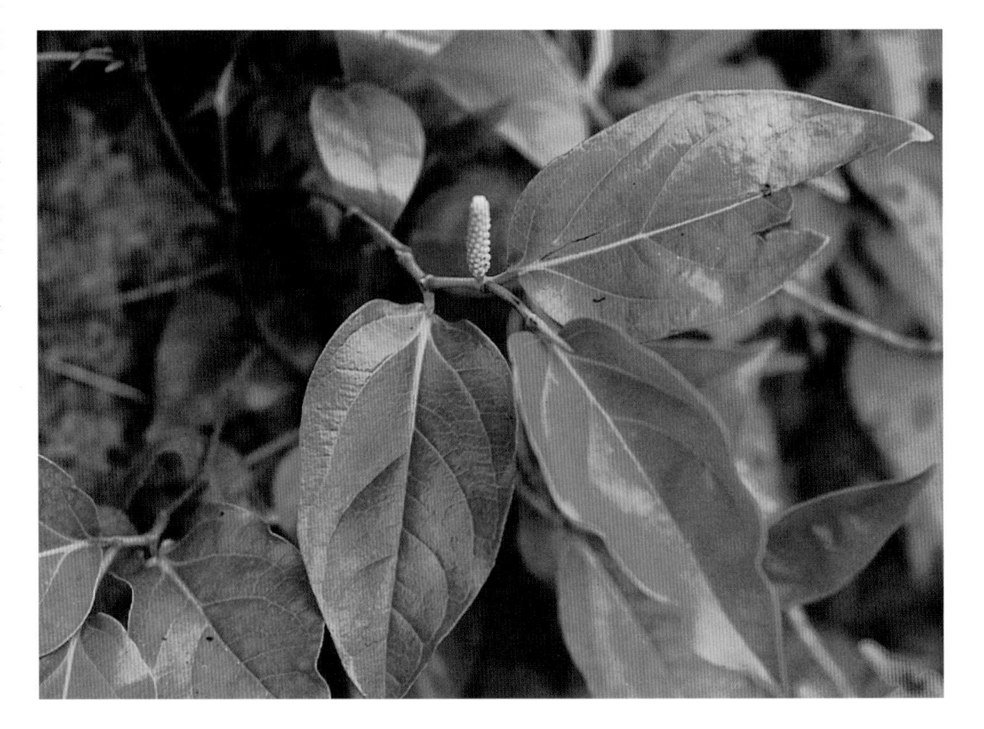

5547　岩參

來源　胡椒科植物岩參 Piper pubicatulum C. DC. 的藤莖。

形態　攀援藤本。葉互生，紙質，葉柄基部具鞘，葉歪闊橢圓狀闊卵形，基部兩側不等，一側圓而長，另一側狹；葉脈7~9條，2對離基從中脈發出，網脈明顯。雌雄異株，穗狀花序與葉對生，雌花序於果期長約3cm；苞片具柄，盾狀，邊緣不整齊，下面柄上被柔毛；子房離生，柱頭3~4，未熟果實近球形。

分佈　生於溝谷、坡地林中或攀附於石壁上。分佈於雲南南部及西南部。

採製　全年可採，切段曬乾。

性能　辛、麻，溫。健胃行氣，消炎鎮痛。

應用　用於急、慢性胃炎，胃潰瘍，腸炎，痢疾，牙痛等。

文獻　《新華本草綱要》一，194。

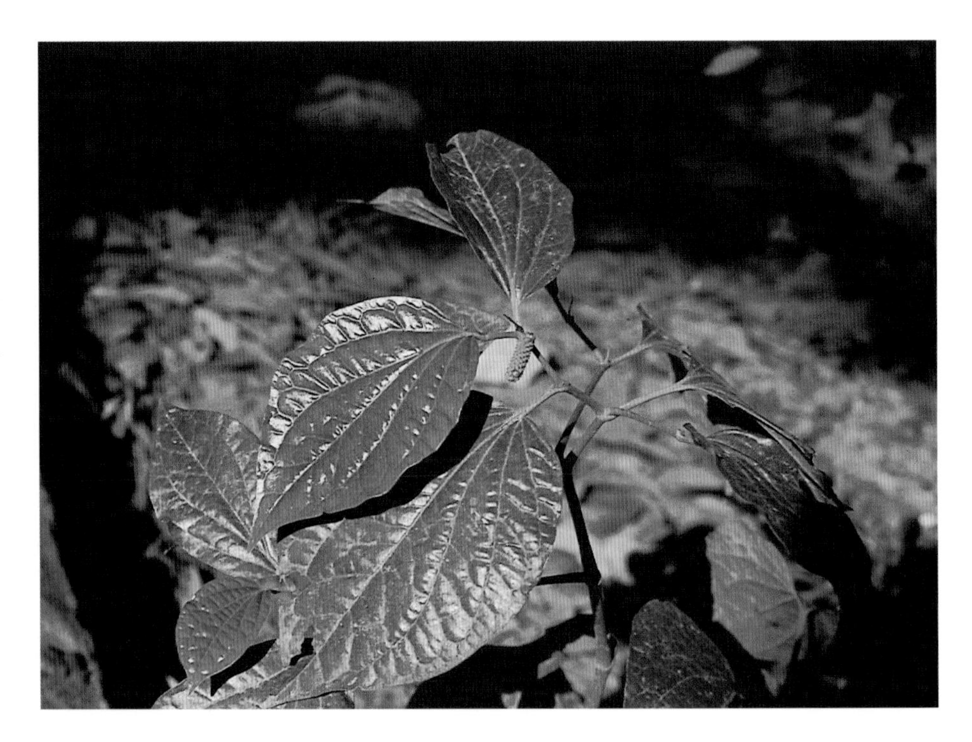

5548 四葉蓮

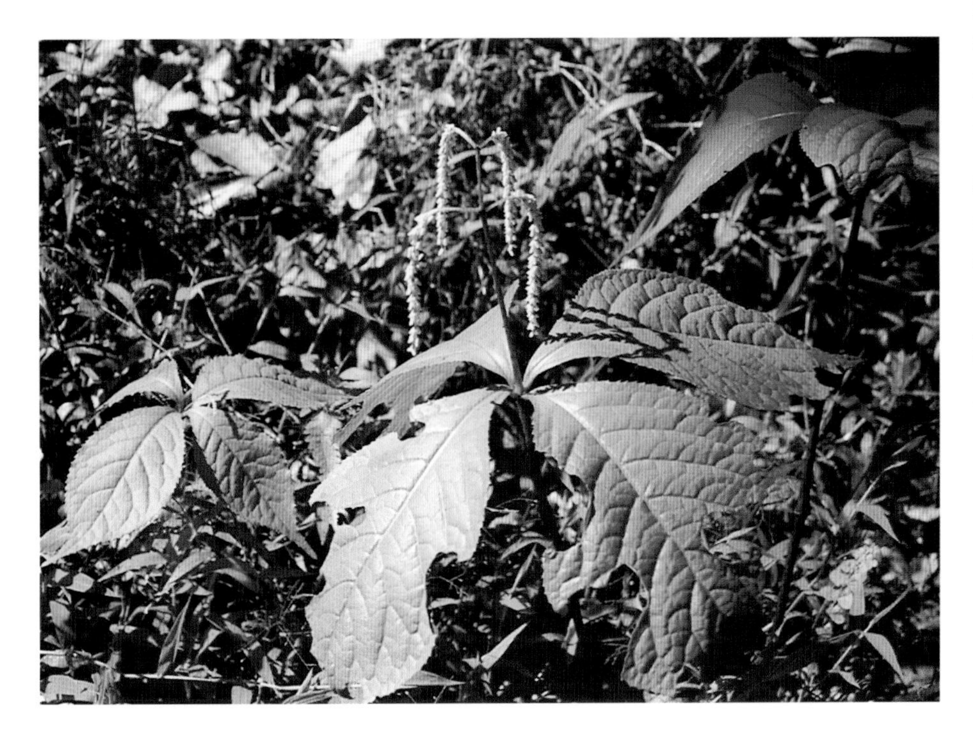

來源 金粟蘭科植物台灣金粟蘭 Chloranthus oldhami Solms. 的根、葉。

形態 草本，高50~70m。莖有節，通常不分枝。葉對生，多為4片，集生莖頂，紙質，寬橢圓形，長約16cm，寬約8.5cm，頂端漸尖，基部楔形，邊緣有鋸齒；葉柄幾無。穗狀花序單個或分枝，頂生；苞片小，卵形；花兩性，無花被；雄蕊3，白色，生於子房一側，花絲不明顯，藥隔不合生成卵狀體；心皮1，子房下位，卵形，1室，胚珠1，花柱明顯。核果球形，長約2mm。

分佈 生於山地。分佈於台灣。

採製 夏秋季採收，曬乾。

性能 解毒，消炎，止痛。

應用 用於毒蛇咬傷，腹痛，創傷。用量6~9g，或鮮葉適量搗敷患處。

文獻 《台灣藥用植物誌》上，68。

5549 水柳

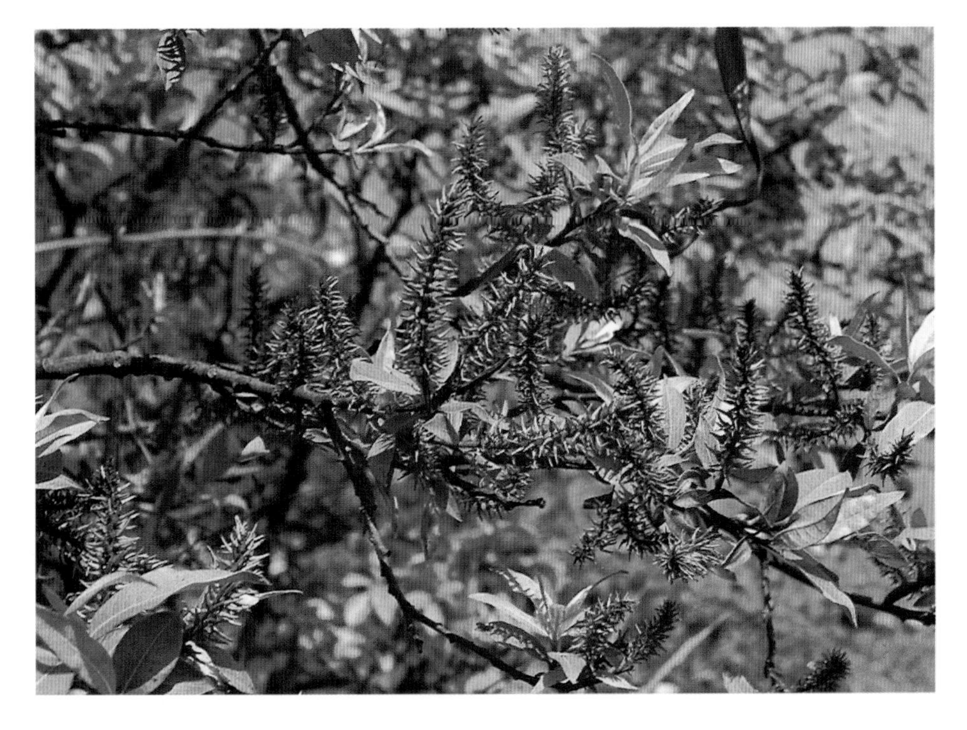

來源 楊柳科植物水柳 Salix warburgii O. Seem. [S. Kusanoi (Hayata) Schneid.] 的枝、葉。

形態 小喬木。當年生枝直，多少被灰色和棕色柔毛；芽紫紅色。葉互生，卵形或卵狀橢圓形，長約9cm，頂端漸尖，基部圓楔形或心形，邊緣有細鋸齒，幼時兩面被褐色絹毛，後僅下面脈上有毛；葉柄長0.5~1cm。花單性，與葉近同時開放，柔荑花序，雌雄異株；雄花序長8~9cm；花密生，近直立；雄蕊3~6，花絲基部有短柔毛；苞片卵形或寬卵形，有毛；具腹背腺，常分裂，雌花序長約3cm，粗約1cm；子房有長柄，花柱近無，柱頭冠狀；苞片同雄花；具腹、背腺，頂端微凹或分裂。蒴果；種子具長毛。

分佈 生於河岸。分佈於台灣。

性能 利氣，活血，解熱。

應用 用於跌打損傷，皮膚病。用量4~9g；或適量煎水洗。

文獻 《藥用植物學》，165。

附註 根及莖可治跌打損傷，疲勞。

5550 恒春楊梅

來源 楊梅科植物恒春楊梅 Myrica adenophora Hance var. kusanoi Hayata 的果實。

形態 常綠小喬木。幼枝灰褐色，有毛。葉互生，橢圓狀倒卵形至楔狀倒卵形，長約4.5cm，頂端急尖或鈍，基部楔形，邊緣中部以上常具少數粗鋸齒，幼嫩時上面具金黃色腺體，後脱落，下面密被不易脱落的腺體；葉柄長2~10mm，密生絨毛。雌雄異株，雄花序單生葉腋，長約1.5cm，穗狀，基部具苞片；雄花無小苞片，雄蕊2~4；雌花序與雄花序相似；雌花常具2小苞片，子房近無毛。核果橢圓形，紅色或白色。

分佈 生於山谷、林中。分佈於台灣。

採製 夏季採收，鮮用、曬乾或鹽漬。

性能 甘、酸，溫。化痰，解酒毒，止嘔。

應用 用於胃痛，痢疾，醉酒，咳嗽。用量15~30g。

文獻 《藥用植物學》，166。

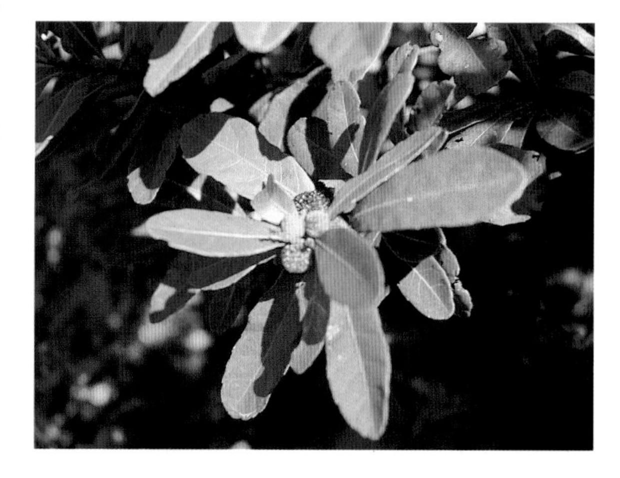

5551 大樹楊梅

來源 楊梅科植物毛楊梅 Myrica esculenta Buch. -Ham. ex D. Don 的樹皮、根皮。

形態 喬木，高4~10m，小枝皮孔密而明顯。葉楔狀倒卵形至披針狀倒卵形，長5~18cm，寬1.5~4cm，先端急尖或鈍，基部楔形，漸狹至葉柄，全緣或有時在中部以上具不明顯的齒，葉下面近基部沿主脈被毯毛，側脈8~11對，網脈明顯，柄長5~22mm，密被毯毛。花雌雄異株；雄花序由多數穗狀花序組成圓錐花序，長6~8cm，分枝長5~10mm，圓柱形。核果橢圓形，成熟時暗紅色，外面具乳頭狀凸起。

分佈 生於向陽山坡雜木林中。分佈於廣東、廣西、四川、貴州、雲南和西藏南部。

採製 全年可採，曬乾。

性能 澀，平。消炎，收斂，止瀉，止血，止痛。

應用 用於腸炎，痢疾，崩漏，胃痛，跌打損傷，腰肌勞損，濕疹。用量10~15g，煎湯或泡酒；外用研粉撒敷。

文獻 《大辭典》上，2124；《新華本草綱要》二，2。

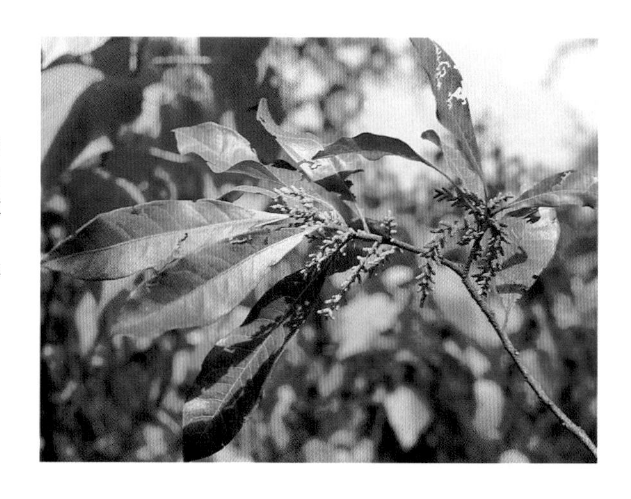

5552 矮楊梅

來源 楊梅科植物雲南楊梅 Myrica nana Cheval. 的根皮、莖皮或果實。

形態 灌木，高0.5~2m，小枝叢生。葉橢圓倒卵形或楔狀倒卵形，長2~8cm，寬1~3.5cm，先端急尖或鈍圓，基部楔形，邊緣中部以上具少數鋸齒，上面有凹點，下面具金黃色腺體，側脈6~7對，網脈不明顯，葉柄長1~4mm。雌雄異株，穗狀花序單生葉腋，雄花序長1~1.5cm，直立。核果球形，直徑1.5~2cm，成熟時紫紅色。

分佈 生於山坡林緣或灌叢中。分佈於雲南和貴州西部。

採製 根和莖全年可採，曬乾；果實夏季採收，通常製果醬。

性能 根皮：澀，涼。收斂，止血，消炎通絡。果：酸，涼。止瀉止痢，鎮咳。

應用 用於痢疾，腹瀉，崩漏，直腸出血，脱肛，風濕疼痛，跌打勞傷。用量10~15g，亦可泡酒。果醬適量。

文獻 《大辭典》下，5187；《新華本草綱要》二，2。

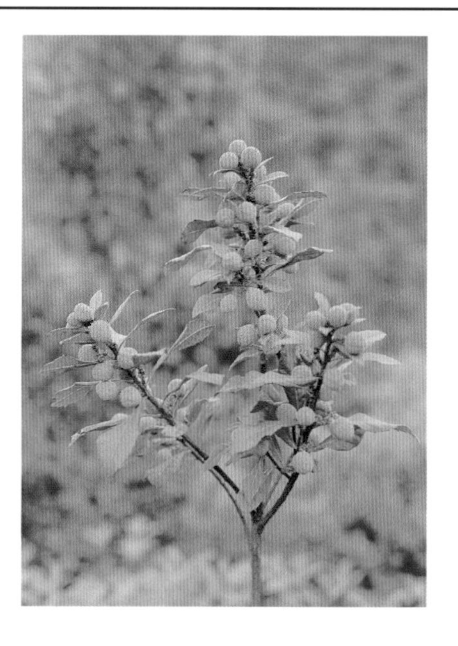

5553 日本栗

來源 殼斗科植物日本栗 Castanea crenata Sieb. et Zucc. 的葉。

形態 喬木，高約15m。樹幹表皮粗糙龜裂，小枝具皮目。葉互生，橢圓形至長橢圓狀披針形，長8~16cm，寬3~5cm，頂端銳尖或尾狀漸尖，基部圓形或微心形，下面被鱗腺及星狀絨毛，邊緣有銳鋸齒；柄長0.5~1cm。花單性，雌雄同序；雄花序長穗狀，直立；雌花2~3個簇生於雄花序基部。殼斗球形，外密被銳尖針狀之總苞，熟時開裂；堅果當年成熟，2~3個，扁球形，褐色。

分佈 中國遼東、山東、台灣。

採製 夏秋採收，鮮用或曬乾。

成分 含單寧(tannin)、維生素A前驅物質(α，β-carotin)。

性能 除濕，收斂。

應用 用於發疹，感染性皮膚炎，接觸性皮膚炎，瘡痂，水泡，蟲傷，漆瘡。適量煎水洗或濃縮浸膏塗敷。

文獻 《原色台灣藥用植物圖鑑》(2)，13。

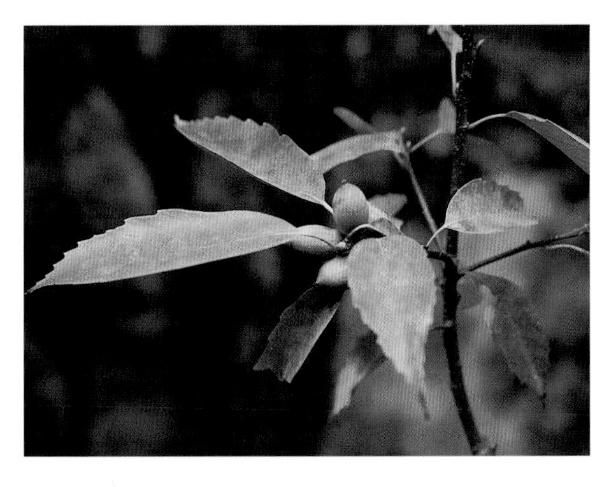

5554 青岡櫟

來源 殼斗科植物青岡 Cyclobalanopsis glauca (Thunb.) Oerst. 的果實。

形態 喬木，高15~20m。葉互生，倒卵狀長橢圓形或長橢圓形，長6~13cm，頂端漸尖，基部寬楔形或近圓形，邊緣中部以上有粗鋸齒，下面有灰白或灰棕色長伏毛，老漸脫落，亦有粉白色鱗粃；葉柄長1.5~3cm。花單性，雌雄同株；雄花序為下垂的柔荑花序，花被片6，雄蕊6；雌花序具2~4花。殼斗盃形，包圍堅果1/3~1/2，徑0.9~1.2cm；苞片合生成5~8條同心環帶。環帶全緣，不開裂。堅果卵形或近球形。長1~1.6cm，徑0.9~1.2cm，果臍隆起。

分佈 生於石灰岩山地。分佈於長江以南。

採製 秋季採收，曬乾。

性能 苦、澀，平。止渴，破惡血。

應用 用於泄痢並止產婦血。用量6~9g。

文獻 《台灣藥用植物誌》上，74。

附註 嫩葉貼敷療臁瘡。

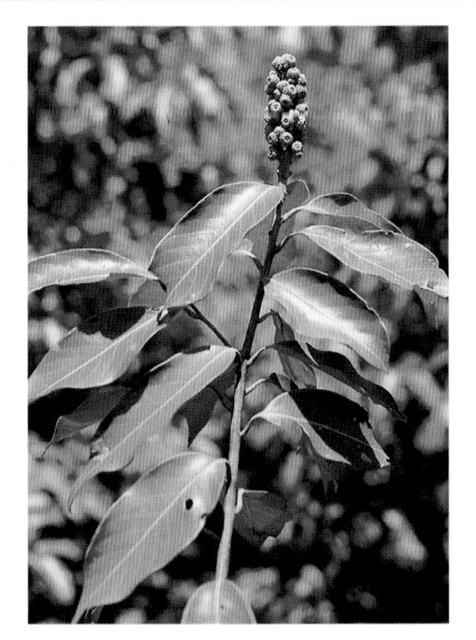

5555 野檳榔

來源 殼斗科植物滇石櫟 Lithocarpus delabata (Hook. f. et Thoms.) Rehd. et Wils. 的花序。

形態 喬木，高達20m，小枝密被灰黃色柔毛。葉長橢圓形、長卵形或橢圓狀披針形，長5~12cm，寬2~5cm，先端漸尖或尾尖，基部楔形，下面被微毛或無毛，側脈9~12對，葉柄長8~20mm。雄花序圓錐狀，長5~12cm，雌花序可達20cm，有時雌花生於雄花序下部，雌花3~5成簇。果序長4~10cm，殼斗碗形，包堅果的大部分，小苞片三角形，下部的貼生，上部的分離，堅果扁球形，徑約1.2cm，果臍凸起。

分佈 生於山坡濕潤的雜木林中。分佈於雲南、貴州和四川。

採製 夏季採收，曬乾。

性能 微苦、澀，溫。順氣消食，健胃殺蟲。

應用 用於腹脹，蟲食不化。用量10~20g。

文獻 《匯編》下，778；《昆明民間常用草藥》，592。

5556 青杠碗

來源 殼斗科植物栓皮櫟 Quercus variabilis Bl. 的果殼。

形態 喬木，高15~25m。樹皮黑褐色，不規則開裂，木栓層軟，厚達10cm。葉互生，長圓狀披針形或長橢圓形，長8~15cm，寬2~6cm，頂端漸尖，基部圓形或寬楔形，邊緣具鋸齒，齒端芒狀，下面密生灰黃色星狀細絨毛；葉柄長1.5~3cm。花單性，雌雄同株，雄花序生新枝下端；萼片2~5裂，雄蕊4~6；雌花序生新枝葉腋。堅果近球形或闊橢圓形，徑1.2~1.8cm，果臍隆起；殼斗盃狀，包圍堅果2/3以上；苞片鑽形，反曲。

分佈 生於向陽山坡。除內蒙古、新疆、青海、寧夏、黑龍江、吉林、西藏外，中國多數省區有分佈。

採製 秋季採收，曬乾。

成分 含鞣質23.7%。

性能 苦、澀，平。止咳，澀腸。

應用 用於咳嗽，水瀉，頭癬。用量15~30g；或適量研末，菜油調敷。

文獻 《新華本草綱要》三，10；《大辭典》上，2506。

附註 果實用於健胃，收斂，止血痢，痔瘡，惡瘡，癰腫。用量9~15g。

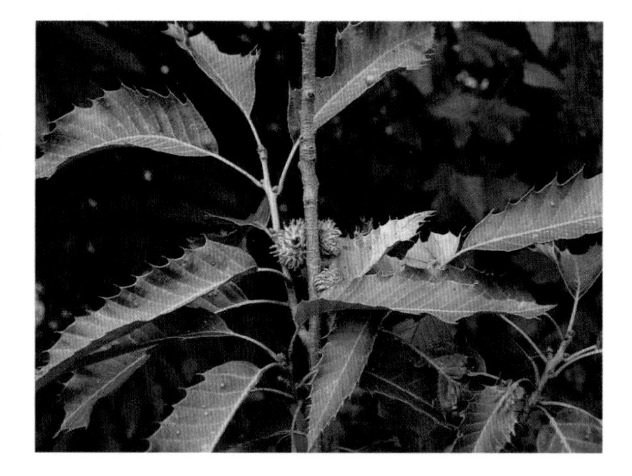

5557 山油麻

來源 榆科植物光葉山黃麻 Trema cannabina Lour. (T. virgata Bl.) 的嫩葉及根和根皮。

形態 灌木或小喬木。小枝被貼生的柔毛。葉互生，近膜質，上面平滑，稍粗糙，下面通常無毛，稀脈上疏生柔毛，長1.5~10cm，頂端尾狀漸尖，基部鈍或近圓形，邊緣有細鋸齒，脈3出，側脈3~4對；葉柄長約5mm。聚傘花序常成對腋生，一般短於葉柄；花單性，花被裂片5，卵狀披針形，外面近無毛；雄花有雄蕊4~5，花絲短；雌花子房上位，1室，柱頭2。核果近球形，略扁，長約3mm，熟時紅色；核有皺紋。

分佈 生於山野路旁或溝邊。分佈於湖南、江西、廣東、廣西、浙江、福建、台灣。

採製 春夏採葉，全年採根，鮮用或曬乾。

性能 嫩葉及根：清熱解毒，止痛，止血。根皮：甘、微酸，平。健脾利水，化瘀生新。

應用 嫩葉及根用於瘡毒，外傷出血。外用適量。根皮用於水瀉，骨折。用量15~30g；外用適量。

文獻 《新華本草綱要》三，13；《大辭典》上，1770。

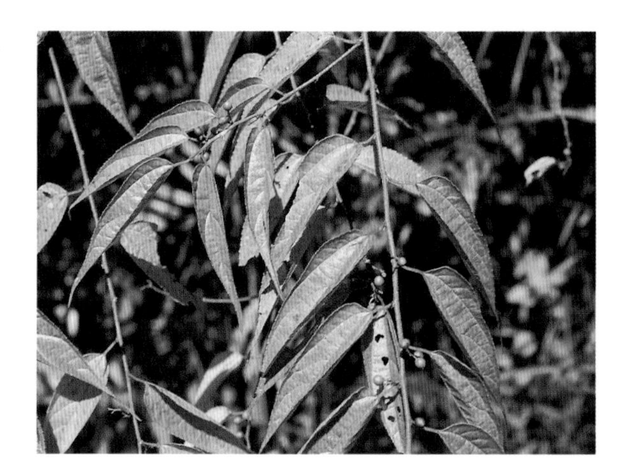

5558 麵包樹

來源 桑科植物麵包樹 Artocarpus altilis (Fark.) Fosberg 的葉。

形態 喬木，高達35m。小枝有柔毛。葉革質，互生，菱形、長圓形或卵形，長40~50cm，頂端漸尖，基部圓或楔形，邊緣常3~8羽狀深裂，裂片披針形，漸尖，兩面多少有淡黃色柔毛；葉柄長3~6cm，有短柔毛；托葉大，長10~25cm，披針形，脫落。花序單生於葉腋；花極多數，單性，雌雄同株；雄花序長7~30cm，圓筒形或棒形，少為橢圓形；雄花萼片2，雄蕊1；雌花序近球形；雌花萼片管狀。聚花果圓柱狀、橢圓形或球形，徑15~30cm，表面有許多彎曲的凸出體。瘦果徑2.5cm。

分佈 海南和台灣。

採製 四季可採，曬乾。

性能 解毒。

應用 用於疱疹，脾腫。用量9~15g。

文獻 《台灣藥用植物誌》上，76。

附註 花炒後貼敷，治牙痛。

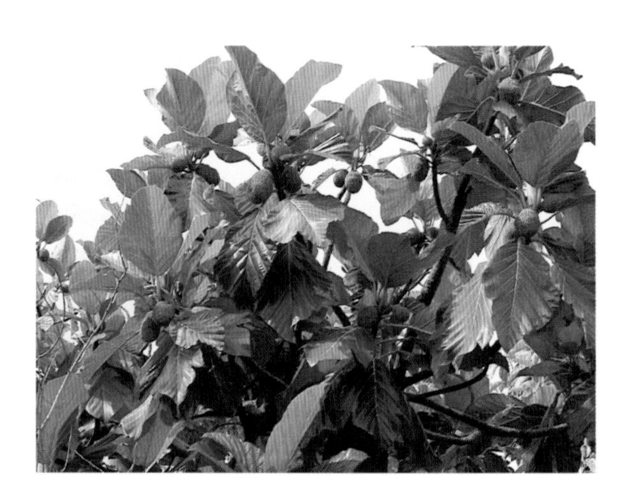

5559 愛玉

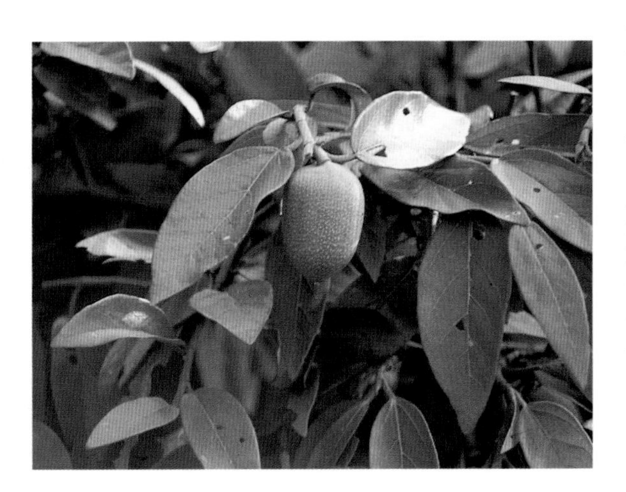

來源 桑科植物愛玉 Ficus awkeotsang Mak. 的根。

形態 常綠大藤本。莖粗壯，具氣根。幼樹葉小，卵形；成年樹葉長橢圓狀披針形或倒長卵形，長6～12cm，寬3～5cm，革質，頂端尖或漸尖，基部近心形，全緣，上面綠色，下面灰白色並具茶褐色柔毛；托葉2；葉柄長1～2cm。隱頭花序橢圓形或長卵形，長6～8cm，徑3～5cm，頂端鈍或凸尖，表面灰綠色或暗綠色，密佈白斑點；花極多數，密生內花托壁上，有單性花及兩性花2種隱頭花序。瘦果黃褐色，梗絲狀。

分佈 生於林內。分佈於台灣。

採製 全年可採挖，洗淨，曬乾。

性能 祛風，利水，行血，消腫。

應用 用於風濕病，關節疼痛。用量9～15g。

文獻 《原色台灣藥用植物圖鑑》(2)，14。

附註 葉為強壯劑。果通乳，亦治糖尿病。種子洗製愛玉膠，有消暑、生津、止咳、清涼、解熱之效。乳汁搽治疥癬。

5560 天仙果

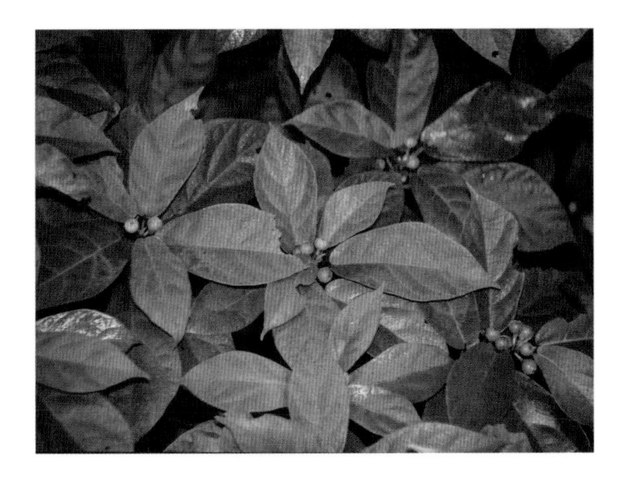

來源 桑科植物天仙果 Ficus erecta var beecheyana Hook. et Arn. 的根。

形態 落葉小喬木或灌木。樹皮灰白色或灰褐色；枝條紅棕色，有白色乳汁。葉互生，厚紙質，上面有疏短粗毛，下面葉脈上有短粗毛；葉柄密生微硬毛。花序托單生或成對腋生，有梗，球形或近梨形，徑約10～18mm；基部有苞片4；雄花有梗，花被片3，雄蕊2或3；雌花似癭花，生於另一花序托中，花柱側生。

分佈 生於山坡、林下、溪邊。分佈於廣西、廣東、湖南、江西、福建、台灣和浙江。

採製 全年可採、切片，曬乾。

性能 甘、微辛，溫。補肝腎，強筋骨，祛風濕。

應用 治脫力，腎虧腰痛，風濕痹痛，月經不調，白帶，跌打損傷，乳汁不下等。用量30～60g。

文獻 《浙江藥用植物誌》上，181；《中藥大辭典》上，0844。

5561 掌葉榕

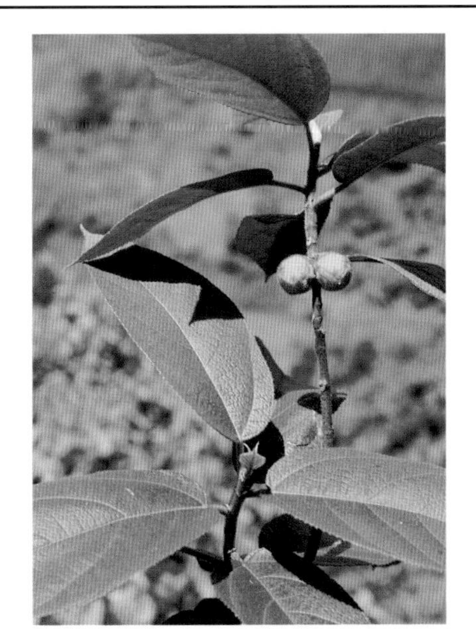

來源 桑科植物掌葉榕 Ficus hirta Vahl 的根。

形態 灌木，含乳狀汁液。植株各部多少被剛毛或貼伏硬毛。單葉互生，多型，長圓狀披針形或卵狀橢圓形，邊緣有鋸齒，基部淺心形，不裂或3～5裂，兩面粗糙；托葉披針形。花序托球形，無梗，成對腋生，直徑8～20mm。瘦果橢圓形。

分佈 生於溪旁山坡灌叢或疏林中。分佈於華南及雲南、貴州、福建。

採製 全年可採，切片，曬乾。

性能 甘，微苦，平。祛風濕，益氣固表。

應用 用於風濕痹痛，產後虛弱，肺虛咳嗽，盜汗，慢性肝炎，睾丸腫大，閉經，產後瘀痛，白帶，瘰癧。用量30～60g。

文獻 《浙藥誌》上，193。

5562 黃桷根

來源 桑科植物大葉榕 Ficus lacor Buch. -Ham. 的根或根皮。

形態 落葉大喬木，有乳汁，無毛。小枝綠色，樹皮深灰色。葉互生，厚革質，矩圓形，長10~15cm，全緣。托葉披針形，早落。花序托單生或對生於葉腋，近球形，無梗，有紅暈及紅色小斑點；雄花、癭花及雌花生於同一花序托中；雄花花被片3，雄蕊1；癭花及雌花花被片4，花柱近頂生。

分佈 生於疏林及水邊，亦有庭院栽培。分佈於長江以南。

採製 全年可採，以8~9月採者為佳。

性能 苦、酸，溫。祛風除濕，通絡消腫。

應用 用於風濕痹痛，四肢麻木，腫滿，跌打損傷，半身不遂，疥癬等。用量15~25g。

文獻 《大辭典》下，4205。

附註 除根、根皮外，樹皮、葉及乳汁也可入藥，分別稱為黃桷皮，黃桷葉及黃桷漿。

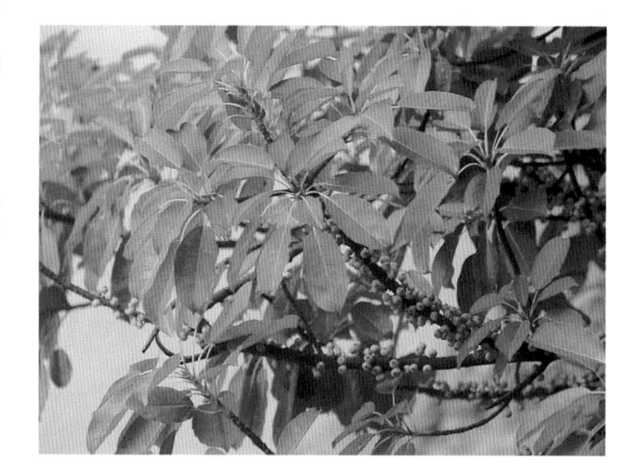

5563 平滑榕

來源 桑科植物光葉榕 Ficus laevis Bl. 的全株。

形態 藤本，具乳狀汁液。單葉互生，卵形或長卵形，紙質，乾時黑褐色，先端漸尖，基部淺心形，上面除葉脈外無毛，下面被微柔毛，邊緣全緣或淺波狀，側脈5對；葉柄長達5cm；有托葉。花序托球形，直徑約1cm，腋生；花序梗無毛。

分佈 生於山地林下或攀於石壁上。分佈廣西、貴州、雲南。

採製 全年可採，切片曬乾。

性能 祛風除濕，行氣補血，通乳。

應用 用於風濕骨痛，四肢麻木，產後貧血，缺乳，病後體虛，小兒疳積。用量10~30g。

文獻 《廣西醫學》1985，3:133；《廣西藥用植物名錄》，267。

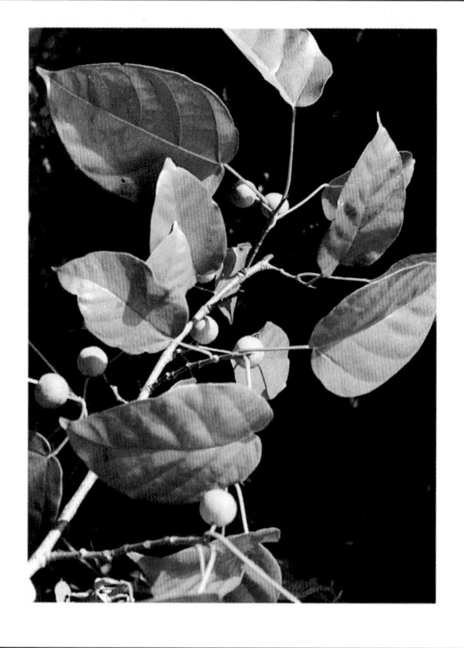

5564 九丁樹（九重榕）

來源 桑科植物九丁樹 Ficus nervosa Heyne 的樹皮。

形態 喬木，高6~7m。葉互生，革質，矩圓形、倒卵狀披針形或橢圓形，長8~13cm，頂端鈍或稍尖，基部圓形或楔形。全緣，有3出脈，側脈7~8對，下面中脈疏被毛；葉柄長1~2cm；托葉披針形或卵狀披針形，有短柔毛，脫落。花序托成對生葉腋，扁球形，基部凸縊縮成柄，疏被短柔毛，後變無毛，徑5~8mm，在柄基部有2三角狀卵形的苞片；雄花、癭花和雌花同生於一花序托中；雄花花被片4~5，雄蕊1，花藥心形；雌花花被片3，花柱側生；癭花似雌花。瘦果生於花序托內。

分佈 生於林中。分佈於廣東、廣西、福建、台灣。

採製 全年可採，曬乾。

性能 助消化。

應用 用於食慾不振，消化不良。用量15~30g。

文獻 《廣西藥用植物名錄》，267。

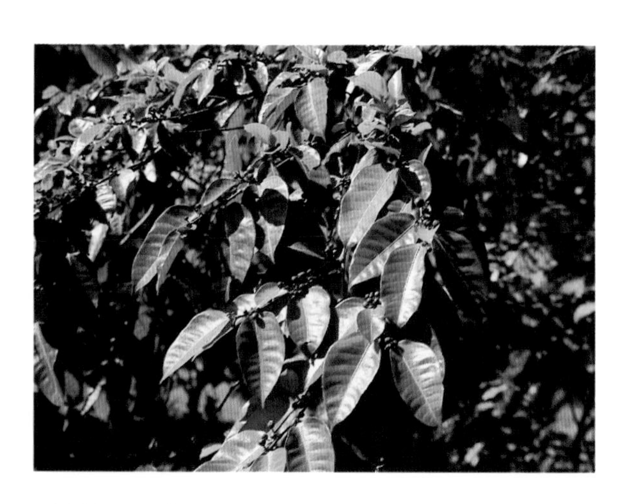

5565　珍珠蓮

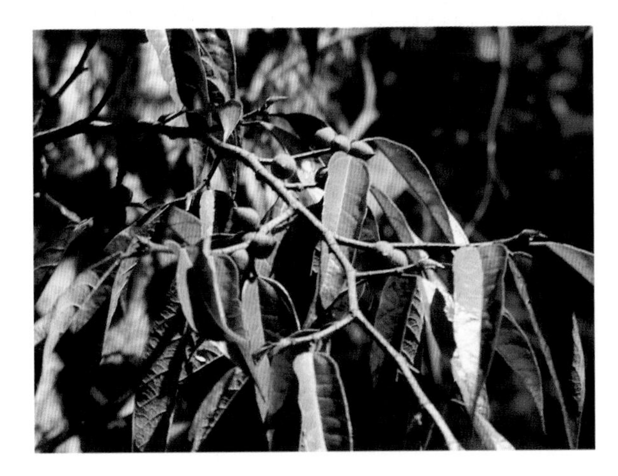

來源　桑科植物珍珠蓮 Ficus sarmentosa Buch.-Ham. ex J. E. Sm. var. henryi (King) Corner 的根、莖、枝葉及果。

形態　攀援藤本。幼枝及葉柄初生褐色柔毛。葉互生，近革質，長卵形至披針狀長橢圓形，長5~21cm，頂端漸尖或尾尖，基部鈍或圓形，全緣，下面有柔毛，側脈7~11條；葉柄長1~2cm，具早落性托葉。隱頭花序單1或成對腋生，近球形，徑約1.2~1.5cm，初被褐色毛茸，漸脫落，頂端凸出；基部有3枚苞片；花單性，多數；雄花和癭花同生於一花序托中，雌花生於另一花序托中；雄花花被片4，雄蕊2。

分佈　生於山谷密林中或灌叢中。分佈於中國華東、華南、西南地區及台灣。

採製　根、莖、枝葉全年可採，秋冬採果（花序托），曬乾或鮮用。

性能　根、莖、枝葉：微辛，平。清血，解毒，祛風濕，消腫，殺蟲。果：消腫，散毒，止血，止痛，利尿，通乳。

應用　根、莖、枝葉：用於風濕關節痛，乳腺炎，脫臼，淋病，腹痛，瘡癰。果用於血崩，跌打損傷，心痛，陰癩囊腫，睪丸偏墜，久痢腸痔，內痔便血，乳汁不通。鮮莖乳汁用於白癜風，癧瘍風，惡瘡疥癬，口腔炎，水腫，缺乳。用量30~60g。

文獻　《新華本草綱要》二，19；《原色台灣藥用植物圖鑑》(3)，45。

5566　稜果榕

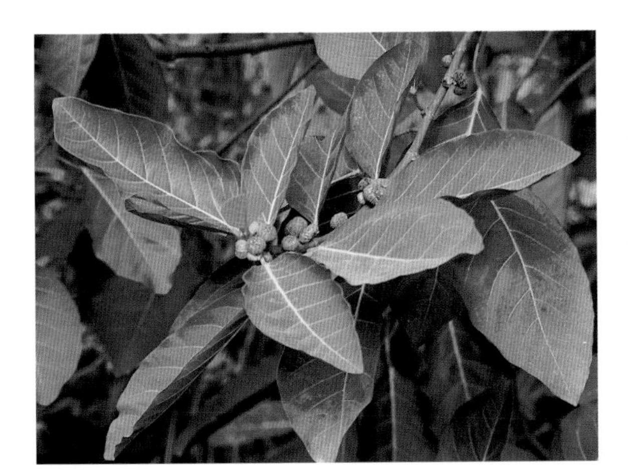

來源　桑科植物稜果榕 Ficus septica Burm. f. 的根。

形態　喬木。樹皮灰白色，小枝綠色，平滑。葉互生，卵形或橢圓形，長10~25cm，寬5~10cm，頂端鈍或凸尖，基部圓楔或圓形，全緣或微波狀，兩面光滑，幾無毛，具透明腺點；葉柄長2~8cm。花序托腋生，扁球形，徑1~1.5cm，長5~10mm，無毛，表面具明顯稜綫8~10條並散佈灰白色斑點，熟時黃色；梗長6~12cm。

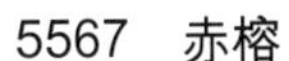

分佈　生於平野至山麓叢林中。產於台灣。

採製　四季可挖取，洗淨，曬乾。

成分　含 antofine。

性能　解毒。

應用　用於魚毒及食物中毒，毒魚咬傷，癌症。用量2~20g。

文獻　《原色台灣藥用植物圖鑑》(2)，19。

附註　葉乳汁及果實有瀉下及催吐作用，治便秘。

5567　赤榕

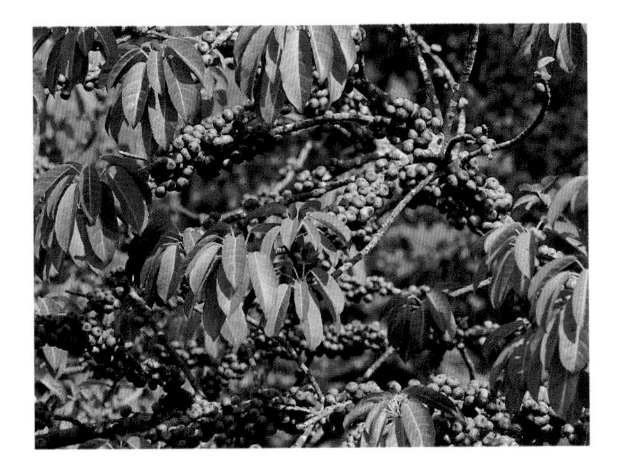

來源　桑科植物赤榕 Ficus wightiana Wallich 的葉。

形態　喬木，高5~10m。樹皮暗赭色，稍平滑。葉互生，集於枝端，長橢圓形或矩圓形，長6~20cm，寬3~6cm，頂端鈍或漸尖，基部鈍或圓形，全緣，兩面幾無毛，側脈7~10對；葉柄長3~5cm。隱頭花序，花序托扁球形，具短梗，單或對生於枝端葉腋，或簇生於無葉的枝幹上；雄花、癭花和雌花同生於花序托內；雄花無梗，花被片3~4，雄蕊1；癭花和雌花相同，花被片4~5；花序托初淡綠，熟時淡紅色至紫紅色，表面具斑點，徑10~15mm。

分佈　生於平原及山坡。分佈於雲南、廣西、廣東、福建、海南、香港、台灣。

採製　夏季採葉，鮮用。

性能　解熱行氣，除濕消疹。

應用　用於濕疹，漆瘡，小兒鵝口瘡，潰瘍。適量搗敷或煎水洗。

文獻　《原色台灣藥用植物圖鑑》(2)，20。

附註　根治乳癰。

5568 水苧麻

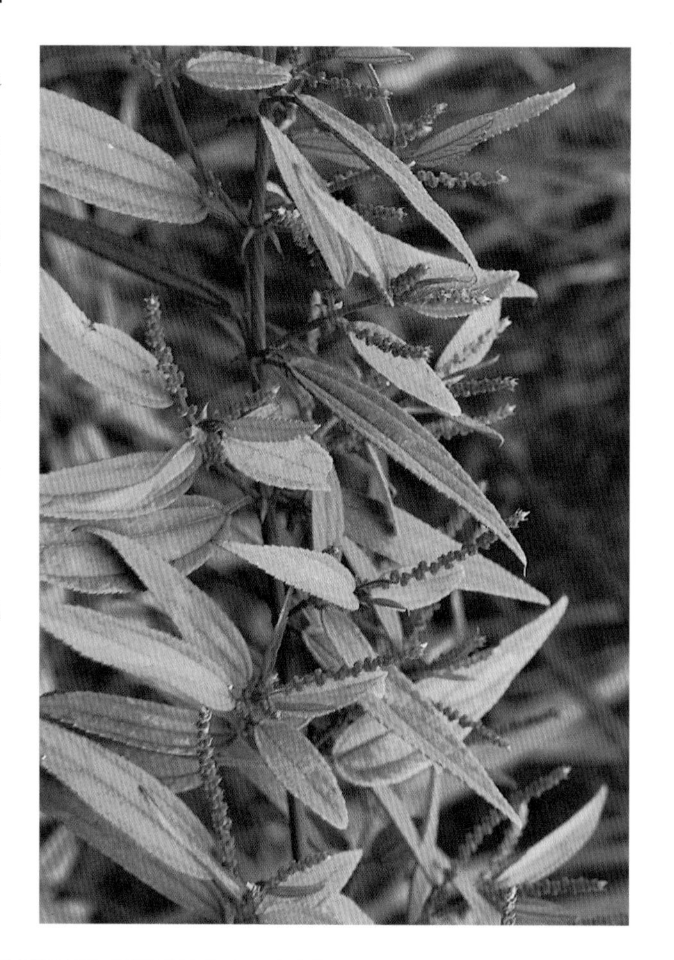

來源 蕁麻科植物密花苧麻 Boehmeria densiflora Hooker et Arnott 的根及莖。

形態 小灌木，高1~2m。莖幹下部淡褐色，枝叢生，帶暗紅色或有淡紫紅色斑點，內側具淺溝。全株密生細毛。葉對生或互生，披針形或卵狀披針形，長7~15cm，寬2~3cm，頂端尖或狹尖，基部寬楔形，邊緣具細銳鋸齒，兩面被短毛，粗澀；葉柄長1~2cm，具糙毛。花單性，雌雄異株，穗狀花序腋生，長7~10cm，淺紅色至紅色；花密生成球形，雄花花被3~5裂，雄蕊3~5；雌花花被2~4淺裂，花柱長。瘦果扁方形，花柱宿存。

分佈 生於平野、山坡、溪旁。分佈於中國東南部。

採製 全年可採，洗淨，曬乾。

性能 祛風，利水，調經。

應用 用於手腳痠痛，腰痠痛，感冒風痛，頭風痛，風濕痛，月經不調，黃疸。用量30~60g。

文獻 《原色台灣藥用植物圖鑑》(2)，21。

5569 海島苧麻

來源 蕁麻科植物海島苧麻 Boehmeria formosana Hayata 的葉。

形態 小灌木，高約1m。莖疏被短粗毛。單葉對生或近對生，狹卵形、寬披針形或披針形，長8~21cm，寬2.5~8cm，邊緣有粗鋸齒，上面散生粗毛，鐘乳體點狀，下面脈上疏被粗毛或近無毛，3出脈；葉柄長1.2~6cm；托葉披針形。雌雄同株；團傘花序組成疏離的穗狀花序，單生於葉腋，長5~17cm；雄花被片4；雄蕊4；雌花萼管4齒裂。瘦果卵形。

分佈 生於丘陵山地、溪邊。分佈於廣東、廣西、海南、江西、福建、台灣、浙江、安徽。

採製 全年可採，鮮用或曬乾。

性能 消腫止痛。

應用 用於跌打損傷。外用適量。

文獻 《廣西藥用植物名錄》，272。

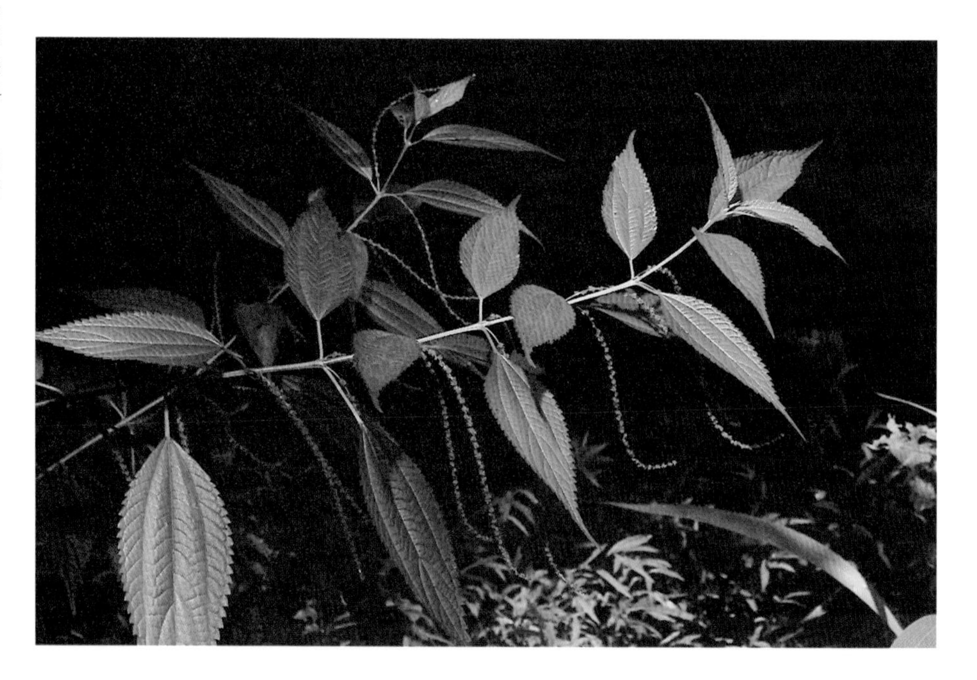

5570 山苧麻

來源 蕁麻科植物山苧麻 Boehmeria frutescens Thunb. 的根。

形態 半灌木，高約2m，全株被硬毛。葉互生，寬卵形，長10~12cm，寬6~8cm，頂端漸尖，基部心形或楔形，邊緣有圓齒狀鋸齒，上面綠色，微粗糙，下面具顯著的白色絨毛；葉柄長3~8cm。花單性，通常雌雄同株；圓錐花序腋生，雄花及雌花多數，簇生成小球狀；雄花小，花被片4，有退化雌蕊；雌花花被管狀，徑約2mm，花柱綫形。瘦果小，矩圓形壓扁狀，被柔毛。

分佈 生於山野。分佈於台灣。

採製 全年可採挖，以秋季為佳，洗淨，去殘莖，切片曬乾。

性能 祛毒，清血，散熱。

應用 用於瘀血，淋病，消渴，肝炎，婦女赤白帶。用量8~150g。

文獻 《台灣植物藥材誌》三，12。

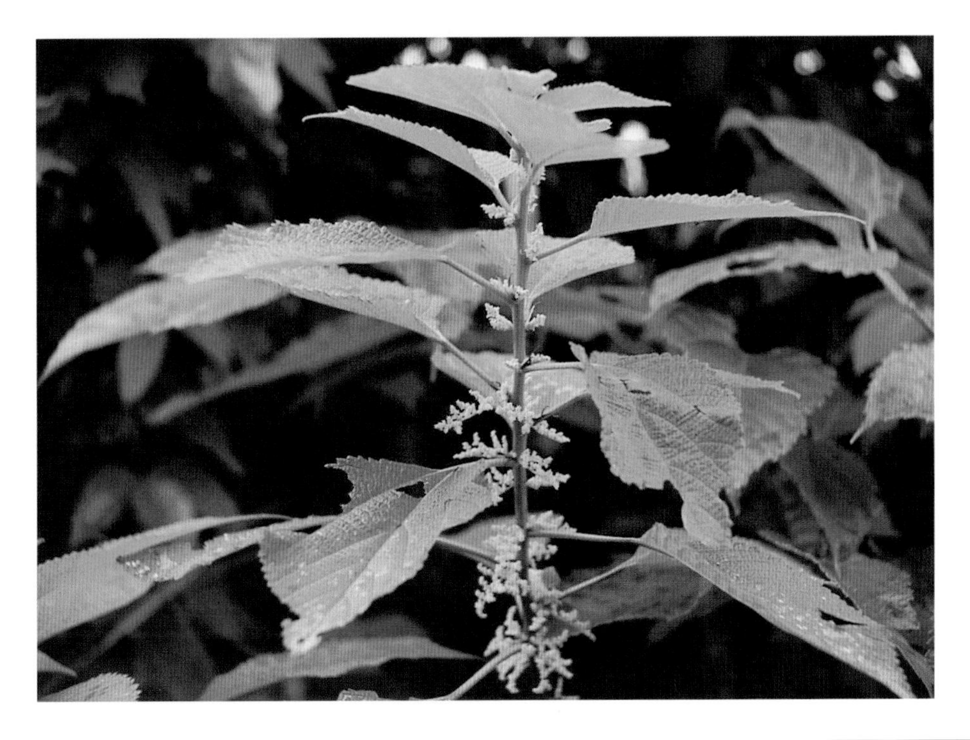

5571 長葉苧麻

來源 蕁麻科植物帚序苧麻 Boehmeria zollingeriana Wedd. 的葉。

形態 半灌木。葉對生，紙質，枝下部的葉卵形或寬卵形，上部葉狹卵形，長8~15cm，寬3~4cm，頂端漸尖，基部圓形，邊緣有圓齒狀細鋸齒，上面散生硬毛，下面被柔毛；葉柄長約2cm，無毛。花單性，雌雄同株，雄團傘花序單生葉腋；雌團傘花序在枝端腋生，並多數組成穗狀花序，長可達50cm，再組成頂生圓錐花序；雄花花被片5~6。瘦果。

分佈 生於灌叢中。分佈於雲南、台灣。

採製 春夏採收，曬乾。

應用 與豬肉隔水炖，治小兒積食。用量30~60g。

文獻 《藥用植物學》，185。

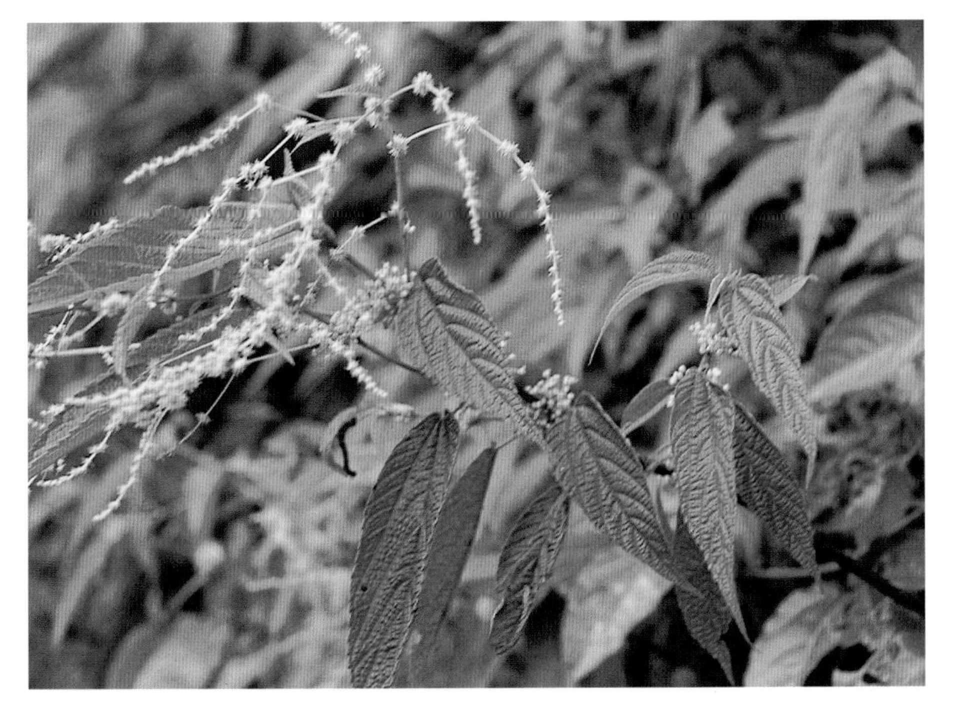

5572 冬里麻

來源 蕁麻科植物水麻 Debregeasia edulis (Sieb. et Zucc.) Wedd. 的根、枝葉。

形態 灌木，高1~2.5m，多分枝，幼枝、葉柄密被貼伏的短柔毛。葉披針形或狹披針形，長4~16cm，寬1~3cm，先端漸尖，基部圓或寬楔形，邊緣有細鋸齒，基出脈3，側脈3~5對，上面粗糙，有紋，下面密被灰白色短柔毛，柄長3~10mm。雌雄異株；頭狀2歧聚傘花序。瘦果多數，集成球形果序，徑約7mm，宿存壺狀花被橙黃色，肉質。

分佈 生於河谷、溪邊、灌叢中。分佈於廣西、雲南、貴州、四川、湖北、湖南、台灣和西藏。

採製 全年可採，曬乾。

性能 甘，涼。清熱解毒，祛風除濕，止血，透疹。

應用 用於小兒驚風，風濕關節痛，跌打損傷，外傷出血，麻疹，瘡毒。用量30~50g。外用搗敷或煎水洗。

文獻 《大辭典》上，1532；《新華本草綱要》二，31。

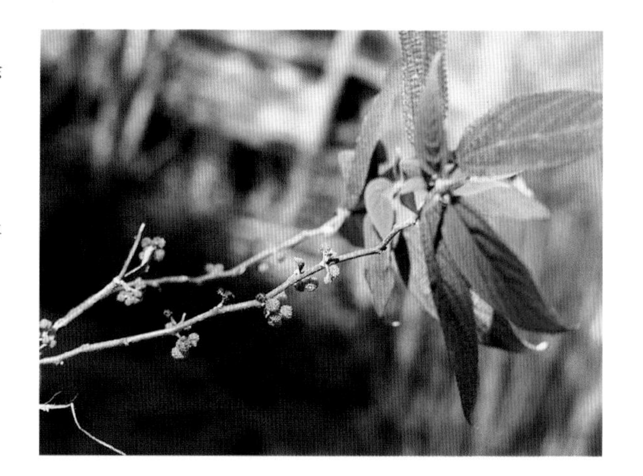

5573 托葉樓梯草

來源 蕁麻科植物托葉樓梯草 Elatostema spipulosum Hand.-Mazz. 的全草。

形態 多年生草本，高16~40cm。葉具短柄，葉片革質，斜橢圓形或斜橢圓狀卵形，葉長3.5~9cm，寬2~3.5cm，頂端漸尖，基部兩側不對稱，一側楔形，另側心形，邊緣有牙齒，鐘乳體長0.2~0.4mm，3出脈或半離基3出脈；托葉狹卵形至條形，長9~18mm。雌雄異株。雄花序有細長梗，花序托不明顯，雄花被片4；雌花序無梗，花序托明顯，周圍有正三角形苞片。瘦果橢圓形，長0.8~1mm，約有10條縱肋。

分佈 生於山地林下或草坡陰處。分佈於中國西南部。

採製 全年可採，鮮用或曬乾。

性能 微苦，平。清熱解毒，祛瘀止痛。

應用 用於跌打損傷，風濕痛，咳嗽，痢疾。用量6~9g。鮮品30~60g。

文獻 《四川省中藥資源普查名錄》，31。

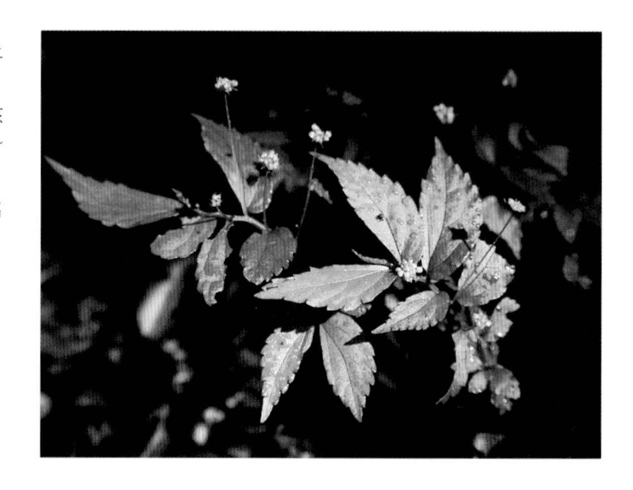

5574 驟尖樓梯草

來源 蕁麻科植物驟尖樓梯草 Elatostema cuspidatum C. H. Wright 的全草。

形態 多年生草本，高25~90cm，無毛。葉斜橢圓形或斜長圓形，頂端短或長驟尖，鐘乳體密，半基上3出脈或近羽狀脈，側脈在狹側約2條，在寬側3~5條；托葉膜質，白色條形。雌雄異株；雄花序單生葉脈，具短梗，花被4；雌花序無梗，有多數密集的花。瘦果狹橢圓形，約有8條縱肋。

分佈 生於溝谷邊石縫或林下。分佈於江西、湖北、廣西、四川、貴州、雲南，西藏。

採製 夏秋季採收，曬乾。

性能 微苦，平。清熱解毒，消腫。

應用 用於腮腺炎，風濕關節炎，跌打損傷等。用量15~20g。外用適量。

文獻 《四川省中藥資源普查名錄》，30。

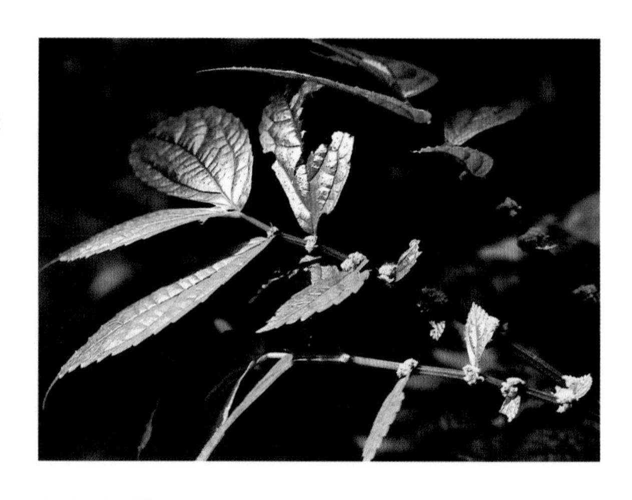

5575　白龍骨

來源　蕁麻科植物廬山樓梯草 Elatostema stewardii Merr. 的根莖或全草。

形態　多年生草本，高30~50cm。莖斜生，節稍膨大。葉2列互生，無柄；葉片斜長卵形，長5~12cm，寬2~4cm，基部斜半圓形，邊緣中部以上有粗鋸齒，上面密生伏毛。花單性異株；雄花頭狀簇生，花序有柄；雌花頭狀簇生，花序無柄；雄花萼片4~5，雄蕊4~5，與萼片對生；雌花萼片3~5，微小而宿存。瘦果小，卵形。

分佈　生於林邊及溝邊陰濕處。分佈於華東及華中地區。

採製　四季可採，洗淨或去除莖葉及鬚根，鮮用或曬乾。

性能　苦，溫。能活血祛瘀，消腫，止咳。

應用　用於挫傷，扭傷，骨折腫痛，咳嗽。用量10~30g，鮮用30~50g。

文獻　《大辭典》，4301。

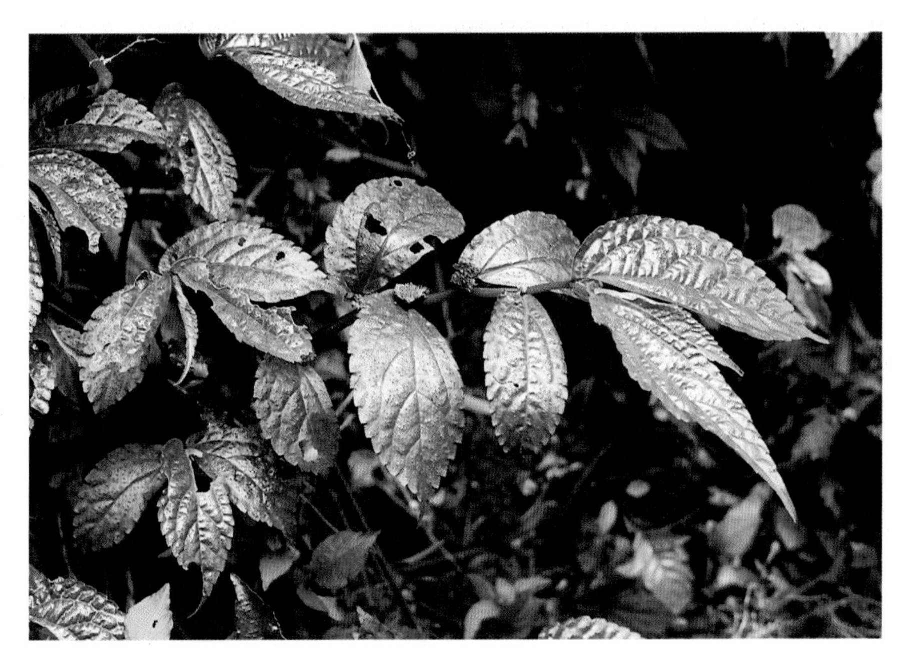

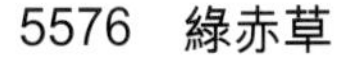

5576　綠赤草

來源　蕁麻科植物綠赤草 Pellionia viridia C. H. Wright 的全草。

形態　多年生草本，莖高達40cm，無毛。葉狹卵形，披針形或狹橢圓形，稍不對稱，鐘乳體條形，托葉小，鑽形。雌雄異株，雄聚傘花序具密集的花；雄花花被片5，船形，具角，雄蕊5；雌花序無柄，近球形，具密集的花，雌花花被約4，不等大，披針形或船形，柱頭畫筆狀。瘦果卵形。

分佈　生於山地溝邊或林下。分佈於四川、湖北。

採製　全年可採，鮮用或曬乾。

性能　辛、苦，溫。清熱，消腫，止痛。

應用　用於扭挫傷，毒蛇咬傷，牙痛。用量10~20g；鮮品30~60g。外用適量。

文獻　《四川省中藥資源普查名錄》，32。

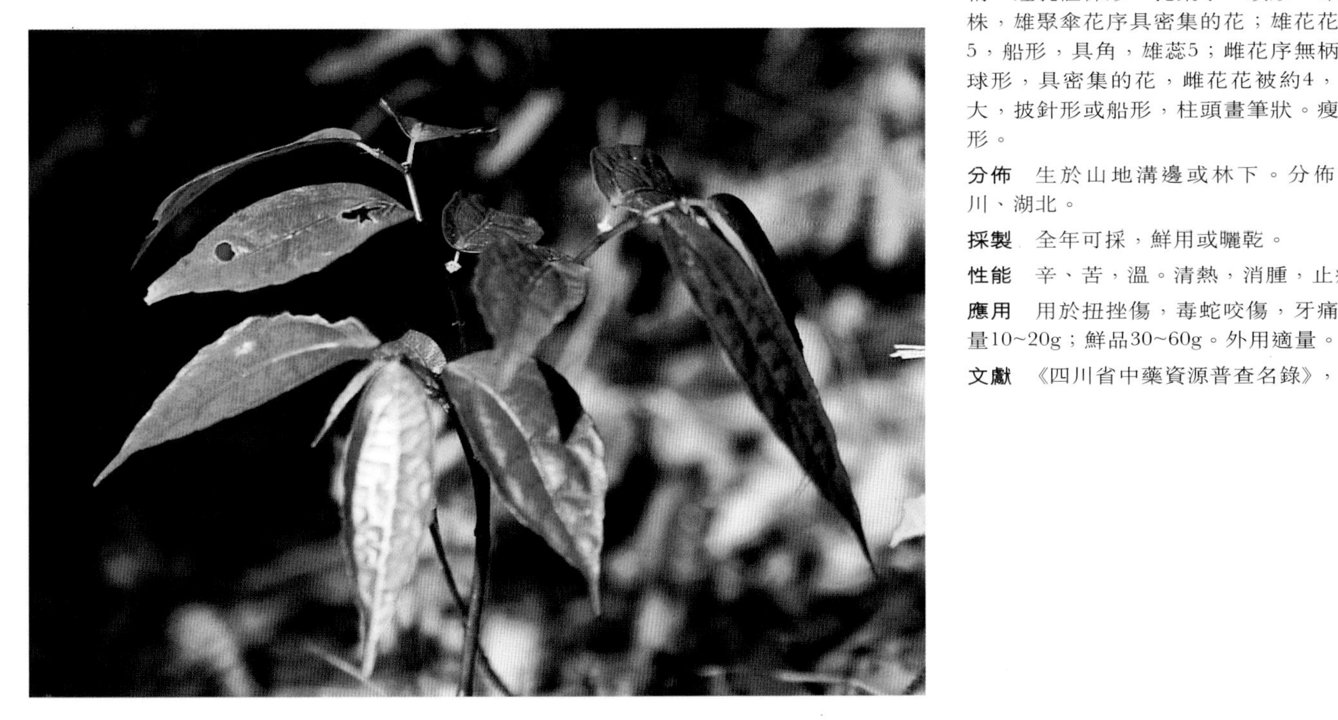

5577 紫綠草

來源 蕁麻科植物粗齒冷水花 Pilea fasciata Franch. 的全草。

形態 多年生草本，無毛，高25~60cm。葉對生，兩枚近等大；葉片卵形、寬卵形或橢圓形，長6~14cm，寬2~7cm，先端長漸尖，基部寬楔形或近圓形，邊緣在基部之上密生粗牙齒，鐘乳體疏生，狹條形，基生脈3條；葉柄長1~7cm。常雌雄異株。花序分枝多；花小；雄花花被片4，雄蕊4；雌花花被片3，柱頭筆頭狀。瘦果卵形，光滑。

分佈 生於山谷林下陰濕處。分佈於雲南、四川、貴州、湖北、湖南、陝西、江西、廣東。

採製 夏秋採收，曬乾或鮮用。

性能 平，辛。祛風活血，清熱解毒，理氣止痛。

應用 用於高熱，扁桃體炎，胃痛，消化不良，風濕骨痛，接骨。用量10~15g。

文獻 《匯編》下，782；《新華本草綱要》二，41。

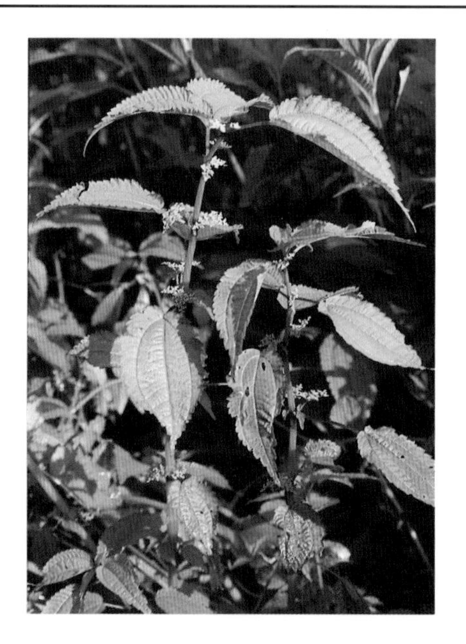

5578 水麻葉

來源 蕁麻科植物冷水花 Pilea notata C. H. Wright 的全草。

形態 一年生草本，高30~60cm。葉對生，卵狀橢圓形至卵狀披針形，先端漸尖，基部寬楔形，邊緣有粗鋸齒，主脈3條。聚傘花序疏鬆，花白色，單性；雄花花被4裂，雄蕊4；雌花花被3或4裂，柱頭畫筆頭狀。瘦果為宿存萼所包被。

分佈 生於林間石頭裂縫處，或陰濕溝邊。分佈於長江流域及其以南地區。

採製 秋後採集，曬乾。

性能 淡、微苦，涼。利濕，清熱，退黃。

應用 用於黃疸，肺癆。用量10~20g。

文獻 《大辭典》上，1112。

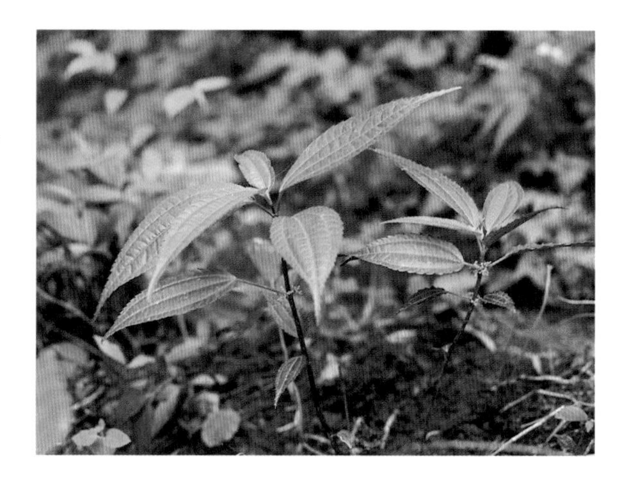

5579 石筋草

來源 蕁麻科植物西南冷水花 Pilea plataniflora C. H. Wright 的根或全草。

形態 草本，全株無毛。莖肉質。單葉對生，一大一小，卵形或鐮刀狀披針形，長1.2~12cm，寬0.7~4.5cm，基部圓形，稍斜，有小耳凸，邊緣全緣，兩面密佈條形鐘乳體，基出脈3條。雌雄異株；聚傘花序；雄花序與葉近等長或長過葉；雄花直徑約1.6mm；雄花被片4；雄蕊4；雌花被片3。瘦果卵形，長約0.8mm，具疣狀凸起。

分佈 生於山地林下、石上。分佈於湖北、四川、貴州、雲南、廣西、台灣。

採製 夏秋季採，曬乾。

性能 辛、酸，微溫。舒筋活絡，消腫止痛，解毒。

應用 用於風寒濕痹，筋骨疼痛，痰火痿軟，手足麻木，跌打損傷，腹瀉痢疾，瘡瘍腫毒。用量15~30g；外用適量。

文獻 《大辭典》上，1261；《廣西藥用植物名錄》，278。

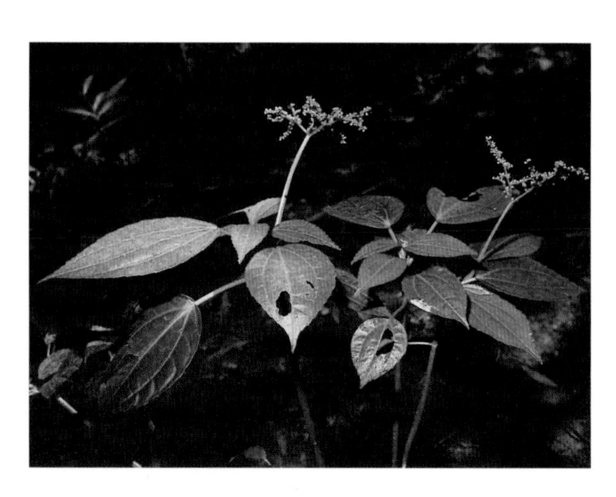

5580 木雞油

來源 蕁麻科植物木雞油 Pouzolzia elegans Wedd. var. formosana Li 的根及樹皮。

形態 小灌木，高約1.5m。小枝具白色柔毛。葉互生，紙質，卵形，長2.5~10cm，頂端急尖至鈍形，基部寬楔形或圓形，邊緣具疏鋸齒，每邊4~10個，上面稍粗糙，下面被柔毛，基生脈3條；葉柄長約3mm。雌雄同株；花簇生葉腋及葉痕的腋部；雄花徑約1.8mm，花被片4，外面疏生短毛；雄蕊4；雌花花被管狀，裂片5，外被毛，長約1mm；柱頭絲形，脱落。瘦果為宿存花被包圍。

分佈 生於林下或陰濕地。分佈於台灣。

採製 全年可採，鮮用或曬乾。

性能 消腫，解毒，止痛。

應用 用於頭痛，腫瘍瘡毒，創傷，蛇咬傷。外用適量搗敷。

文獻 《藥用植物學》，186。

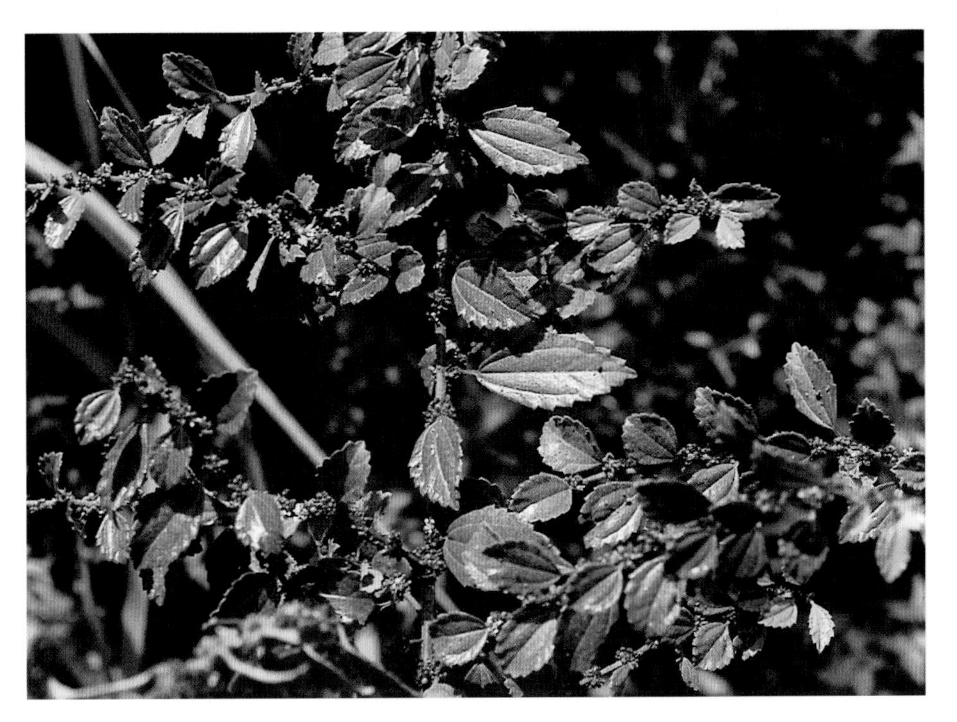

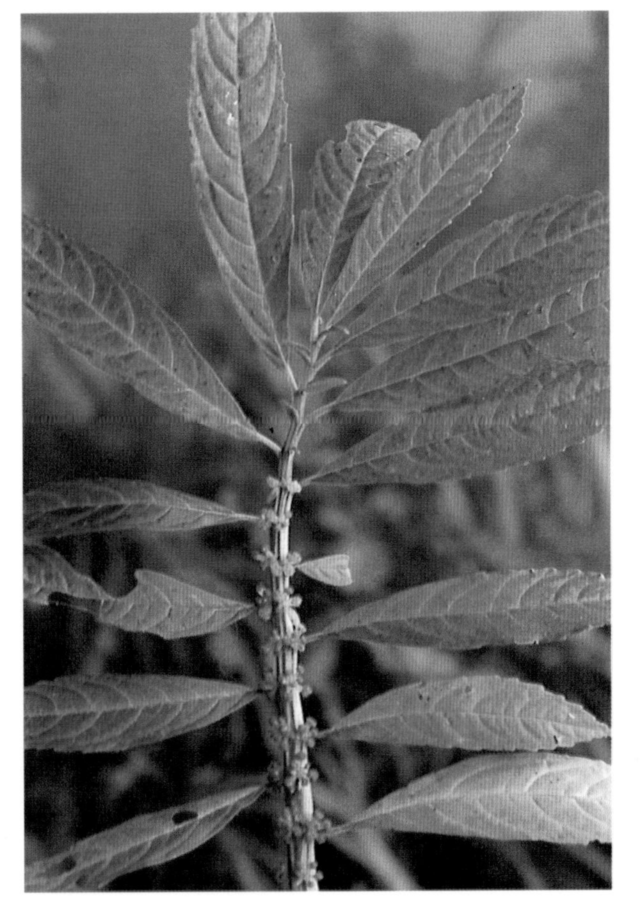

5581 烏來草

來源 蕁麻科植物藤麻 Procris laevigata Bl. 的莖、葉。

形態 草本，高25~60cm。莖肉質，分枝或不分枝。葉互生，倒披針形，長6.5~18cm，寬1.2~4.5cm，頂端漸尖，基部楔形，稍不對稱，邊緣疏生淺牙齒或近全緣，鐘乳體在兩面均明顯，側脈5~7對；葉柄短。花單性，雌雄異株；雄花具細梗，簇生葉腋，花被片5，雄蕊5；雌花序托近球形，具短而硬的梗，單1或數個生葉腋；雌花多數密集。果序徑2.5~4mm；瘦果狹卵球形，長約0.6mm。

分佈 生於山地林下、石上或溝邊陰濕處。分佈於福建、台灣、廣東、廣西、雲南、貴州。

採製 夏季採收，鮮用或曬乾。

性能 淡、微苦，涼。退翳明目，清熱解毒，散瘀消腫。

應用 用於角膜雲翳，急性結膜炎。鮮葉用於燒燙傷，跌打損傷，骨折，無名腫毒，皮膚潰瘍，肺結核。用量9~15g；外用適量。

文獻 《新華本草綱要》二，42。

5582　山龍眼

來源　山龍眼科植物山龍眼 Helicia formosana Hemsl. 的根、葉。

形態　喬木，高5~10m。樹皮紅褐色；嫩枝和花序均密被鏽色短絨毛。葉互生，長橢圓形、卵狀長圓形，稀倒卵狀披針形，長15~25cm，邊緣具尖而疏的鋸齒，下面脈上具短毛，老漸脱落；葉柄長3~10mm。總狀花序腋生，長14~24cm；花梗常雙生，長4~5mm；苞片三角形，小苞片披針形；萼片4，花瓣狀，白色或淡黃色，基部帶紫色，長1.4~1.8cm，外被疏短毛；無花瓣；雄蕊4，藥隔凸出，腺體4，卵球形；子房近無毛。堅果球形，徑2~4cm，黃褐色。

分佈　生於林中。分佈於廣西、廣東、台灣。

採製　全年可採，曬乾。

性能　澀，涼。收斂，解毒。

應用　用於腸炎，腹瀉，食物中毒。用量30~60g。

文獻　《雲南中藥資源名錄》，87。

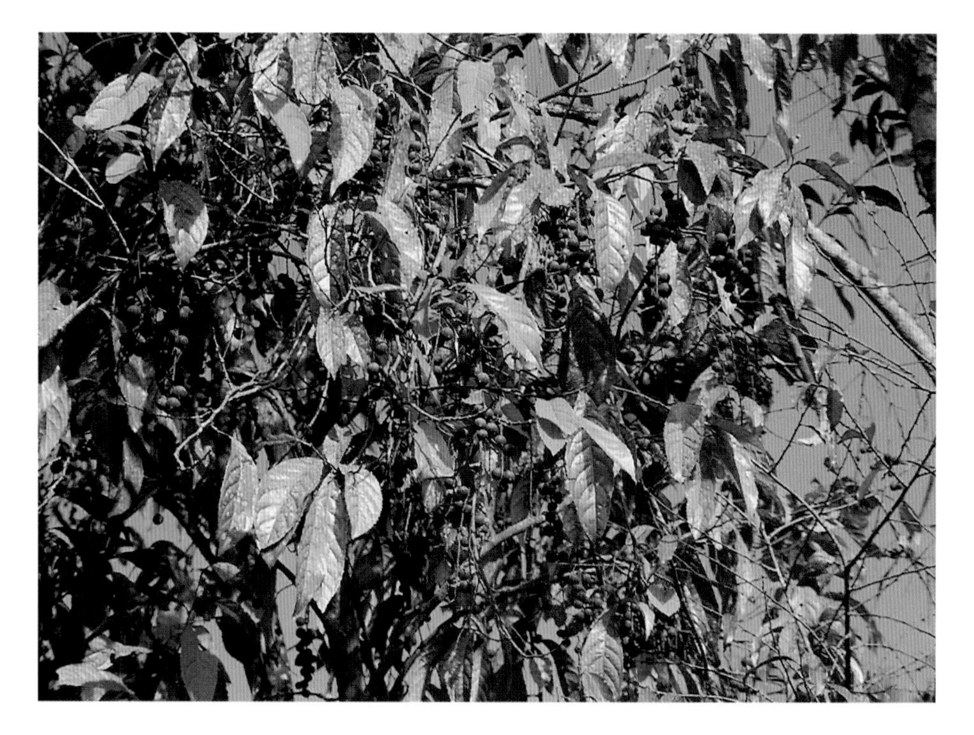

5583　栗寄生（檜葉寄生）

來源　桑寄生科植物栗寄生 Korthalsella japonica (Thunb.) Engl.〔Bifaria opuntia (Thunb.) Berr.〕的全株。

形態　亞灌木，高5~15cm。枝扁平，通常對生，多節，節間狹倒卵形或矩圓狀倒披針形，自下向上漸小，兩面均具凸起中肋。葉退化成鱗片狀，成對合生。花單性，雌雄同株，淡綠色，具1層花被，無柄，形成具3至多花的聚傘花序，生於節上凹缺處，無苞片，為具節的單毛所包圍；雄花：蕾時近球形，花被3裂，三角形；雄蕊3，聚藥；雌花：蕾時橢圓形，花被3裂，寬三角形；柱頭乳頭狀。漿果橢圓形或梨形，長2~4mm，熟時橙黃色。

分佈　生於山地闊葉林中，寄生於殼斗科櫟屬、柯屬或山茶科、樟科、桃金孃科、山礬科、木犀科植物上。分佈於中國西南地區及湖北、廣西、廣東、福建、浙江、台灣。

採製　夏秋採收，曬乾。

性能　苦，平。活血，解表。

應用　用於感冒，胃氣痛，跌打損傷。用量9~15g。

文獻　《高山藥用植物》，31；《雲南中藥資源名錄》，89。

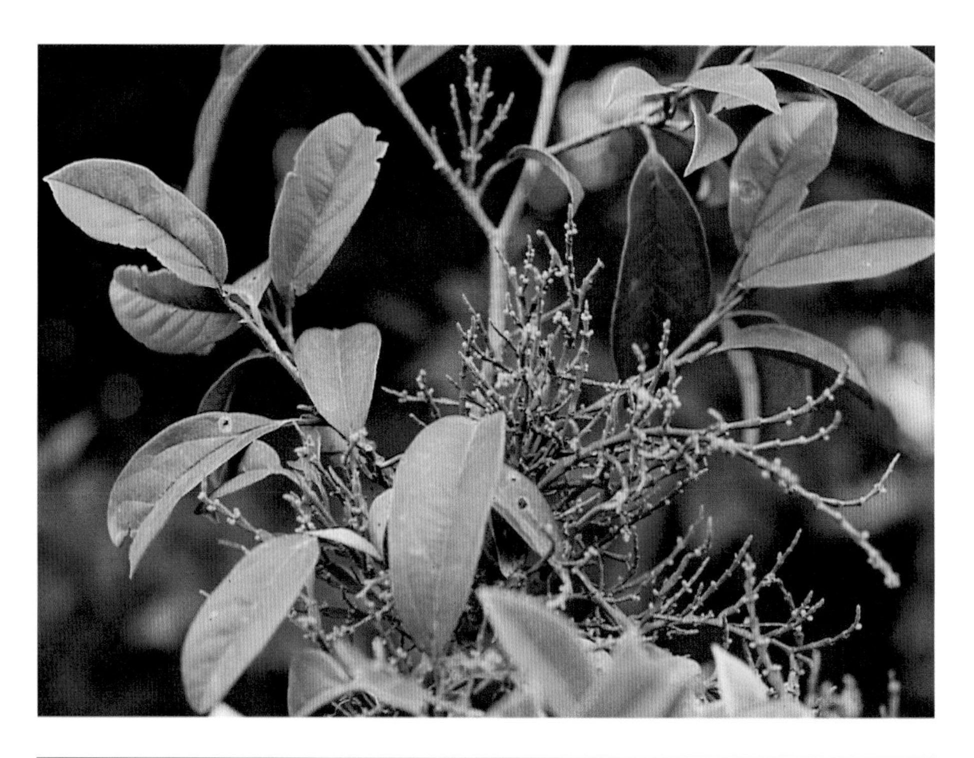

5584　大葉桑寄生

來源　桑寄生科植物大葉桑寄生 Scurrula liquidambaricola (Hayata) Danser 的全株。

形態　灌木，高約1m。嫩枝，葉密被栗褐色星狀毛。葉對生，長圓形至卵狀長圓形，長5~9cm，頂端圓鈍，基部楔形，稍下延；側脈5~7對，在葉上面明顯；葉柄長0.5~1cm。傘形花序1~3個腋生，具花2~4朵，各部均密被栗褐色星狀毛，苞片1，卵形，長約1mm；花托長卵球形；副萼環狀，全緣或具4小齒，花蕾時管狀，長2.2~2.8cm，裂片4，披針形，紅色或橙色；雄蕊生於花冠裂片基部，花絲長約1mm，花藥長約4~5mm。果橢圓形，長6~8mm，淺黃色或淡紅黃色，具小瘤體。

分佈　生於山地闊葉林中，常寄生於楓香、八角、桂花、油桐、柿樹、夾竹桃等植物上。分佈於雲南、廣西、海南、福建、台灣。

採製　夏秋採收，曬乾。

性能　強筋骨，補肝腎，祛風濕，清熱。

應用　用於血崩，先兆流產，產後疾患，腰痛，腫毒，高血壓。用量9~15g；外用適量。

文獻　《原色台灣藥用植物圖鑑》(2)，29；《新華本草綱要》一，43。

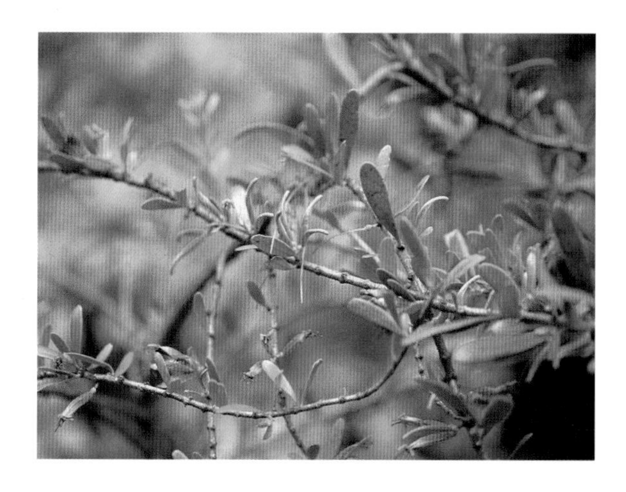

5585　松寄生

來源　桑寄生科植物松寄生 Taxillus caloreas (Diels) Danser[T. matsudai (Hay.) Danser] 的全株。

形態　灌木，高0.5~1m。小枝黑褐色，具瘤體。葉互生或簇生，倒披針形或近匙形，長2~3cm，寬3~10mm，頂端鈍，基部楔形，全緣；葉柄短。聚傘花序腋生，苞片盃狀，長約1mm，花紅色或暗紅色，花托卵圓形，長約1.5mm，被茸毛；副萼環狀；花冠蕾時管狀，長2~2.7cm，開花時頂部4裂，裂片披針形，長7~8mm，外摺；雄蕊4，生於花筒喉部，花藥長為花絲長的2倍；子房小球形或不明顯，花柱綫狀。漿果近球形，長4~5mm，紫紅色，外具顆粒狀體，中果皮具黏液質。

分佈　生於山地針葉林或針、闊葉混交林中，寄生於松屬、油杉屬、雲杉屬、雪松屬植物上。分佈於中國西南地區及湖北、廣西、廣東、福建、台灣。

採製　夏秋採收，曬乾。

性能　祛風除濕，止痛，通經絡。

應用　用於風濕關節痛，筋骨疼痛，中風，淋疾，疱瘡。用量9~15g；外用適量。

文獻　《高山藥用植物》，33；《新華本草綱要》一，42。

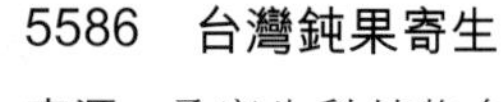

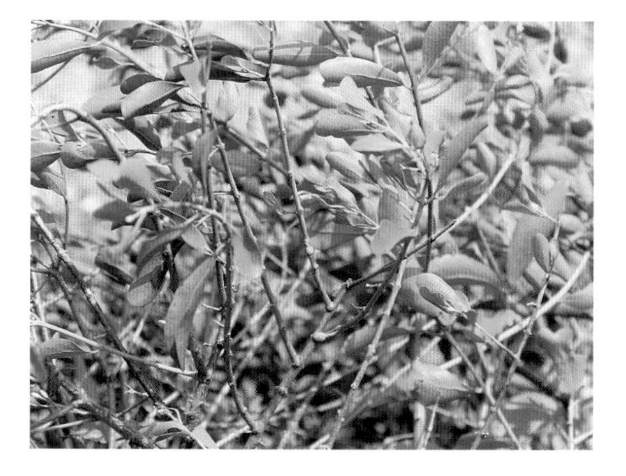

5586　台灣鈍果寄生

來源　桑寄生科植物台灣鈍果寄生 Taxillus theifer (Hay.) H.S. Kiu的全株。

形態　灌木，高約1m。芽密被灰褐色短星狀毛，幼枝被星狀毛。葉近對生，葉柄長3~5mm；葉片薄革質，橢圓形或倒卵狀長圓形，長4~5cm，寬1~2cm，嫩葉被毛，後兩面無毛，側脈稍明顯。傘形花序，有花3~5朵，被星狀毛，花兩性，4數，苞片1，寬三角形，花托橢圓狀，副萼環狀，花蕾頂部橢圓狀，被星狀毛，花冠長1.7~2cm，裂片披針形，花絲長1.5~2mm；花柱線形，果實橢圓狀，長7~8mm，外果皮革質，有小瘤體。

分佈　生於山地常綠闊葉林中，常寄生於黃荊等植物上。分佈於台灣南部。

採製　夏秋季採，曬乾。

性能　全株祛風勝濕。

應用　用於風濕病，關節疼痛。

文獻　《全國中草藥名鑒》上，548。

5587 柿寄生

來源 桑寄生科植物柿寄生 Viscum diospyrosicolum Hayata (Aspidixia angulata auct. non Van tiegh.) 的全株。

形態 亞灌木，高約40cm，直立或披散。枝交叉對生或二歧狀。幼時具葉2~3對，橢圓形或長卵形，長1~2cm，頂端鈍，基部狹楔形；成株的葉退化成鱗片狀。聚傘花序1~3個腋生；總苞舟形，小，具花3~1朵；3朵花時中央1朵為雌花，側生的為雄花，通常僅具1朵雌花或雄花，萼片4，三角形；雄花蕾時卵球形，長1~1.5mm，花藥貼生萼片下半部；雌花蕾時橢圓形，長1.5~2mm；花托橢圓形，柱頭乳頭狀。果橢圓狀或卵球形，橙黃色。

分佈 生於常綠闊葉林中，寄生於柿樹、樟樹、梨樹、油桐或殼斗科等多種植物上。分佈於西藏、雲南、貴州、四川、甘肅、湖北、湖南、廣西、廣東、江西、福建、浙江、陝西、台灣。

採製 全年可採，切碎，曬乾。

成分 全株含長鏈烷類、β-香樹脂醇之脂肪酸酯類、白樺脂酸、齊墩果酸、脂肪酸等。

性能 苦，平。驅風，舒筋，強筋骨，降血壓，清熱，止咳，消炎。

應用 用於風濕關節痛，腰腿痠痛，肺病吐血，高血壓，腹痛，胎動，乳瘡，小兒咳嗽，乳少。用量9~15g；外用適量。

文獻 《新華本草綱要》一，45；《原色台灣藥用植物圖鑑》(2)，23。

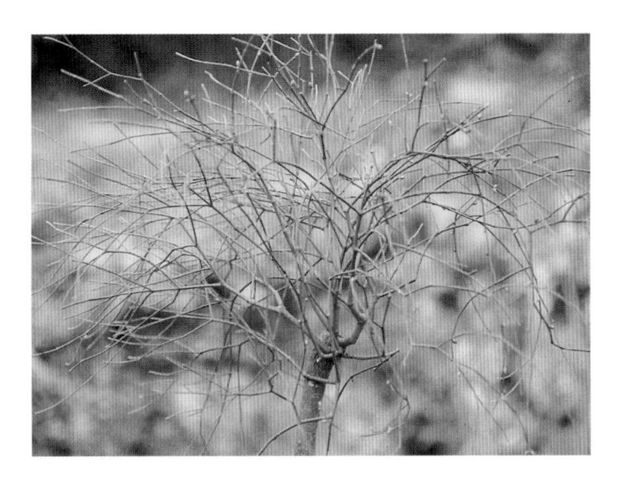

5588 瓜葉馬兜鈴

來源 馬兜鈴科植物瓜葉馬兜鈴 Aristolochia cucurbitifolia Hay. 的全株。

形態 草質藤本。葉互生，革質，卵形或卵狀心形，長6~9cm，邊緣5~7深裂，中裂片匙狀倒卵形或菱狀倒披針形，長2~9cm，鄰近的兩側裂片略短，近基部的裂片卵形，常再2淺裂，下面被疏柔毛；葉柄長約3cm。花單1或2~3朵成總狀，腋生，花梗下彎，長約3cm，密被硬毛；小苞片長圓狀卵形，基部稍狹而抱莖；花被管長4cm，彎曲如馬蹄形，向上漸狹，被長硬毛，檐部極斜，盤狀，長圓形，長約1.5cm，近喉部有紫環，外被毛，花藥成對貼生於合蕊柱上，合蕊柱頂端3裂，紫色。蒴果紡錘形，長約6cm，有稜。

分佈 生於密林中。分佈於台灣。

採製 夏季採葉，秋冬季採根、莖，曬乾。

成分 種子含馬兜鈴鹼 (aristolochine)。

性能 莖：調經，清血。根：解毒。葉：止痛。

應用 莖：用於月經不調。根：用於毒蛇咬傷，眩暈，頭痛。葉：用於腹痛，創傷。用量3~9g。

文獻 《台灣藥用植物誌》上，100。

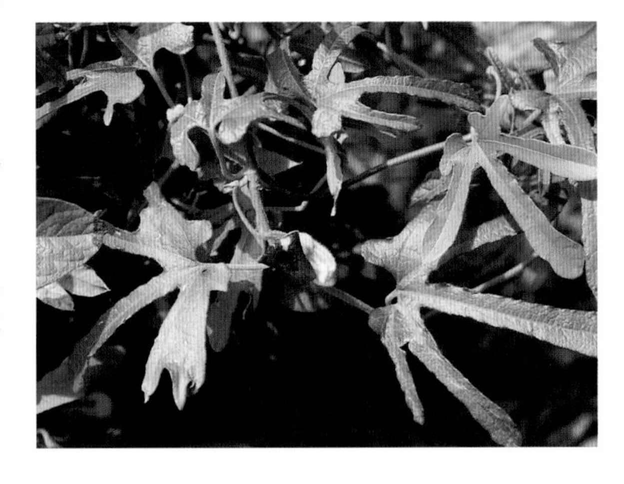

5589 彩花馬兜鈴

來源 馬兜鈴科植物彩花馬兜鈴 Aristolochia elegans Mast. 的根及根莖。

形態 藤本。嫩莖及葉帶粉白色。葉互生，心形或三角狀心形，長5~8cm，頂端圓或鈍形，偶微尖，基部心形，全緣，托葉圓形；葉柄長2~8cm。單花腋生，花冠煙斗狀，下部膨大，上部管狀，綠白色，展開時呈闊盃狀，外側脈紋帶深紫色，內部密佈深紫色斑點，管孔上側成帶狀深紫色；筒部內側密被白毛，基部咖啡色。子房盤形，柱頭6裂，雄蕊6，緊貼柱頭裂片。蒴果長橢圓形，長約4cm，具6稜；種子心形，無翅。

分佈 廣東、台灣有栽培。

採製 四季可挖，洗淨，曬乾。

應用 用於蛇傷，消化不良。用量3~9g。

文獻 《原色台灣藥用植物圖鑑》(1)，23。

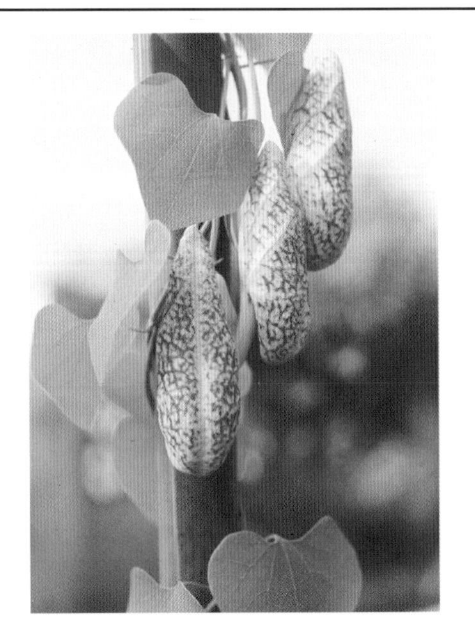

5590 港口馬兜鈴

來源 馬兜鈴科植物港口馬兜鈴 Aristolochia kankanensis Sasaki 的根、莖。

形態 攀援性草本。老莖灰褐色具淺縱溝。葉互生，腎狀三角形，長6~8cm，寬6cm，革質，頂端鈍尖，基部心形，邊全緣或淺3裂，兩面光滑，脈掌狀5出；葉柄長2~4cm。花3~4朵，偶見1~2朵，腋生，總狀花序；花被長筒形，外面被毛，長約4cm，側瓣長橢圓形，具紫褐色條紋；雄蕊6；柱頭6裂。蒴果長橢圓形，長5~6cm，具6稜；種子有翅。

分佈 生於林中。分佈於台灣。

性能 苦、微辛，寒。止咳化痰，平喘，清熱下氣。

應用 用於蛇傷，腹痛，熱瀉赤痢，筋骨痛，風濕水腫，高血壓，疝氣，支氣管炎，癌症。用量8~15g。

文獻 《原色圖譜中國本草》一，74。

附註 果實治肺熱咳嗽，痰結喘促，血痔瘻瘡。

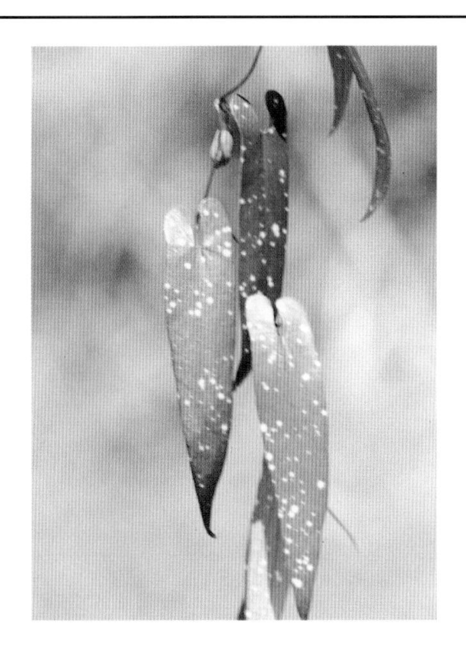

5591 高氏馬兜鈴

來源 馬兜鈴科植物高氏馬兜鈴 Aristolochia fovelata Merr. 的果實、根及根莖。

形態 攀援藤本。葉互生，箭形或卵狀披針形，長7~10cm，寬2~2.5cm，頂端漸尖，基部心形或耳垂形，全緣，掌狀脈5~7條，在葉下面明顯隆起；葉柄長約2cm。總狀穗形花序腋生，梗長，基部具苞葉；花被喇叭狀，彎曲，深咖啡色，上端逐漸擴大成向一面偏的側片，頂端鈍，微凹；雄蕊6；柱頭短，6裂。蒴果長橢圓狀紡錘形，懸垂，長5~6cm，徑約1.3cm，背脊鈍，6條；種子心形，長約5mm，扁平，無翅。

分佈 生於林中。分佈於台灣。

採製 夏秋採收，曬乾。

性能 根及根莖：理氣止痛，解毒。果實：止咳平喘。

應用 根及根莖用於腹痛，蛇咬傷。用量3~9g。果實用於肺熱咳喘。用量3~9g。

文獻 《原色台灣藥用植物圖鑑》(1)，25。

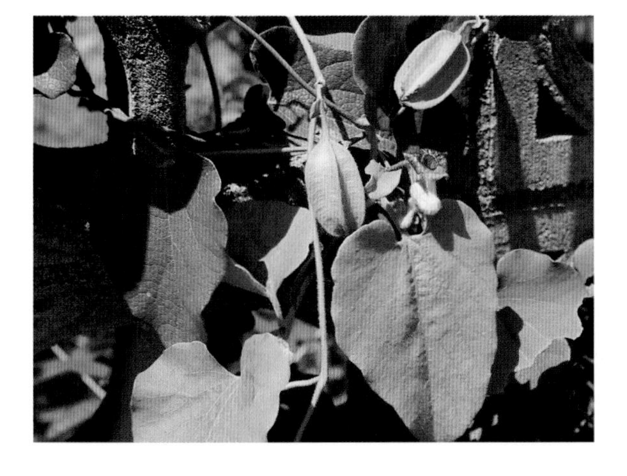

5592 琉球馬兜鈴

來源 馬兜鈴科植物琉球馬兜鈴 Aristolochia liukiuensis Hatus. 的根及莖。

形態 纏繞藤本。老莖粗大，褐色，全株密被淡黃褐色柔毛。葉卵狀披針形至心狀圓形，長5~15cm，頂端鈍或微凹，基部耳狀心形，全緣，掌狀脈5~7條，背面隆起；葉柄長2~5cm。花單生或成對，腋生或生於莖近節部，基部苞葉1，梗長3~4cm，內具小苞1；花冠煙斗狀，筒部反曲成V形，膨大，上端至喉部細筒狀，淡綠黃白色；頂端展開成三角形，長寬約2×2cm，喉部上側呈帶狀，深紫色，冠面亦帶紫褐色並具淡綠色條紋；雄蕊6；柱頭淺3裂。蒴果長橢圓形，長4~5cm，具6稜；種子倒卵形。

分佈 生於平原、山地。分佈於台灣。

採製 四季可採，洗淨，曬乾。

成分 含馬兜鈴酸（aristolochic acid）。

性能 止痛。

應用 用於腹痛，毒蛇咬傷。用量3~9g。

文獻 《原色台灣藥用植物圖鑑》(1)，26。

5593 大葉馬兜鈴

來源 馬兜鈴科植物大葉馬兒鈴 Aristolochia kaempferi Willd. 的根。

形態 草質藤本。根圓柱形，黃褐色。葉互生，葉柄長1.5~6cm，密被長柔毛；葉片卵狀心形，卵形、卵狀披針形或戟狀耳形，長5~18cm，下部寬4~8cm，中部寬2~5cm，先端尖，基部心形或耳形，全緣或基部擴展有2個圓裂片。花單生或小朵聚生於葉腋；花梗常向下彎垂，小苞片卵形或披針形；花被檐部盤狀，近圓形，黃綠色，邊緣3淺裂；基部有紫色短線條；花藥成對貼於合蕊柱基部。子房圓柱形，有6稜，密被絨毛。蒴果長圓狀，自上向下開裂。

分佈 生於山坡灌木叢中。分佈於江蘇、江西、台灣、福建、廣東、廣西、貴州、雲南。

成分 根私神子含季胺類生物鹼，以木蘭花鹼 (magnaflorine) 為主。還含輪環藤鹼 (cyclanoline)。

性能 苦、寒。清熱解毒，流血，健脾利濕。

應用 用於消化不良，止咳。

文獻 《新華本草綱要》一，200。

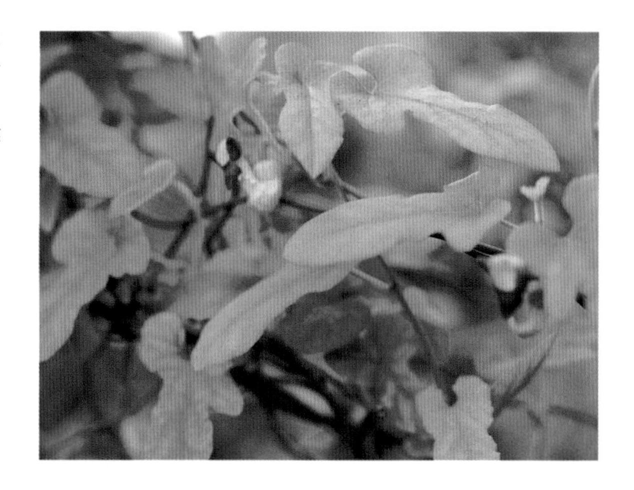

5594 鼻血雷

來源 馬兜鈴科植物管花馬兜鈴 Aristolochia tubiflora Dunn 的根。

形態 草質藤本。根細長。嫩枝和葉柄折斷後滲出微紅色汁液。單葉互生，卵狀心形，長與寬3~16cm，下面淺綠色或粉綠色，密佈小油點。花深紫色，單生或2朵聚生於葉腋；花被管基部膨大，上部一側延伸成舌片狀；雄蕊6。蒴果長圓形，長約2.5cm，直徑約1.5cm。

分佈 生於山坡、路旁陰濕處。分佈於中南各省區及四川、貴州、江西、浙江、福建。

採製 冬季採，切段，曬乾或鮮用。

成分 根含馬兜鈴酸 (aristolochic acid)。

性能 苦，寒。清熱解毒，止痛。

應用 用於青竹蛇、金邊蛇咬傷，胃痛，中暑發痧腹痛。用量3~10g；外用適量。

文獻 《大辭典》下，5354；《廣西民族藥簡編》42；《中藥誌》II；413。

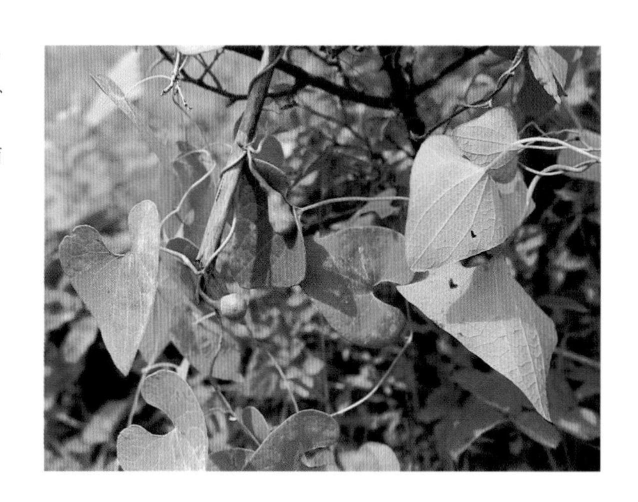

5595 穗花蛇菰

來源 蛇菰科植物穗花蛇菰 Balanophora spicata Hayata 的全草。

形態 肉質草本，高8~38cm，全體紅色至暗紅色。根狀莖不規則球形，表面密被顆粒狀粗疣瘤及星芒狀皮孔。莖粗厚。葉退化成鱗片狀，肉質，近對生，卵形或狹長卵形，內凹，長1.5~2.5cm，鈍頭，多少抱莖，不含葉綠素。雌雄異株，肉穗花序頂生；雄花序長4.5~12 (~20) cm；雄花疏生，無梗，黃色，徑7~8mm，花被裂片6，不等大；聚藥雄蕊近圓盤狀，多數；雌花序紅色，卵形或長圓狀圓柱形，長3~6.5cm；子房近球形，附屬體長棍棒狀，密生。

分佈 生於林下。分佈於台灣、江西、湖南、廣東、廣西、雲南、四川。

採製 秋季採收，曬乾。

性能 行氣止痛，清熱解毒，醒酒，壯陽強精。

應用 用於肺熱咳嗽吐血，腸風下血，血崩，風熱癍疹，痔瘡腫痛，小兒陰莖腫，指生蛇頭疔，腰痛，肝炎。用量9~18g；外用適量。

文獻 《原色台灣藥用植物圖鑑》(2)，35；《中國植物誌》24卷，263。

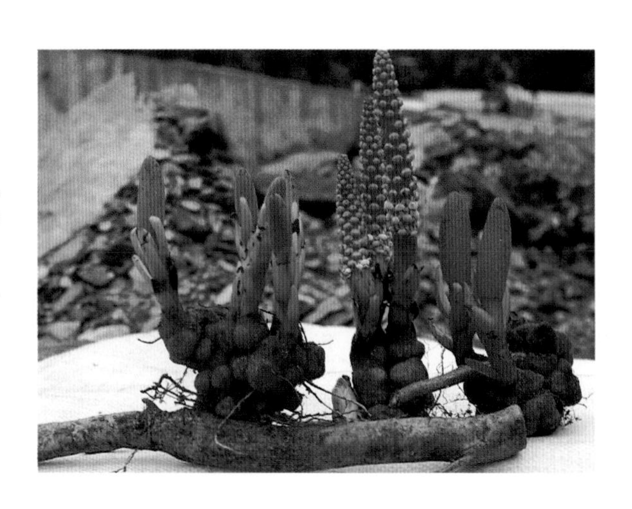

5596 雞血七

來源 蓼科植物短毛金綫草 Antenoron neofiliforme (Nakai) Hara 的全草或塊根。

形態 草本，高50~100cm。塊根呈不整齊結節狀，深棕色。莖具粗毛。葉互生，橢圓形或倒卵形，長7~15cm，寬4~9cm，頂端長漸尖，基部楔形，兩面均有短糙伏毛；托葉鞘筒狀，膜質；柄短。穗狀花序頂生或腋生，細長似鞭，不分枝，花排列稀疏；苞片膜質，有睫毛；花被紅色，4深裂，果時裂片稍增大，宿存；雄蕊通常5；花柱2，宿存，頂端鈎狀。瘦果卵形，暗褐色，有光澤。

分佈 生於山地林緣、溝邊或路旁。分佈於陝西、甘肅、安徽、江蘇、湖北、江西、四川、雲南、貴州。

採製 夏秋採收，鮮用或曬乾。

成分 含鞣質。

性能 辛、澀，溫。祛風，散瘀，止血，止痛。

應用 用於跌打損傷，胃痛，痛經，骨折，肺結核咳血，產後血氣痛，痢疾，白帶，風濕骨痛，便血，血崩，瘡瘍。用量15~30g；外用適量。

文獻 《新華本草綱要》三，18；《大辭典》上，2883。

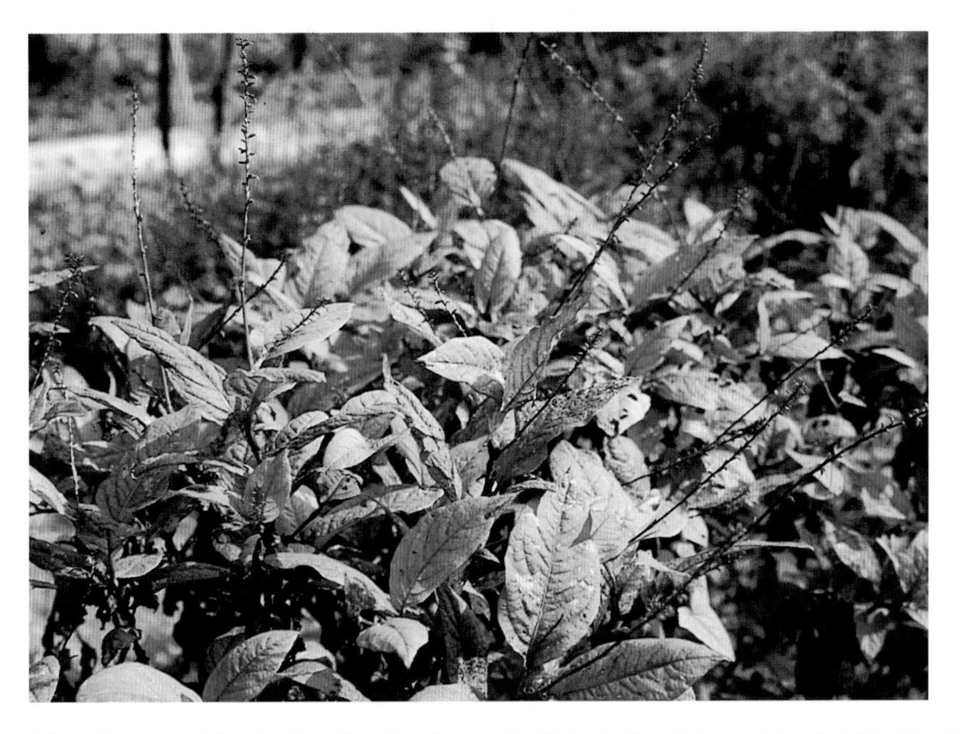

5597 醬頭

來源 蓼科植物木藤蓼 Polygonum aubertii Henry 的塊根。

形態 多年生草質藤本。根狀莖和塊根肥大，直徑達20cm，棕褐色，內部絳紅色。莖常帶淡紅色，有紫色斑點。葉互生，葉柄長2~4cm；托葉乾膜質，三角舌狀；葉寬卵形或卵狀三角形，長4~12cm，寬3~7cm，先端尖，基部心形，兩面無毛，上面偶有近人字形斑紋。總狀花序腋生或頂生，花被片3~7，白色。瘦果卵形，包於宿存的花被內，具三棱。

分佈 生於山坡、山溝向陽的灌木叢中，並有栽培。分佈於雲南。

採製 秋季採挖，洗淨切片，曬乾。

成分 根含鞣質。

性能 苦、澀，涼。清熱利尿，調經止血。

應用 用於痢疾，消化不良，胃痛，崩漏，月經不調。外用於疔瘡初起，外傷出血。用量6~10g；研粉用酒送服，用量1~3g。

文獻 《新華本草綱要》三，20。

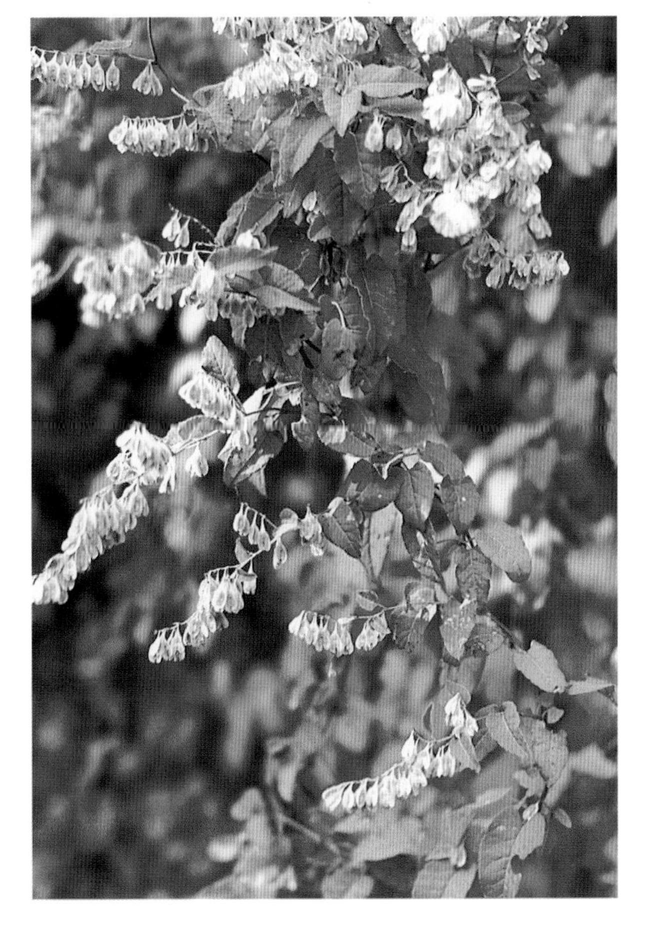

5598 紅藥子

來源 蓼科植物毛脈蓼 Polygonum ciliinereve (Nakai) Ohwi 的塊根。

形態 多年生蔓生草本。根莖膨大成塊狀。莖細長，中空。葉互生，托葉鞘褐色，膜質；葉柄長，下面具乳凸；葉片卵形，長6~11cm，寬3~6cm，先端長漸尖，基部心形。圓錐花序頂生或腋生，花被白色或淡紫色，外側裂片中脈具翅；雄蕊8；子房三稜狀，柱頭3，盾狀。小堅果三稜形，黑紫色，為擴大的具翅花被包裹。

分佈 生於山坡、灘地及亂石堆中。分佈於中國東北、西北及西南大部地區。

採製 秋季採挖，去除莖葉及鬚根，切片，曬乾。

成分 含大黃素甲醚 (physcion)、大黃素 (emodin) 等。

性能 苦、澀，涼。抗菌消炎，止血，止瀉。

應用 用於菌痢，肺炎，支氣管炎，扁桃體炎，衄血，便血，腸炎腹瀉。用量15~20g。

文獻 《大辭典》，2027。

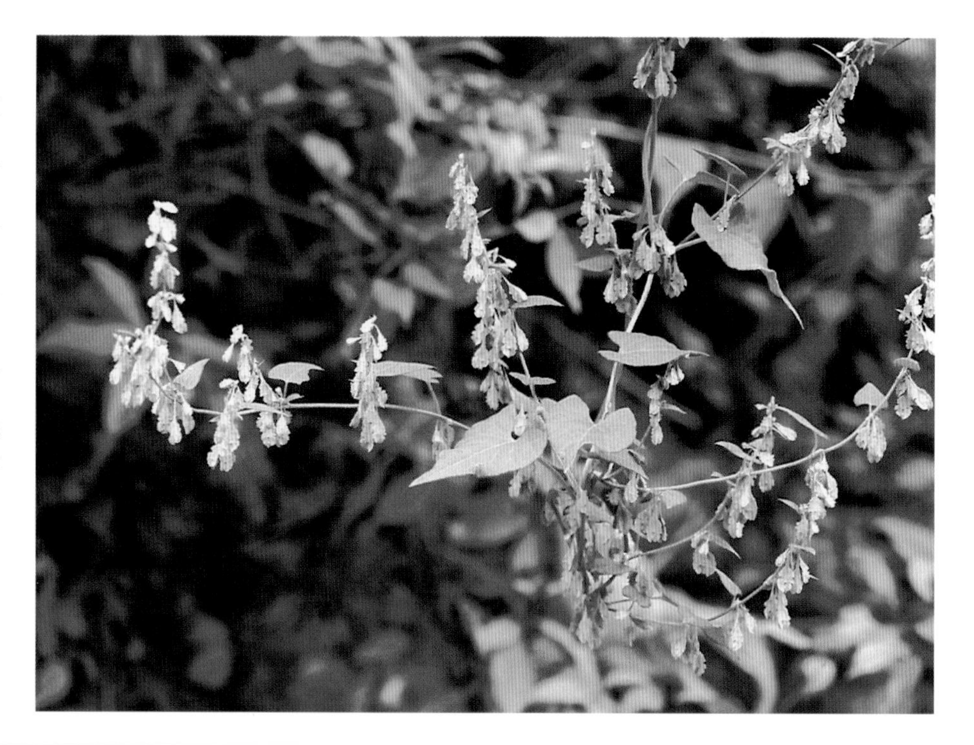

5599 軟蒺藜

來源 藜科植物西伯利亞濱藜 Atriplex sibirica L. 的果實。

形態 草本，20~50cm。莖直立，鈍四稜形，常自基部分枝，有白粉粒；枝斜生，有條紋。葉互生，菱狀卵形，先端微鈍，基部寬楔形，邊緣有鈍狀鋸齒，中部一對齒較大，成裂片狀，下面密生粉粒，灰白色；葉柄短。團傘花序，生葉腋；花單性；雄花被片5；雌花無花被，為2個合生苞片包圍；果期苞片膨大，木質，生短棘狀凸起，頂緣牙齒狀，有短柄。胞果卵圓形。種子直立，紅褐色或淡黃褐色。

分佈 生於鹽鹹灘、湖邊、河岸和固定沙丘上，或見於草地和路邊。分佈東北、西北、華北各地。

採製 8~9月採收，割取全草，曬乾。碾去硬刺後備用。

性能 苦，平。祛風，活血，清肝，明目。

應用 用於結合膜炎，頭痛，皮膚瘙癢，腫毒，乳汁不通。用量5~15g。

文獻 《大辭典》上，2726。

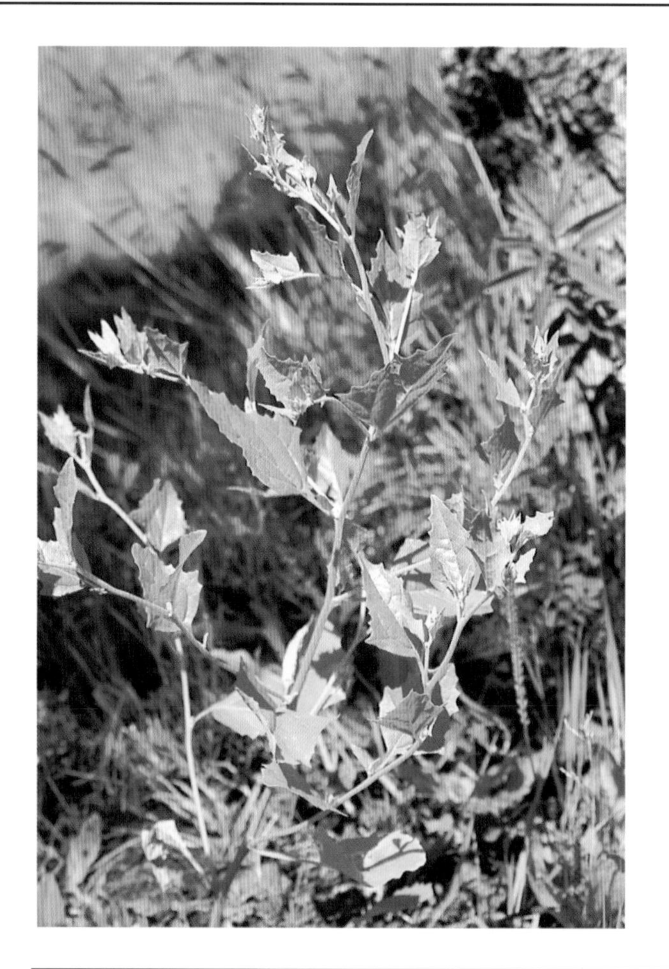

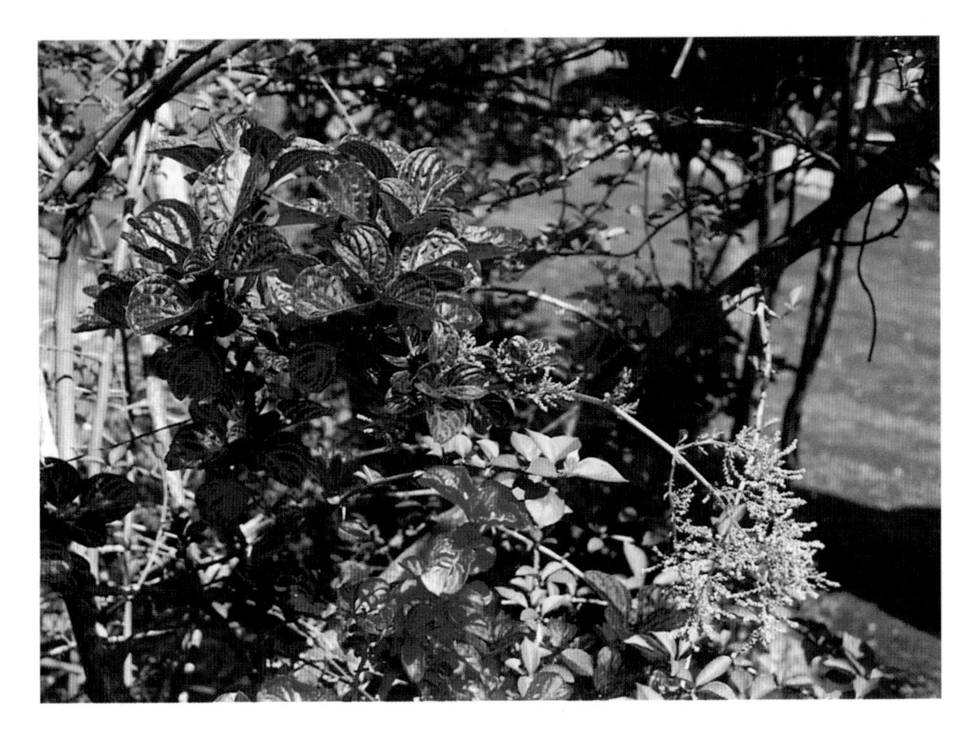

5600 紅莧草

來源 莧科植物血莧 Iresine herbstii Hook. f. 的全草。

形態 草本，高50~150cm。枝、葉紫紅色，嫩時肉質。葉互生，寬卵形或近圓形，長2~5cm，頂端圓或凹入呈淺2裂，基部平截、心形或耳垂形，邊全緣或淺波狀，內捲，上面條陷或窩陷不平，偶具黃色斑；葉柄長2~4cm。穗狀花序頂生或腋生，多數成圓錐狀；花單性，多數，白色或淡黃色，每花具苞片3枚；花被長約1.5mm，5細裂；雄花有雄蕊5，花絲基部合生；雌花花被基部具毛環，不育雄蕊合生成淺盃狀，子房卵圓形，花柱極短。胞果。

分佈 中國福建、台灣、江蘇、廣東、廣西、雲南有栽培。原產巴西。

採製 全年可採，鮮用或曬乾。

性能 微苦、甘，涼。清熱解毒，調經止血。

應用 用於菌痢，腸炎，痛經，月經不調，血崩，吐血，衄血，便血，創傷出血，咳血，皮膚燥癢。用量9~15g；鮮品30~60g。

文獻 《新華本草綱要》二，61；《原色台灣藥用植物圖鑑》(3)，54。

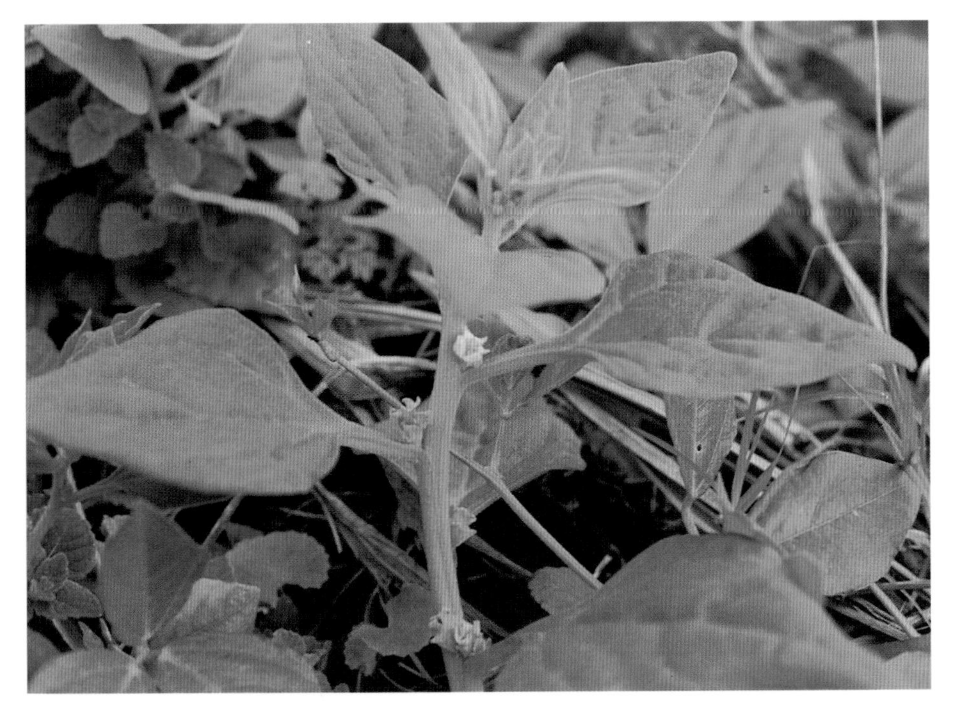

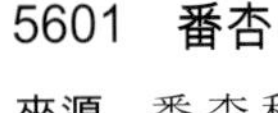

5601 番杏

來源 番杏科植物番杏 Tetragonia tetragonoides (Pall.) Kuntze 的全草。

形態 肉質草本，高40~60cm。莖初直立，後蔓延上升。葉互生，卵狀菱形或卵狀三角形，長4~10cm，邊緣波狀，兩面因表皮細胞內有針狀結晶體而形成顆粒狀凸起。花單生或2~3朵簇生於葉腋；花梗短；萼鐘狀，管部長2~3mm，裂片3~5，寬卵形，內面黃綠色；無花瓣；雄蕊4~12；子房下位，花柱4~5裂。堅果狀核果，陀螺形，長約5mm，有4~5角，不開裂，萼宿存。

分佈 多栽培，亦野生於海灘。分佈於雲南、江蘇、浙江、福建、廣東、台灣。

採製 夏秋採收，曬乾。

成分 含鐵、鈣、維生素C、B、磷脂、番杏素等。

性能 甘、微辛，平。清熱解毒，祛風，消腫。

應用 用於風火赤眼，腸炎，敗血症，疔瘡紅腫，胃癌，食道癌，子宮癌。用量4~9g，或外用適量搗敷患處。

文獻 《大辭典》下，5011。

5602 四裂馬齒莧

來源 馬齒莧科植物四裂馬齒莧 Portulaca quadrifida Linn. 的全草。

形態 柔弱、肉質草本。莖通常匍匐，節上生根。葉對生，扁平，無柄或具短柄，卵形至卵狀橢圓形，長4~8mm，寬2~5mm，頂端鈍或急尖，全緣；托葉為疏長柔毛狀。花小，頂生，為4片輪生葉和白色長柔毛所圍繞；萼膜質，倒卵長圓形，長2.5~3mm，有脈紋；花瓣4，黃色，長圓形，長約4mm，基部合生；雄蕊8~10；子房卵圓形，有長柔毛，柱頭3~4裂。蒴果黃色，膜質，蓋裂，腎狀圓錐形；種子小，黑色，有小瘤狀凸起。

分佈 生於路邊、田野、房前屋後。分佈於海南、雲南、台灣。

採製 全年可採，曬乾。

性能 微酸、苦，平。止痢，殺菌。

應用 用於痢疾，濕熱，黃疸，內痔出血，黃水瘡。用量15~30g；外用適量。

文獻 《雲南中藥資源名錄》，110。

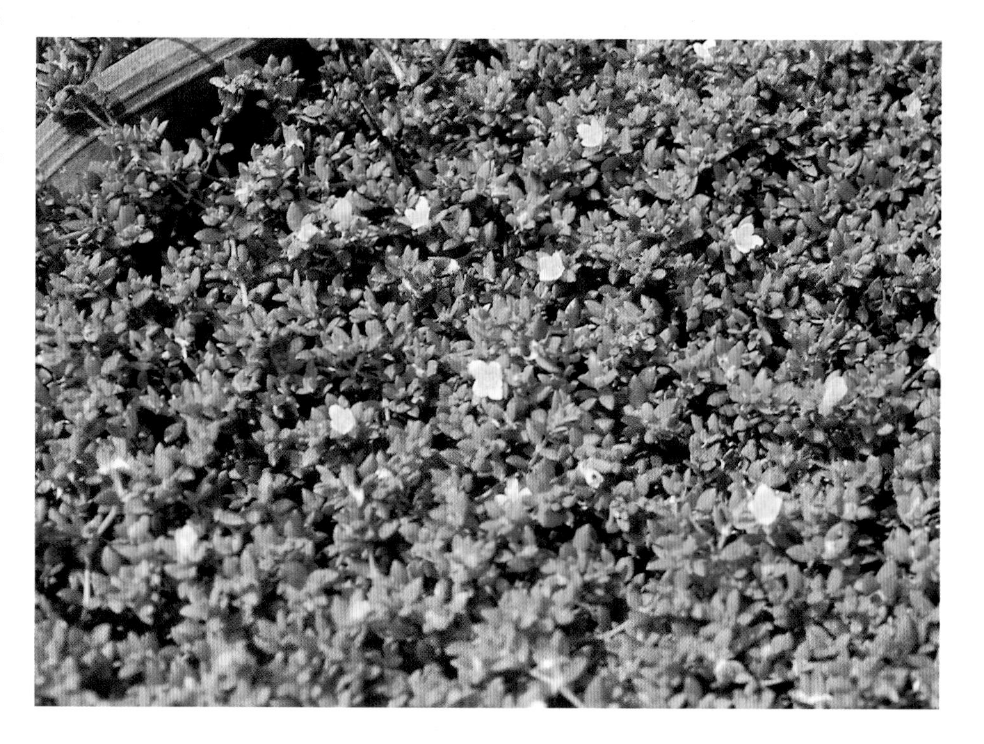

5603 禾雀舌

來源 馬齒莧科植物毛馬齒莧 Portulaca pilosa L. 的全草。

形態 肉質草本，高10~30cm。莖直立或披散，多分枝。葉互生，綫狀圓柱形，長1~2cm，腋內密被長疏柔毛。花小，無梗，為6~9片軸生葉包圍；萼片2，長圓形，漸尖或急尖；花瓣5，膜質，基部合生，寬倒卵圓形，紅色或淡紅色，被毛；雄蕊20~25枚。蒴果卵形，黃色，有光澤，蓋裂；種子小，黑色，有小瘤體。花於日中開放，午後閉合，故台灣又名午時草。

分佈 生於砂質、乾燥的地方。分佈於福建、廣東、海南、台灣。

採製 夏秋採收，用沸水略燙後曬乾。

成分 含甜菜色素類 (betacyane)。

性能 清熱解毒。

應用 用於痢疾，瘡癤。用量9~15g，或鮮品60~120g搗爛敷患處。

文獻 《新華本草綱要》三，40；《藥用植物學》，223。

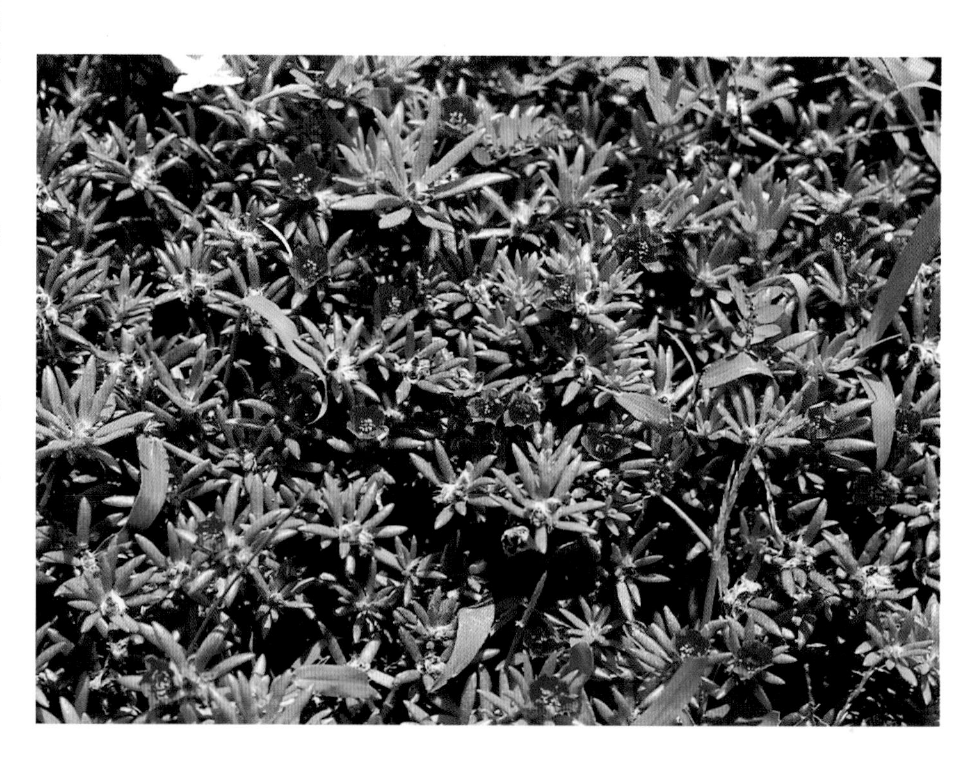

5604 紅茂草（康乃馨）

來源 石竹科植物麝香石竹 *Dianthus caryophyllus* L. 的全草。

形態 草本，高30~60cm。莖叢生，上部稀疏分枝。葉對生，條形，長7~14cm，乳綠色，5脈，頂端長漸尖，全緣，基部成短鞘圍抱節上。花單生，成聚傘狀，薔薇色、紫色、白色，顏色多種，芳香；苞片4，葉狀，寬卵形，長約為萼筒的1/4；萼圓筒形，頂部5裂，裂齒三角形，邊緣膜質；花瓣5或重瓣，倒卵形，頂端鋸齒狀淺裂，基部有鬚毛；雄蕊10；花柱2。蒴果長卵形，具宿存萼。

分佈 中國各地廣泛栽培。

採製 夏季採收，曬乾。

成分 含精油、皂素、鐵、鈣、鉀、磷等。

性能 解毒，消腫。

應用 用於癰疽瘡腫。用量9~15g，焙為末，調冷水服。

文獻 《台灣藥用植物誌》上，132。

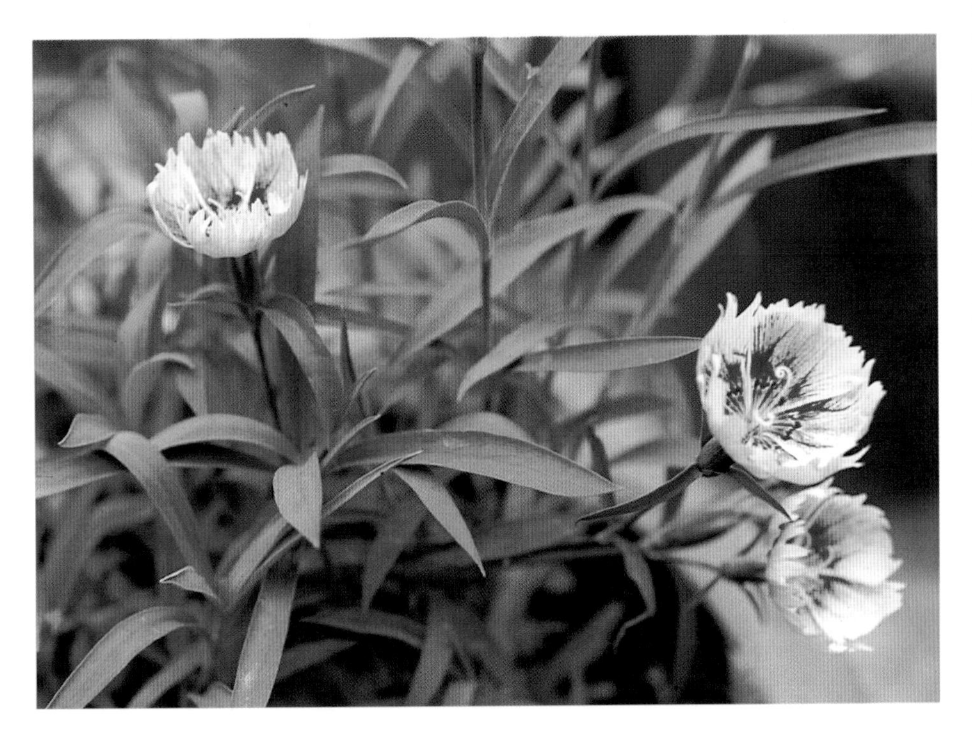

5605 野豌豆草

來源 石竹科植物荷蓮豆草 *Drymaria diandra* Bl. 的全草。

形態 一年生草本，高30~50cm，莖纖細，下部匍匐，多分枝。葉心狀卵形或近圓形，長1~1.5cm，先端鈍，基部圓或微心形。頂生聚傘花序；花白色，5數，花梗被柔毛。蒴果卵形，具黏液，2瓣裂；種子近圓形，具細密疣點。

分佈 生於溪邊潮濕草叢或密林下。分佈於福建、台灣、廣東、廣西、四川、貴州和雲南。

採製 夏秋採收，曬乾或鮮用。

性能 微酸、淡，涼。清熱解毒，利尿通便，活血消腫，退翳。

應用 用於急性肝炎，胃痛，瘧疾，翼狀胬肉腹水，便秘。用量5~15g；外用於骨折，瘡癰，蛇咬傷，鮮品適量搗敷患處。

文獻 《匯編》下，492；《新華本草綱要》三，45。

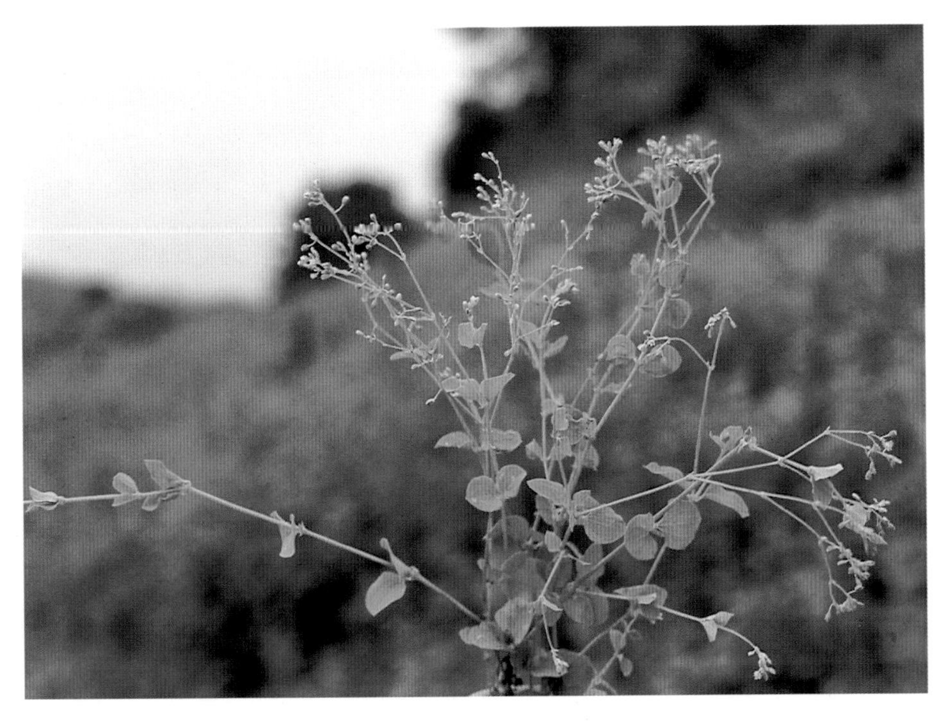

5606 台灣蠅子草

來源 石竹科植物台灣蠅子草 Silene morii Hayata 的全草。

形態 草本，高50~80cm。莖圓柱狀或四方形，密生粗毛。葉對生，披針形或長橢圓狀披針形，長4~6cm，寬6~10mm，頂端銳尖，基部漸狹，全緣，兩面被毛。聚傘花序頂生及腋生，小花梗直立，長3~5cm，被毛；萼長筒形，長4~10cm，外密被毛，具10條脈，頂端5裂，裂片鈍形，反捲，具緣毛；花瓣5，長8~12mm，卵形或倒卵形，頂端凹入；雄蕊10；子房圓柱形，花柱3歧。蒴果卵形，長6~8mm，頂端6齒裂。

分佈 生於路旁或草叢中。分佈於台灣。

採製 夏秋採收，曬乾。

性能 清熱，利尿，和血。

應用 用於小便不利，淋漓澀痛，血尿，閉經。用量15~30g。

文獻 《高山藥用植物》，40。

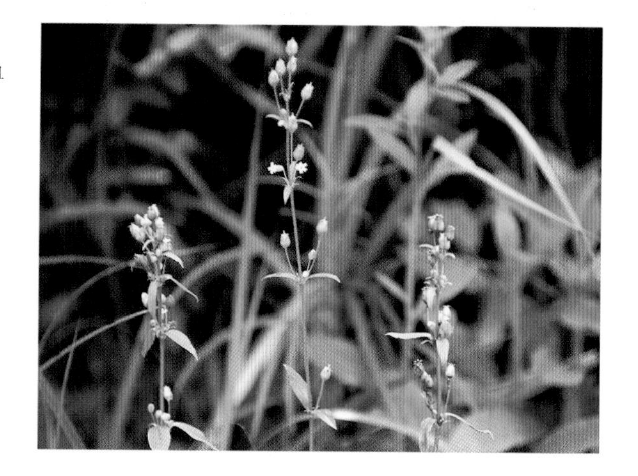

5607 白睡蓮

來源 睡蓮科植物白睡蓮 Nymphaea alba (salish) DC 的根狀莖。

形態 多年生水生草本。根狀莖短粗，直立。葉漂浮，心臟狀卵形或卵狀橢圓形，基部深彎缺，上面光亮，下面帶紅色或紫色，無毛。葉柄細長。花單生在花梗頂端，漂浮於水面，花瓣8~15，白色。漿果球形，種子多數。

分佈 生長於池沼湖泊中。來源於德國，華南地區有分佈。

採製 夏季採收。

成分 根、葉含氨基酸、生物碱。

藥理 植株水提取物對垂體後葉素引起實驗性高血壓的犬和兔，有明顯降壓作用。

性能 澀，寒。清心火。

應用 用於治小兒慢驚風。用量3~9g。

文獻 《大辭典》下，5154；《廣東藥用植物簡編》，103；《華南植物園名錄》，33。

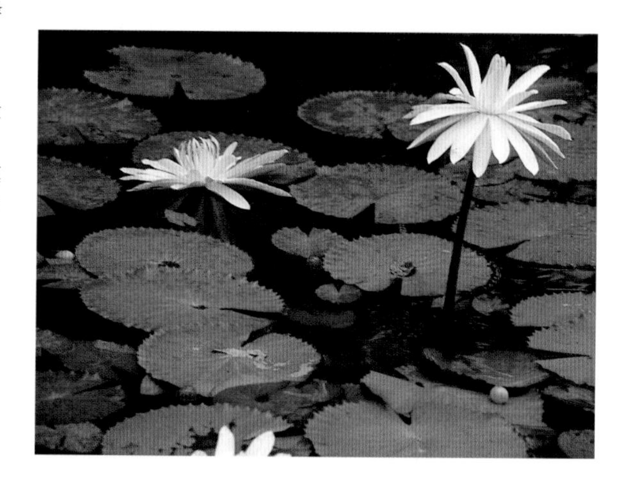

5608 新疆烏頭

來源 毛茛科植物新疆烏頭 Aconitum anthoroideum DC. 的塊根。

形態 多年生草本，高15~80cm。塊根2個，長卵形或圓形。莖細弱，暗紫色，下部光滑，上部密被黃色柔毛。葉互生，葉片掌狀深裂，裂片綫形，具短柔毛。花2~10朵，黃色，淡藍色或淡綠色，形成稀疏的總狀花序，萼片5枚，上萼片及側萼片具濃密的白毛，下萼片具頭狀的距；雄蕊多數，花藥腎形，黑色。蓇葖果有毛或光滑；種子三稜形，在背脊上具不寬的膜質翅。

分佈 生於海拔2,000~2,500m 的雲杉林下及山地草甸帶中。分佈於新疆北部各地山區。

採製 9~10月採挖，除去鬚根，曬乾或晾乾。

成分 含多種生物碱。

性能 辛，熱。有毒。祛風除濕，止痛。

應用 外敷對鎮痛瘡腫癰毒潰不收口有效，去腐生肌。外用適量。

文獻 《新疆藥用植物誌》I， 56。

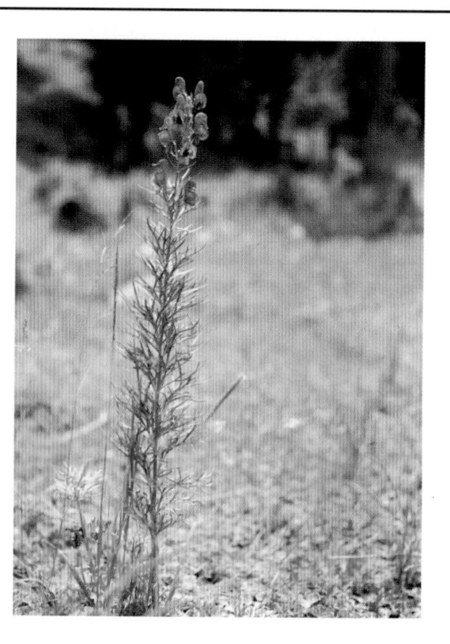

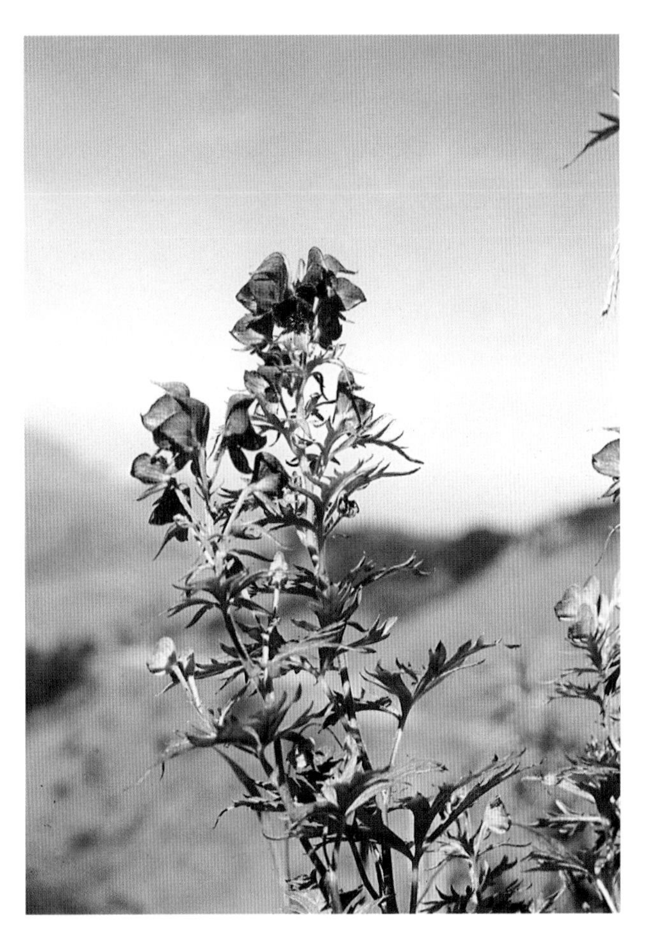

5609 巴氏草烏

來源 毛茛科植物巴氏草烏 Aconitum bartlettii Yamam. 的塊根。

形態 草本，高15~90cm。塊根肥厚，倒圓錐形，長約6cm，徑5~20mm。莖上部多分枝，被毛。葉互生，柄長1~6cm；莖中部葉輪廓五角形，寬3~8cm，3全裂，小葉複為2回羽狀深裂，末回小羽片綫狀披針形，寬1~2.5mm，頂端鋭尖，具疏毛。總狀花序生莖及分枝頂端及上部葉腋；花多數，花梗長1.5~4cm，被開展柔毛，下部苞片葉狀，上部苞片綫形；萼片5，藍紫色，被毛，上萼片1，船形，長約1.5~2.2cm，側萼片2，近圓形，長0.9~1.5cm，下萼片2，較小，長圓形；花瓣2，有毛，瓣片長約9mm，距後彎；雄蕊多數，有柔毛；心皮3~5。蓇葖果長橢圓形，長6~10mm。

分佈 生於山坡、草地。分佈於台灣。

採製 春秋採挖，曬乾。

成分 含生物碱。

性能 辛，溫。有毒。強心，祛寒，鎮痛，祛濕，興奮，抗炎。

應用 用於虛弱無力，身體虛寒，四肢不溫，腰膝痠痛，胃腹冷痛，虛症腎炎水腫，風濕關節痛，跌打損傷。用量1~3g。

文獻 《高山藥用植物》，44；《藥用植物學》，256。

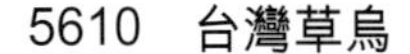

5610 台灣草烏

來源 毛茛科植物台灣烏頭 Aconitum formosanum Tamura 的塊根。

形態 草本，高達1m。塊根圓柱形，長約3.5cm。莖上部分枝，分枝長12~18cm，稍呈之字形彎曲。葉互生，下部的在開花時枯萎；葉片五角形，長4~6.5cm，寬7~11cm，基部心形，3全裂，中央全裂片寬菱形或菱形，再3深裂，小裂片1~2鋭齒；側全裂片不等2深裂，兩面被毛；葉柄長2~4.5cm。總狀花序傘房狀，有花3~5朵，各部被毛；基部苞片葉狀；小苞片生花梗中部，綫狀鑽形；萼片5，上萼片1，盔形，高約1.5cm，下喙凹，側萼片2，寬倒卵形，長1.4~1.5cm，下萼片2，長圓形，花瓣具爪，距近球形，後彎；雄蕊多數；心皮3。蓇葖果長約3cm。

分佈 生於山地。分佈於台灣。

採製 夏至前後採挖，洗淨，曬乾。

性能 辛，溫。有大毒。祛風除濕，止痛。

應用 用於跌打，風濕，手腳厥冷。用量1~3g。

文獻 《藥用植物學》，258。

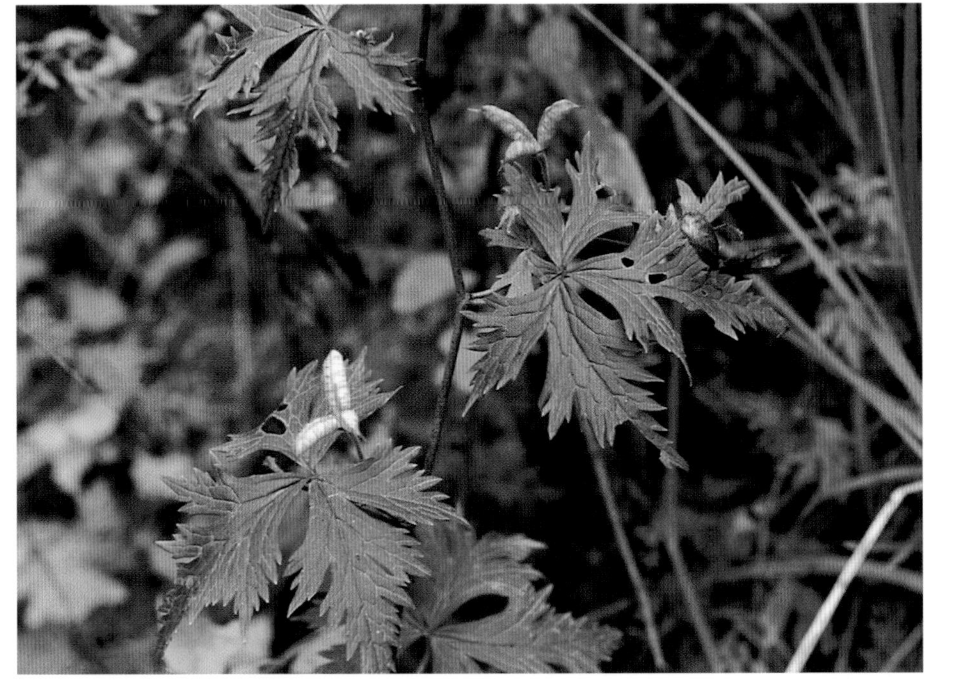

5611 玉龍烏頭

來源 毛茛科植物玉龍烏頭 Aconitum stapfianum Hand.-Mazz. 的塊根。

形態 多年生纏繞草本。塊根狹倒圓錐形。莖中部葉五角形，基部寬心形，3裂達或近基部，中央裂片卵狀菱形，近羽狀深裂，側深裂片2深裂不相等，上面有稀柔毛。花序有3~8花，下部苞片葉狀，花梗無毛，小苞片生於花梗中部或下部，狹綫形；萼片藍色，上萼片盔形，外面無毛，側萼片倒卵形；花瓣長約1cm；花絲全緣或具2小齒。心皮5。

分佈 生於山地灌叢中。分佈於雲南西北部。

採製 秋季採挖，除去泥土，曬乾。

成分 塊根含滇烏鹹 (yunaconifine)，粗莖含烏頭鹹甲 (aconifine A)。

性能 苦、辛，溫。有毒。祛風濕，鎮痛。

應用 用於風濕性關節疼痛，筋骨痛。

文獻 《新華本草綱要》一，106。

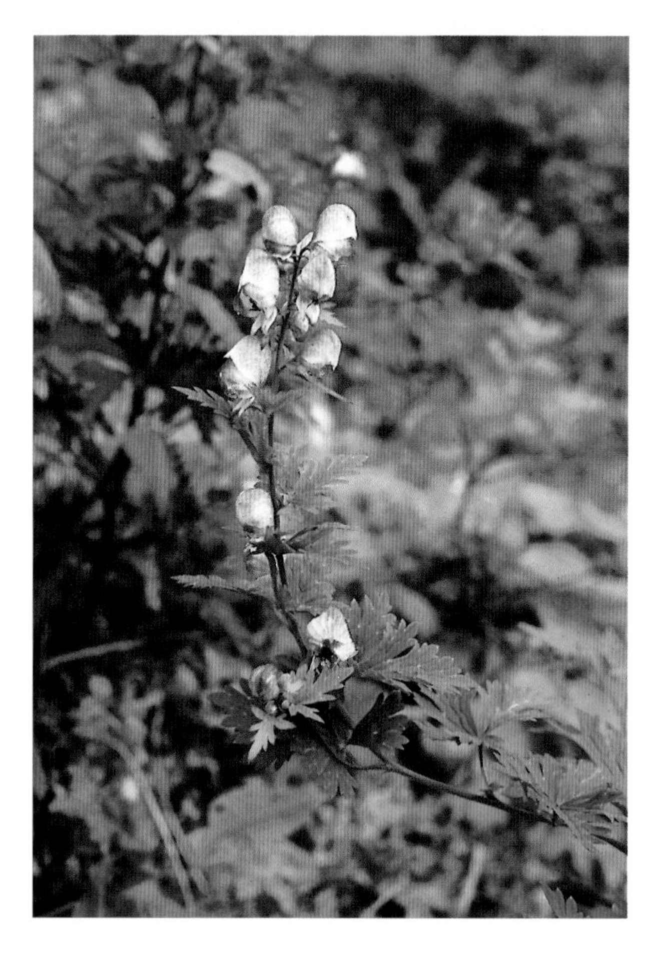

5612 陰地銀蓮花

來源 毛茛科植物陰地銀蓮花 Anemone umbrosa C. A. Mey. 的乾燥根莖。

形態 多年生草本，高15~25cm。根莖細長，橫走，褐色。基生葉1枚或缺，有長柄，鳥趾狀，5全裂，無莖生葉。總苞片3，3全裂，中央裂皮菱形，基部楔形。花葶細弱，近基部更細，稍彎曲，中上部直立，被柔毛，花通常單1或2朵。花徑1.7~2.5cm，萼片5~7枚，白色，開展，橢圓形，外面被伏毛，裏面無毛，雄蕊多數，比萼片短，心皮約10枚，子房密被白毛，花柱近無毛。花期5~6月。

分佈 生於闊葉林內、河谷濕潤地或林緣灌叢。分佈於吉林、遼寧。

採製 5月中旬採集，挖取根莖，洗淨泥土，曬乾。

性能 解表，祛風，化痰。

應用 治外感風寒，風濕痹痛。用量1~3g。

文獻 研究資料。

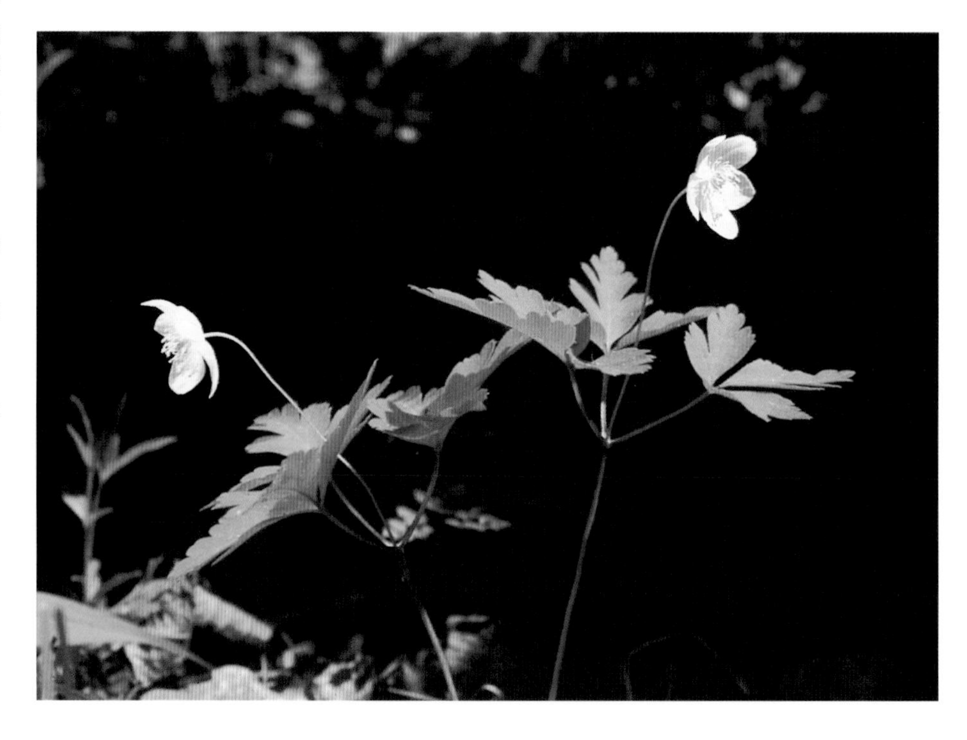

5613 玉山鐵綫蓮

來源 毛茛科植物玉山鐵綫蓮 Clematis lasiandra Maxim. var. nagasawai Hayata 的莖。

形態 藤本。莖具縱溝稜，枝、花梗、花均暗紫色。葉對生，羽狀複葉，小葉3~5，卵形至卵狀披針形，長3~6cm，寬2~3cm，頂端鋭尖，基部寬楔形或近圓形，略歪斜，邊緣具不整齊鋸齒；葉柄長4~5cm，暗紫色。圓錐花序，3~多數，稀疏，具長花梗；苞片披針形；花萼4，長橢圓形或卵狀長橢圓形，頂端鋭尖，反捲；雄蕊多數，4列，花絲密生細長毛；心皮多數，子房細長紡錘形。瘦果卵狀披針形，扁平，長約3mm，宿存花柱綫形羽毛狀。

分佈 生於灌叢中或疏林內。分佈於台灣。

採製 夏秋採收，切段，曬乾。

性能 舒筋活血，利尿去濕，解毒止痛。

應用 用於筋骨疼痛，四肢麻木，無名腫毒，腹脹，小便不利，水腫，尿路感染。用量9~15g。

文獻 《原色台灣藥用植物圖鑑》(3)，66。

5614 鏽毛鐵綫蓮

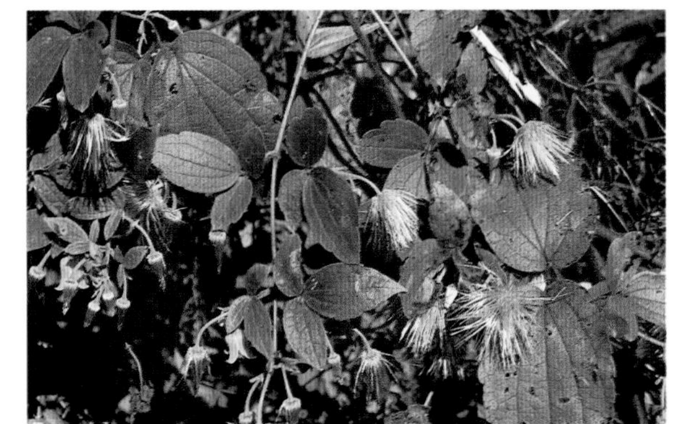

來源 毛茛科植物鏽毛鐵綫蓮 Clematis leschenaultiana DC. 的藤莖及葉。

形態 藤本。全株密被伸展的鏽色柔毛。葉對生，3出複葉，頂生小葉橢圓狀卵形，長5~8.5cm，頂端漸尖，基部鈍、圓形或淺心形，邊緣具疏齒，基出脈3；側生小葉較小；總葉柄長3~10cm。聚傘花序腋生，多為3花，約與葉等長；苞片披針形；花梗長1~3.5cm；花萼鐘形，4片，狹卵形，長約1.6cm，外面密生金黃色絨毛；無花瓣；雄蕊多數，花絲條形，密生長柔毛；心皮多數。瘦果紡錘形，長約3.5mm，被毛茸，宿存花柱羽毛狀，長達3.5cm。

分佈 生於路旁或灌叢中。分佈於福建、台灣、廣東、廣西、湖南、四川、貴州、雲南。

採製 夏秋採收藤莖，削去粗皮，切段，曬乾或陰乾。葉全年可採，曬乾。

性能 藤莖：清熱利水，活血通絡，通乳，通經。葉：消炎止痛。

應用 藤莖：用於腎臟病水腫，急性腎炎，小便不利，淋病，遺精，乳汁不通，經閉，目赤腫痛，風濕骨痛，毒蛇咬傷。用量3~9g。葉：用於瘡毒，角膜炎，四肢痛。用量9~15g。

文獻 《原色台灣藥用植物圖鑑》(3)，67；《新華本草綱要》一，121。

5615 穿鼻龍

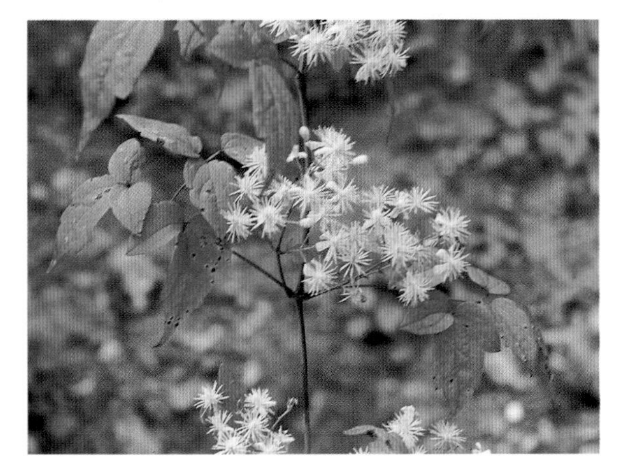

來源 毛茛科植物台灣鐵綫蓮 Clematis taiwaniana Hay. (C. gouriana
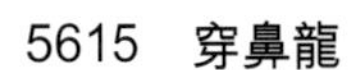
auct. non Roxb.) 的莖、葉。

形態 草質藤本。莖、枝、葉柄、花序梗、花梗均密生短柔毛。3出複葉，對生，三角形，柄長約12cm；小葉淺3裂，卵狀長橢圓形、心形或掌狀，兩側小葉長2~5cm，寬1.5~3cm，中央小葉長4~8cm，寬2~4cm，各小葉頂端鋭尖，基部鈍或心形，邊緣具不規則粗鋸齒。聚傘花序腋生，花多數，白色，徑約1cm；花萼4枚，橢圓狀披針形；雌、雄蕊均多數。瘦果紡錘形，頂端有羽毛狀花柱。

分佈 生於平原及低海拔山地。分佈於台灣。

採製 四季可採，曬乾或鮮用。

成分 葉含白頭翁素 (anemonin)。

性能 消炎，解毒，解熱。

應用 用於創傷，腫毒，皮膚病，毒蛇咬傷。適量搗敷患處。

文獻 《原色台灣藥用植物圖鑑》(1)，64。

5616 五加葉黃連

來源 毛茛科植物五葉黃連 Coptis quinguefolia Miq. 的根莖。

形態 草本，高5~28cm。根狀莖短，鬚根多。葉基生，輪廓五角形，長2~5cm，5全裂；中央裂片楔狀菱形，長1.8~3.5cm，3淺裂，邊緣具帶尖的銳鋸齒；側裂片略小；最外面的裂片斜卵形，長1~2.5cm，2淺裂；葉柄長2~13cm。花葶直立，花單生或為2歧聚傘花序；苞片披針形，具齒；萼片橢圓形，長4.5~8mm；花瓣5，匙形，長1.6~3mm，下部具爪，中央有蜜槽；雄蕊約20；心皮10~12，具柄。蓇葖果長圓狀卵形；種子褐色。

分佈 生於林下陰濕處。分佈於台灣。

採製 夏秋採挖，洗淨，曬乾。

成分 含小檗碱約5.45%。掌葉防己碱、藥根碱、甲基黃連碱、木蘭花碱等。

性能 苦，寒。瀉火，解毒，清熱，燥濕。

應用 用於煩熱神昏，心煩失眠，濕熱痞滿，嘔吐，腹痛瀉痢，目赤腫痛，口舌生瘡，濕疹，燙傷，吐衄血。用量2~3g。

文獻 《新華本草綱要》一，124。

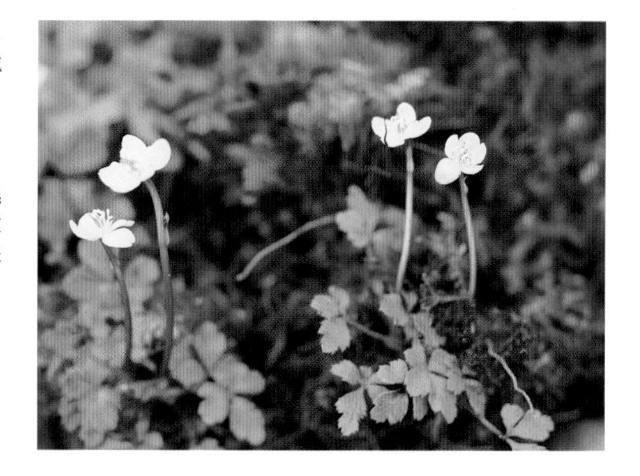

5617 雲連

來源 毛茛科植物雲連 Coptis teeta Wall 的乾燥根莖。

形態 多年生草本。根狀莖黃色，較少分枝。葉片堅紙質。卵狀三角形，3全裂，中央裂片卵狀菱形，先端長漸尖至漸尖，羽狀深裂，深裂片彼此疏離，相距最寬處可達1.5cm。花瓣匙形至卵狀匙形，先端鈍。蓇葖果6~12，具細柄。

分佈 生於高山涼濕的林蔭下，野生或栽培。分佈於雲南西北部、西藏南部。

採製 秋季挖出根莖，除去莖葉泥土，撞去鬚根及雜物，曬乾或烘乾。

成分 含小檗碱 (berberine)、巴馬亭 (palmatine)、藥根碱 (jatiorrhizine) 黃連碱 (coptisine)、甲基黃連碱 (worenine) 等。

性能 苦，寒。清熱燥濕，瀉火解毒。

應用 用於濕熱痞滿，嘔吐，瀉痢，黃疸，高熱神昏，心火亢盛，心煩不寐，血熱吐衄，目赤吞酸，牙痛，消渴，癰腫療瘡；外治濕疹，濕瘡，耳道流膿。用量1.5~4.5g。

文獻 《藥典》1995年版一部，273；《中藥誌》一，254。

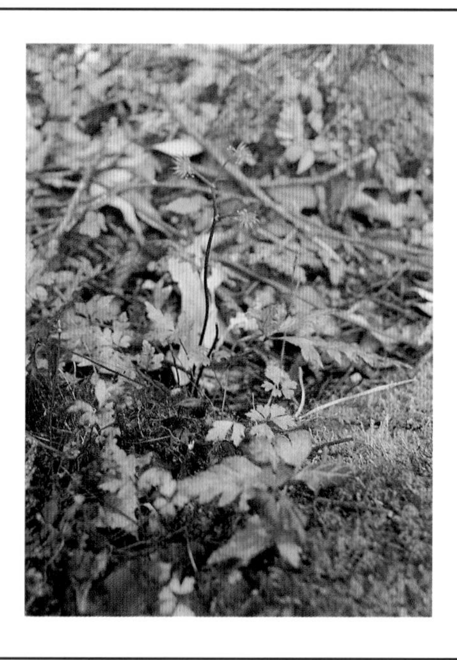

5618 台灣木通

來源 木通科植物長序木通 Akebia longeracemosa Mats. 的根、莖。

形態 木質藤本。葉為掌狀複葉；小葉5，近革質，長橢圓形或倒卵狀長橢圓形，長3~5cm，寬1.5~2cm，頂端凹，基部楔形，全緣。花單性，雌雄同株，總狀花序有花25~30 (~43) 朵；小花梗長約0.5cm，雄花小形而密；小苞綫形；花被片3，橢圓形，長約3mm，紫紅色，反捲，雄蕊6，環列，花絲粗短；雌花較少，大形，花被片3，長約18mm，心皮3。漿果長橢圓形，熟時暗紫色，長約7cm。

分佈 生於山地灌叢中。產於台灣。

採製 全年可採挖，曬乾。

性能 祛濕，解毒，活血。

應用 用於風濕，跌打，瘡毒。用量40~75g。

文獻 《台灣植物藥材誌》二，9。

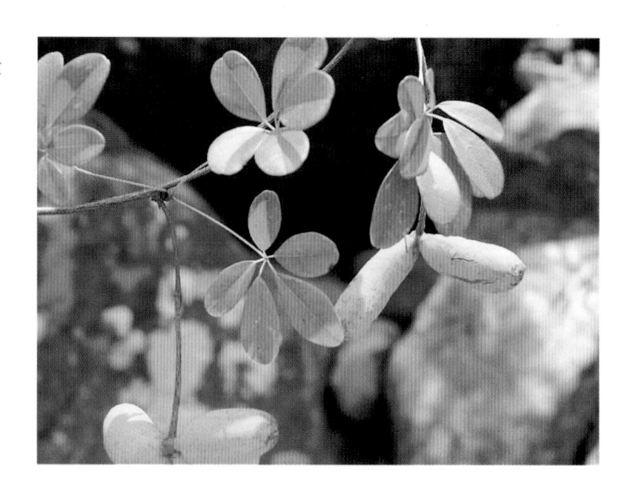

5619 六葉野木瓜

來源 木通科植物牛藤 Stauntonia hexaphylla Dence 的根及莖藤。

形態 藤本。葉互生，掌狀複葉，具長柄，小葉3~7，小柄長約3cm；葉片長圓形至矩圓狀卵形，近革質，長4~10cm，頂端短漸尖，基部圓形，邊全緣，下面帶粉白色。花3~7朵成總狀花序或傘形花序，雌雄同株，白色或淡紅色帶綠色暈；雄花外輪萼片3，闊披針形，長約13mm；內輪萼片3，綫形，稍長，雄蕊6；雌花較雄花稍大而數少，萼片6，披針形，內輪的稍短，退化雄蕊6，成熟心皮卵圓形，紫色。漿果卵圓形或長卵形，長6~10cm，成熟時黃色或橘黃色；種子多數，黑色。

分佈 生於山坡灌叢中。分佈於廣東、廣西、台灣。

採製 全年可採，曬乾。

成分 莖、葉含皂甙、酚類、氨基酸。種子含 mubenin A、B、C。根、莖含野木瓜甙。

性能 微苦，寒。強心，利尿，鎮靜，止痛。

應用 用於手術後疼痛，麻風反應性疼痛等各種痛症。用量15~30g。

文獻 《原色台灣藥用植物圖鑑》(1)，71；《新華本草綱要》一，164。

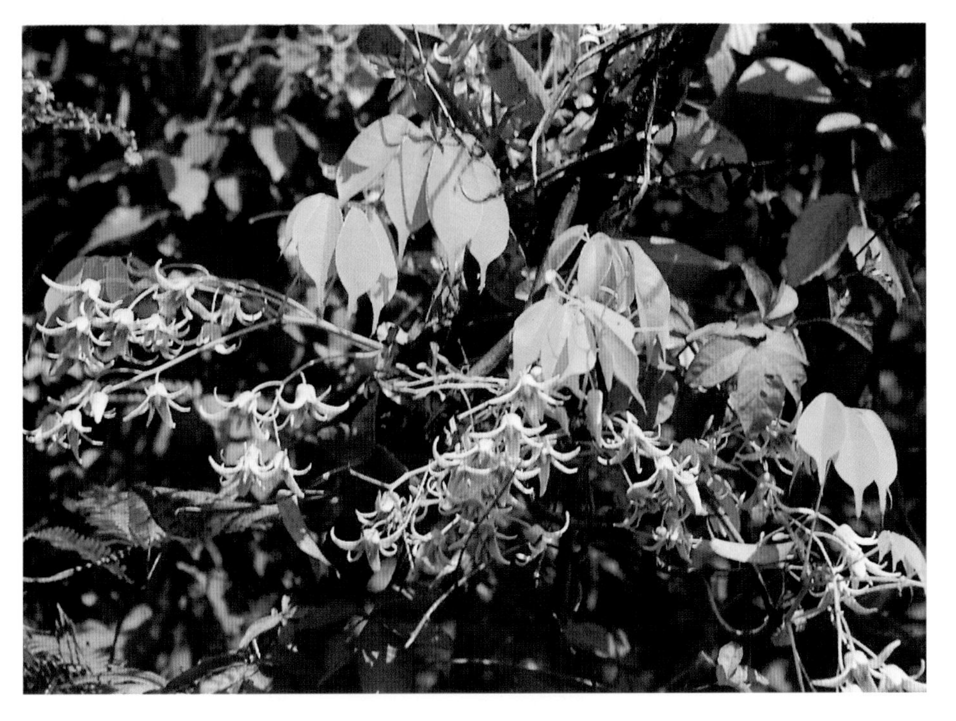

5620 鈍藥野木瓜

來源 木通科植物鈍藥野木瓜 Stauntonia Ieucantha Diels ex Wu 的藤莖、果。

形態 常綠木質藤本。嫩莖無毛。掌狀複葉互生，小葉倒披針形，基部葉脈近3出，邊全緣，上面綠色，下面粉綠色或蒼白色，無斑點。總狀花序；萼片6，2輪；花瓣不存在；雄蕊6，花絲長3.5~4mm，上部稍分離，下部合生成管狀，花藥頂端鈍，不具附屬物。果實為漿果狀，長圓形。

分佈 生於山坡、路旁灌叢中。分佈於華東、華南、湖南、四川。

採製 全年採藤莖，秋季採果，曬乾。

性能 苦，涼。清熱利濕，祛風止痛。

應用 藤莖用於風濕關節痛，水腫，跌打損傷。果用於腋瘡，疝痛。用量10~15g；外用適量。

文獻 《廣西藥園名錄》，44。

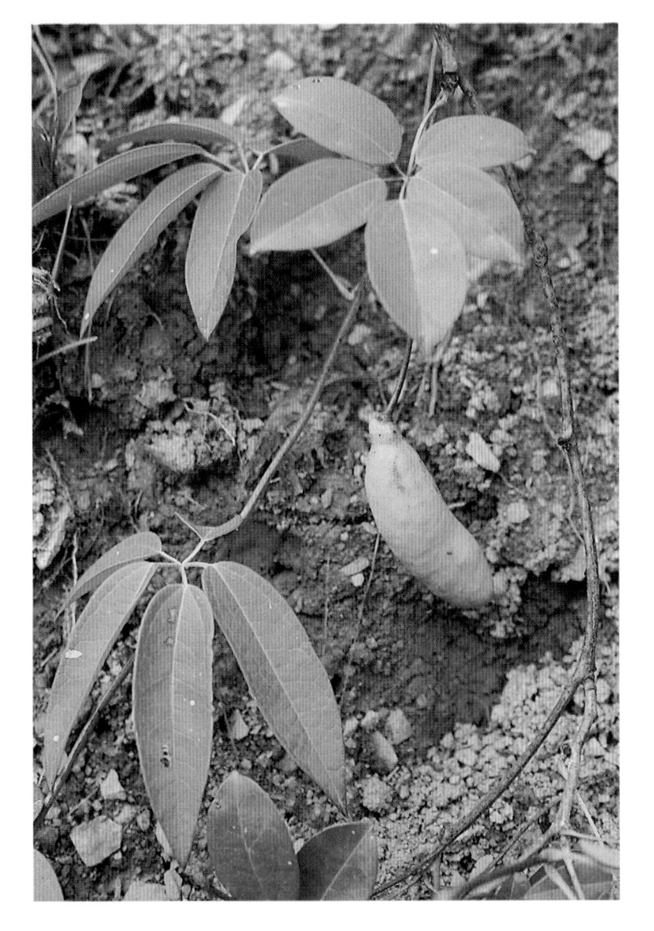

5621 高山小檗

來源 小檗科植物高山小檗 Berberis alpicola Schneid 的根及莖皮。

形態 小灌木，高 1~1.3m 。多分枝，枝條灰白色，具縱溝稜；刺3分叉，長1~1.5cm 。葉3~5枚叢生狀，幾無柄，革質，長圓狀卵形至橢圓狀披針形，長1.5~2.5cm，寬7~10mm，頂端銳尖，基部楔形，邊緣具2~4對針狀細鋸齒。花1~3朵簇生，黃色，萼片6，2輪，外輪較小；花瓣6，內面基部具2枚腺體；雄蕊9，離生；子房1。漿果卵圓形，長約8mm，徑約5mm，熟時黃色。

分佈 生於溪邊、路旁灌叢中。分佈於台灣。

採製 全年可採，曬乾。

成分 根及莖含小檗鹼、小檗胺等多種生物鹼。

性能 清熱燥濕，瀉火解毒，消炎。

應用 用於慢性氣管炎，小兒肺炎，腸炎，痢疾。用量9~15g。

文獻 《高山藥用植物》，52。

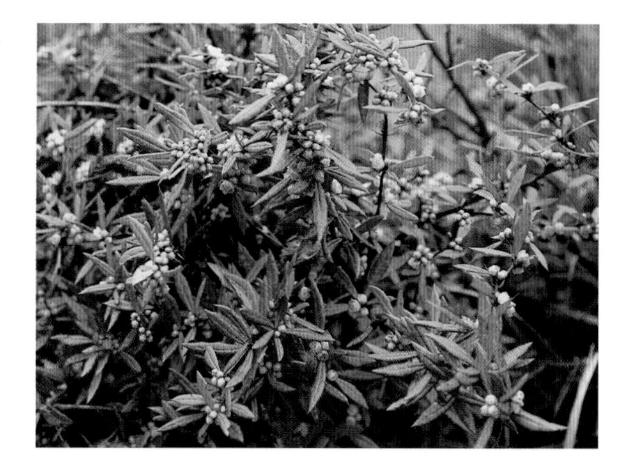

5622 台灣小檗

來源 小檗科植物台灣小檗 Berberis kawakamii Hayata 的根及莖枝。

形態 灌木，高1~2m。莖分枝密；枝淺黃色，有深槽及疣狀凸起；刺3叉，長1~3cm，淺黃色。葉橢圓形、卵形或倒卵形，通常長3~3.5cm (5~6cm)，寬1~2.7cm，頂端急尖，基部寬楔形，邊緣每側常有4~7枚刺狀細鋸齒，刺長1~2mm，齒距3~6mm，兩面都有開張的網脈。花10~15朵簇生葉腋，梗長5~12mm；萼片6，2輪，披針形，漸尖；花瓣6，矩圓形，黃色，長約4.5mm，頂端微凹，全緣；雄蕊6，截形；子房上位。漿果矩圓狀卵形，長約6mm，花柱宿存。

分佈 生於山地灌叢中。分佈於台灣。

採製 全年可採挖，切段，曬乾。

成分 含小檗鹼、掌葉防己鹼、藥根鹼、小檗胺、異漢防己鹼、木蘭花鹼。

性能 苦，寒。清熱解毒，瀉火。

應用 用於急性腸炎，痢疾，黃疸，熱痹，頸淋巴結核，肺炎，結膜炎，癰腫，瘡癤，血崩。用量3~9g；外用適量。

文獻 《台灣民間藥》(1)，70；《新華本草綱要》一，148。

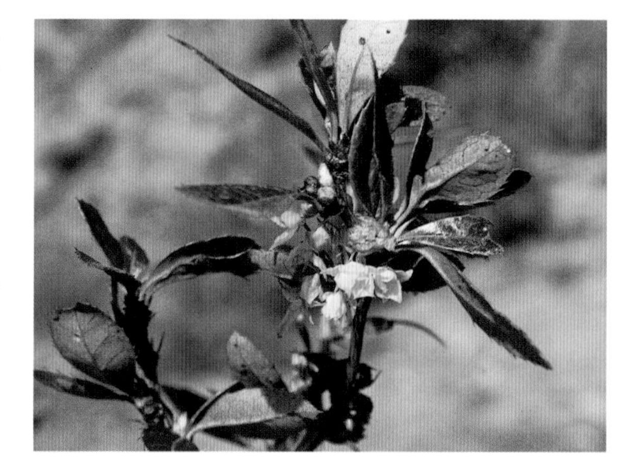

5623 玉山小檗

來源 小檗科植物玉山小檗 Berberis morrisonensis Hay. 的葉及根、莖。

形態 灌木，直立或平臥。枝冬季有時為淡紅色；刺硬，2~3分叉，長1~1.5cm。葉革質，輪生，倒卵形至倒卵狀披針形，長1.5~2.5cm，寬0.5~1cm，頂端圓鈍，具刺狀短尖頭，基部長楔形，全緣或疏生針芒狀細鋸齒，兩面綠色，有時下面稍淡；幾無柄。花單生或2~5朵簇生，花梗纖細，下垂，長達2.5cm；花5數或6數，萼片矩圓狀橢圓形至倒卵形，長7~8mm；花瓣寬橢圓形，凹入，長5~6mm，頂端圓，2裂；漿果球形，徑約1cm；種子4~5粒。

分佈 生於山坡、路旁灌叢中。產於台灣。

採製 夏季採葉，四季採莖及根，曬乾。

成分 根、莖含小檗鹼。

性能 清熱解毒，抗菌消炎。

應用 根、莖用於菌痢，胃腸炎，扁桃炎，瘡瘍；葉用於毒蛇咬傷。用量9~18g或鮮品適量。

文獻 《藥用植物學》，273。

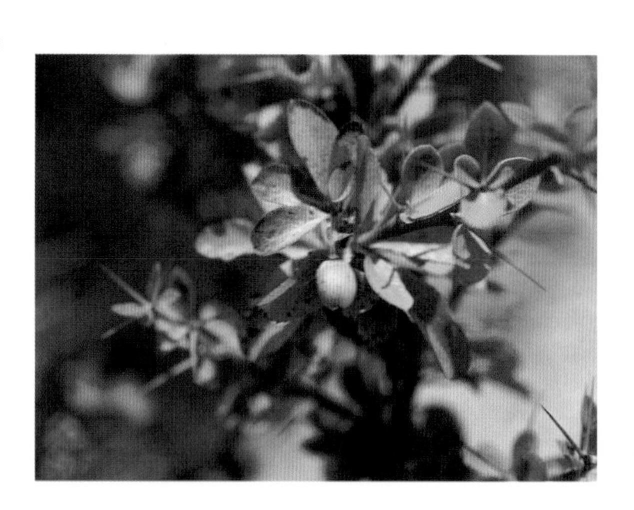

5624 巫山淫羊藿

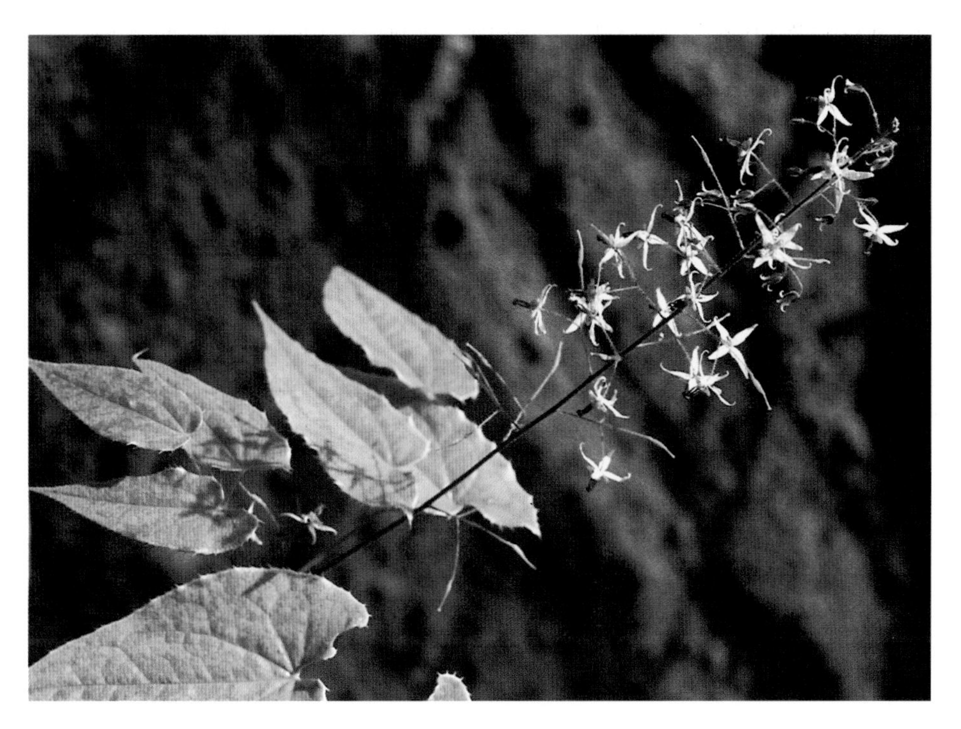

來源 小檗科植物巫山淫羊藿 Epimedium Wushanense T. S. Ying 的乾燥地上部分。

形態 常綠多年生草本。根狀莖匍匐，呈結節狀，質硬。基生葉，1回3出複葉，側生小葉基部裂片偏斜，內裂片較小，外裂片較大，頂生小葉具均等的圓形裂片。春季開小花，集成圓錐花序或頂生總狀花序，花白色，外面有紫藍色斑點。

分佈 生於山地林下或路旁岩石縫中。分佈於四川、甘肅、雲南、陝西。

採製 夏秋季採集，洗淨，曬乾。

性能 辛、甘，溫。補腎陽，強筋骨，祛風濕。

應用 用於陽痿遺精，筋骨痿軟，風濕痹痛，麻木拘攣；更年期高血壓症。用量3~9g。

文獻 《藥典》1995年版一部，287；《匯編》上，729。

5625 甘平十大功勞

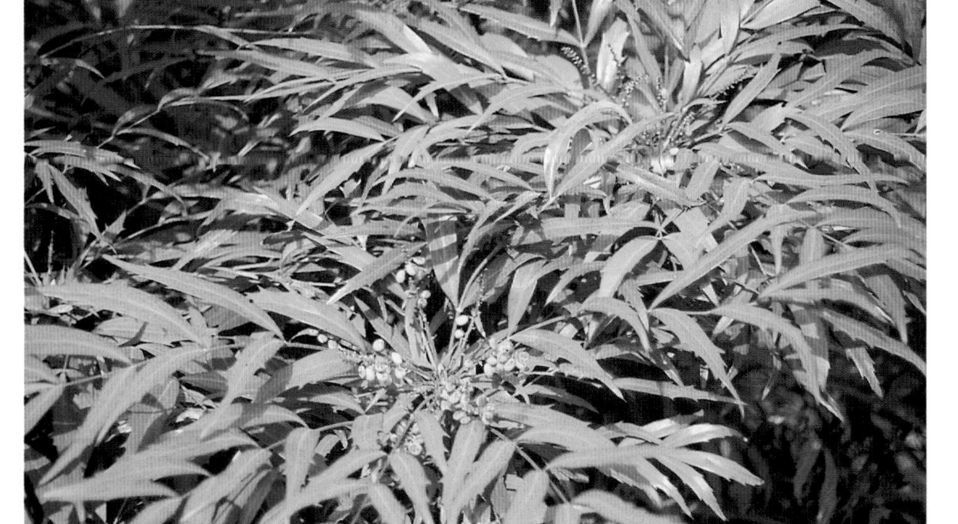

來源 小檗科植物甘平十大功勞(湖北十大功勞) Mahonia ganpinensis Fedde-M. confusa Sprague 的根、莖。

形態 常綠灌木。單數羽狀複葉；小葉片4~7對，無柄，革質，大小不一，具齒緣；葉柄短，扁闊；托葉綫形。總狀花序長12cm；花柄細，基部具1苞片；萼片9，3列；花瓣6，較花萼短，基部具蜜腺；雄蕊6；雌蕊1，子房上位，1室，幾無花柱，柱頭頭狀。漿果卵圓形。

分佈 生於山地灌木叢中。分佈於湖北、四川、貴州。

採製 夏秋採挖，洗淨，切片，曬乾。

成分 含小檗碱(berberine)等多種生物碱。

性能 苦，涼。清熱，利濕，消腫，解毒。

應用 治濕熱痢疾，目赤腫痛，癰腫瘡毒及風濕紅腫。用量25~40g；外用搗敷。

文獻 《大辭典》上，2594；《貴州中藥資源》，675。

5626 青風藤

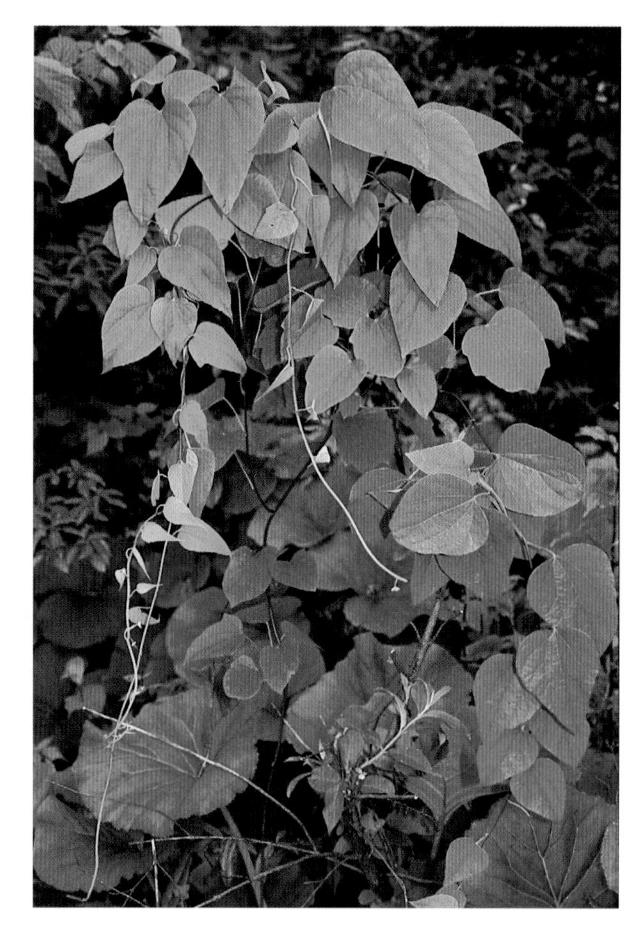

來源 防己科植物毛青藤 Sinomenium acutum (Thunb.) Rehd. et Wils. var. cinereum Rehd. et Wils. 的藤莖。

形態 多年生落葉纏繞藤本。莖圓柱形，帶木質，表面灰褐色，內面黃褐色，有放射狀的髓部。葉互生，葉片卵圓形，先端急尖或短尖，基部稍心形，全緣；花序和幼葉兩面均被毛。花小淡綠色，花序圓錐狀，核果扁球形，熟時藍黑色。

分佈 生於山地灌木叢中。分佈於雲南、四川、陝西。

採製 夏秋二季割取藤莖，切段後曬乾。

性能 苦、辛，平。祛風濕，通經絡、利小便。

應用 用於風濕痹痛，關節腫脹，麻痹瘙癢。用量6~12g。

文獻 《藥典》1995年版一部，165；《匯編》上，487頁。

5627 千金藤

來源 防己科植物千金藤 Stephania japonica (Thunb.) Miers 的根、莖。

形態 藤本，長4~5m。莖具直溝紋。葉三角狀卵形至卵形，長4~8cm，頂端鈍或微凹，基部平截至心形，全緣，掌狀脈8~10條，下面常有白粉；葉柄長3~10cm，盾狀着生。複傘形聚傘花序腋生，總梗長2~4cm，假傘梗4~8，小聚傘花序和花均近無梗；雌雄異株；雄花：萼片2~8，2輪；花瓣3~5，寬倒卵形，長約0.8mm，聚藥雄蕊；雌花：萼片3~5，1輪，帶紫色或黃綠色；花瓣3~4，(偶為2或5)，貝殼狀，肉質，長約0.6mm。核果熟時紅色，扁球形；內果皮骨質，背縫綫兩側各具一行小橫肋。

分佈 生於林緣、灌叢、山坡。分佈於河南、安徽、江蘇、湖北、江西、浙江、四川、湖南、福建、台灣。

採製 秋季採收，洗淨，曬乾。

成分 含多種生物鹼(千金藤鹼、原千金藤鹼等)。

性能 苦，寒。清熱解毒，利濕消腫，祛風止痛。

應用 用於咽喉腫痛，胃痛，牙痛，水腫，腳氣病，尿急尿痛，小便不利，風濕性關節炎，瘡癤癰腫。用量9~12g或搗敷。

文獻 《綱要》一，178，《大辭典》上，447。

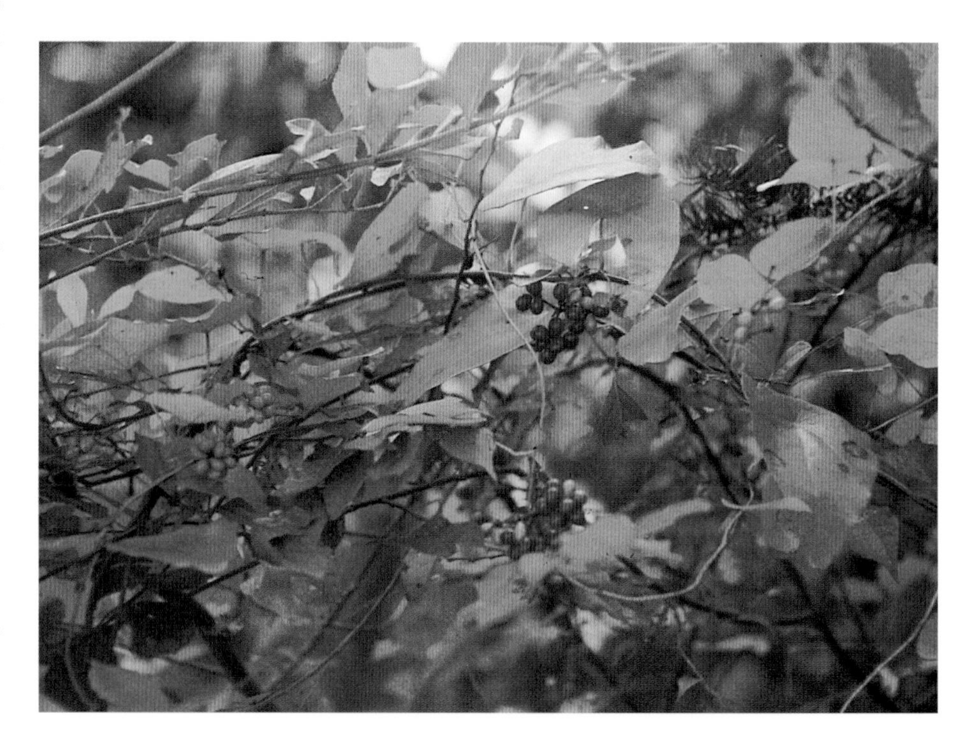

5628　蘭嶼千金藤

來源　防己科植物蘭嶼千金藤 Stephania merrillii Diels 的根狀莖及莖。

形態　藤本。莖具縱溝稜，褐色。葉互生，紙質或稍革質，廣卵形或近圓形，長、寬約6~10cm，頂端短尖，基部圓或近心形，全緣或微波狀，掌狀脈約12條；葉柄盾狀着生，長5~10cm。聚傘花序腋生或生老莖上，梗長8~12cm；花小，淡綠色，單性，雌雄異株；花萼及花瓣均4枚，花柱2歧。核果扁卵球形，長約1.2cm，徑約1cm，寬約4mm；種子圓環狀，褐色，外環具凸棘。

分佈　生於路旁、灌叢中及疏林內。分佈於台灣。

採製　夏秋採收，切段，曬乾。

成分　根狀莖含金綫吊烏龜碱、crebanine，phanostenine 等。

性能　苦，寒。解毒，消腫，止痛。

應用　用於咽喉腫痛，肺結核，百日咳，癰瘡腫毒。用量9~15g。

文獻　《原色台灣藥用植物圖鑑》(3)，73。

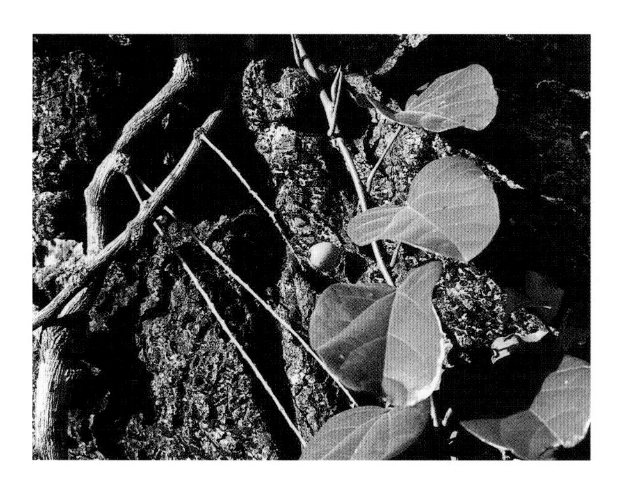

5629　大葉藤

來源　防己科植物大葉藤 Tinomiscium tonkinense Gagnep. 的藤莖。

形態　木質藤本，含乳狀汁液。嫩枝被絨毛。單葉互生，薄革質，闊卵形，鮮時折斷有膠絲相連，乾時上面有波狀皺紋，無毛或下面葉脈有微毛。雌雄異株；總狀花序簇生於無葉老枝或老莖上；花6數；花絲分離。核果長圓形，成熟時橙黃色。

分佈　生於石上林中或灌叢中。分佈於廣西、雲南。

採製　全年可採，切片曬乾。

成分　莖含甲基異蒨素-1-甲醚、香莢蘭酸、丁香酸、β-谷甾醇、1-異紫堇杷明碱 (1-isocorypalmine)。

性能　辛、微苦，微溫。活血通絡，壯筋骨。

應用　用於風濕痹痛，小兒麻痹後遺症，肥大性脊椎炎，骨折。用量10~15g；外用適量。

文獻　《廣西本草選編》下，1412；《中草藥》1985，16(5)：47。

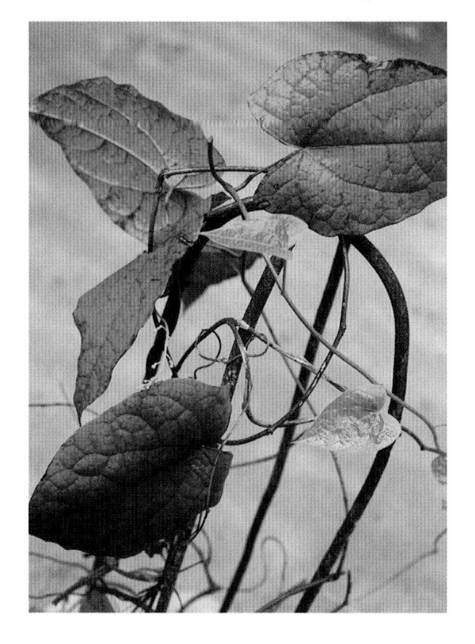

5630　金牛膽（金果欖）

來源　防己科植物金果欖 Tinospora capillipes Gagnep. 的乾燥塊根。

形態　藤本，塊狀念珠狀，堅硬，黃色；枝瘦細，有直綫紋，葉紙質，披針形或長圓狀披針形，頂端驟尖或漸尖，基部箭形或近戟形，上面稍光亮，下面掌狀脈上被短硬毛；雄狀花序總狀，有花數朵，總狀花梗纖細，數個簇生葉腋。雌花序有花數朵至10多朵。花瓣比雄花小；核果淡黃色，熟時紅色，近球形；內果皮背部散生疣狀小凸點。

分佈　常生山地疏林中或灌叢中。分佈於廣東中部至北部、中國西南部至南部、四川、貴州、雲南、湖北、湖南、廣西。

採製　秋季採挖塊根，洗淨、切片，曬乾。

成分　含掌葉防己碱 (palmatine)、黃酮甙、氨基酸、醣等。

性能　苦，寒。清熱解毒，清利咽喉，散結消腫。

應用　用於咽喉腫痛，癰疽瘡毒，泄瀉，痢疾，脘腹熱痛。用量3~9g。外用適量，研末吹喉或醋磨塗敷患處。

文獻　《藥典》1995年版一部，188；《匯編》上，535。

5631　紅花八角

來源　木蘭科植物台灣八角 Illicium arborescens Hay. 的果。

形態　喬木，高達15m。葉互生或3~5聚生於節上，多生枝端，革質，披針形或長圓披針形，長8~12cm，頂端漸尖，基部楔形，全緣；葉柄長8~17mm。花腋生或近頂生，淡紅色，花被片14~21，數輪，覆瓦狀排列，有腺點，外輪較小，有緣毛，其餘的較大，卵圓形，長8~12mm；雄蕊39~41，3輪；心皮10~16，有香味，內有1種子。蓇葖果木質，徑約3~4cm；種子黃褐色。

分佈　生於林中。產於台灣。

採製　果實成熟時採集，曬乾。

性能　芳香健胃劑。

文獻　《藥用植物學》，241。

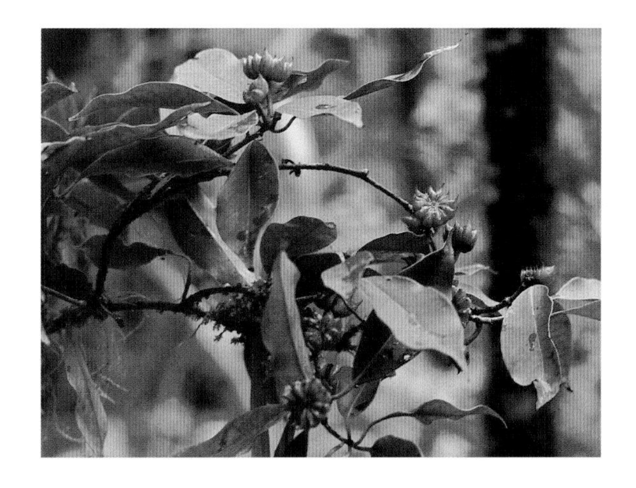

5632　紅骨蛇

來源　木蘭科植物紅骨蛇 Kadsura japonica Dunal 的根、藤。

形態　藤本，長達4m。莖具厚栓皮層。葉互生，薄革質，長橢圓形或長卵形，長6~11cm，寬2.5~5.5cm，頂端鈍至短漸尖，基部寬楔形，邊具疏平鋸齒或全緣，側脈每邊4~8條，下面淡綠而常帶紫色；葉柄長約1cm，基部有托葉。花單性，雌雄異株，腋生，下垂，徑約1.5cm；花被片9~15，黃色，最外層的退化，苞片狀；雄花雄蕊多數，藥隔廣闊；雌花心皮40~50，頭狀。聚合果近球形，徑約3.5cm；漿果球形，肉質，熟時淡紫色或褐紅色，頂端不增厚；種子腎形。

分佈　生於灌叢中。分佈於台灣。

採製　全年可採，曬乾。

性能　辛、澀、苦，平。解熱，止渴，鎮痙，鎮痛，散風，舒筋，涼血，止痢，消腫。

應用　用於頭痛，頭風，手足拘攣麻木，肺癰，胃熱，絞腸痧，腹痛，上吐下瀉，諸腫毒，高血壓，勞傷，感冒，牙病，慢性糖尿病。用量20~110g。

文獻　《台灣植物藥材誌》二，9。

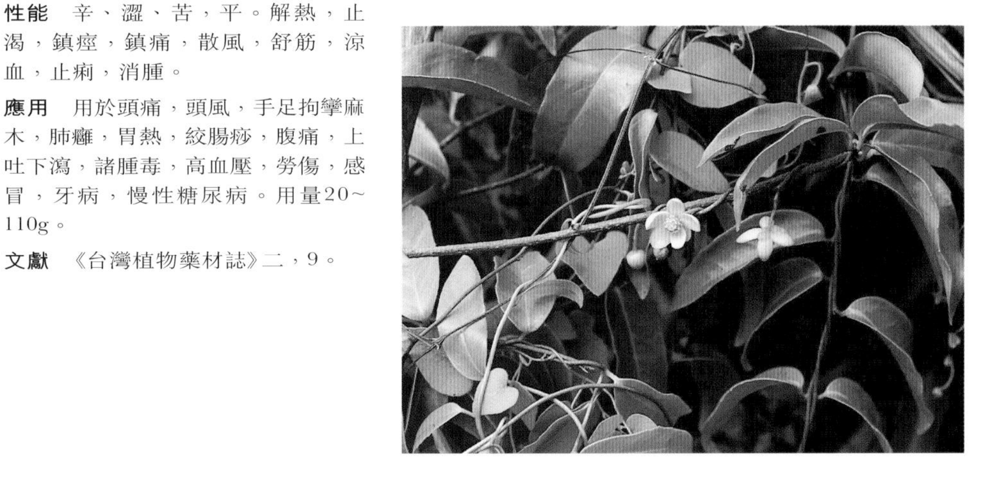

5633　南五味子根

來源　木蘭科植物南五味子 Kadsura longipedunculata Fin. et Gagn. 的根。

形態　木質藤本。鮮根斷面紅色，氣香。單葉互生，長圓狀披針形，邊緣有疏齒。雌雄異株，花單生於葉腋；花被片8~17；雄蕊多數，雄蕊柱球形，頂端無附屬物；花梗長0.7~4.5cm；雌花的心皮多數，花梗長1.5~15cm。聚合果近球形，直徑1.5~3.5cm。

分佈　生於山地林中溪旁或灌叢中。分佈於東南至西南部。

採製　秋季採，曬乾。

成分　果實含揮發油、有機酸、蛋白質、脂肪油、黏液質、果膠。

性能　辛，溫。祛風活血，理氣止痛。

應用　用於胃、十二指腸潰瘍，痛經，腹痛，腎虛小便頻數，風濕骨痛，跌打損傷，骨折。用量10~15g；外用適量。

文獻　《中國藥典》77版，396；《廣西民族藥簡編》，23；《大辭典》上，2009。

附註　果實有補肝腎的功效。

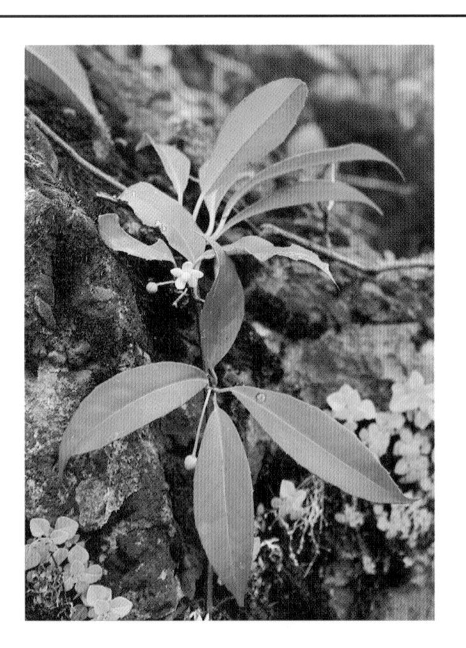

5634 烏心石

來源 木蘭科植物台灣白蘭花 Michelia formosana (Kaneh.) Mas. 的心材。

形態 喬木，高達17m。樹皮灰褐色，平滑。芽、幼枝、嫩葉密生鏽褐色絹毛。葉互生，革質，披針形或倒披針狀橢圓形，長6~11cm，頂端急尖或漸尖，基部楔形，全緣，下面有絹毛，漸脫落。花單生葉腋，淡黃白色；花梗粗短；花被片12，長橢圓形，長約18mm，螺旋狀排列；雄蕊多數，藥室內向開裂；雌蕊有柄，密生鏽褐色絹毛。聚合果成疏鬆的穗狀，長3~5cm；蓇葖近球形，頂端圓鈍或有短尖頭；種子2~4，紅色。

分佈 生於闊葉林中。產於台灣。

採製 四季可採，曬乾。

成分 含烏心石素 (ushinshunine) 。

應用 有抗菌作用。

文獻 《藥用植物學》，245。

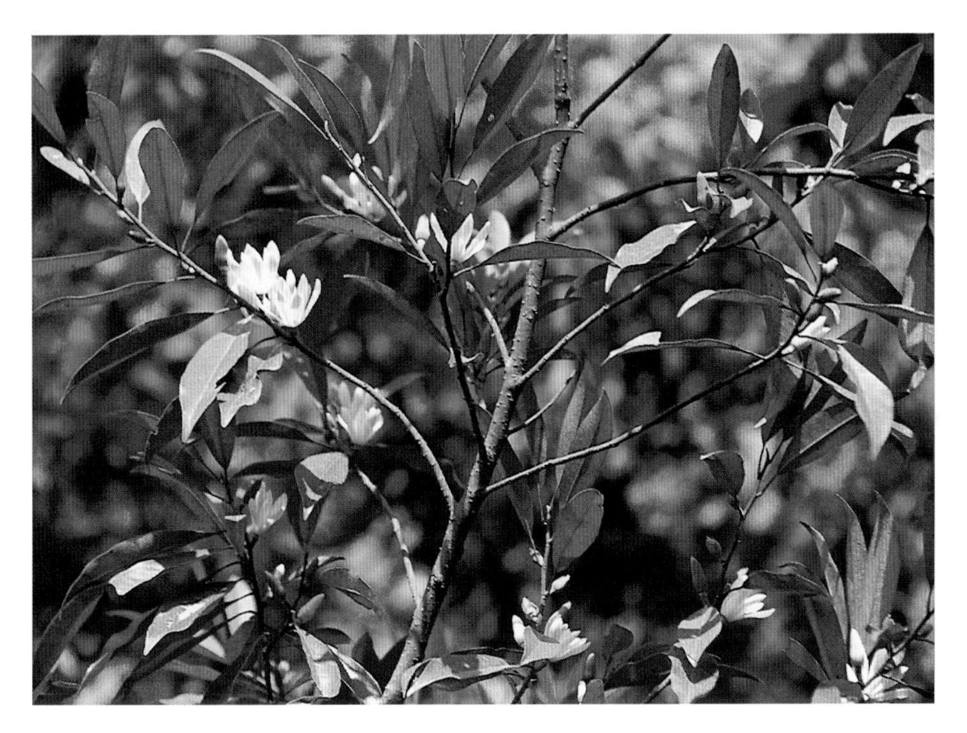

5635 阿里山南五味

來源 木蘭科植物阿里山五味子 Schizandra arisanensis Hay. 的果實及莖。

形態 木質藤本，全株無毛，小枝灰褐色。葉長圓狀卵形或橢圓形，長4~10.5cm，寬1.5~5.5cm，頂端窄漸尖，基部楔形，邊緣有疏鋸齒，乾時上面褐色，下面帶灰色；柄長8~15mm。花單性，雌雄異株，單生於葉腋，花梗長2~5cm；雄花花被片6~7，排成2~3輪，寬橢圓形或倒卵形，大的長約1cm，黃綠色並具黃色腺點；雄蕊羣近球形，藥室基部鄰接；雌花雌蕊羣橢圓形，心皮約60，倒卵形或橢圓形。聚合果長約10cm，穗狀；小漿果近球形，徑約8mm；種子腎球形，種皮上有小瘤狀凸起。

分佈 生於山地林間。分佈於台灣。

採製 8~10月採果實，四季採莖，曬乾。

應用 果實在台灣作北五味子入藥，莖舒筋活血。用量9~15g。

文獻 《藥用植物學》，245。

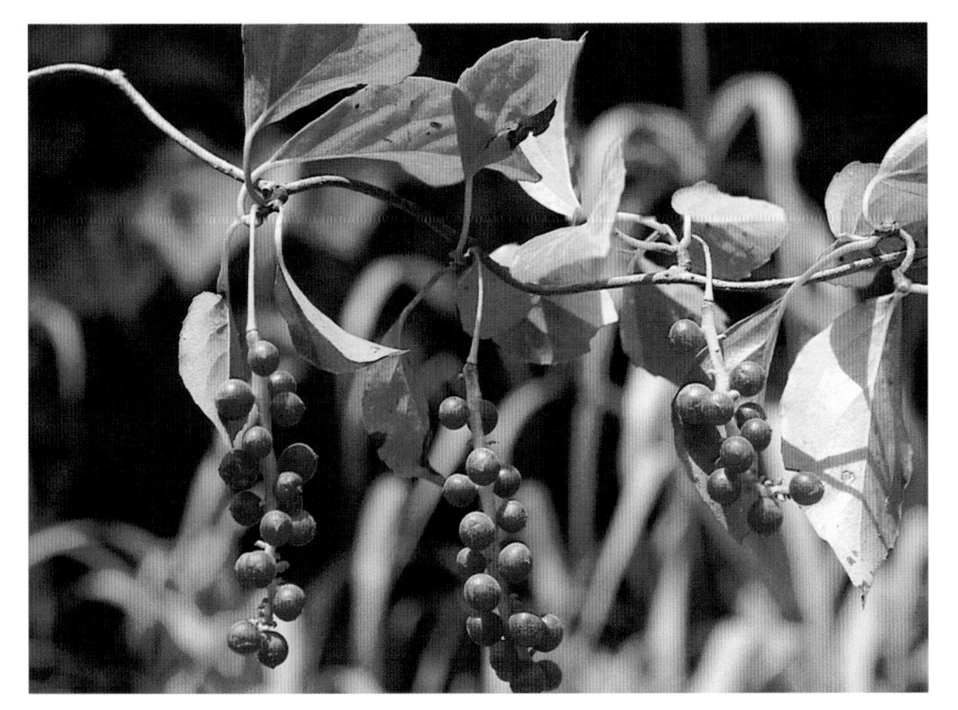

5636 牛心梨

來源 番荔枝科植物牛心梨 Annona reticulata Linn. 的樹皮。

形態 小喬木，高3~5m。葉互生，長卵狀橢圓形或長圓狀披針形，長10~20cm，寬3~5cm，頂端銳尖，基部楔形，全緣，兩面均綠色，無毛或背面中脈兩側有柔毛；葉柄長1~1.5cm。花2~10朵簇生，具總花梗，與葉對生或頂生，花梗有節；萼片3，小；花瓣6，2輪，外輪3片肉質，長卵形，綠色，內輪3片極小，鱗片狀，帶橙紅色；雄蕊多數；心皮多數，成熟時連合成一整體，不分開。漿果牛心狀，常有腺點；種子褐色。

分佈 原產美洲熱帶。福建、台灣、廣東、廣西、雲南等均有栽培。

採製 全年可採，曬乾。

成分 樹皮含番荔枝碱 (anonaine) 及牛心果碱 (reticuline) 、鞣質。根皮含牛心果碱、氰甙。果實含蛋白質、脂肪、糖類。

性能 澀，平。收斂，驅蟲。

應用 用於腹瀉，痢疾。用量0.1~0.15g。

文獻 《新華本草綱要》一，70。《台灣藥用植物誌》上，167。

附註 本種的果實可食，為熱帶地區著名水果。果實、種子、葉、根均可藥用。

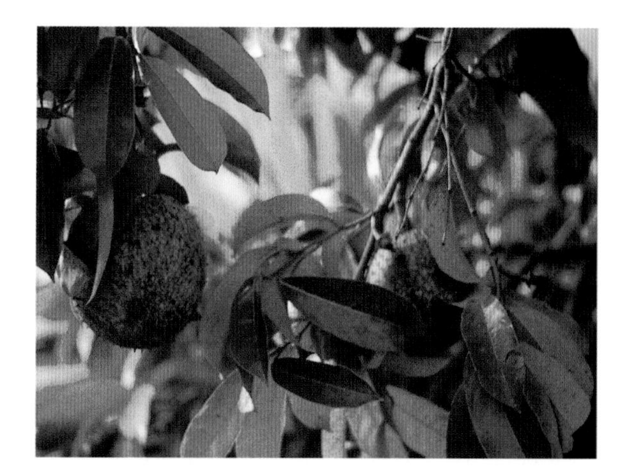

5637 香水樹

來源 番荔枝科植物依蘭 Cananga odorata Hook. f. et Thoms. 的花。

形態 常綠喬木，高達20m以上。樹皮灰色；小枝有皮孔。葉互生，卵狀長圓形，長10~23cm，頂端漸尖至急尖，基部圓，全緣，下面脈上有毛；葉柄長1~1.5cm。花大，單生或2~5朵叢生於葉腋內或腋外的總花梗上；黃綠色，濃香，倒垂；苞片鱗狀；萼片3，卵圓形，外反，被毛；花瓣6，2輪，綫形或綫狀披針形，長4~8cm，寬6~16mm；雄蕊多數，綫狀倒披針形，藥隔頂端急尖，被短柔毛；心皮10~12，柱頭羽裂。漿果卵形或近球形，黑色，徑約1cm。

分佈 栽培。分佈於四川、雲南、廣西、廣東、福建、台灣。

採製 4~8月採收，鮮用或曬乾。

成分 含精油1.5%，為重要香料。

性能 止瘧，鎮痛，平喘。

應用 用於瘧疾，哮喘，頭痛，眼炎，痛風。用量1~3g。

文獻 《新華本草綱要》一，71，《藥用植物學》，246。

附註 樹皮、根治瘧疾，頭皮屑。葉搽癬。種子治間歇熱。

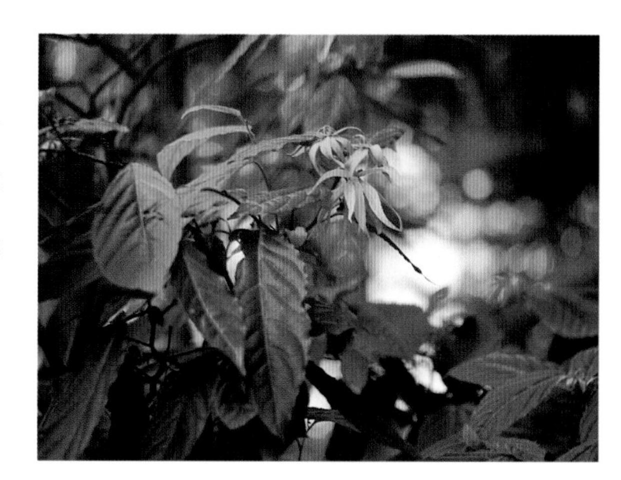

5638 蘭嶼肉豆蔻

來源 肉豆蔻科植物台灣肉豆蔻 Myristica cagayanensis Merr. 的假種皮與種仁。

形態 常綠喬木，高約20m。葉互生，堅紙質至近革質，長橢圓形，長15~25cm，全緣，乾時褐色；側脈16~25對，上面下陷，下面隆起；葉柄長1.6~3cm。雌雄異株；假傘形花序腋生；苞片早落，小苞片貼生於花被，宿存；花鐘狀，花被裂片3，三角狀卵形；雄蕊花絲合生成雄蕊柱，花藥長，全部貼生於雄蕊柱；子房1室，無花柱，柱頭合生成淺槽。果卵狀橢圓形，長約5cm，徑約3cm；果皮肥厚，肉質，脆殼質，熟時橘紅色，微被棕色柔毛；果序粗壯；種子1，具紅色條裂假種皮。

分佈 生於低海拔原始林中。分佈於台灣。

採製 12月至翌年1月採收，曬乾。

成分 含油29.7%，內含硬脂酸26.7%、肉豆蔻酸等。

應用 為芳香健胃劑，亦可作調味劑。

文獻 《新華本草綱要》二，63。

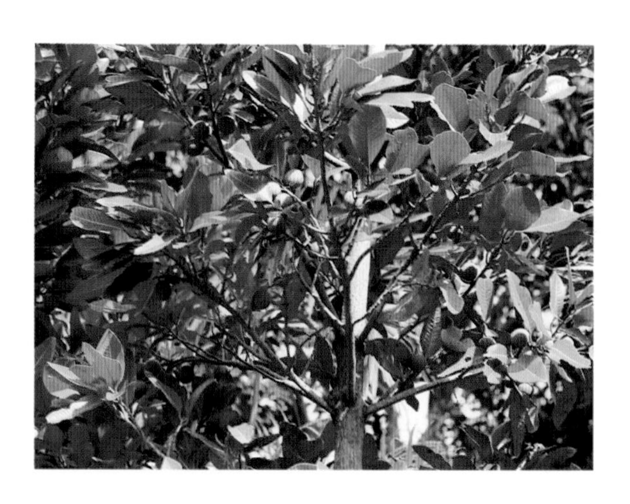

5639 內冬子

來源 樟科植物台灣香葉樹 Lindera akoensis Hay. 的葉。

形態 常綠灌木或小喬木。樹皮深褐色；小枝嫩時密被毛，漸脫落。葉互生，革質，卵形、長橢圓形或倒卵形，長3~5cm，下面疏被短柔毛，羽狀脈，每邊4~5條，網脈成小格狀；葉柄長3~5cm。傘形花序腋生，無總梗，每花序有花5~6朵；花單性；雄花：花被片6，卵形，長約1.5mm，基部合生成長約1mm的倒錐形花被管，密被毛；雄蕊9，第三輪的基部以上具2個多角凸寬腎形腺體，退化雌蕊長約1.2mm；雌花較雄花略小，花被片三角形；子房卵形，柱頭盤狀；退化雄蕊9，條形。果近圓形，熟時紅色。

分佈 生於闊葉林中。分佈於台灣。

採製 四季可採，曬乾。

性能 解毒，止血。

應用 治創傷。用量9~15g。

文獻 《藥用植物學》，252。

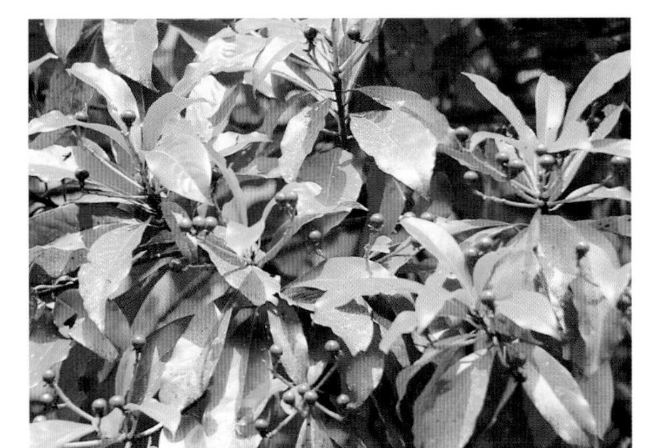

5640 大葉楠

來源 樟科植物大葉楠 Machilus kusanoi Hay. [Persea kusanoi (Hay.) H. L. Li] 的木材及根。

形態 喬木，徑可達1m。樹皮灰褐色；枝粗壯，紫灰色，嫩枝具疤痕環。葉互生，長卵狀卵形、長橢圓形至倒披針形，革質，長12~22cm，羽狀脈，側脈每邊7~11條，中脈上面凹陷，下面明顯凸起；葉柄紫黑色，長2~5cm。聚傘狀圓錐花序生於新枝下端，長達15cm，中部分枝，分枝長4~20mm；花梗長5~6mm；花白色，徑約7mm，花被片6，2輪，內面有小柔毛，頂端鈍；能育雄蕊9，內向，花絲基部有髯毛，第三輪花絲基部具有近箭頭狀三角形腺體；子房球形，花柱比子房長1倍。果球形，肉質，徑10~12mm，花被片花後增大。

分佈 生於闊葉林中。分佈於台灣。

採製 四季可採挖，曬乾。

應用 用於霍亂心腹脹痛。用量3~20g。

文獻 《藥用植物學》，255。

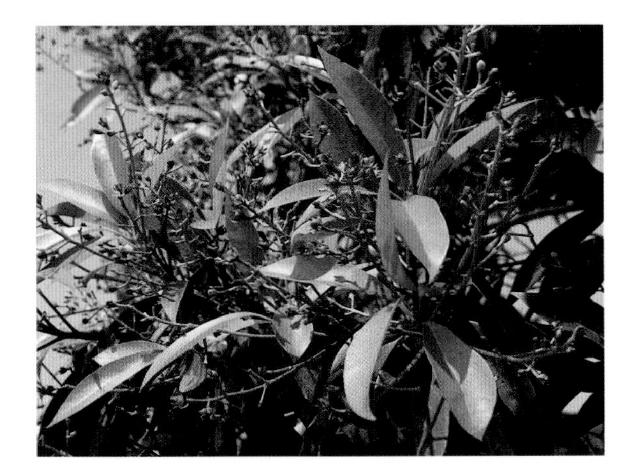

5641 紅楠皮

來源 樟科植物紅楠 Persea thunbergii (Sieb. et Zucc.) Kosterm. 的樹皮及根皮。

形態 喬木，高達16m。樹皮初灰白色，漸變灰棕色。葉互生，革質，倒卵形或橢圓形，長6~10cm，頂端鈍尖或尾尖，基部楔形，全緣，上面深綠色，有光澤，下面帶綠蒼白色，側脈約10對；葉柄長1~2cm。圓錐花序頂生或腋生，具長總花梗；總苞片卵形，淡紅色；花被片6，狹矩圓形，長5~7mm；能育雄蕊9，花藥4室，第3輪雄蕊的花藥外向瓣裂。漿果球形，徑約10mm，熟時藍黑色，基部具宿存外曲的花被片。

分佈 生於林中。分佈於山東、江蘇、浙江、安徽、福建、台灣、江西、湖南、廣東、廣西。

採製 全年可採，曬乾。

成分 樹皮含鞣質、樹脂、橡膠、黏液汁。根含dl-N-降杏黃罌粟鹼及牛心果鹼。心材含廿四烷酸、槲皮素、dl-兒茶精等。

性能 舒筋活血，消腫止痛。

應用 用於扭挫傷，吐瀉不止，轉筋，腳腫。用量9~15g；外用適量。

文獻 《新華本草綱要》一，91；《大辭典》上，2041。

5642 蓮葉桐

來源 蓮葉桐科植物蓮葉桐 Hernandia sonora L. 的種子、樹皮及葉。

形態 常綠喬木；樹皮光滑。單葉互生，紙質，心狀圓形，長20~40cm，脈3~7條；葉柄盾狀着生，幾與葉片等長。聚傘花序或圓錐花序腋生，每個聚傘花序具苞片4；花梗被絨毛。花單性同株，花序兩側為雄花，具短柄，花被片6，2輪；雄蕊3，基部具2腺體，花藥2室，內向側瓣裂；中央為雌花，無梗，花被片8，2輪，基部具盃狀總苞；子房下位，花柱短，柱頭膨大，不規則齒裂；不育雄蕊4。果球形，為一膨大總苞包被，肉質，具肋狀凸起，徑3~4cm；種子堅硬。

分佈 生於海灘上。分佈於台灣。

採製 四季採葉剝皮，春夏採種子，曬乾。

成分 含木脂素和生物鹹類。

性能 瀉下，抗癌。

應用 用作瀉劑，亦用於癌症，神經系統及心血管系統疾病。

文獻 《新華本草綱要》一，94；《藥用植物學》，255。

附註 根可解魚、蟹毒；樹幹基部心材治吐血。

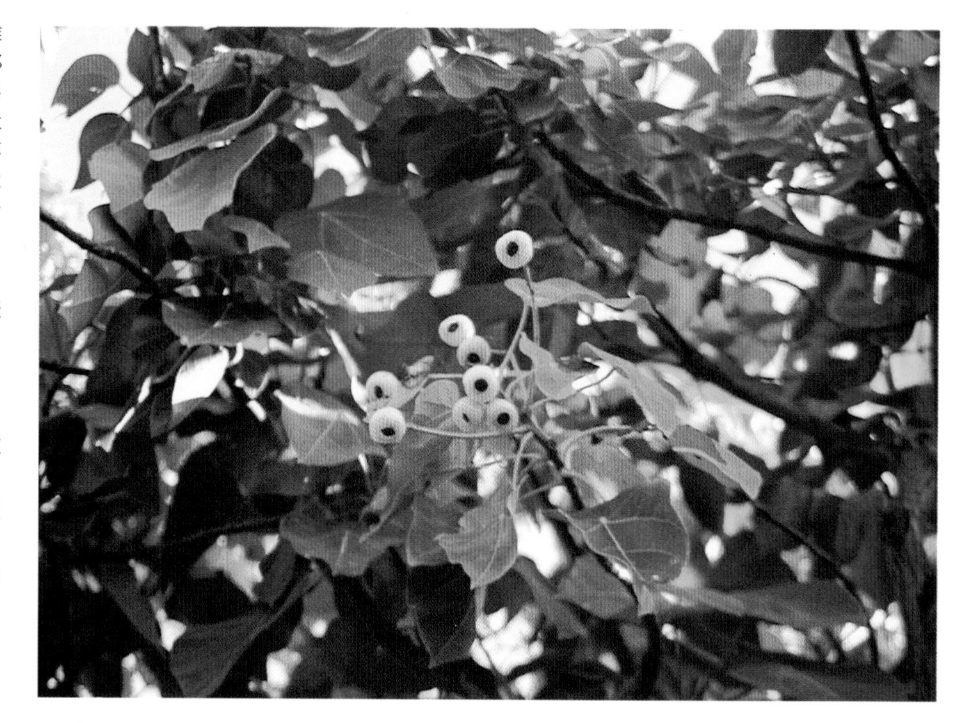

5643 夏天無

來源 罌粟科植物伏生紫堇 Corydalis decumbens (Thunb.) Pers. 的乾燥塊莖。

形態 多年生草本。塊莖近球形，直徑達6mm，表面黑色。莖細弱，叢生，不分枝。基生葉具長柄，葉片三角形，2回3出全裂，小裂片倒披針形。總狀花序頂生；花淡紫紅色，筒狀唇形，上面花瓣長，瓣片近圓形，一端成距；雄蕊6，成兩體。蒴果綫形；種子細小。

分佈 生於丘陵、山坡潮濕草叢及水溝邊。分佈於湖南、福建、台灣、浙江、江蘇、安徽、江西。

採製 春至初夏採塊莖，曬乾或鮮用。

成分 塊莖含延胡索乙素 (Tetrahydropalmatine)、原阿片碱 (Protopine) 等多種生物碱。

性能 降壓鎮痙，行氣止痛，活血祛瘀。

應用 用於高血壓，偏癱，風濕性關節炎，坐骨神經痛，小兒麻痹後遺症。用量4.5~15g。

文獻 《藥典圖集》，305；《大辭典 下，3750。

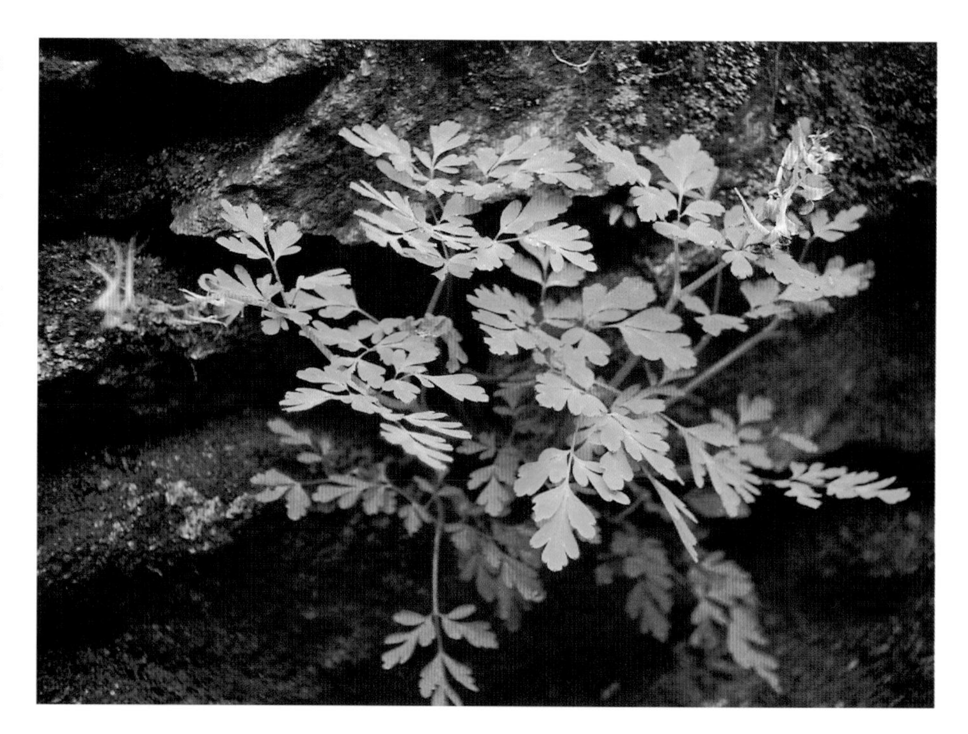

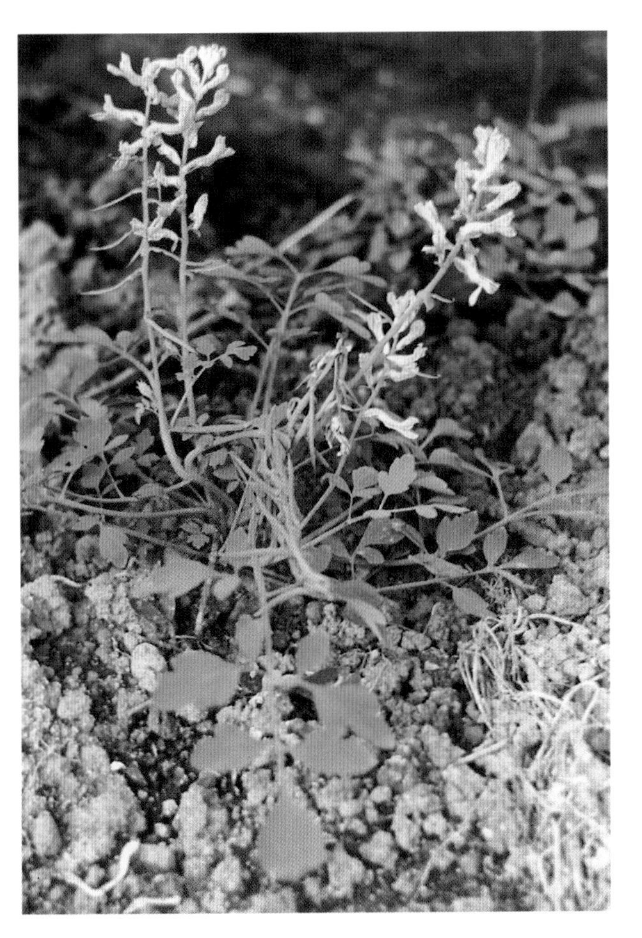

5644 岩黃連

來源 罌粟科植物石生黃堇 *Corydalis saxicola* Bunting 的根。

形態 草本，高10~40cm。主根圓柱狀，黃色。莖萎軟或近匍匐。葉互生，2回羽狀分裂，裂片菱形或卵形，頂端具粗圓齒。花黃色，為總狀花序；萼片2；花瓣4，其中之一的基部有距；雄蕊6，合生成2束。蒴果圓柱狀鐮形彎曲。種子有附屬體。

分佈 生於石灰岩山地石縫中。分佈於西南及廣西、湖北、甘肅。

採製 秋季採，切段，曬乾。

成分 根含脫氫卡維丁（dehydrocavidine）、小檗鹼、原阿片鹼等。

性能 苦，涼。清熱利濕，散瘀消腫。

應用 用於肝炎，肝硬化，肝癌，瘡癤腫毒，火眼，痔瘡出血，紅痢，急性腹痛。用量3~15g；外用適量。

文獻 《廣西中藥材標準1990年版》，65、229；《大辭典》上，2790。

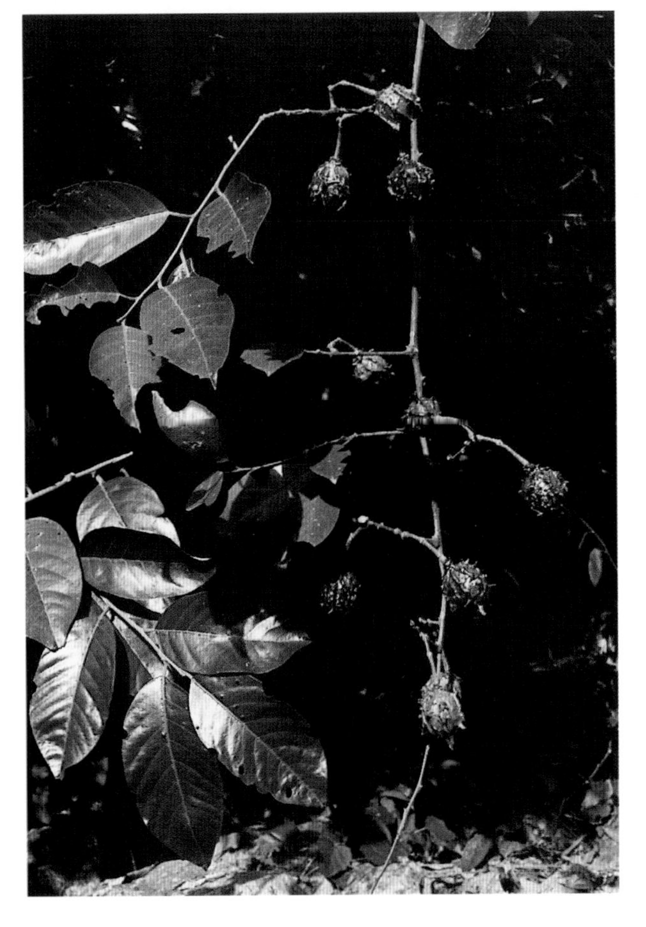

5645 馬檳榔

來源 白花菜科植物馬檳榔 *Capparis masaikai* Levl. 的成熟種子、根。

形態 攀援狀灌木。嫩枝密被短柔毛。單葉互生，橢圓形，下面密被短柔毛，老葉變無毛；葉柄基部有銳刺2枚。花4數；雄蕊多數；雌蕊柄長2~3cm。果近球形，表面有4~8條縱向雞冠狀肋棱，頂端有長喙，成熟時紫紅色。種子腎形。

分佈 生於山谷山坡灌叢中。分佈於廣西、貴州、雲南。

採製 秋季採收成熟果實，取出種子，乾燥。根全年可採，切片，曬乾。

成分 種子含馬檳榔甜蛋白（mabinlin）等。

性能 苦、甘，寒。清熱解毒。

應用 種子用於熱病煩渴，咽喉腫痛，瘡瘍腫毒。根用於黃疸型肝炎。種子3~10g，細嚼後冷開水送服；根15~30g，與雞肉煲服。

文獻 《藥典》1977年版，73；《廣西民族藥簡編》，50；《雲南植物研究》1985，7（1）：1。

附註 《本草綱目》記載，本品有催產及避孕功效。

5646 辣根

來源 十字花科植物辣根 Armoracia rusticana (Lam.) Gaertn., B. mey. et Scherb. 的根。

形態 多年生草本，高50~150cm。根肉質肥大。莖直立，上部多分枝。基生葉葉片長圓形或長圓狀卵形，莖下部及中部葉片羽狀淺裂、中裂、深裂至全裂，莖上部葉較小，葉片不分裂。總狀花序頂生和腋生，花多數。短角果橢圓形，果瓣隆起。

分佈 原產歐洲。浙江、江蘇、河北、遼寧、吉林、黑龍江均有栽培。

採製 春季採挖，去雜質，陰乾。

成分 含揮發油及芥子油。

性能 辛，熱。溫中健胃，祛風。

應用 用於消化不良。外用為引赤藥。浸酒外擦治關節痛。

文獻 《中國藥用植物誌》九，6；《浙江植物誌》三，35。

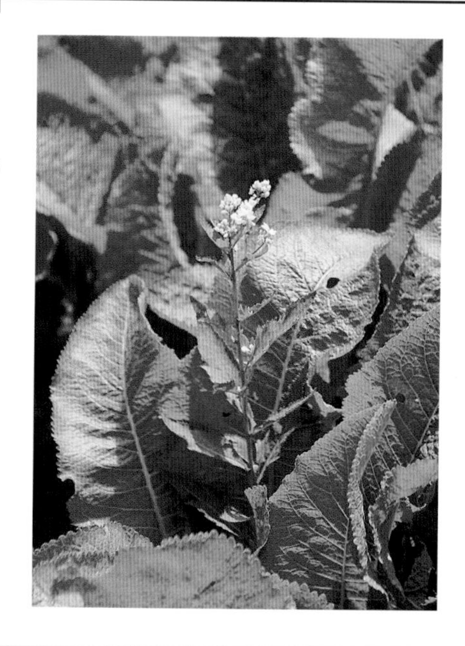

5647 山葵

來源 十字花科植物山萮菜 Wasabia japonica (Miq.) Matsumura 的根莖。

形態 草本，高15~35cm。根莖粗肥，圓錐狀，密集明顯的根痕，鬚根多數。基生葉數片叢生，心形，長寬均8~10cm，頂端圓形，邊緣波狀或具不規則小鋸齒；葉柄甚長；莖生葉互生，具柄，葉片廣卵形或心形，長2~4cm，頂端銳尖。總狀花序頂生；花小，白色；萼片4，橢圓形，長約4mm；花瓣4，長橢圓形，十字狀排列，長約6cm；雄蕊4強；雌蕊1，花柱細長。長角果略彎曲，長約17cm；種子橢圓形。

分佈 原產日本，台灣有栽培。

採製 春季採挖，切片，曬乾或鮮用。

成分 全草含黑芥子甙。

性能 促進食慾，殺菌，防腐，鎮痛。

應用 用於神經痛，關節炎，魚鳥肉中毒。外用適量貼敷或搗汁服。

文獻 《藥用植物學》，291；《高山藥用植物》，59。

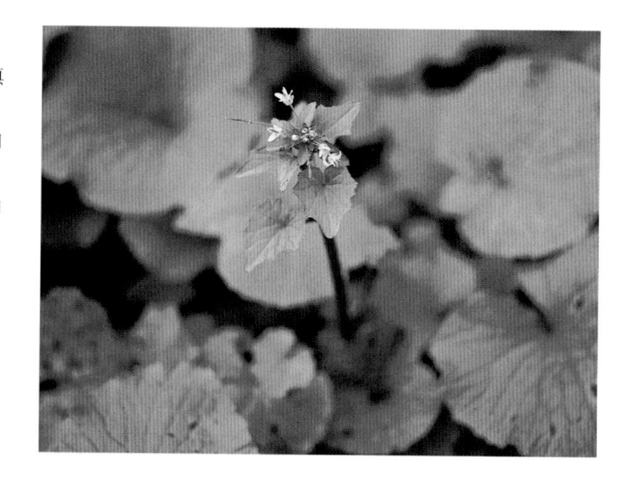

5648 台灣景天

來源 景天科植物台灣景天 Sedum formosanum N. E. Br. 的全草。

形態 草本，高12~30cm。花莖分枝，稍粗壯，弧曲。葉互生或少數為3葉輪生，頂端圓鈍，基部有距，全緣。聚傘花序頂生，大型，有多數2叉或3叉的分枝；花無柄；萼片5，匙形，長3~5mm，圓鈍，基部有距；花瓣5，黃色，披針狀矩圓形，長5~6mm，基部合生；雄蕊10，較花瓣短；鱗片近四方形，長約1mm，頂端微缺；心皮5，下半部合生。蓇葖果；種子多數。

分佈 生於陰濕地的石上。分佈於台灣、廣東、廣西。

採製 全年可採，鮮用或曬乾。

性能 清熱解毒，消炎。

應用 用於疔瘡癰腫，糖尿病，神經病。用量15~40g；外用適量。

文獻 《廣東藥用植物手冊》，126；《台灣植物藥材誌》三，30。

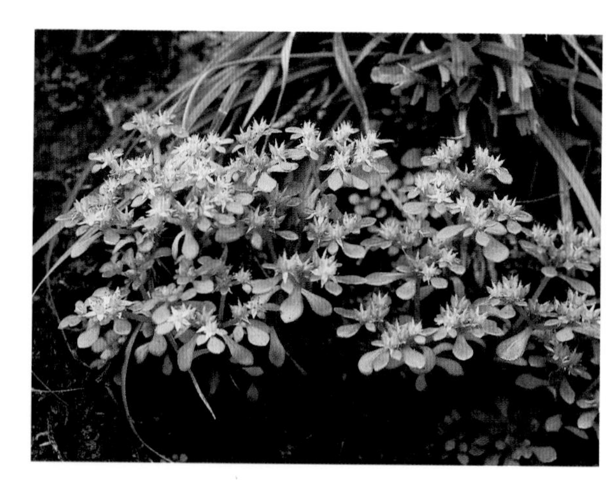

5649 玉山景天

來源 景天科植物玉山景天 Sedum morrisonense Hay. 的葉。

形態 草本，全株無毛，高5~8.5cm。莖下部木質化，多匍匐，上部莖及葉帶紅色。葉互生，覆瓦狀排列，肉質，長圓狀披針形，長5~6mm，全緣；無柄。聚傘花序頂生，花多數，排列緊密；萼片5，狹矩圓形，長為花瓣的1/2；花瓣5，黃色，長約3mm，長橢圓形；雄蕊10，與花瓣近等長；心皮5，基部合生，果時開展。蓇葖果橢圓形。

分佈 生於乾燥的山地石縫中。分佈於台灣。

採製 四季可採，鮮用。

應用 用於創傷。適量搗敷患處。

文獻 《台灣藥用植物誌》上，203。

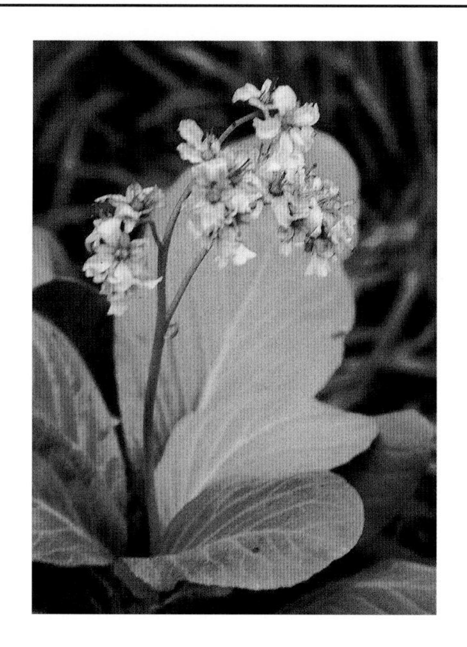

5650 峨嵋崖白菜

來源 虎耳草科植物峨嵋崖白菜 Bergenia emeiensis C. Y. Wu 的全草。

形態 多年生草本，高20~30cm。根莖橫生，粗壯。葉基生，肉質，長橢圓形或倒卵形，長7~16cm，先端鈍圓，基部楔形；葉柄長2~8cm，基部擴大呈鞘狀，鞘緣具長毛。蝎尾狀聚傘花序腋生，花序軸及花梗具短腺毛；花萼鐘狀，5裂，具毛；花瓣5，白色帶淡紫紅色，寬倒卵形，基部爪狀，深紅色；雄蕊10，花絲紫紅色；心皮2，離生，花柱細長。蒴果2裂；種子多數。

分佈 生於陰濕崖壁及坡地。分佈於四川峨嵋山、青城山。

採製 秋季採挖，洗淨，曬乾。

性能 微苦、澀，涼。止咳，止瀉。

應用 用於肺癆咳嗽，吐血，痢疾腹瀉。用量10~20g。

文獻 《川藥校刊》1989：2，17。

5651 台灣溲疏

來源 虎耳草科植物台灣溲疏 Deutzia taiwanensis (Maxim.) Schneid. (D. pulchra Vidal) 的根。

形態 灌木。小枝被星狀毛。葉卵狀長圓形或卵狀披針形，長5~12cm，頂端漸尖，基部寬楔形至近心形，邊全緣或具疏齒，兩面疏被星狀毛；葉柄長3~10mm。圓錐花序頂生，長約15cm；萼筒短三角形，萼片5；花瓣白色，直立，長圓形，長約1cm；雄蕊10~12，長短互生，花絲裂齒呈V形；花柱3~5，子房下位；花梗、萼片及花瓣均密被星狀毛。蒴果近球形，徑約3.5mm，頂部平截。

分佈 生於平原至高山林中。分佈於台灣。

採製 四季可挖採，洗淨，曬乾。

性能 解熱，止瘧。

應用 用於瘧疾。用量3~10g。

文獻 《藥用植物學》，297。

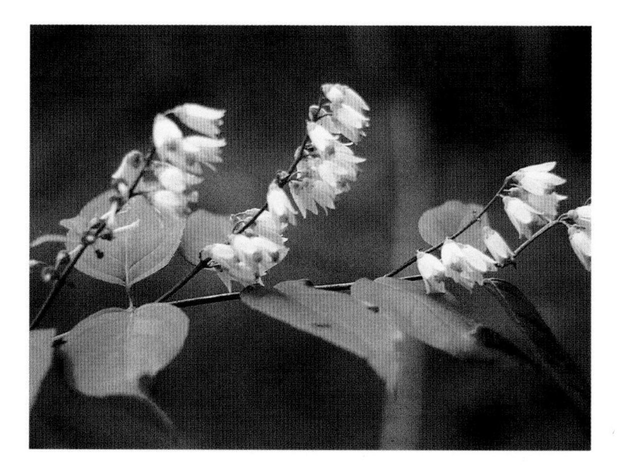

5652 華八仙

來源 虎耳草科植物中國繡球 Hydrangea chinensis Maxim. 的枝葉。

形態 灌木。小枝、葉柄、花序初時常有伏毛。葉對生，紙質，狹橢圓形至矩圓形，長7~16cm，頂端長漸尖，基部楔形，全緣或中部以上有稀齒；葉柄長5~12mm。聚傘花序成傘形花序式，頂生，無總花梗，有數對小分枝，略有伏毛；放射花缺或存在，萼瓣4~5，卵形至近圓形，常不等大，最大的1枚長1.5~2.5cm，沿脈有疏短毛；孕性花白色；花萼常5裂，無毛；花瓣5，離生，擴展；雄蕊10；花柱3~4。蒴果卵球形，約一半至3/4凸出於萼筒上；種子無翅。

分佈 生於溪邊或林下。分佈於雲南、貴州、安徽、江蘇、湖南、江西、福建、台灣、廣西、廣東。

採製 全年採枝幹，夏季採葉，曬乾。

性能 清熱，抗瘧。

應用 用於瘧疾。用量9~12g。

文獻 《藥用植物學》，297；《台灣藥用植物誌》上，205。

附註 根祛風，解熱，消腫，截瘧，利尿；用於淋病，頭痛，瘧疾，腹脹。外用搽皮膚癢。

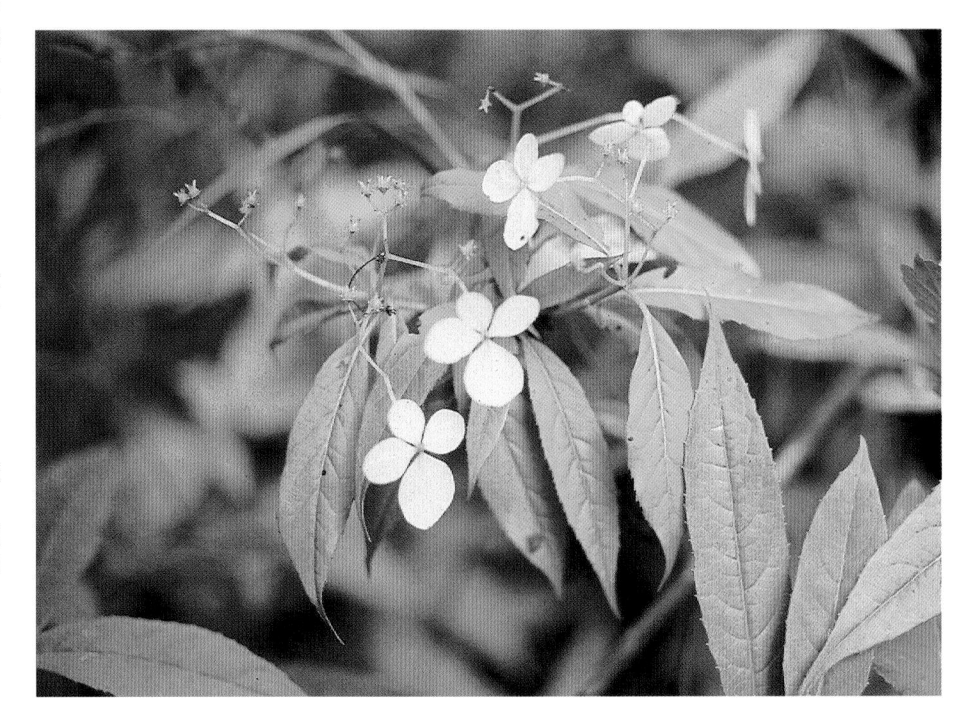

5653 傘形繡球

來源 虎耳草科植物傘形繡球 Hydrangea umbellata Rehd. 的根。

形態 落葉灌木，高約1m。幼枝帶紫色，幼時被蜷曲毛，老時樹皮光滑，裂成薄片。單葉對生，薄膜質，披針形、長圓披針形或倒卵形，邊緣除基部外有牙狀鋸齒，葉柄被蜷曲毛。傘形花序，花兩性，多數，花瓣倒卵狀長圓形，黃色。蒴果圓形。

分佈 生於山坡溪溝邊及林緣。分佈於浙江、安徽、福建、江西、湖北、湖南、廣西。

採製 全年可採，浸於水中，擦去細根、糙皮，曬乾或切片曬乾。

成分 含常山鹼甲、乙、丙等生物鹼。

性能 辛、酸，涼。消食積，解熱毒，抗瘧。

應用 用於瘧疾，腸中積熱，胸腹脹滿，皮膚癬癩。用量9~15g。外用適量。

文獻 《大辭典》上，96；《匯編》下，27。

附註 本植物葉（稱為甜茶）亦入藥。

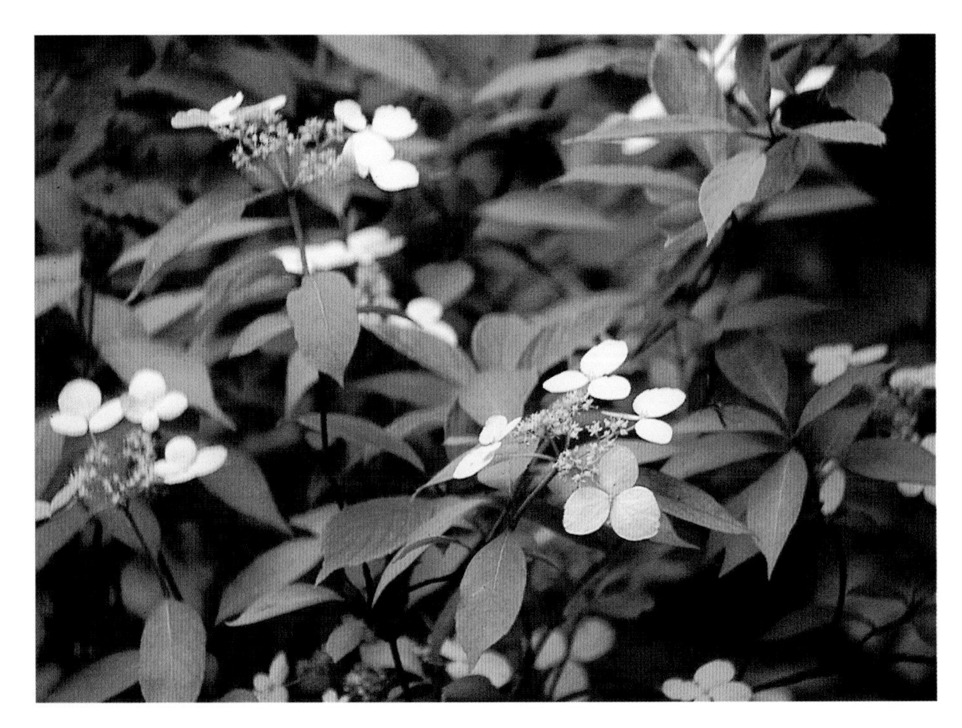

5654 流蘇虎耳草

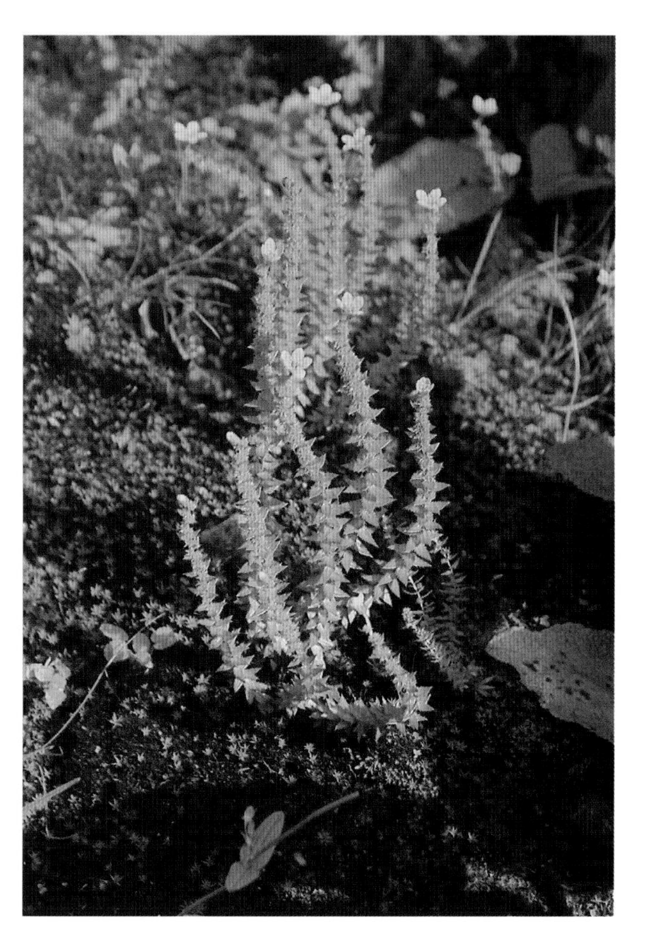

來源 虎耳草科植物流蘇虎耳草 Saxifraga brachypoda D. Don var. fimbriata (Wall.) Engl. et Irm. 的全草。

形態 草本，高8~25cm。莖叢生，無毛或疏被短腺毛，不分枝。葉互生，上部的腋內有芽，下部葉較小，花期多枯萎，中部以上葉無柄，披針形或三角狀披針形，長0.8~1.2cm，寬2~4.5 (~6) mm，頂端銳尖，基部近心形，全緣，具刺狀睫毛。花單朵頂生；萼片5，直立，三角形，長約5mm；花瓣5，黃色，狹橢圓形，長約6mm，頂端鈍圓；雄蕊10；心皮2。

分佈 生於高山石岩上或草坡。分佈於西藏、雲南、四川。

採製 8~9月採收，曬乾。

性能 苦，寒。清熱利濕。

應用 用於肝炎，膽囊炎，尿道、膀胱結石，腸胃炎。用量6~12g。

文獻 《高原中草藥治療手冊》，365。

5655 台灣海桐

來源 海桐科植物台灣海桐 Pittosporum formosanum Hayata 的根、葉及樹皮。

形態 小喬木或灌木。樹皮帶綠白色，具明顯皮孔，小枝具茶褐色柔毛，葉互生，卵形或長橢圓形，頂端銳尖，基部楔形，全緣或波狀緣，長6~9cm，寬2~3cm；葉柄長約1cm。圓錐花序頂生，長5~6cm，具棕褐色柔毛；花小，密集，徑約5mm；萼片5，卵形，離生；花瓣5，長圓狀綫形，頂端平截；雄蕊5；子房上位。蒴果球形，徑約8mm，頂端微凸，成熟時分為2片；種子5~6粒，徑約3mm，具稜。

分佈 生於海邊林中。分佈於台灣。

採製 全年可採，曬乾。

性能 祛風，止痛，活血，消炎。

應用 根：用於跌打損傷，解渴。葉：用於痢疾。樹皮：用於關節痛，腳風，膚癢，多種皮膚病，疔癤。用量5~20g。

文獻 《台灣植物藥材誌》一，24；《原色台灣藥用植物圖鑑》(1)，80。

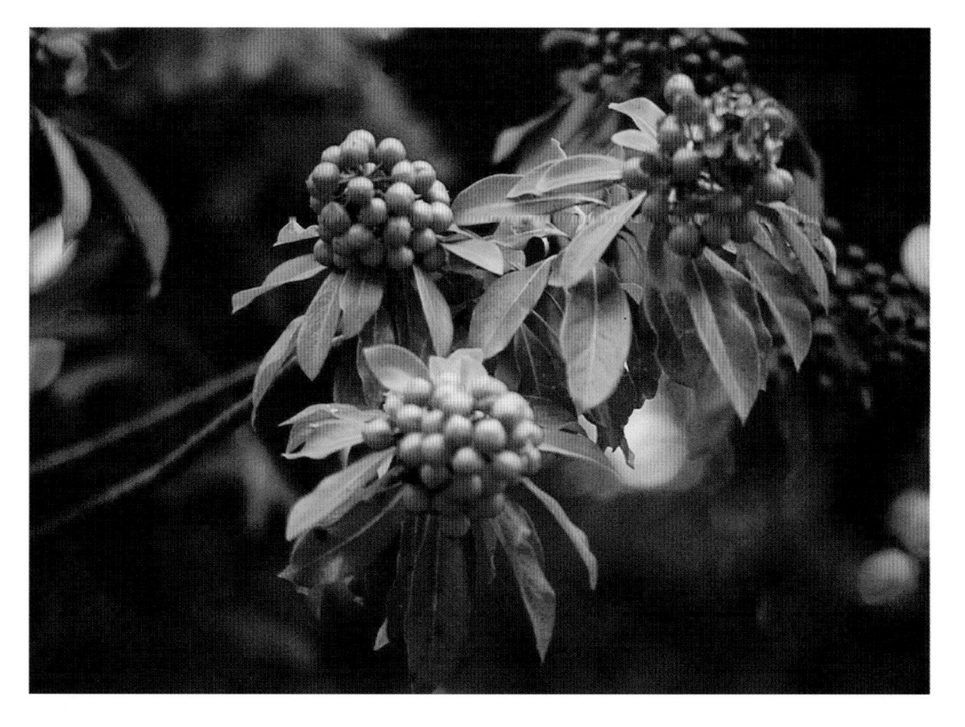

5656 日本木瓜

來源 薔薇科植物日本木瓜 Chaenomeles japonica (Thunb.) Lindl. ex Spach 的果實。

形態 矮灌木，高約1m。枝具刺，小枝粗糙，幼時具絨毛，紫紅色，二年生枝有疣狀凸起，黑褐色。葉互生，倒卵形至寬卵形，長3~5cm，頂端圓鈍，稀急尖，基部楔形，邊緣具圓鈍鋸齒，齒尖向內合攏；葉柄長約5mm。花3~5朵簇生，近無梗，徑2.5~4cm；萼筒鐘狀，裂片5，卵形，稀半圓形，長4~5mm，邊緣有不明顯鋸齒，內面基部有毛和睫毛；花瓣5，倒卵形或近圓形，基部延伸成短爪，長約2cm，磚紅色；雄蕊45~50；花柱5，基部合生。果近球形，徑約3cm，黃色。

分佈 原產日本。中國陝西、江蘇、浙江、台灣有栽培。

採製 10月摘取成熟果實，切成兩半，煮透心後，曬乾。

成分 葉含槲皮素甙、表兒茶素等。果含原花色甙的二聚體和多聚體、兒茶素、蘋果酸。

性能 酸、澀，平。鎮靜，鎮咳，利尿。

應用 用於霍亂，中暑，煎湯沐浴治風濕病。用量5~15g；外用適量。

文獻 《新華本草綱要》三，95。

附註 本品作木瓜代用品用。

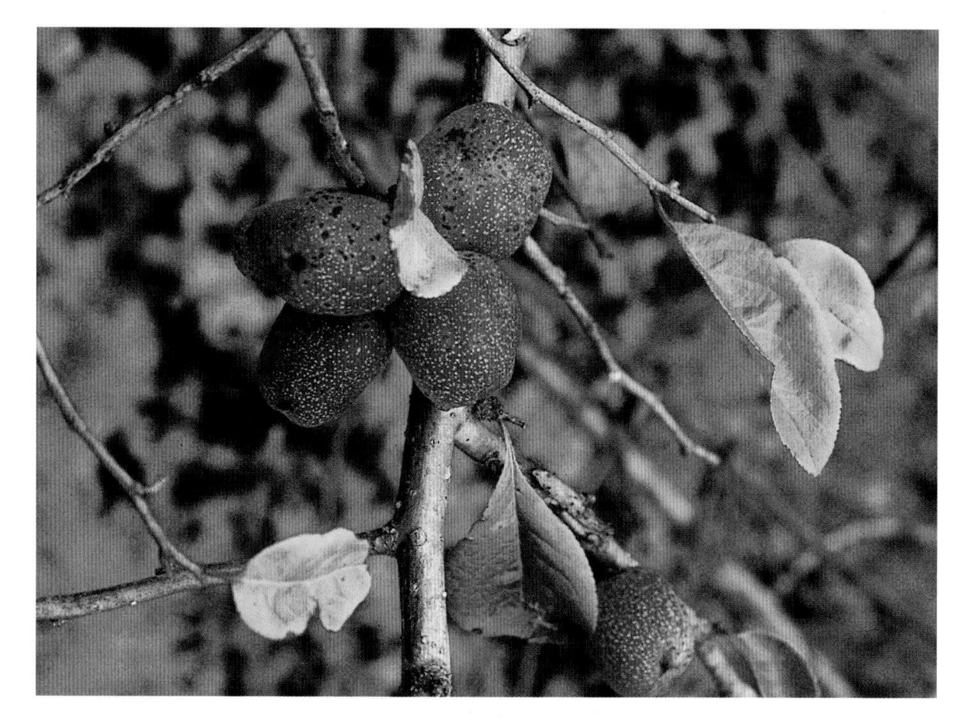

5657 藍布正

來源 薔薇科植物柔毛路邊青 Geum japonicum Thunb. var. chinense Bolle 的全草。

形態 多年生草本。莖被短柔毛及粗硬毛。基生葉為羽狀複葉，通常有小葉1~2對，下部莖生葉為3小葉，上部莖生葉單葉，3淺裂，邊有鋸齒，兩面被糙伏毛；托葉與葉柄合生。花黃色，5數。聚合果卵球形；瘦果被長硬毛；果托被長硬毛。

分佈 生於山坡草地、田邊、灌叢或疏林下。分佈於華東、中南、西南及陝西、甘肅、新疆。

採製 夏秋季採，切段，曬乾。

成分 根含揮發油(主要成分為丁香油酚)、水楊梅甙、單寧、樹脂等。

性能 微苦，溫。益氣補血，養陰，健脾胃，潤肺化痰。

應用 用於虛損癆傷，虛弱咳嗽，白帶，崩漏，風濕腰腿痛，跌打損傷，癰疽瘡瘍。用量10~30g；外用適量。

文獻 《中國藥典》77年版，604；《大辭典》下，3595；《新華本草綱要》三，102。

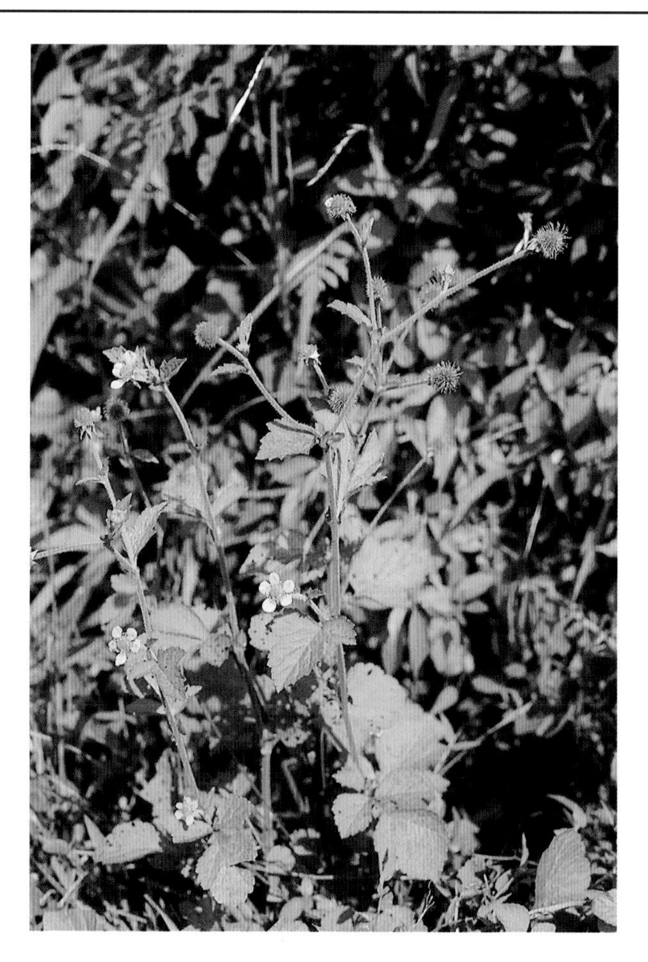

5658 小葉石楠

來源　薔薇科植物小葉石楠 Photinia parvifolia (Pritz.) Schneid. 的根、枝、葉。

形態　落葉灌木。嫩枝無毛。單葉互生，橢圓形或菱狀卵形，上面初被疏柔毛，後無毛，下面無毛；葉柄無毛。花白色，5數；為傘形花序，被毛，生於側枝頂端；萼筒與子房合生，無毛；雄蕊20；花梗無毛。果實橢圓形或卵形，無毛。

分佈　生於丘陵灌叢中。分佈於華東、華中、華南、四川、貴州、台灣。

採製　秋冬季採，切片，曬乾。

性能　苦、澀，寒。行血活血，止痛。

應用　用於牙痛，黃疸，乳癰。用量15~60g。

文獻　《大辭典》上，0532；《中國植物誌》36：259。

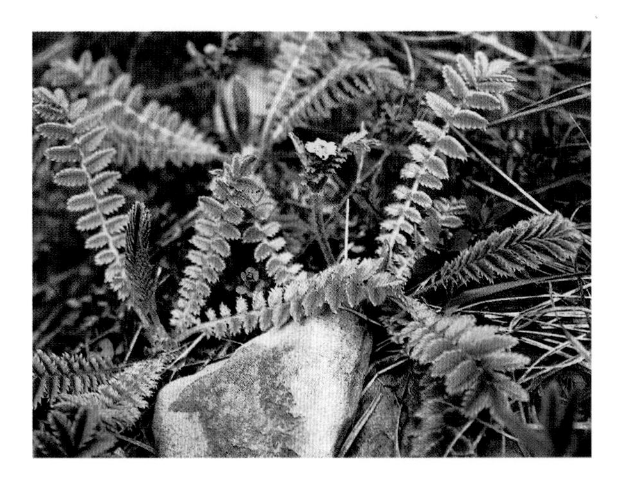

5659 雪山委陵菜

來源　薔薇科植物台灣委陵菜 Potentilla tugitakensis Masamune 的根。

形態　草本，高25~30cm，全株密被銀色絹毛。根粗大，圓柱形。基生葉叢生，莖生葉稀疏，單數羽狀複葉，全形呈長倒披針形，小葉12~16對，幾無梗，倒卵形，長1~2cm，基部小葉縮小成附片狀，頂端鈍圓或略尖，基部圓，邊緣具細銳鋸齒，莖生葉小葉僅3~7對；托葉膜質，鱗片狀。花黃色，5~10朵叢生花莖頂端呈傘房狀聚傘花序，花梗長3~5cm；苞片1~2枚；萼片5，三角狀卵形，副萼片卵狀披針形；花瓣5，寬倒卵形，長6~8mm；雄蕊20；心皮多數。瘦果卵球形。

分佈　生於高山石礫地及岩縫中。分佈於台灣。

採製　夏秋採挖，曬乾。

性能　解熱，活血，通經，解毒，消腫。

應用　用於吐血，下血，痢疾，阿米巴痢，赤白帶下。用量9~30g。

文獻　《高山藥用植物》，66。

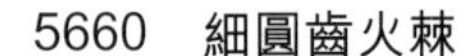

5660 細圓齒火棘

來源　薔薇科植物細圓齒火棘 Pyracantha crenulata (D. Don) Roem. 的果實。

形態　常綠灌木，高約5m；小枝暗褐色，幼時被鏽色柔毛。葉片矩圓形或倒披針形，長2~7cm，寬0.8~1.8cm，先端通常急尖或圓鈍，基部寬楔形或近圓形，邊緣有帶刺毛狀的細圓鋸齒或疏鋸齒，葉柄短。複傘房花序，總花梗幼時基部有褐色柔毛；花白色，直徑6~9mm；萼筒鐘狀，裂片三角形；瓣圓形。梨果近球形，直徑3~5mm，橘紅色。

分佈　生於山坡叢林或草地中。分佈於陝西、江蘇、湖北，湖南，廣東，廣西及中國西南部。

採製　秋季採摘，曬乾或鮮用。

性能　甘、酸，平。消積止痢，活血止血。

應用　用於消化不良，腸炎，痢疾，小兒疳積，崩漏，白帶，產後腹痛。用量30g。

文獻　《匯編》下，97。

附註　本植物根治骨蒸潮熱，肝炎；葉外敷瘡毒。

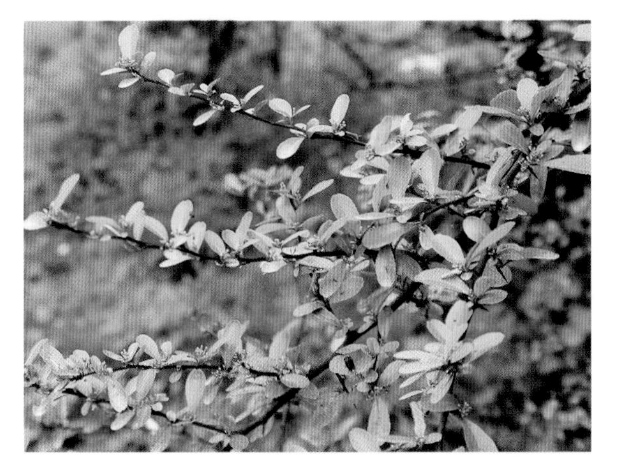

5661 黃藨

來源 薔薇科植物黃藨 Rubus pectinellus var. triloba Koidz. (R. pectinellus Maxim.) 的根、葉。

形態 半灌木，高8~20cm。莖匍匐，和葉柄、花梗具柔毛及細皮刺。葉互生，心狀近圓形，邊緣常波狀淺裂，有不整齊小鋸齒，兩面被稀疏柔毛，下面沿脈有針刺；葉柄長1.5~6cm；托葉條裂。花1~3朵生枝頂，白色，徑約2cm；苞片和托葉相似；萼筒卵球形，裂片5，外面被柔毛和針刺，葉狀，外萼片較內萼片寬大；花瓣狹倒卵形，具爪，雌、雄蕊均多數。聚合果球形，紅色，徑1~1.5cm。

分佈 生於山坡林中。分佈於雲南、貴州、四川、湖南、江西、福建、台灣。

採製 四季可採，洗淨、曬乾。

性能 苦、澀，涼。清熱利濕，解毒，止瀉。

應用 用於黃水瘡，濕熱瘡毒。用量9~15g。

文獻 《新華本草綱要》三，128。

附註 果生食有強精之效。

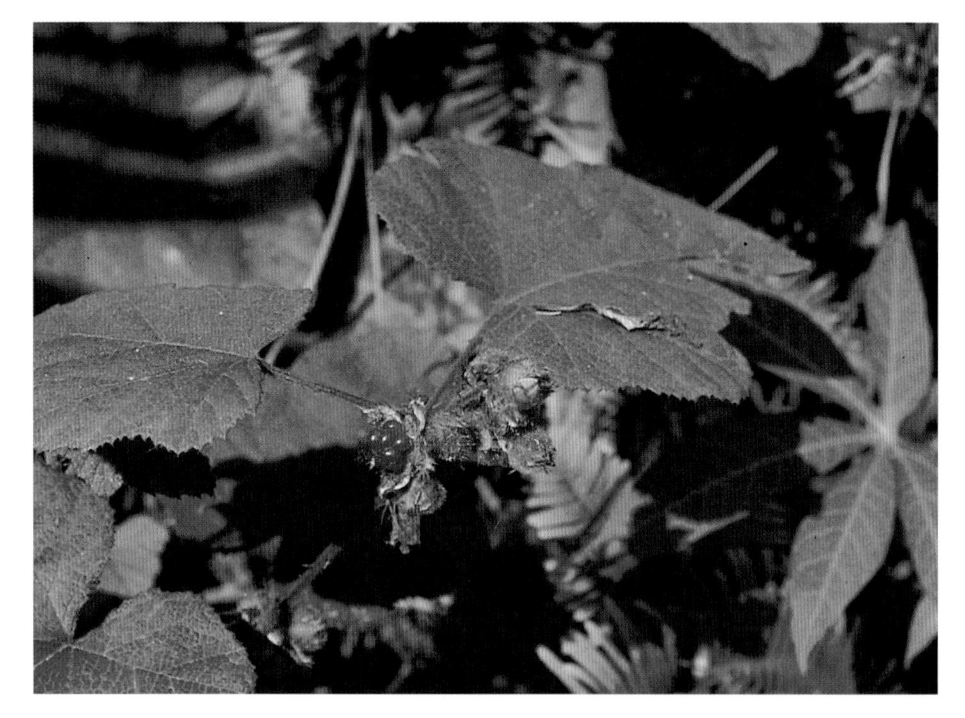

5662 台灣懸鈎子

來源 薔薇科植物刺莓 Rubus taiwanianus Matsum. 的根、葉。

形態 灌木，高50~100cm，全株有毛。莖、葉柄、花梗疏生柔毛及皮刺。葉互生，羽狀複葉，小葉3~5，寬卵形至橢圓狀卵形，長2~5cm，寬1~3cm，頂生者較大，邊緣有細銳重鋸齒或缺刻狀重鋸齒，兩面被柔毛，老時上面近無毛；葉柄長1~3cm；托葉綫形或綫狀披針形。花單1或成對，常頂生，白色，徑2.5~4cm；萼5裂，裂片三角狀披針形，長8~12mm，頂端尾尖；花瓣5，近圓形，與萼幾等長；雄蕊多數。聚合果球形或長圓形，長1~1.5cm，淺紅色。

分佈 生路邊、林緣。產於台灣。

採製 夏季採葉，四季挖根，洗淨，曬乾。

性能 止癢，解毒。

應用 用於痔疾。用量9~15g，或鮮葉適量煎洗。

文獻 《藥用植物學》，307。

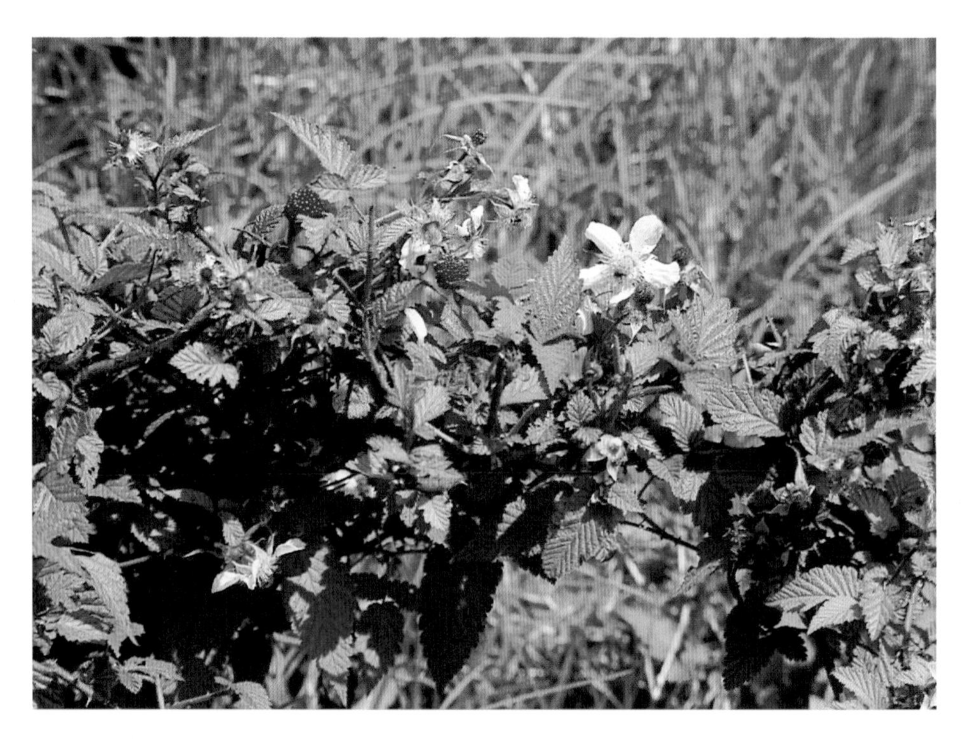

5663 台灣繡綫菊

來源 薔薇科植物台灣繡綫菊 Spiraea formosana Hayata 的根及葉、種子。

形態 灌木，高約1m。幼枝被毛。葉互生，橢圓形至卵狀橢圓形，長2~5cm，寬1~2.5cm，頂端急尖，基部寬楔形，邊緣具重鋸齒，下面微具短柔毛；葉柄長2~3mm。複傘房花序生當年生直立新枝上，頂生，密集；花白色或帶淡粉紅色，苞片綫形；萼筒寬鐘狀，5裂，裂片寬三角形，外面密被短柔毛；花瓣5，寬圓形，頂端鈍或微凹；雄蕊20；花盤具10個裂片；心皮5，紡錘形，長2~3mm，被茸毛。蓇葖果5，稍張開，沿腹縫綫微具毛。

分佈 生於高山路旁、矮叢中。分佈於台灣。

採製 夏秋採葉，全年採根，曬乾。

性能 根：止咳，鎮痛。葉：解毒，消腫，祛腐，生肌。

應用 根用於咳嗽，頭痛，目赤，眼翳，周身痠痛。用量15~60g。葉用於慢性骨髓炎，適量搗爛加白酒調敷。種子治痢疾。用量9~15g。

文獻 《高山藥用植物》，68。

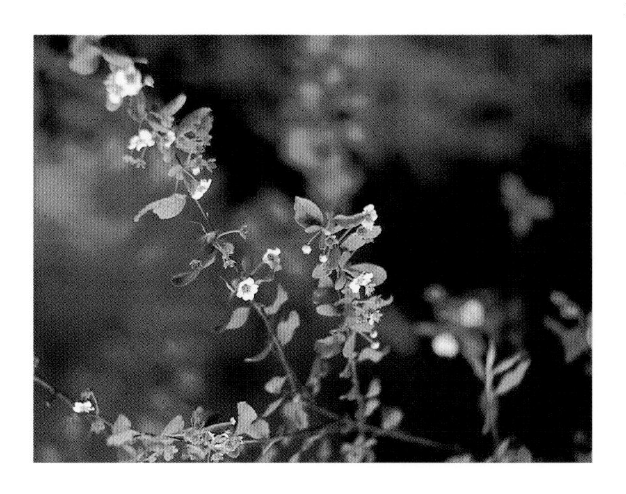

5664 台灣笑靨花

來源 薔薇科植物台灣笑靨花 Spiraea prunofolia Sieb. et Zucc. var. pseudoprunifolia (Hayata) Li 的根。

形態 灌木或小喬木，高80~150cm。嫩枝、葉、花序均被絹毛。葉叢生小枝上端，長橢圓形、橢圓形或篦形，長2~5cm，寬6~15mm，頂端銳尖，基部楔形，邊緣自中部以上具鈍鋸齒，上面無毛或被毛，下面常密生毛茸；葉柄長4~6mm。傘形花序無總梗，有花3~8朵，花梗基部具1枚葉狀苞片；萼5裂，裂片三角狀卵形；花瓣5，闊卵形，頂端鈍，白色；雄蕊多數；雌蕊5，柱頭頭狀。蓇葖果5，膜質。

分佈 生於曠野或路邊砂礫地上。分佈於台灣。

採製 秋季採挖，曬乾。

性能 退熱，解毒。

應用 用於發燒，咽喉腫痛。用量15~30g。

文獻 《高山藥用植物》，69；《新華本草綱要》三，134。

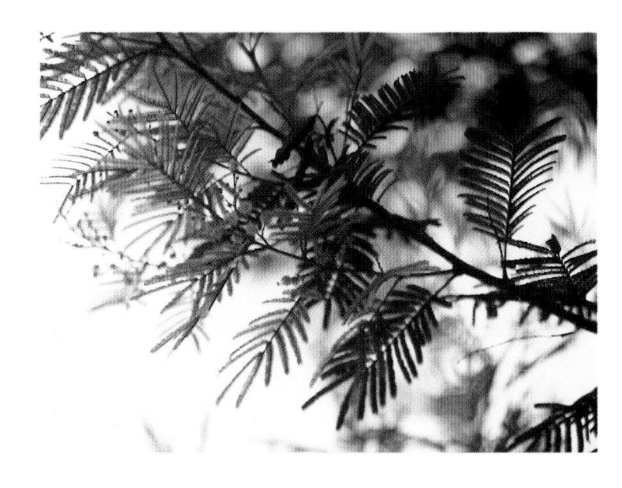

5665 澳洲金合歡

來源 豆科植物澳洲金合歡 Acacia decurrens Willd. var. mollis Lindl. 的樹膠。

形態 喬木，高4~10m。無刺，枝葉被絨毛。2回羽狀複葉，每對羽片之間或在羽片基部有1腺點，少有2枚，小葉30~60對，綫形或長方綫形，暗綠色，下面被毛。頭狀花序集成腋生總狀花序或頂生圓錐花序；花小，淡黃色，花冠連合，5齒裂；雄蕊多數。莢果長而扁，明顯縊縮，密被短柔毛。花期5~6月。果期10~12月。

分佈 廣東、海南、福建、台灣、廣西有引種栽培。

採製 夏秋季採收自然滲出樹膠或割破樹皮流出樹膠，待乾固後，收取樹膠。

成分 樹皮含阿拉伯膠素 (arabin) 及鞣質。

性能 淡，平。收斂。

應用 阿拉伯膠為天然樹膠，在製藥工業中常用乳化劑，也常與西黃耆膠混用作為助懸劑，本植物所含的樹膠可作為阿拉伯膠用。

文獻 《藥學學報》1963，10 (8)：496~505。

5666　蛇藤

來源　豆科植物蛇藤 Acacia pennata (Linn) Willd. 的藤莖。

形態　高大多刺藤本，近於無毛；小枝和葉軸有少短柔毛，總葉柄的基部有一盤狀腺體。小葉質地勁硬，上面深綠色，下面淡綠色。頭狀花序徑12mm。萼近於鐘形，莢果直，帶狀無毛。種子8~12粒。

分佈　生長在常乾燥林中，或溝中溪水旁。分佈於廣東、海南、雲南。

性能　治外傷，關節炎。

應用　用於治手腳痠痛，疲乏無力外傷，風濕關節炎，急性過敏性皮炎。外用適量，有毒，慎用。

文獻　《雲南中藥資源名錄》，210；《豆科圖說》，21。

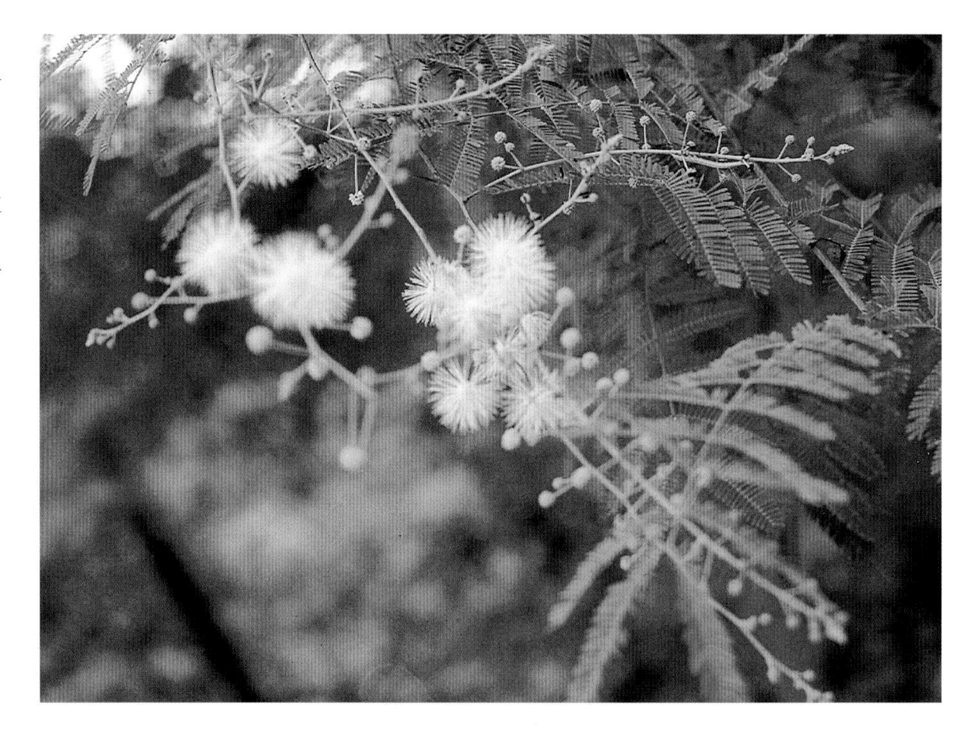

5667　土圞兒

來源　豆科植物土圞兒 Apios fortunei Maxim. 的塊根。

形態　纏繞草本。塊根近球形。莖被短柔毛。單數羽狀複葉互生，小葉3~7；小葉片卵形；托葉及小托葉早落。花綠白色，為腋生總狀花序，長達26cm；花冠蝶形；雄蕊10，2體 (9+1) 。莢果條形，長約8cm，被短柔毛。

分佈　生於濕潤山坡、溝邊灌叢中。分佈於華東、中南部及陝西、甘肅、四川、貴州、台灣。

採製　秋後採，切片，曬乾。

成分　塊根含生物鹼。

性能　甘、微苦，平。清熱解毒，理氣散結。

應用　用於感冒咳嗽，百日咳，咽喉腫痛，疝氣，癰腫，瘰癧。用量10~15g；外用適量。

文獻　《大辭典》上，0174。

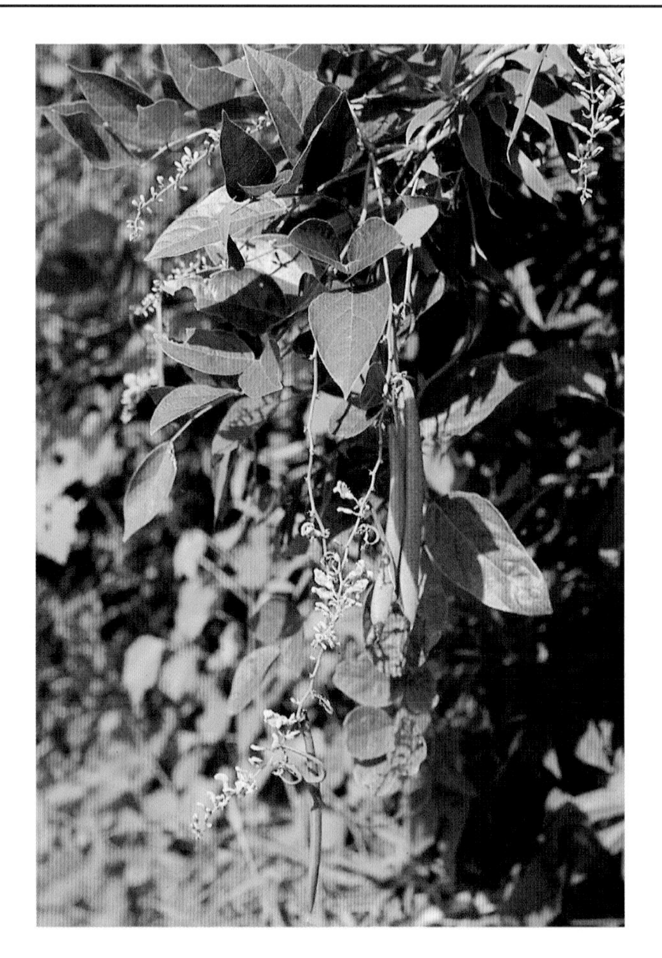

5668 紫鉚樹

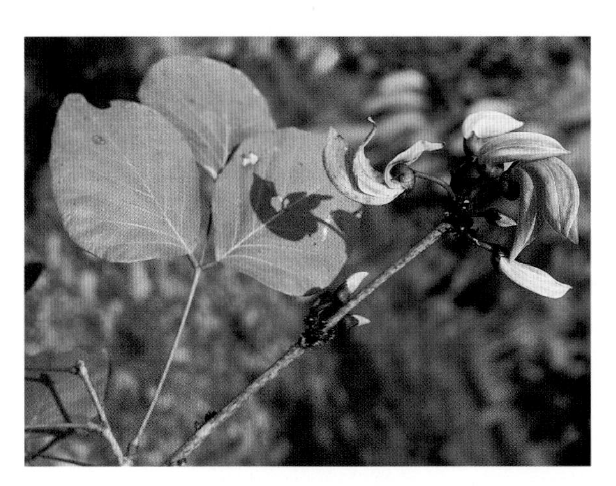

來源 豆科植物紫鉚 Butea monosperma (Lam.) O. Ktze. 的種子。

形態 喬木，高10~17m，幼枝密被絹狀短柔毛。3出複葉，頂生小葉較大，寬卵形；側生小葉斜卵形，兩側不等，長12~18cm，寬7~12cm，下面密被絲狀絹毛。總狀花序着花2~3，通常集生於膨大的節上，花枝無葉，花蝶形，橙紅色，長5~7cm，花梗和花萼密被棕褐色絨毛。莢果長圓狀披針形，扁平，微彎，長12~20cm，寬3~4cm，外面被柔毛；種子1，通常偏於上端，扁腎形，寬2~3cm，暗褐色，具光澤，種臍位於種子凹入的一側。

分佈 生於低海拔的村寨附近，通常栽培。分佈於雲南南部和西南部。

採製 5~6月採收果實，曬乾後取得種子。

成分 種子含紫鉚內脂 (Palasonin) 0.025%~0.03%及去甲基斑蝥素等。

性能 苦、辛，熱。驅蟲，斂"黃水"，止癢。

應用 用於蛔蟲病，寄生蟲病，用量2~3g；濕疹，瘡疹，皮膚瘙癢，用量0.5~1.5g；外用研粉加水調合塗擦患處。

文獻 《民族藥誌》一，511；《迪慶藏藥》，196。

5669 豆角柴

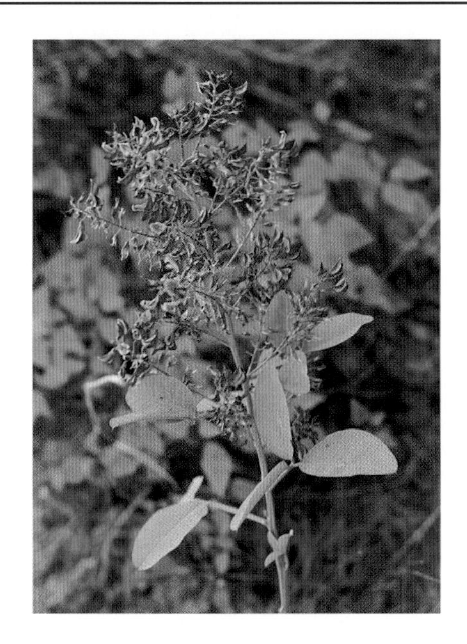

來源 豆科植物西南杭子梢 Campylotropis delavayi (Fr.) Schindl. 的根。

形態 灌木，高約1m，小枝有稜，除小葉上面及花冠外均有貼生絹毛。小葉3，寬卵形或寬倒卵形，長2.5~5cm，寬2~3cm，先端鈍圓，有細芒尖，基部近圓形，上面無毛，下面被銀白色或銀灰色柔毛，柄長1~3cm。總狀花序腋生或形成頂生圓錐花序，花密集；萼齒較萼筒長約2倍，上面兩齒近連合，花深紫色。莢果橢圓形，為萼長的2倍，外面脈紋明顯，被稀疏絹毛。

分佈 生於乾燥的草坡或灌叢中。分佈於雲南、四川和貴州。

採製 全年可採，曬乾。

性能 苦、辛，涼。清熱解毒。

應用 用於感冒發熱，用量20~30g。

文獻 《大辭典》上，2121；《綱要》二，105。

5670 毛望江南

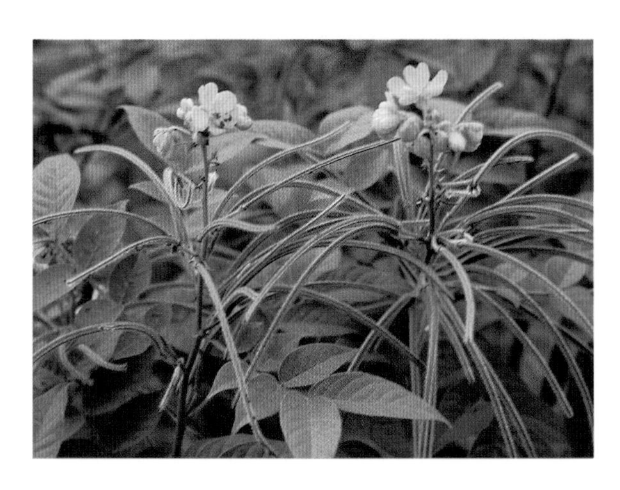

來源 豆科植物毛莢決明 Cassia hirsuta Linn. 的全草及種子。

形態 灌木，高0.6~2.5m。嫩枝具黃褐色長毛。羽狀複葉互生；小葉4~6對，長10~20cm；葉柄與葉軸均被黃褐色長毛，在葉柄基部的上面有黑褐色腺體1枚；小葉卵狀長圓形或長圓狀披針形，長3~8cm，寬1.5~3.5cm，頂端漸尖，基部近圓形，全緣，兩面均被長毛。傘房狀總狀花序生於枝條頂端的葉腋；總花梗和花梗均被長柔毛；萼片5，長約5mm，被毛；花瓣5，黃色，長15~18mm；雄蕊10，4枚發育，6枚退化；子房細柱形，彎扭，具柄。莢果細長，扁平，長10~15cm，寬約6mm，表面密被長粗毛。

分佈 原產美洲熱帶地區。廣東、台灣、雲南均有栽培。

性能 解毒止痛，種子可解魚毒，解熱。

文獻 《新華本草綱要》二，112；《雲南中藥資源名錄》，221。

5671 竹葉馬豆

來源 豆科植物細葉香豌豆 Lathyrus palustris L. var. linearifolius Ser. 的全草。

形態 多年生草本，高30~90cm，全株無毛。雙數羽狀複葉，小葉1~3對，先端有分叉捲鬚，基部具大型耳狀托葉1對；小葉綫狀披針形，長2~4cm，寬1.5~4.5mm，先端具小凸尖。總狀花序腋生，長約6cm，有花2~4，花蝶形，藍紫色，長約1.5cm。莢果圓柱形，長2~2.8cm，無毛。

分佈 生於路邊、田邊或半山坡草叢中。分佈於雲南中部至西北部。

採製 夏季採收，切段，曬乾。

性能 苦，涼。清熱解毒。

應用 用於瘡、癬、癩，小兒麻疹後餘毒未盡。用量10~15g，外用煎水洗患部。

文獻 《大辭典》，1824；《新華本草綱要》二，154。

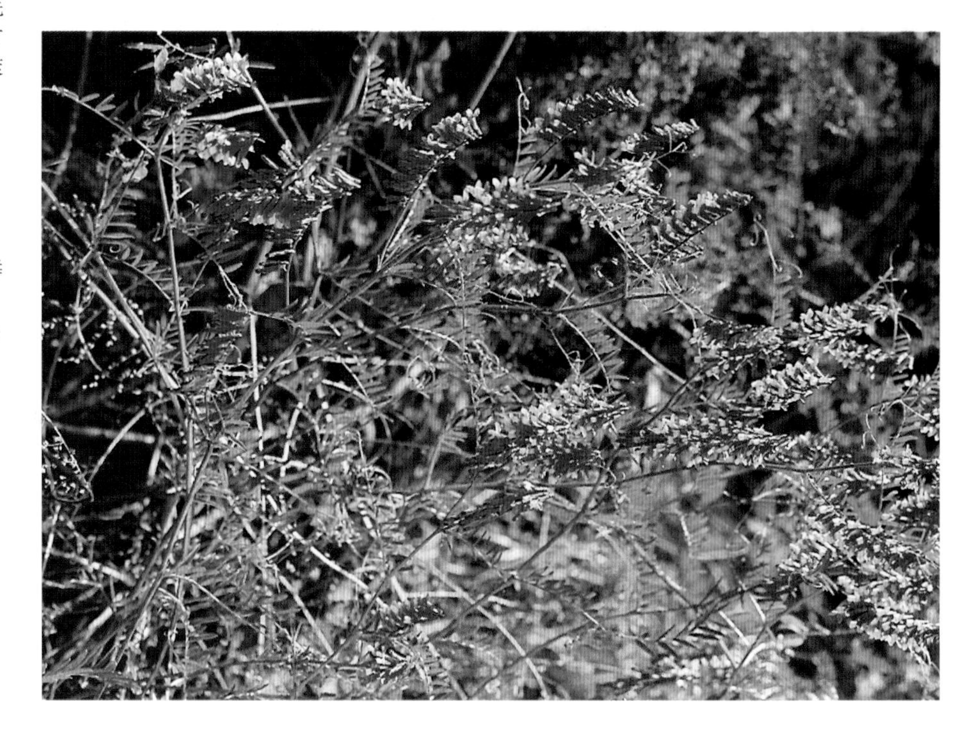

5672 黃花羽扇豆

來源 豆科植物黃花羽扇豆 Lupinus luteus Linn. 的全草及種子。

形態 草本，高40~60cm。莖單一，被毛，葉互生，掌狀複葉，柄長5~10cm，小葉7~10，綫狀倒披針形至狹卵狀長橢圓形，長3~5cm，寬1~2.5cm，頂端鈍或凸尖，基部楔形，全緣，兩面被茸毛，無柄。花黃色，芳香，輪生花軸上6~9層，全形呈塔形，花序梗長15~25cm，被茸毛；萼5裂，不整齊，裂片綫形，密被茸毛；花冠蝶形，長1.5~1.8cm。旗瓣倒卵形，頂端鈍圓，翼瓣長橢圓形，具長爪，基部有斑點，龍骨瓣寬披針形，具長爪；雄蕊10，單體；子房被毛。莢果帶狀橢圓形，扁平，長5~7cm，被毛。

分佈 原產歐洲南部。中國東北地區及台灣栽培。

採製 春夏採收，曬乾。

成分 全草含鷹爪豆碱、羽扇豆碱、金雀花碱。種子含黃羽扇豆碱。

性能 種子：利尿，驅蟲。有毒。

應用 鷹爪豆碱硫酸鹽用於心律不齊。用量遵醫囑。

文獻 《原色台灣藥用植物圖鑑》(3)，95；《新華本草綱要》二，159。

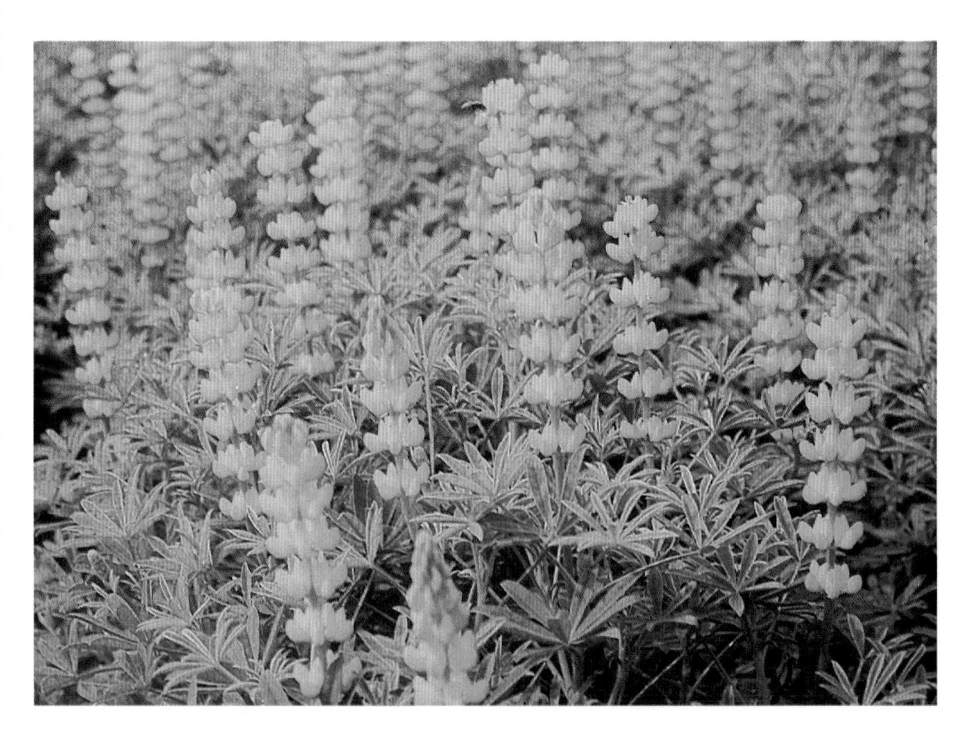

5673　密花崖豆藤

來源　豆科植物密花崖豆藤 Millettia congestiflora T. C. chen 的莖、葉和根。

形態　攀援灌木；葉為羽狀複葉。有小葉5枚；小葉橢圓形至闊卵形，兩面有微小軟毛，有小托葉。圓錐花序頂生。花單生，極密集，紅色帶白；旗瓣橢圓形，無胼胝，有耳。

分佈　生於小丘陵山坡。分佈於廣東、湖南。

採製　全年可採，鮮用或曬乾。

性能　有小毒。主要作殺蟲。

應用　根作殺蟲劑。莖皮造紙。

文獻　《廣東藥用植物簡編》，199；《豆科植物圖説》，273。

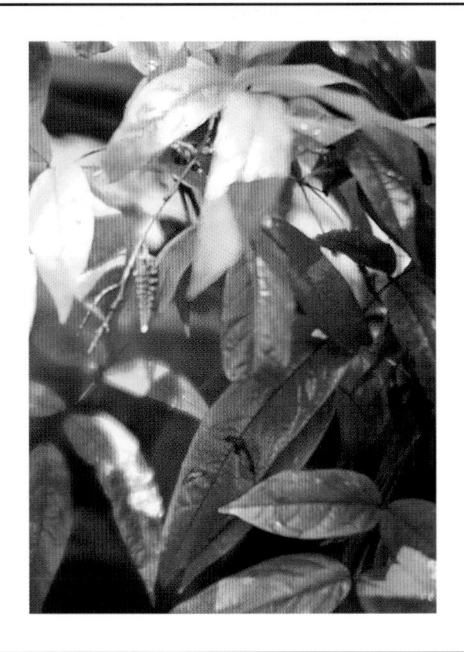

5674　異果崖豆藤

來源　豆科植物異果崖豆藤 Millattia heterocarpa Chun 的根。

形態　藤狀灌木。單數羽狀複葉互生，有長葉柄，小葉5~7對，有小葉柄；披針形或長闊披針形，長6.5~15cm，寬2~5cm，先端短尾狀漸尖，基部圓形或圓楔形，無毛；小托葉錐狀，略長於小葉柄。圓錐花序頂生，長約14~30cm，有鏽色絹毛；花冠白色或淡紫色，莢果膨脹，卵形或條狀矩圓形，長5~14cm，有鏽色絨毛；種子1~4，扁球形。

分佈　生於山坡陰處、灌木叢中。分佈於福建、廣東、廣西、貴州。

採製　全年可採，挖根曬乾。

性能　甘，溫。補血，行血。

應用　用於治療月經不調。

文獻　《中國高等植物圖鑑》II，395；《廣東藥用植物手冊》，313。

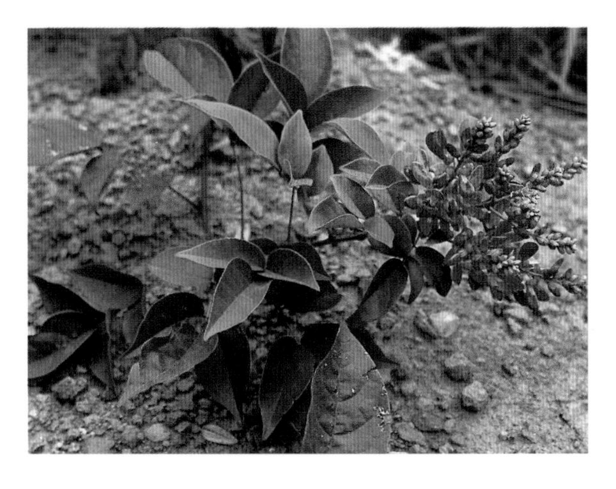

5675　寬序崖豆藤

來源　豆科植物寬序崖豆藤 Millettia eurybotrya Drake 的根、葉。

形態　藤本。單數羽狀複葉互生；小葉7~9，卵狀橢圓形或長橢圓形，先端鈍而微凹，通常長8cm以上，無毛，邊全緣；有托葉和小托葉。花紫紅色；圓錐花序頂生；花單生於花序軸的節上；花萼、花梗均被柔毛；花冠蝶形，花瓣無毛；雄蕊10 (9+1)；子房無毛。莢果長圓形凸起，乾後朱紅色。

分佈　生於山坡、路旁。分佈於華南及湖南。

採製　根秋季採，切片，曬乾。葉全年可採，鮮用或曬乾。

性能　舒筋活絡，散瘀止痛。莖有毒。

應用　根用於風濕骨痛，慢性肝炎，白帶，便血。葉外用於跌打損傷，瘡瘍腫毒。用量10~30g；外用適量。

文獻　《廣西藥用植物名錄》，242。

5676 巴西含羞草

來源 豆科植物巴西含羞草 Mimosa invisa Mart.

形態 亞灌木狀草本。莖攀援或平臥，長達60cm，五稜柱狀，沿稜密生鈎刺，其餘被疏長毛，老漸脱落。2回羽狀複葉互生，長10~15cm，總葉柄及葉軸有鈎刺4~5列；羽片（4~）7~8對，長2~4cm；小葉（12）20~30對，綫狀長圓形，長3~5mm，寬約1mm，被白色長柔毛。頭狀花序花時連花絲直徑約1cm，1~2個腋生，總花梗長5~10mm；花紫紅色；萼極小；花冠鐘狀，長約2.5mm，中部以上4瓣裂，外面稍被毛；雄蕊8，花絲長為花冠的數倍；子房圓柱形。莢果長圓形，長2~2.5cm，邊緣及莢節有刺毛。

分佈 原產巴西。廣東、台灣有栽培，或逸生於曠野、荒地。

採製 春夏採收，曬乾。

性能 微甘、澀，寒。有小毒。

應用 消炎，止痛，止咳化痰，利尿。

文獻 《常見草藥圖說》，177。

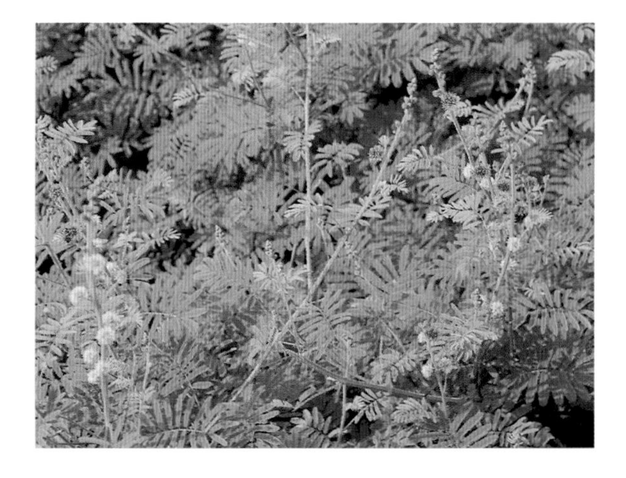

5677 蘭嶼血藤

來源 豆科植物蘭嶼血藤 Mucuna nigricans Steud. 的莖汁。

形態 藤本。葉互生，小葉3，膜質；頂生小葉卵狀菱形，長2~10cm，寬4~6cm，頂端鈍尖，基部寬楔形，全緣，脈3出，兩面被長硬毛；側生小葉偏斜，稍小；葉柄及小葉柄具淺槽，有毛；托葉小，鑽形。總狀花序腋生，有花數朵；萼寬鐘形，長約1cm，外被柔毛，不等5齒裂，較長裂片披針形，長達12mm；花冠深黑色或紫色，蝶形，旗瓣廣三角狀心形，頂端鈍；翼瓣長橢圓狀披針形，與龍骨瓣等長；雄蕊10，2體（9+1）。莢果寬橢圓形，長10~15cm，具多數凸起的稜綫及具刺激性長毛。

分佈 生於山野灌叢中。分佈於台灣。

採製 全年可採莖取汁鮮用。

應用 用於多種發燒。用量遵醫囑。

文獻 《台灣藥用植物誌》上，311。

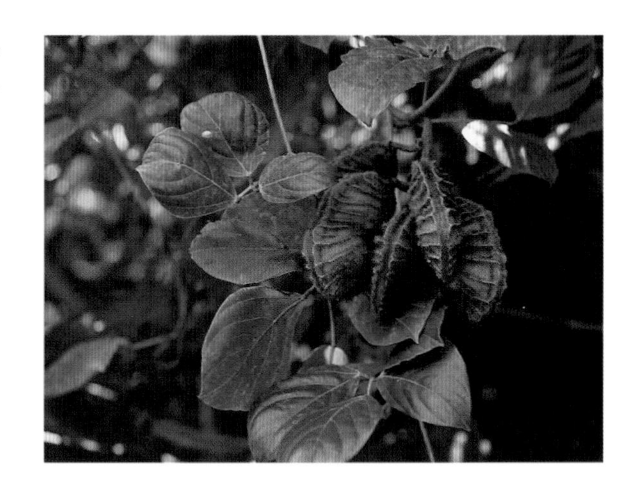

5678 紅豆

來源 豆科植物紅豆樹 Ormosia hosiei Hemsl. et Wils. 的種子。

形態 喬木，高5~15m。單數羽狀複葉，互生，小葉近革質，長橢圓形或長橢圓狀卵形，先端漸尖，基部楔形或鈍。圓錐花序頂生或腋生，稀總狀花序；花白色或淡紅色，萼鐘狀，密生黃棕色短絨毛；雄蕊10，分離；子房無毛，有胚珠5~6個。莢果木質、扁平。種子1~2粒，紅色，光亮，近圓形，長1.3~2cm，種臍長約9mm。

分佈 生於河旁或林邊。分佈於陝西、江蘇、湖北、廣西、四川。

採製 秋末冬初採種子。

成分 含生物碱。

性能 苦，平。有小毒。理氣，通經。

應用 用於疝氣，腹痛，血瘀閉經。用量9~15g。

文獻 《大辭典》上，1998。

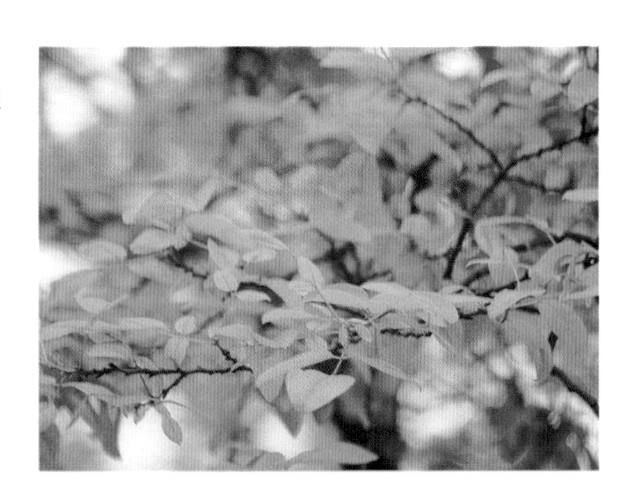

5679 海拉爾棘豆

來源 豆科植物海拉爾棘豆 Oxytropis hailarensis Kitag. 的全草。

形態 多年生草本，高7~20cm。莖短縮，基部多分歧。托葉寬卵形或三角狀卵形，外面被長柔毛；小葉輪生或近輪生，每輪有(2) 3~4 (6)枚小葉，條狀披針形，密被長柔毛。短總狀花序於總花梗頂端密集為頭狀；花紅紫色、淡紫色或稀為白色，萼管狀，具細毛，裂齒5近相等；花冠蝶形，旗瓣較大，龍骨瓣較小；雄蕊2束；子房無柄，花柱內彎。莢果寬卵狀，膜質，膨大，被黑色或白色(有時混生)短柔毛。有種子多顆。

分佈 生於固定沙丘、沙地、丘陵礫石坡地。分佈於東北、內蒙古。

採製 夏秋採集，除去雜質，曬乾。

性能 鎮靜，止痛。

應用 用於關節炎，牙痛，皮膚瘙癢。外用適量。

文獻 《內蒙藥》2，76。

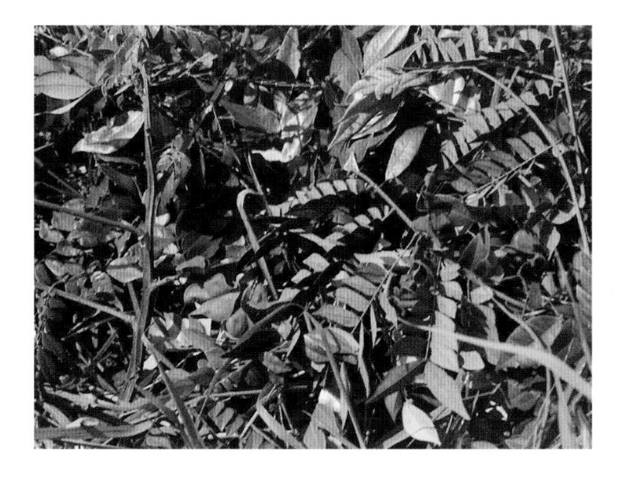

5680 猴耳環(蛟龍木)

來源 豆科植物圍涎樹 Pithecellobium clypearia Benth. 的葉、嫩枝、果實及種子。

形態 喬木，高3~10m。小枝有稜，被黃色疏短細毛。2回雙數羽狀複葉互生，葉柄近基部具1個腺體；羽片3~6對，每對羽片間的葉軸上具1個腺體。小葉略呈橢圓形，基部近截形，偏斜。花白色或淡黃色，莢果條形旋捲成環狀，外緣波狀。成熟橘紅色。種子8~9個。

分佈 生於山野叢林中。分佈於浙江、福建、台灣、廣西、廣東、四川、雲南。

採製 夏秋採，鮮用或曬乾。

成分 葉含黃酮甙、酚類、氨基酸、糖類。

性能 微苦、澀，涼。清熱解毒，涼血消腫，止瀉。

應用 外用治燒、燙傷。用於上呼吸道感染。猴耳環消炎片治療急性咽喉炎，急性扁桃體炎，急性腸胃炎，細菌性痢疾。用量每次3~4片，一日3次；小兒酌減。效果甚佳。該品種已正式收載於《廣東省藥品標準》。是廣州花城製藥廠的產品。

文獻 《匯編》下，615。《廣東省藥品標準》1989年，83。

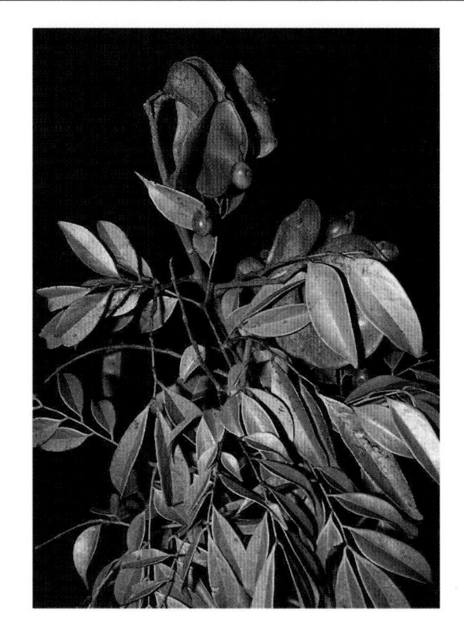

5681 亮葉猴耳環

來源 豆科植物亮葉圍涎樹 Pithecellobium lucidum Benth 的嫩枝、葉。

形態 喬木，高2~10m。小枝近圓柱形或具不明顯的條稜，密生鏽色柔毛。2回羽狀複葉，羽片2~4，葉柄近基部有一個腺體。在葉軸每對羽片之間有一腺體；小葉4~10，互生，斜卵形，近不等四邊形。葉表面光亮。頭狀花序為圓錐狀；花白色。莢果條形旋捲呈環狀，外緣呈波狀。種子黑色。

分佈 生於林中、灌叢中、山坡。分佈於浙江、福建、台灣、廣東、四川、雲南。

採製 夏秋採，鮮用或曬乾。

性能 微苦、澀，涼。清熱解毒，涼血消腫，止瀉。

應用 用於消腫祛濕。果有毒。外用治燙傷。

文獻 《中國高等植物圖鑑》II，320；《廣東藥用植物簡編》，175；《大辭典》上，1183，2400。

5682 三裂葉野葛

來源 豆科植物三裂葉野葛 Pueraria phaseoloides (Roxb.) Benth. 的根。

形態 藤本。塊根紡錘形。莖、葉、花序均密生開展的黃褐色粗毛。葉互生，總葉柄基部具托葉2枚；小葉3，頂生小葉卵形、菱狀卵形或近圓形，長6~10cm，2深裂、淺裂或波狀琴形，小葉柄較長，基部具2小托葉；側生小葉偏卵形，長4~7cm，2裂或全緣，小葉柄基部各具小托葉1枚。總狀花序腋生，單出，長5.5~15cm，花排列疏鬆；萼鐘形，裂片4，不等大，外被毛；花冠蝶形，淡藍色或淡紫色，長約1.4cm；雄蕊10，2體 (9+1)；子房綫形，密生毛。莢果圓柱狀綫形，長4~8.5cm，被毛。

分佈 生於山地、路旁、水邊及山谷灌叢中。分佈於浙江、福建、台灣、廣東、廣西。

採製 春秋季採挖，刮去外皮，曬乾。

成分 根含葛根素。

性能 甘、辛，平。解表退熱，生津止咳，止瀉。

應用 用於表症發熱無汗，口渴，頭痛，項強，麻疹不透，泄瀉，痢疾，寄生蟲病，冠心病。用量6~12g。

文獻 《新華本草綱要》二，178；《原色台灣藥用植物圖鑑》(2)，117。

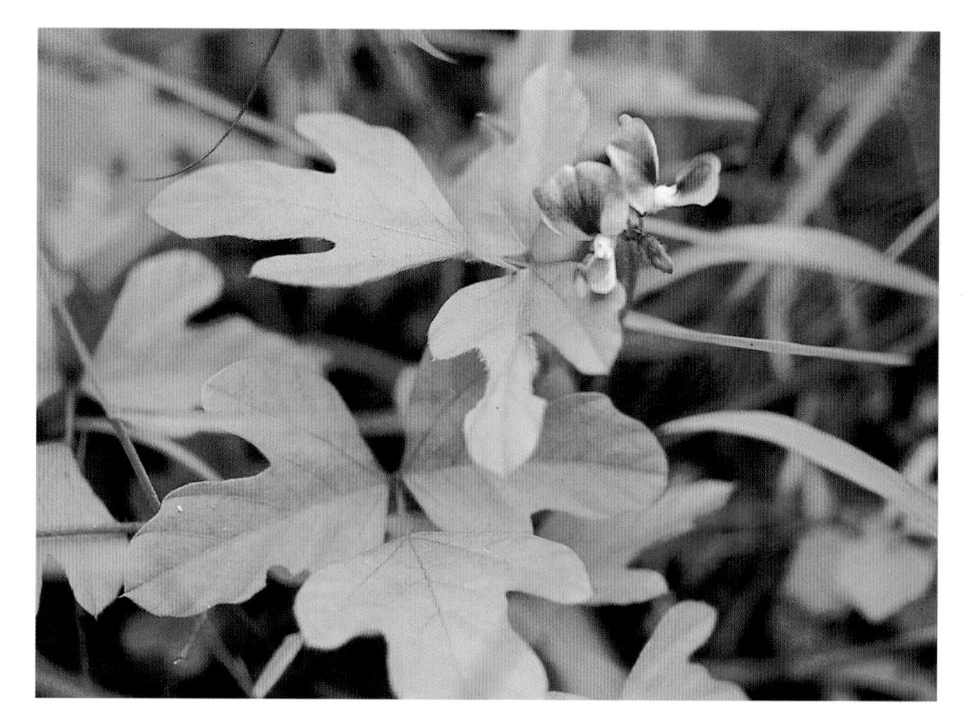

5683 大花田菁

來源 豆科植物大花田菁 Sesbania grandiflora (L.) Pers. 的樹皮。

形態 喬木，高4~10m。偶數羽狀複葉互生，長15~40cm；葉柄長15~30mm；小葉8~30對，長圓形，長2~5cm，頂端鈍圓，基部圓或寬楔形，邊全緣。總狀花序腋生，有花2~4朵，花大，蝶形，長7~10cm，花芽蝶狀彎曲；萼綠色，鐘狀，頂端淺二唇形；花冠白、淡綠或粉紅色，有時玫瑰紅色，翼瓣和龍骨瓣基部無耳，雄蕊10，2體 (9+1)。莢果條形，長20~60cm，徑7~8mm，稍彎曲，開裂；種子多數。

分佈 廣東、海南、雲南、台灣有栽培。

採製 四季可採，曬乾。

成分 含阿拉伯膠和鞣質，色素。

性能 苦，平。解熱，強壯，收斂。

應用 用於痢疾，用量9~15g。作收斂劑和強壯劑。

文獻 《藥用植物學》，317。

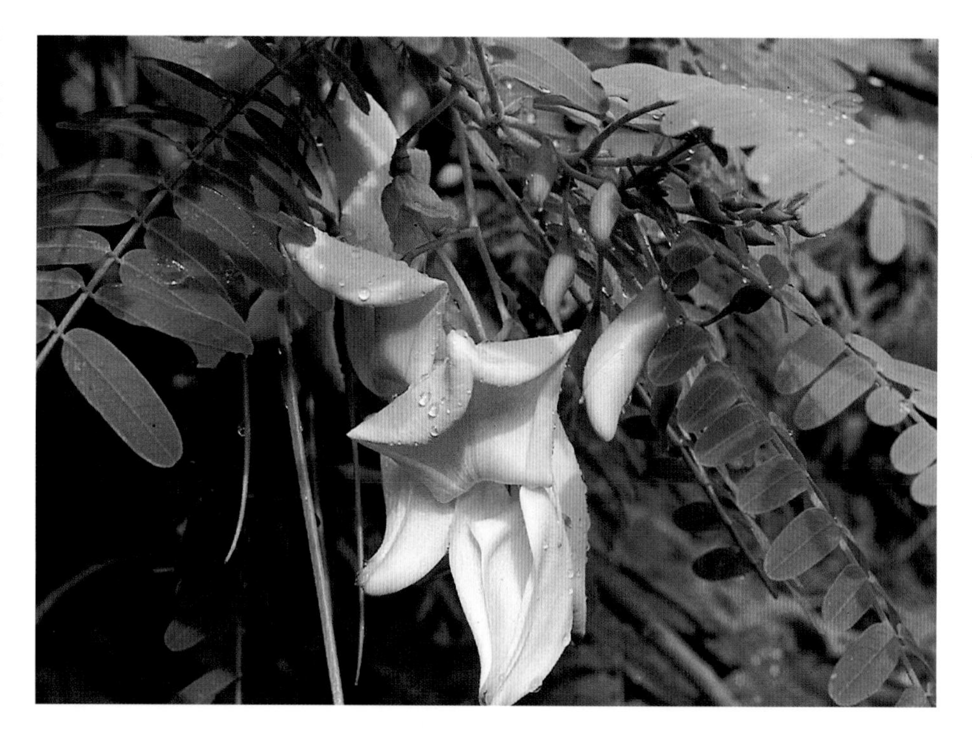

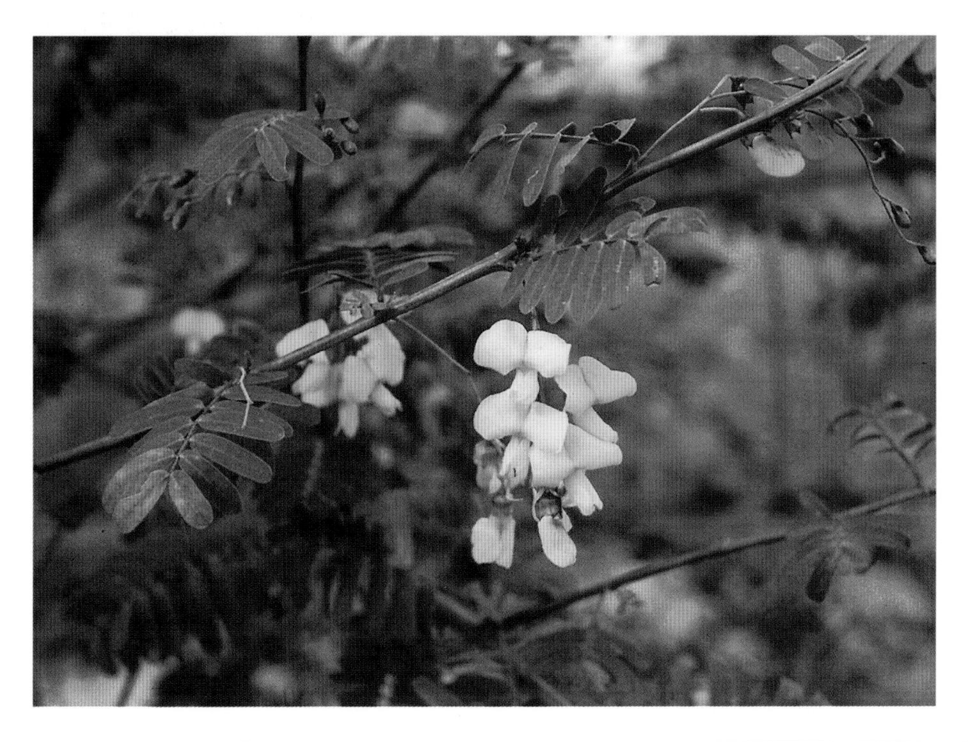

5684 印度田菁

來源 豆科植物印度田菁 Sesbania sesban (L.) Merr. 的種子、根及葉。

形態 小灌木，高2~3m。幼枝、幼葉柄初被絨毛。雙數羽狀複葉互生，長5~12cm；小葉10~20對，長橢圓形，長1.7~2.2cm，寬3~5mm。頂端鈍，有細尖，基部近圓形，偏斜，全緣；葉柄及小葉柄均具葉枕。總狀花序腋生，有花12~24朵；萼鐘狀，5裂，裂片短三角形，宿存；花冠蝶形，淡綠色，具爪，旗瓣寬心形，具紫色斑點；翼瓣長方形；雄蕊10，2體(9+1)；子房綫形，花柱絲狀彎曲。莢果圓柱狀條形，扭曲下垂，長16cm以上。

分佈 原產印度。台灣引種栽培。

採製 秋季採種子，夏秋採根、葉，鮮用。

應用 種子用於脾大，發疹，膚癢。用量9~15g；外用適量。葉用於水積，腫毒，鮮葉汁為驅蟲劑。用量15~60g。根用於蠍螫傷。外用適量作硬膏敷傷處。

文獻 《台灣藥用植物誌》上，330。

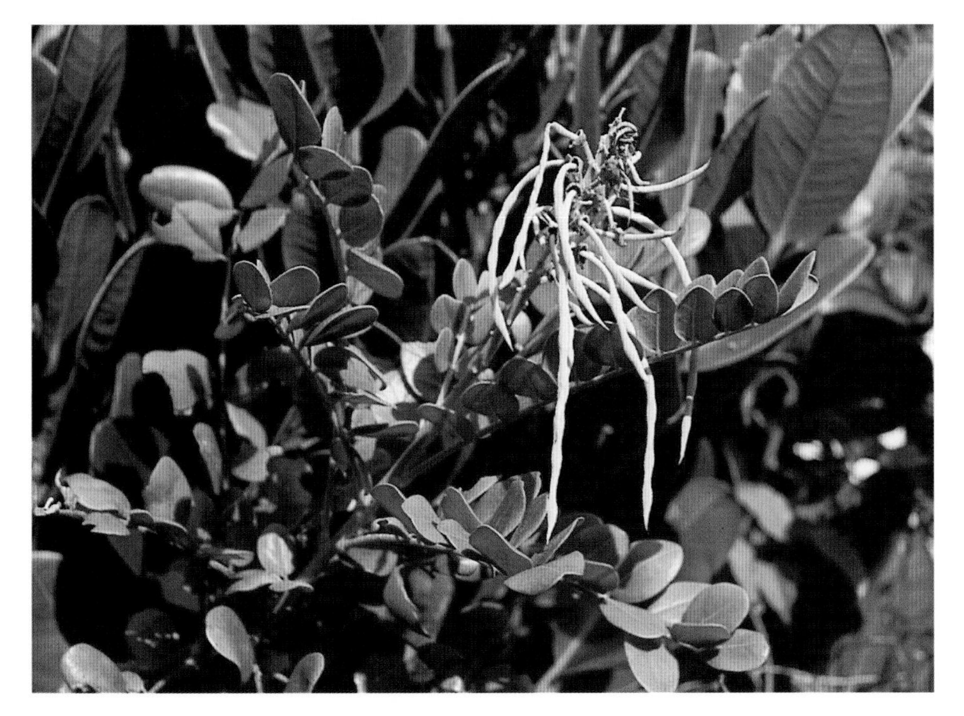

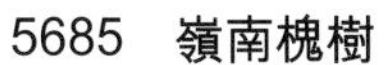

5685 嶺南槐樹

來源 豆科植物嶺南槐樹 Sophora tomentosa L. 的根。

形態 灌木，高達4m。小枝帚狀，密被灰色柔毛。奇數羽狀複葉互生，小葉11~15，寬橢圓形或近圓形，稀寬倒卵形，長2.5~5cm，頂端圓鈍或微凹，基部圓或微偏斜，上面灰綠色，無毛，下面密被灰色絨毛。總狀花序頂生，長10~20 (30) cm，花序軸。花梗及萼被柔毛；萼下有關節，萼管狀，長5~7mm。口部偏斜而近平截；花冠蝶形，黃色，長1.5~1.7cm，旗瓣圓，具短爪，翼瓣長圓形，1邊具圓耳，龍骨瓣寬，1邊具耳；雄蕊10，離生；子房密被毛。果念珠狀，長7~10cm，密被絨毛，莢節近球形，徑約1cm；種子亮黃色。

分佈 生於海邊砂地及陽坡疏林中。分佈於廣東、海南、台灣。

採製 四季可採，洗淨，曬乾。

成分 含野靛碱。

性能 苦，有毒。緩下，祛痰。

應用 用於霍亂。用量1~3g。

文獻 《藥用植物學》，319。

附註 種子亦苦，有毒，用於霍亂，腹瀉，食魚中毒，用量3粒。

5686 多花紫藤

來源 豆科植物多花紫藤 Wisteria floribunda DC. 的根。

形態 攀援灌木。幼枝有短柔毛。奇數羽狀複葉互生，小葉13~19，卵形或卵狀橢圓形，長4~8cm，頂端漸尖，基部圓形，全緣，兩面有白色細毛。花蝶色，紫色，多數排成側生總狀花序，長30~50cm，下垂；花梗長1~2cm，有毛；花萼淺盃狀，被毛，齒5，不整齊；花冠長約1.5cm，旗瓣基部有耳，內面近基部有2個胼胝體樣附屬物；雄蕊10 (9+1)；子房沿背、腹縫綫有黃褐色絹毛。莢果大而扁平，密生細毛；種子圓形，扁。

分佈 生於山坡，中國長江以南均有栽培。

採製 四季可挖，洗淨，曬乾。

成分 樹皮含單寧。

性能 止痛。

應用 用於筋骨疼痛。用量9~15g。

文獻 《藥用植物學》，319。

附註 藤上生之瘤，治胃癌。

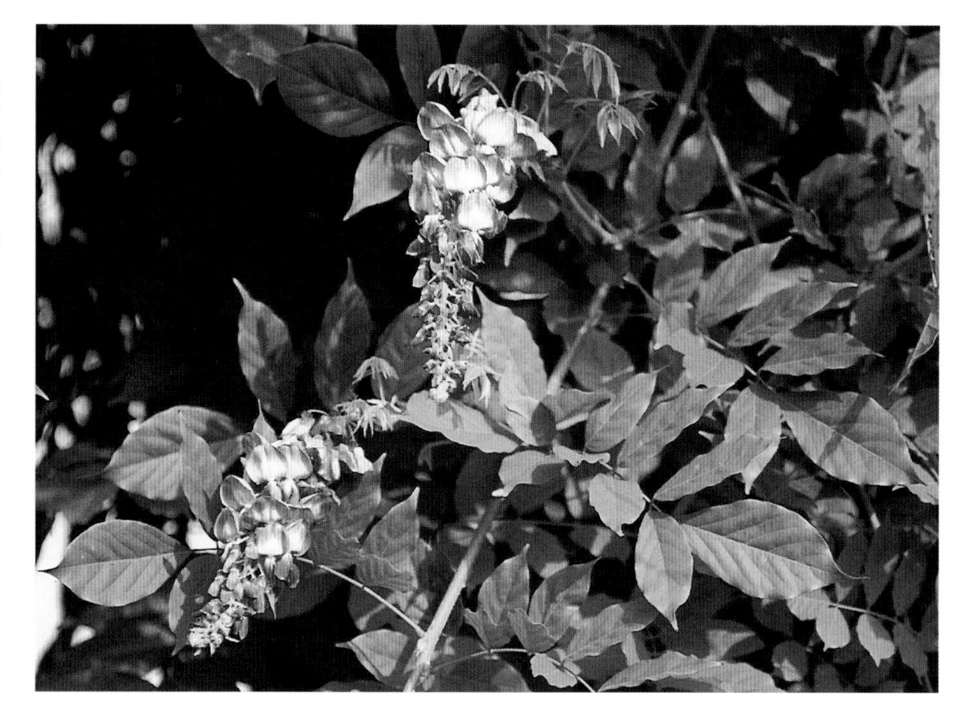

5687 草原老鸛草

來源 牻牛兒苗科植物草原老鸛草 Geranium pratense L. 的地上部分。

形態 多年生草本，高30~90cm。根狀莖短而直立，生有一簇肥厚肉質粗根。莖多分枝，傾臥或斜上升。葉對生，葉片5~7掌狀全裂，裂片再羽狀深裂。花序排列成聚傘狀，每一花梗具2朵花，花瓣5，藍紫紅色或近白色；蜜腺5，雄蕊10。蒴果，具鳥嘴狀長喙，熟後成弓狀蜷曲。

分佈 生於潮濕山坡、河谷草地。分佈於東北、華北、西北及四川。

成分 含揮發油等。

採製 夏秋待果實近成熟時採割地上部，綑成把，曬乾。

性能 苦、辛，微溫。消炎止血。

應用 用於咯血、胃痛，血崩，風濕關節炎，痢疾，腸炎，腎結核尿血。用量10~15g。

文獻 《新疆中草藥》，333。

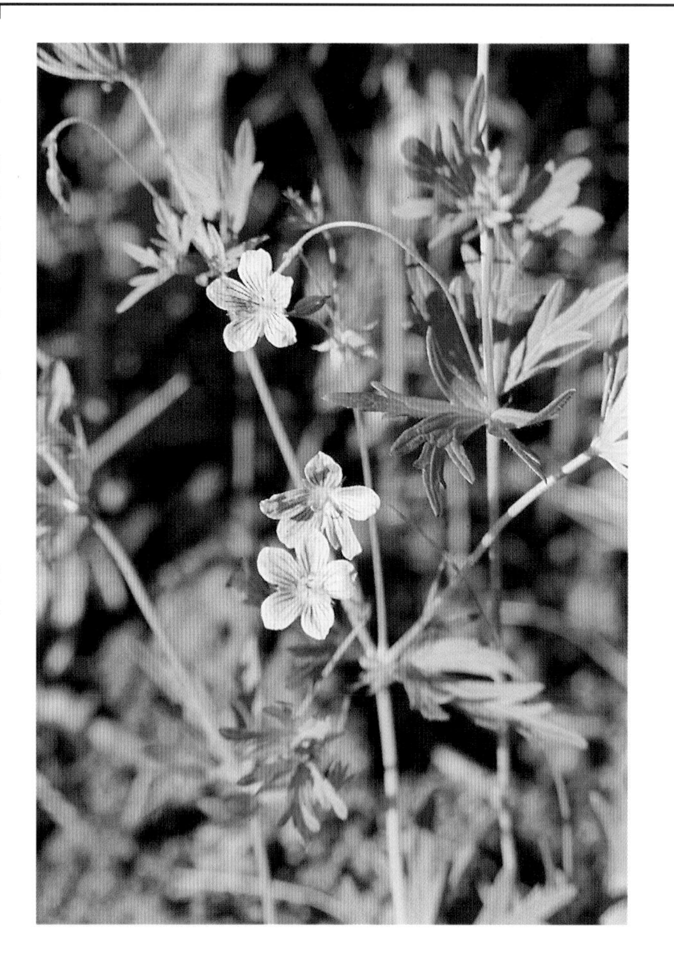

5688 漢紅魚腥草

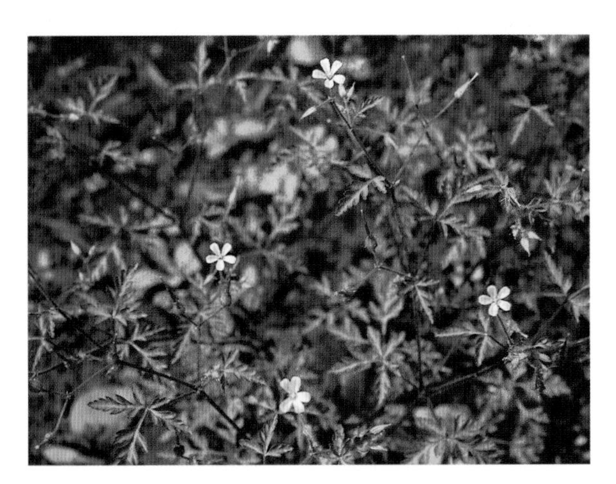

來源 牻牛兒苗科植物纖細老鸛草 Geranium robertianum L. 的全草。

形態 草本，高25~35cm，瘦弱，全株具腥氣。根粗鐵絲狀，多汁。莖多分枝，直立或斜上，被白色柔毛，節明顯。葉對生，五角狀圓形，長寬均4~7cm，掌狀3~5全裂，裂片卵形，羽狀深裂，中央裂片有長柄，側裂片有短柄；葉柄在基部的較長，向上漸短。花序柄比葉長，頂生2花；花梗較花略短；萼片5，披針形，被毛，具3脈，中央1脈隆起；花瓣5，紅紫色或淡紅色，倒卵形，下部成爪，較萼長2倍。蒴果長2~2.5cm，熟時5裂，頂端具2種子。

分佈 生於林緣、草坡或灌叢中。分佈於湖北、四川、貴州、雲南、台灣。

採製 全年可採，曬乾或鮮用。

成分 含tannin。

性能 苦、澀，平。祛風除濕，解毒。

應用 用於風濕關節痛，跌打損傷，瘡癤，蛇狗咬傷，麻疹，子宮脱垂，瘀腫，間歇熱，水腫，膀胱或腎臟結石，下痢。用量9~15g，或適量搗敷。

文獻 《新華本草綱要》二，199；《原色台灣藥用植物圖鑑》(1)，110。

5689 野生老鸛草

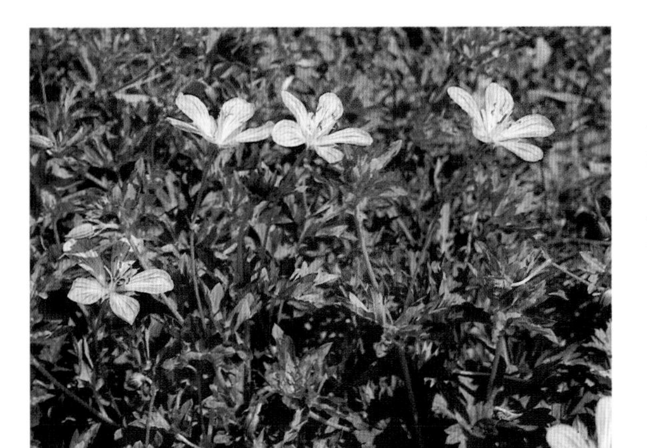

來源 牻牛兒苗科植物野生老鸛草 Geranium suzukii Masam. 的全草。

形態 草本。莖細長，匍匐，全株被毛茸。基生葉簇生，柄長4~8cm，莖生葉互生，柄漸短，葉片廣卵形，長2~3cm，寬3~5cm，3~5掌狀深裂，被柔毛，裂片頂端鋭尖，邊緣有不整齊粗齒。單花腋生，花梗長2~3cm；小苞片2枚，披針形或綫形，長1.5~4.5mm；萼片5，披針形，長5~9mm；花瓣5，白色或帶粉紅色，長1~1.5cm。瘦果綫形，5稜，長1.2~2cm，成熟時由基部斷裂成5片，反捲。

分佈 生於山坡、路旁、草地、林緣。產於台灣。

採製 夏秋收採，曬乾。

性能 清熱解毒，祛風，活血，收斂。

應用 用於風濕疼痛，拘攣麻木，腸炎，痢疾，癰疽，跌打，瀉痢。用量9~18g。

文獻 《原色台灣藥用植物圖鑑》(1)，111。

5690 華南吳茱萸

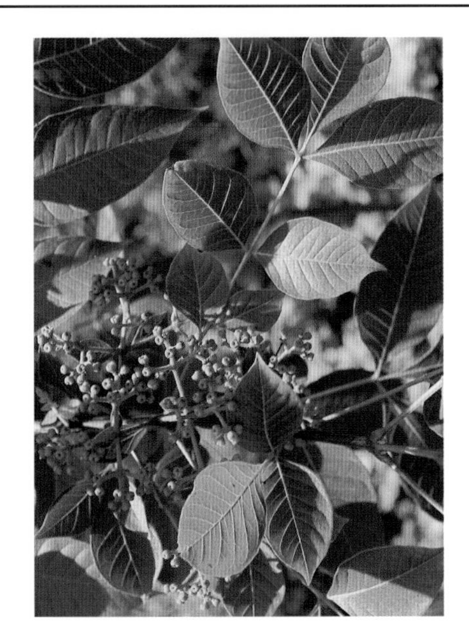

來源 芸香科植物華南吳萸 Evodia austrosinensis Hand-Mazz. 的果實。

形態 樹高6~15m，樹皮灰褐色，葉有小葉7~11片；小葉橢圓形至長圓形。葉面中脈被短毛，葉背被氈狀毛且有半透明黃棕色小腺點；花序頂生，花瓣淡黃或白色，果暗紫紅色，有油點，果瓣正面被短毛，種子闊卵形，褐黑色，光亮。

分佈 生於海拔500m以下山地雜木林中。廣東北部較常見，廣西西南部、雲南東南部、越南北部亦有。

採製 果實成熟時採收，曬乾。

性能 辛、苦，熱。有小毒。溫中散寒，燥濕疏肝，止嘔止痛。

應用 用於胃腹冷痛，惡心嘔吐，泛酸噯氣，腹瀉。用量1.5~3g。

文獻 《廣東藥用植物簡編》，218；《廣東植物誌》二，243。

5691 台灣黃檗

來源 芸香科植物台灣黃檗 Phellodendron amurense var. wilsonii (Hay. et Kaneh.) Chang 的樹皮。

形態 喬木。樹皮不規則縱裂，內皮鮮黃色。奇數羽狀複葉對生或互生，小葉9~11，長橢圓形或斜披針狀長橢圓形，長7~9cm，寬2.5~3.5cm，頂端漸尖，基部圓形或心形，全緣，下面中脈被毛。聚傘花序頂生，被毛；花雜形，淡黃綠色；萼5裂，裂片寬三角形；花瓣5，綫狀長橢圓形，雄蕊5，花絲具毛；子房卵形，5室，柱頭5裂，被毛。核果球形，徑約8mm。

分佈 生於林中。產於台灣。

採製 全年可採，去栓皮，曬乾。

成分 含小檗鹼、非洲防己鹼、藥根鹼、木蘭花鹼、掌葉防己鹼、黃柏鹼等多種生物鹼。

性能 苦，寒。清熱解毒，燥濕健胃。

應用 用於熱痢，消渴，黃疸，痿躄，夢遺，淋濁，痔瘡，便血，赤白帶，骨蒸癆熱，目赤腫痛，口舌生瘡，瘡瘍腫毒。用量3~9g。

文獻 《新華本草綱要》二，255；《原色台灣藥用植物圖鑑》(1)，119。

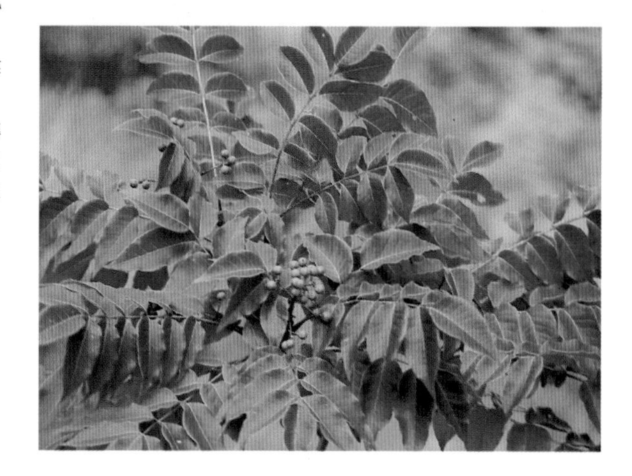

5692 食茱萸

來源 芸香科植物樗葉花椒 Zanthoxylum ailanthoides Sieb. et Zucc. 的果實及樹皮、根。

形態 喬木，高達15m。樹幹上常有基部為圓環狀凸出的銳刺，幼枝髓部常中空。單數羽狀複葉互生，長25~60 (~100) cm；小葉11~27，對生，狹矩圓形或橢圓狀矩圓形，長7~13cm，頂端漸尖或短尾尖，基部圓形，稍不對稱，邊緣具淺鈍鋸齒，齒縫有透明腺點，下面灰白色。傘房狀圓錐花序頂生，長10~30cm；花小而多，淡青或白色，5數，花梗短，基部具尖卵形細小苞片；雄花雄蕊藥隔頂端具透明腺點1，退化心皮小，頂端2~3叉裂；雌花子房略球形，心皮5。蓇葖果紅色，具短喙。

分佈 生於密林或濕潤地方。中國東南部均有。

採製 立夏前後採樹皮，秋季採果，曬乾。

成分 果皮及種子含異茴芹素。根含白鮮鹼、茵芋鹼、樹皮含茵芋鹼、木防己鹼。木部含黃安酸鹽。根皮含花椒樹皮素甲，橙皮甙。

性能 果實：辛，溫。除濕，止痛，殺蟲。樹皮、根皮：苦，平。祛風通絡，活血散瘀，解蛇毒。

應用 果用於心腹冷痛，寒飲，泄瀉，冷痢，濕痹，齒痛，腸寄生蟲，赤白帶下，中風。用量1.5~3g。樹、根皮用於風濕痹痛，腰膝痛，蛇咬傷。用量6~12g。

文獻 《大辭典》下，3504；《新華本草綱要》二，259。

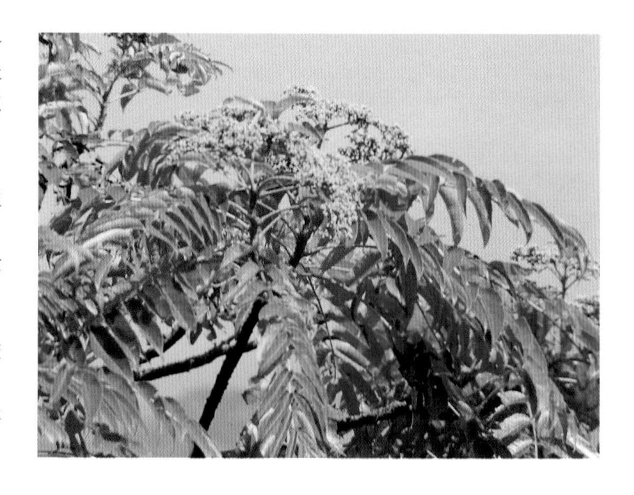

5693 華南橄欖

來源 橄欖科植物三角欖 Canarium austrosinensis Huang. 的果實。

形態 常綠喬木，高達30~60m，有小葉7~9枚；小葉對生，具短柄，革質，橢圓形，邊全緣，無毛；葉脈凸起，網脈下面平滑，圓錐花序為傘狀。核果卵狀。略呈三角狀長橢圓形。硬核內有種子1~3顆。

分佈 廣州市郊有栽培。

採製 秋冬採，鮮用或曬乾。

性能 甘、酸，平。清熱解毒，利咽喉。

應用 用於咽喉腫痛，咳嗽，暑熱煩渴。用量3~9g。種子油製肥皂及潤滑油；木材用途同橄欖。

文獻 《廣西植物名錄》，448；《廣東藥用植物手冊》，413。

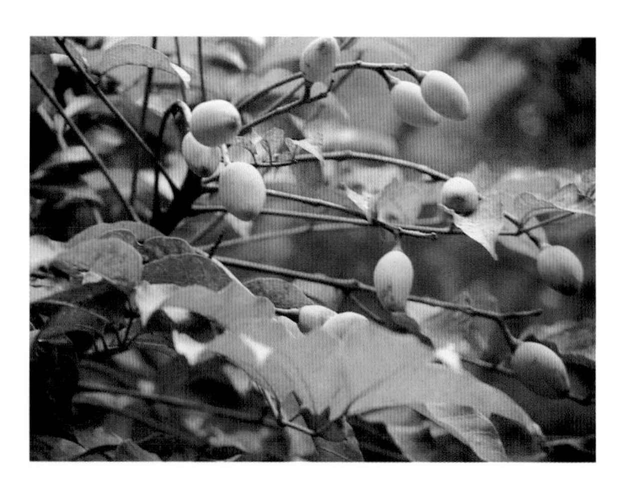

5694 鴨公青

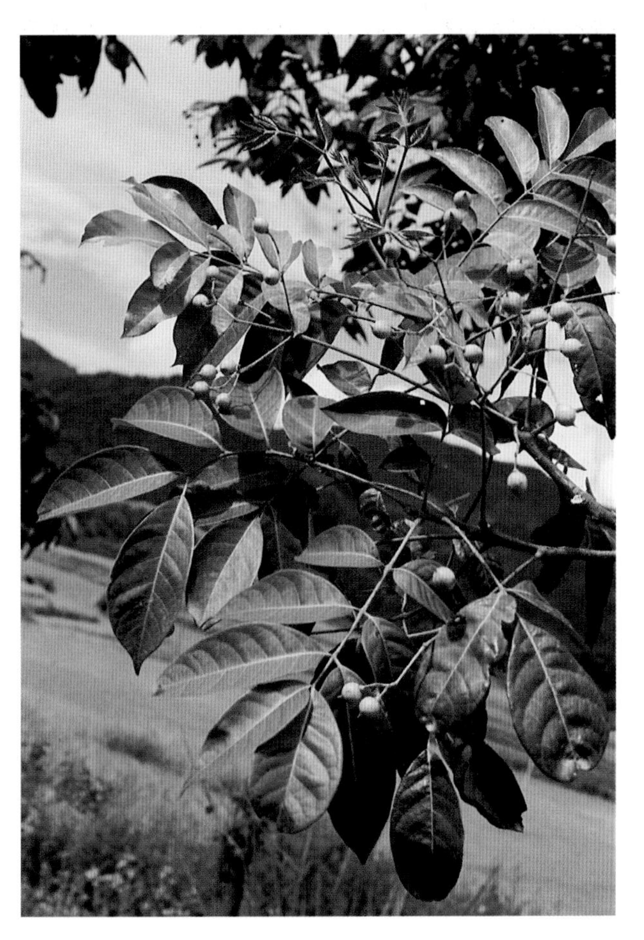

來源 楝科植物鷓鴣花 Heynea trijuga Roxb. 的根。

形態 喬木，高達10m。單數羽狀複葉互生；小葉7，對生，披針形或卵狀長圓形，長5~16cm，寬2.5~7.5cm，下面蒼白色，常被短柔毛。花白色，為腋生圓錐花序；花萼、花瓣4~5；雄蕊筒8~10裂。蒴果近球形，長約2cm，寬約1.5cm，光滑無毛，2瓣裂。種子有白色假種皮。

分佈 生於山坡林中。分佈於雲南、貴州、廣西。

採製 全年可採，切片，曬乾。

性能 苦，涼。有小毒。清熱解毒，祛風濕，利咽喉。

應用 用於風濕性關節炎，風濕腰腿痛，咽喉炎，扁桃體炎，心、胃氣痛。用量10~15g。

文獻 《大辭典》下，3962。

5695 桃花心木

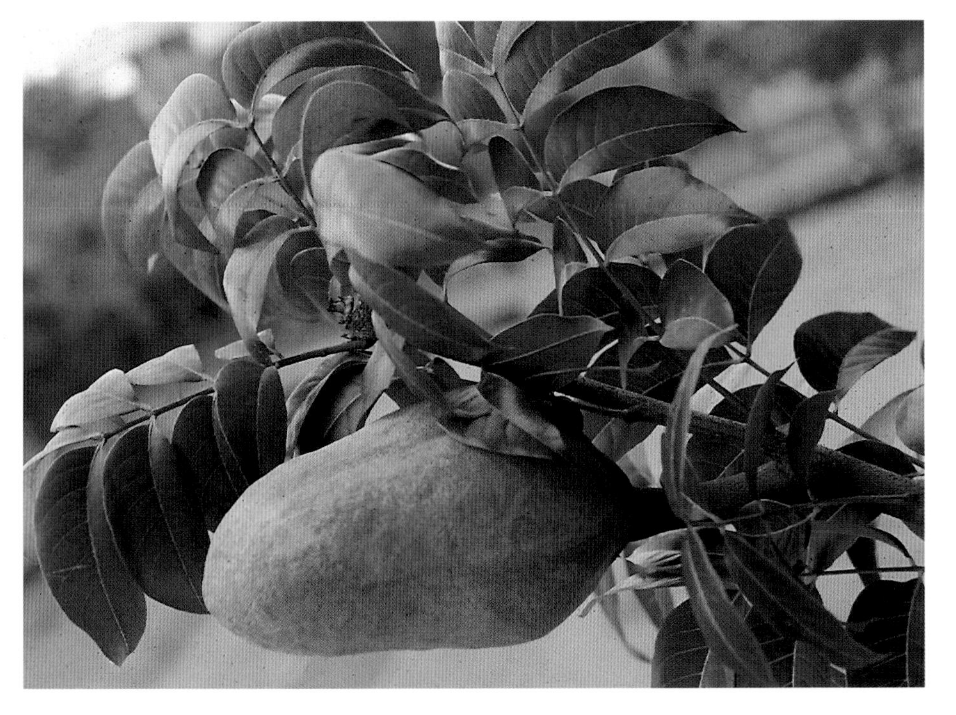

來源 楝科植物桃花心木 Swietenia mahogani Jacq. 的樹皮。

形態 常綠喬木，高達30m。樹皮灰褐色，鱗片狀剝落。雙數羽狀複葉互生，長約35cm，具長柄，小葉3~6對，卵形或卵狀披針形，兩側不等，長3~3.5cm，寬1.5~3.3cm，頂端漸尖或銳尖，基部鈍形而偏斜，全緣或有時有1~2個波狀鈍齒。圓錐花序腋生或頂生，長6~15cm；花小，黃綠色，萼淺盃狀，裂片5；花瓣5，展開；雄蕊10齒緣，花藥10；子房卵形或球形，柱頭盤狀。蒴果卵形，長約15cm，徑約5cm，5室；種子多數，淡黃色，具薄翅。

分佈 原產中南美洲及西印度熱帶地方。中國廣東、台灣均有栽培。

採製 全年可採，曬乾。

成分 樹皮含單寧。

性能 解熱，收斂，強壯。

文獻 《原色台灣藥用植物圖鑑》(2)，149。

5696 瓢雞藤

來源 金虎尾科植物倒心盾翅藤 Aspidopterys obcordatum Hemsl. 的根和根莖。

形態 攀援狀灌木，長2~3m，藤莖被丁字毛。葉倒卵狀心形，長8~10cm，寬4~8cm，先端凹陷，具小尖頭，基部圓或微心形，上面除中脈被微毛外，其餘無毛，下面密被灰色絨毛。單生或複生的圓錐花序，頂生和腋生，長達30cm，下垂；花小，黃綠色，徑約4mm。果小，由3枚具薄膜翅的綫形種子合成。

分佈 生於林緣藤、灌木叢中。分佈於雲南南部。

採製 全年可採，鮮用或曬乾。

性能 辛、淡，平。消炎止痛。

應用 用於腹部扭痛，尿急尿痛，尿路感染，膀胱炎，胃痛，產後消瘦，惡露淋漓。用量15~20g。

文獻 《傣藥誌》三，188。

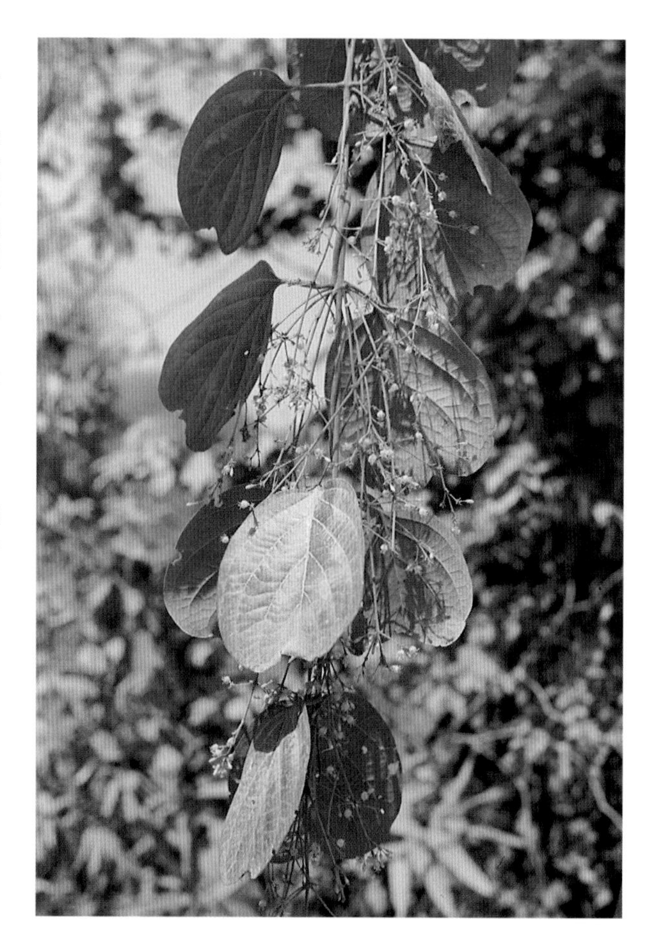

5697 斑子木

來源 大戟科植物小花微籽 Baliospermum micranthum Muell.-Arg. 的根、皮、葉。

形態 灌木，高約1m。葉卵狀長圓形，長6~15cm，寬3~7cm，邊緣具不規則的齒或淺裂，側脈8~14對，最下1對3基出，兩面無毛，柄長3~8cm，頂端具腺體2。花單性同株，總狀花序腋生，總梗延長達10~15cm，着花6~15，花黃綠色，常集生花序先端。蒴果三稜狀球形，3室，每室種子1。

分佈 生於山坡密林下。分佈於雲南南部。

採製 全年可採，鮮用或曬乾。

性能 辛，微溫。解毒驅蟲，散瘀消腫，接骨。

應用 用於蛔蟲症，黃疸型肝炎，跌打損傷。用量5~10g。外用搗敷患部。

文獻 《大辭典》下，5547；《雲南思茅中草藥選》，580。

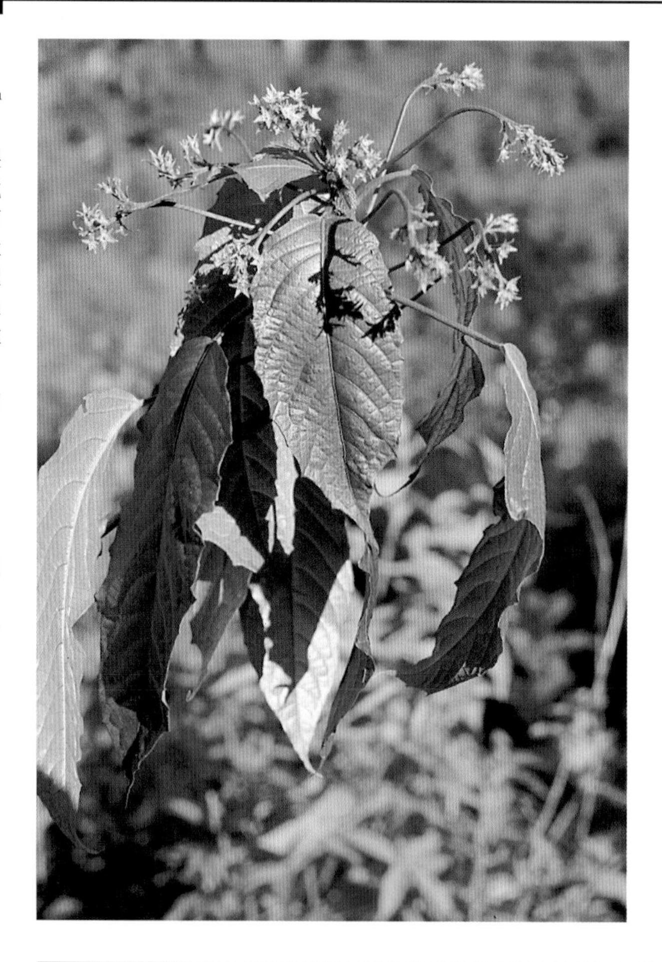

5698 裏白巴豆

來源 大戟科植物銀葉巴豆 Croton cascarilloides Raeush. 的根。

形態 灌木。枝細弱。葉簇生枝端，薄革質，倒卵形、矩圓狀披針形或卵狀矩圓形，長5~11cm，寬2~5cm，頂端急尖，基部鈍，近全緣，下面密生銀白色鱗片狀毛，散生褐紅色斑點，近葉柄處有2個腺體；葉柄長2~3cm。花小，淡黃色或白色，單性，雌雄同株，成頂生總狀花序，長4~5cm，雌花在下，雄花在上；萼5裂，裂片卵形，密生褐色鱗毛；花瓣5，槳形，雄蕊15~20；雌花萼片與雄花相似；花瓣篦形；子房3室，密生鱗毛，花柱多裂。蒴果近球形，扁，黃白色，徑8~10mm。

分佈 生於山野、林中。分佈於台灣。

採製 全年可採，曬乾。

性能 催吐，解熱，消炎，調經。

應用 用於急性腸胃炎，頭皮疹，口角生瘡，瘧疾，月經不調。用量6~15g。

文獻 《雲南中藥資源名錄》，27；《台灣藥用植物誌》上，413。

附註 種子有毒。葉搗汁服治腹痛。

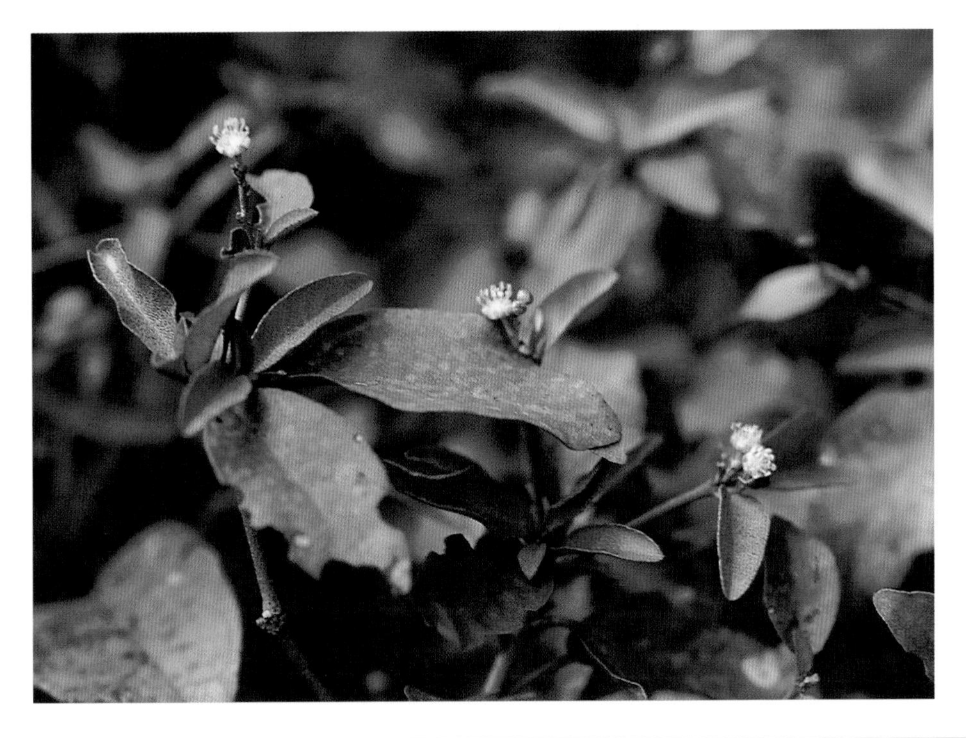

5699 毛葉巴豆

來源 大戟科植物毛葉巴豆 Croton caudatus Geisel var. tomentosus Hook. f. 的全株。

形態 灌木，高約2m，多分枝，嫩枝密被灰褐色粗毛。葉卵圓形，長4~6cm，寬3~5cm，先端具短尖頭，基部寬楔形或近圓形，邊全緣或具不明顯的齒，兩面密被灰褐色星狀毛，背面尤甚，葉柄長0.7~1cm，頂端兩側具盃狀腺體各1。花單性同株；頂生總狀花序，長5~7cm，密被星狀毛，小花淡黃色，上部為雄花，下部為雌花。蒴果近球形，徑約5mm，3瓣裂。

分佈 生於山谷雜木林中，偶有栽培。分佈於雲南南部。

採製 全年可採，切段，曬乾。

成分 原種 Croton caudatus Geisel 的莖皮含卅二烷醇 (Dtriacontanol)、β-香樹脂 (β-Amyrin)、β-谷甾醇 (β-Sitosteryl)。

性能 辛、微酸，熱。有小毒。鎮靜祛風，退熱止痛，舒筋活絡。

應用 用於骨折，風濕疼痛，發熱性疾患，瘧疾高熱不退。用量3~5g，外用適量搗敷。

文獻 《大辭典》上，0900；《新華本草綱要》二，211。

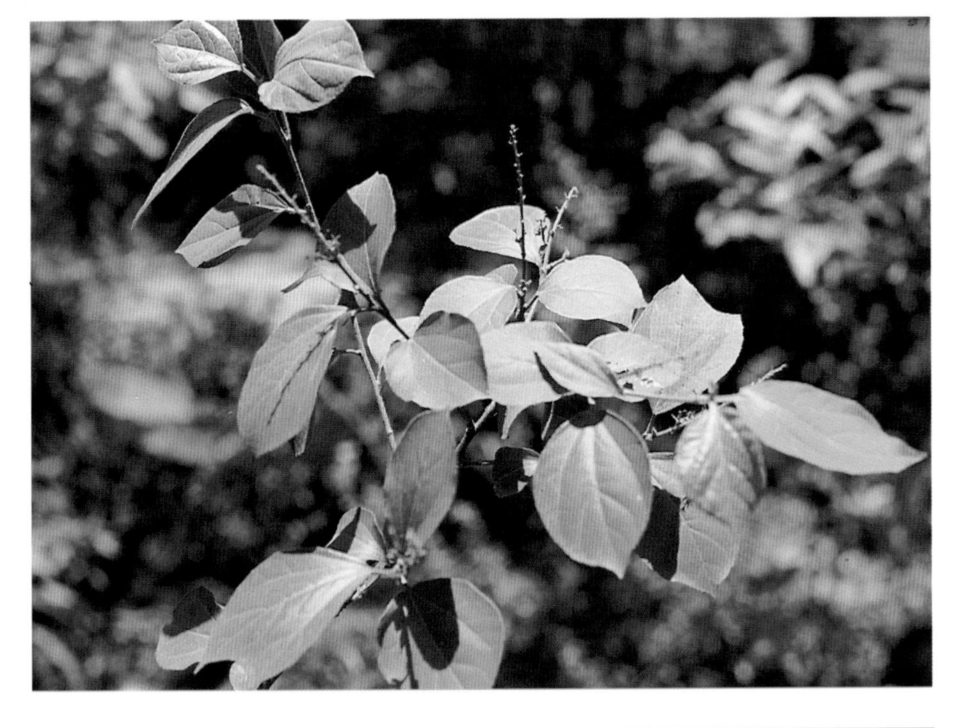

5700 光葉巴豆

來源 大戟科植物光葉巴豆 Croton laevigatus Vahl. 的根、葉。

形態 喬木，高8~12m，幼枝被星狀鱗片。葉長圓狀橢圓形或長圓狀披針形，長7~25cm，寬3~9cm，兩端尖，邊緣具不整齊而疏離的齒，中脈基部的兩側具腺體，葉柄長1~5cm。總狀花序簇生於枝頂，長15~30cm，被星狀鱗片，上半部着生雄花，下半部着生雌花。蒴果倒卵形，3瓣裂，外面被星狀鱗片。

分佈 生於低山雜木林中。分佈於雲南南部及海南。

採製 全年可採，鮮用或曬乾。

性能 辛，溫，芳香。通經活血，散瘀消腫，退熱止痛，截瘧。

應用 根用於瘧疾，胃痛，用量10~15g；葉用於跌打損傷，骨折，鮮品適量搗敷患處。

文獻 《大辭典》，1768；《新華本草綱要》二，211。

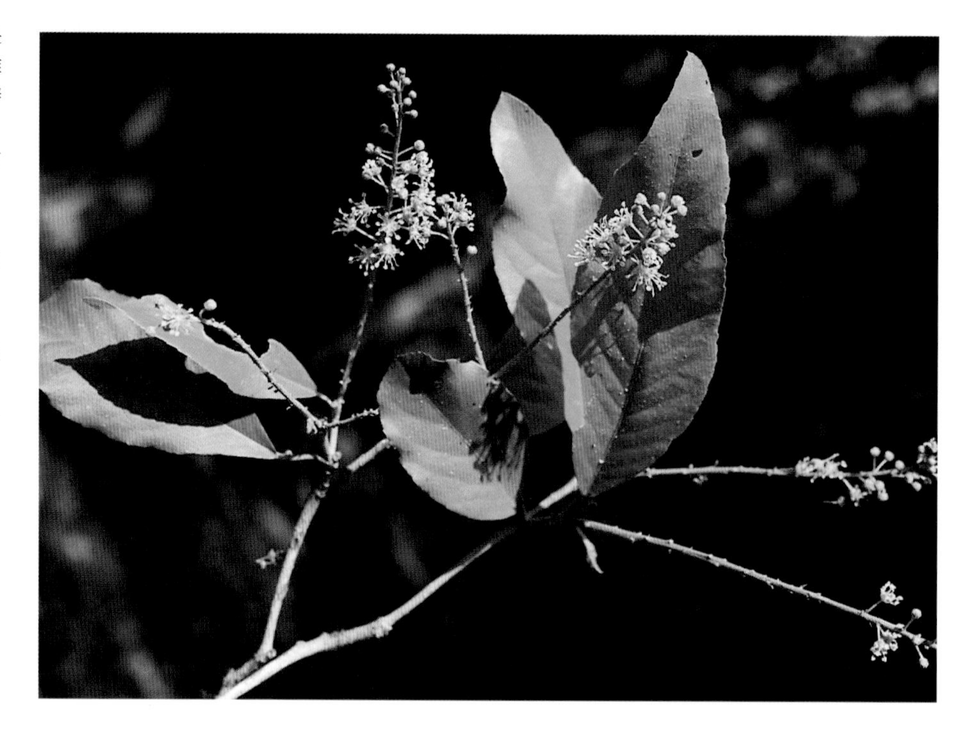

5701 小巴豆

來源 大戟科植物小巴豆 Croton tiglium L. var. xiaopadou Y. T. Chang et S. Z. Huang 的全株。

形態 灌木或小喬木。嫩枝密被星狀毛。單葉互生，卵形，乾時黃綠色，邊有疏淺齒和小腺體，上面近無毛，下面密被星狀毛，基出脈3，近基部邊緣有2枚具柄的盃狀腺體；有托葉。總狀花序頂生，花5數；雄蕊約17枚。蒴果扁球形，成熟時淡黃棕色，直徑約1cm，密被星狀毛。種子卵形，長約6mm，寬約5mm。

分佈 多生於石灰岩山坡、山谷。分佈於廣西、廣東、湖南、貴州。

採製 秋季採，切片，曬乾。

性能 祛風散寒，破瘀活血。有毒。

應用 根用於風寒濕痹，產後風癱，跌打腫痛。根皮用於毒蛇咬傷。果殼用於便秘，腹水。種子用於白喉。葉用於帶狀疱疹。用量3g；外用適量。

文獻 《廣西民族藥簡編》，98；《廣西藥園名錄》，128。

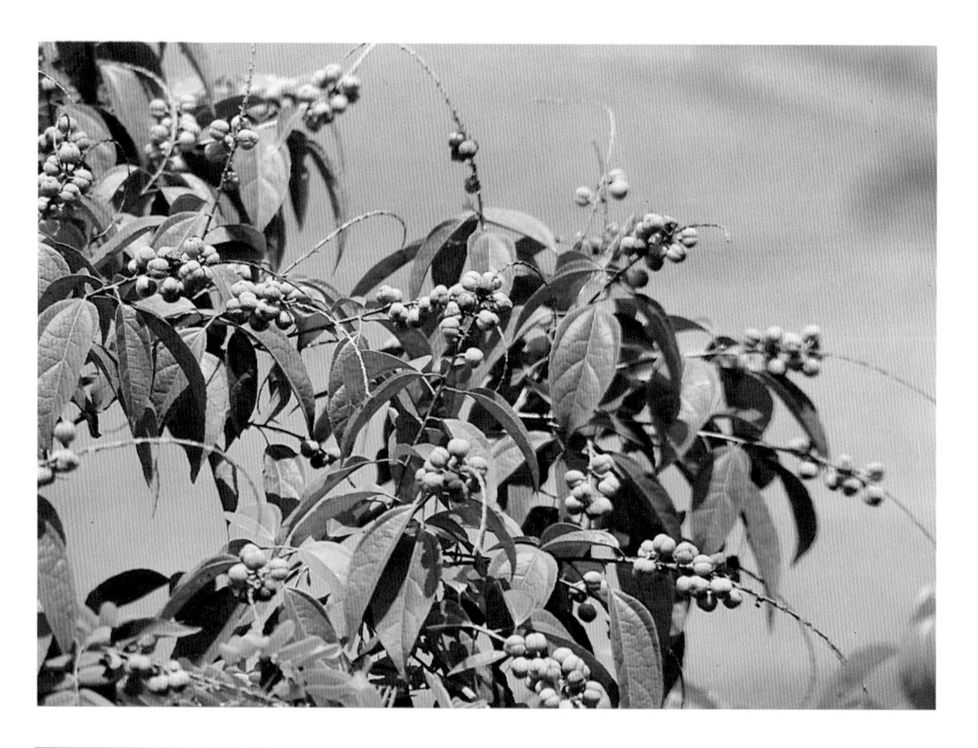

5702 血桐

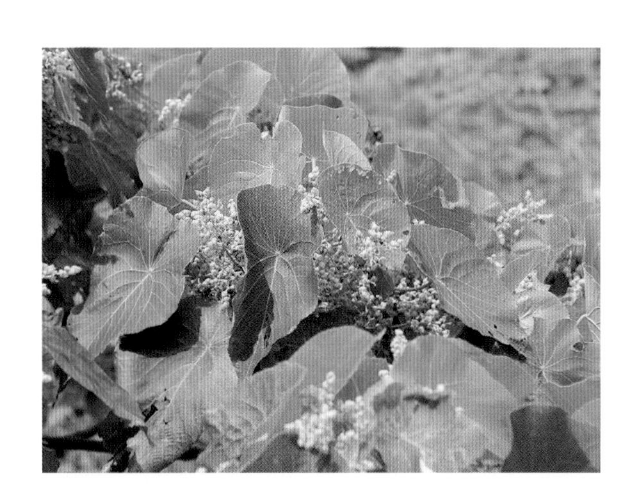

來源 大戟科植物血桐 Macaranga tanarius (Linn.) Muell. -Arg. 的根。

形態 小喬木，高4~5m。小枝被灰白色及淡黃色短柔毛。葉集生枝端，互生，寬卵形或寬卵狀三角形，長10~30cm，頂端漸尖或鈍，基部圓，邊緣有細鋭鋸齒，下面被短毛及稠密的棕色腺點，脈放射狀7~9條；托葉早落；葉柄粗壯，長7~25cm，密被短柔毛，盾狀着生。花單性，雌雄異株，無花瓣；雄圓錐花序腋生，長12~30cm；雌花序短縮成團；苞片有鋸齒；雄花萼4裂，雄蕊4~6；雌花萼2~4裂。蒴果近球形，徑約1cm，被多數紅色腺點和棘刺。

分佈 生於山坡灌叢中。分佈於廣東和台灣。

採製 全年可挖取，曬乾。

性能 解熱，催吐。

應用 用於咳血，發燒。用量15g。

文獻 《原色台灣藥用植物圖鑑》（2），62。

附註 樹皮治痢疾。鮮葉搗敷創傷。

5703 蟲屎

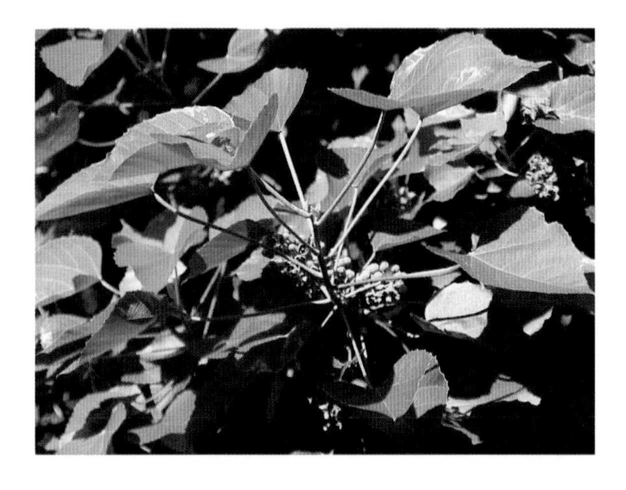

來源 大戟科植物蟲屎 Melanolepis multiglandulosa Reichb. f. et Zoll. 的根。

形態 灌木或喬木，全株多少被黃褐色星狀毛和鱗片。樹皮灰褐色或白褐色。葉互生，幼樹葉片通常3~5深裂，成長葉卵圓形、菱狀卵形或橢圓形，長10~35cm，寬5~12cm，頂端漸尖，基部心形，邊緣具波狀疏鋸齒。總狀花序或穗狀花序，生上部葉腋，長達20cm，密生茶褐色星狀毛；雌雄同株或異株，花被片4；雄蕊多數；雌花萼片卵狀披針形，花盤發達。蒴果球形，長8~12mm，徑6~8mm，密被星狀毛；種子1~3粒，黑色。

分佈 生於田野或山坡。分佈於台灣。

採製 全年可挖取，洗淨，曬乾。

性能 祛風，利水，消炎，驅蟲。

應用 用於下消，跌打損傷。用量40~75g。

文獻 《原色台灣藥用植物圖鑑》（2），64。

附註 樹皮及葉外敷，為發汗劑。

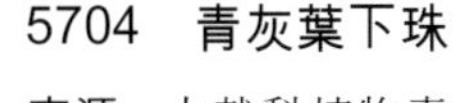

5704 青灰葉下珠

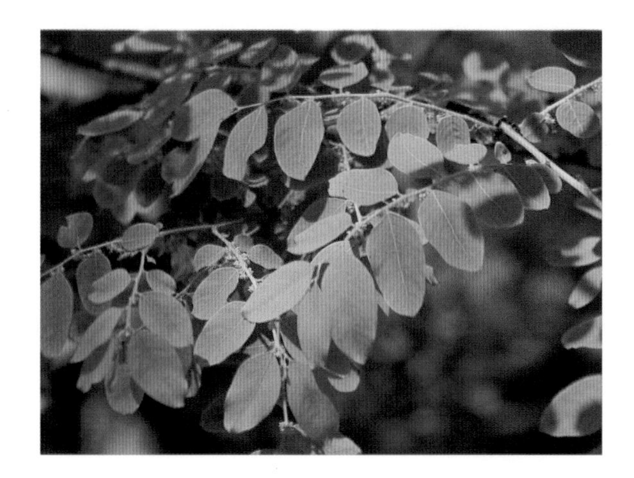

來源 大戟科植物青灰葉下珠 Phyllanthus glaucus Wall. 的根。

形態 落葉灌木或小喬木，高達4m。小枝紫褐色，幼枝綠色。小葉互生，在枝上排成2列，似羽狀複葉，膜質，廣橢圓形至長圓形，全緣，上面深綠，下面灰綠色，均無毛；托葉鑽形而細小。花簇生葉腋，單性，雌雄同株，無花瓣；雄花10餘朵生於葉腋，萼5~6片，排成2輪，雄蕊3~5；雌花單生於雄花叢中，子房上位，3室。漿果圓球形，具宿存花柱。

分佈 生於山坡雜木林內及林緣。分佈於浙江、江蘇、江西、安徽。

採製 夏秋季採集，去泥砂，切片，曬乾。

應用 用於風濕性關節炎，小兒疳積。

文獻 《浙江藥用植物誌》上，719。

5705 海南葉下珠

來源 大戟科植物海南葉下珠 Phyllanthus hainanensis Merr. 的全株。

形態 灌木。小枝上的葉似羽狀。單葉互生，長圓形，長10~25mm，寬4~8mm，基部偏斜，邊全緣；葉柄極短或近無柄；托葉綫狀披針形。雌雄同株；花粉紅色，雄花2~3朵簇生於下部葉腋；萼片4，邊緣流蘇狀；雄蕊2，花絲基部合生，上部分叉，藥室彼此分離，橫裂，腺體4，圓盤狀；雌花單生於上部葉腋，花梗長達3.5cm。蒴果長圓球形，長約3mm。

分佈 生於林下。分佈於海南、廣東、廣西、湖南。

採製 全年可採，切片，曬乾。

性能 消炎止痛。

應用 用於目赤腫痛，肝腫大。用量15~30g；外用適量。

文獻 《廣西藥用植物名錄》，196。

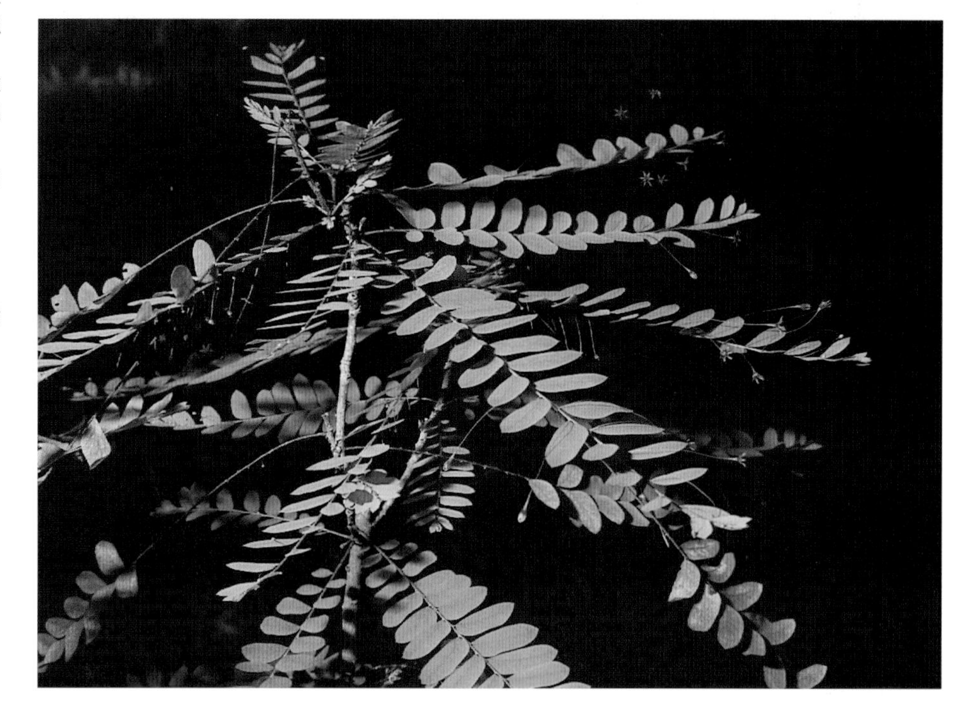

5706 台灣馬桑

來源 馬桑科植物台灣馬桑 Coriaria intermedoa Mats. 的葉。

形態 灌木。根部有瘤。莖叢生，枝褐紅色。葉對生，長卵形或卵狀披針形，長4~6cm，寬2~2.5cm，頂端急尖，基部圓形或近心形，全緣，3出脈，葉肋有紅暈；近無柄。總狀花序腋生，花單性，有時雜性，同株，5基數，即萼片。花瓣、花柱均5，雄蕊10；花冠黃綠色。朔果球形，徑約3mm，5室，5縱裂；種子小。

分佈 生於灌叢中。分佈於台灣。

採製 春夏採收，曬乾。

成分 含 coriamyrtin $C_{15}H_{18}O_5$。

性能 止痛。有大毒。

應用 用於腹痛。取鮮葉少量嚼食其汁。

文獻 《台灣藥用植物誌》上，451。

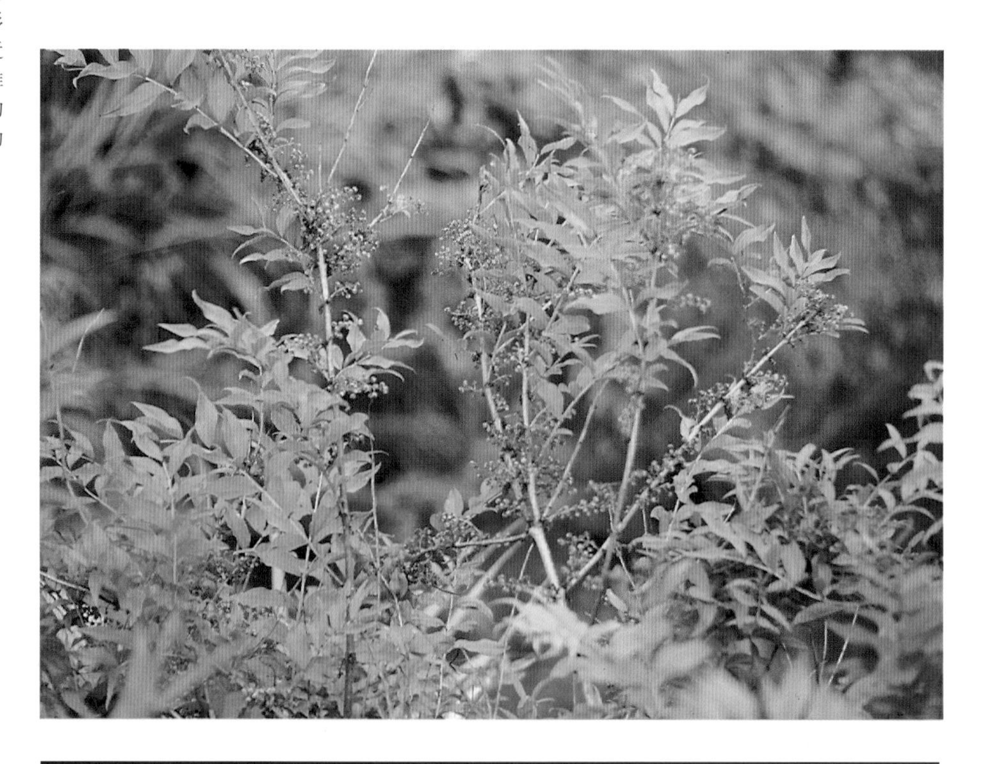

5707　藤漆

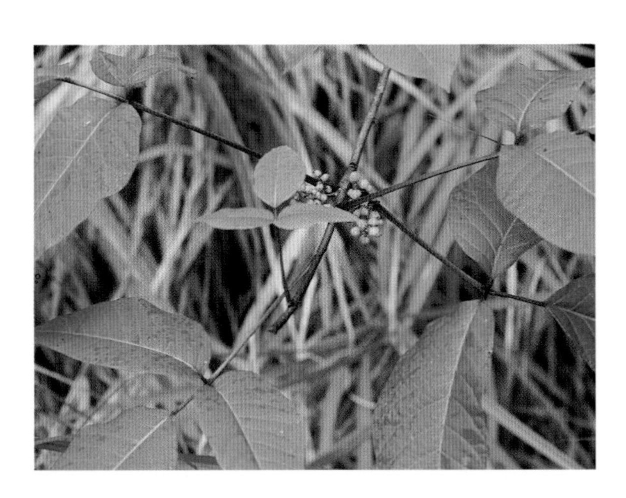

來源　漆樹科植物毒葛 Rhus orientalis (Green) Sch. 的根、莖、葉。

形態　攀援狀灌木。小枝棕紅色，有鏽色柔毛。掌狀3小葉互生，頂生小葉倒卵狀橢圓形，長8~16cm，寬4~8.5cm，頂端急尖或短漸尖，基部漸狹；側生小葉長圓形或卵狀橢圓形，長6~13cm，基部圓，偏斜，全緣，脈腋被黃褐色簇毛；頂生小葉柄長0.5~2cm，被柔毛，側生小葉近無柄。圓錐花序腋生，短而密集，長約5cm，被毛；苞片長圓形，被毛；花黃綠色，萼5裂，裂片卵形，基部具3條黑色縱脈；花瓣5，長圓形，長約3mm；雄蕊5；花盤5淺裂；子房球形。核果斜三角形，外皮黃色，有刺毛。

分佈　生於林緣。分佈於四川、貴州、湖南、湖北、台灣。

採製　四季可採，曬乾或鮮用。

性能　散風熱。有大毒，不可內服。

應用　煎水外洗疥癩，頑癬，花柳毒下疳。0.4~1.2g（日用量）。

文獻　《台灣藥用植物誌》上，465。

5708　台東漆

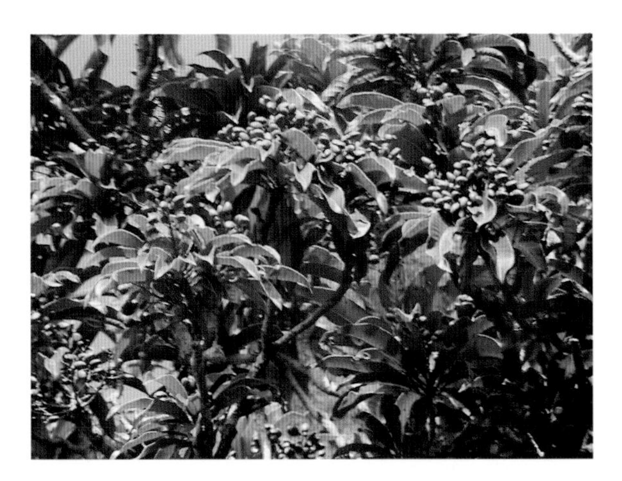

來源　漆樹科植物台東漆 Semecarpus gigantifolia Vidal 的樹脂經加工後的乾燥品。

形態　喬木。樹皮灰褐色。葉叢生枝端，革質，橢圓狀披針形，長30~45cm，頂端短漸尖，基部楔形，全緣或波狀，下面灰白色；葉柄粗壯。圓錐花序頂生；萼鐘狀，5齒或截形；花冠徑約15mm，白色，5瓣，披針形；雄蕊5；花柱3裂。核果橢圓形，稍扁，長約3cm，花托心形，徑約2cm，熟時暗紅色或暗紫色，內部有黏液；種子橢圓形。

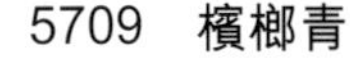

分佈　生於林中。分佈於台灣。

採製　四季可取樹脂，曬乾，置鍋內炒至煙盡，焦黑存性即可。

成分　樹脂含甘露醇，漆酚（urushiol）、十五烷基兒茶酚等。

性能　辛，溫。有毒。破瘀，消積，殺蟲。

應用　用於婦女經閉，癥瘕，瘀血，蟲積。用量1~4g。

文獻　《藥用植物學》，362。

附註　本植物根、根皮、樹皮、心材、樹脂、葉、種子亦供藥用，同漆樹（Rhus verniciflua Stokes）。

5709　檳榔青

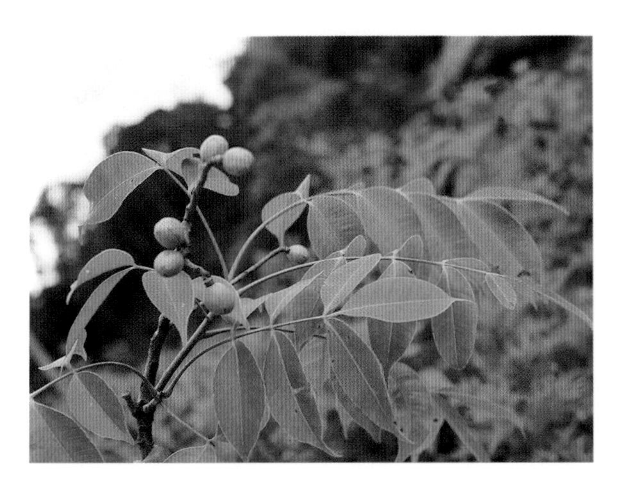

來源　漆樹科植物檳榔青 Spondias pinnata (L. f.) Kurz 的莖皮。

形態　落葉喬木，高10~15m，小枝粗壯，具小皮孔。羽狀複葉長30~40cm，小葉通常7~9，卵狀橢圓形，長7~12cm，寬4~5cm，先端漸尖或短尾尖，基部近圓形，微偏斜，兩面無毛，側脈近平行。圓錐花序頂生，長25~35cm，花小，白色，近無花梗。核果橢圓球形，長3.5~5cm，徑2.5~3.5cm。中果皮肉質，內果皮纖維質，裏層木質堅硬，具空腔5，成熟種子2~3。

分佈　生於低山或平壩的疏林中、村寨附近。分佈於雲南、廣西和海南。

採製　全年可採，鮮用或曬乾。

性能　酸、澀，涼。消炎，消腫。

應用　用於心慌氣促，睪丸炎腫痛。用量10~15g，外用鮮品搗敷。

文獻　《傣醫傳統方藥誌》，205。

5710　小漆樹

來源　漆樹科植物小漆樹 Toxicodendron delavayi (Fr.) F.A.Bark. 的根、葉。

形態　灌木，高1~2m。根塊狀，外面褐色，有少數纖細鬚根。羽狀複葉，長7~12cm，小葉5~9，卵形至卵狀長圓形，長2~3cm，寬1~2cm，頂端小葉最大，先端漸尖，基部寬楔形或圓形，全緣，稀有疏鋸齒，背面粉綠色，柄長1~2mm。圓錐花序腋生，長6~8.5cm，花小，淡黃色，徑約2mm。果斜卵形，微扁，徑約7mm，頂端具偏於一側的小尖頭，成熟時黃色。

分佈　生於荒草坡或灌叢中。分佈於雲南、四川和貴州。

採製　根全年可採，切片曬乾；葉夏秋間採收，多鮮用。

性能　苦、澀，涼。祛風除濕，消腫止痛。

應用　用於風濕，根30g泡酒或煎水洗患部；無名腫毒，用鮮葉適量搗敷患部。

文獻　《匯編》下，666，794；《雲南中草藥選》續編，91。

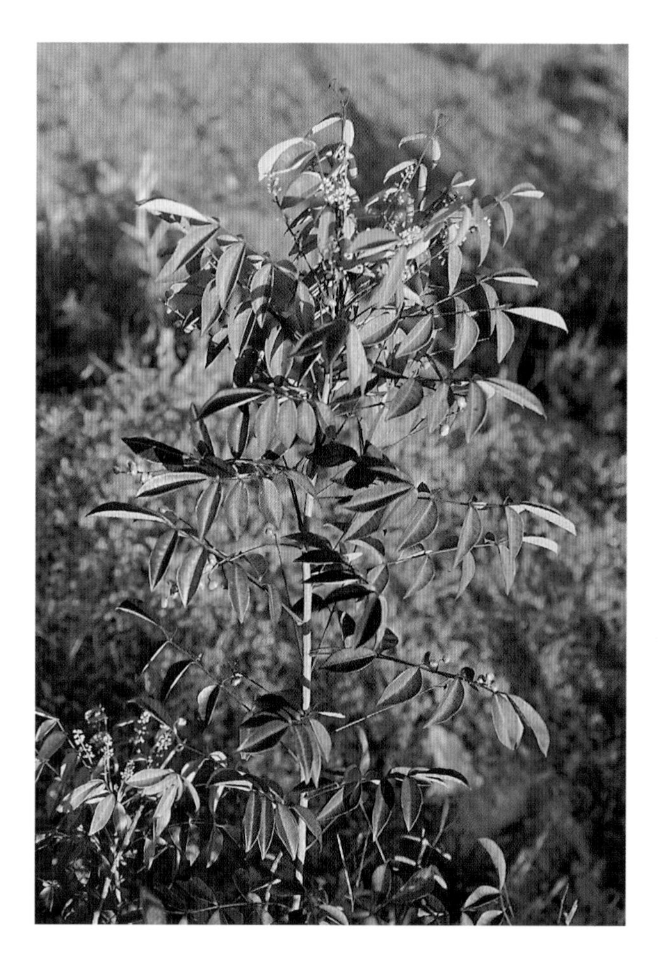

5711　大果冬青（見水藍）

來源　冬青科植物大果冬青 Ilex macrocarpa Oliv. 的根。

形態　落葉喬木，高可達15m。樹皮灰褐色，小枝具明顯皮孔。葉片紙質，在長枝上互生，在短枝上簇生於頂端。雄花序簇生於長枝或短枝上或單生葉腋，花瓣倒卵狀長圓形，雄蕊與花冠等長；雌花單生於葉腋。果實球形，直徑1.2~2cm，熟時黑色。

分佈　生於山坡林中。分佈於華東、中南部及西南部絕大多數地區。

採製　全年均可採挖，除去雜質，曬乾。

性能　微苦，涼。清熱解毒，潤肺止咳。

應用　用於肺熱咳嗽，喉頭腫痛，咯血，眼翳。

文獻　《新華本草綱要》三，150；《浙江植物誌》四，7。

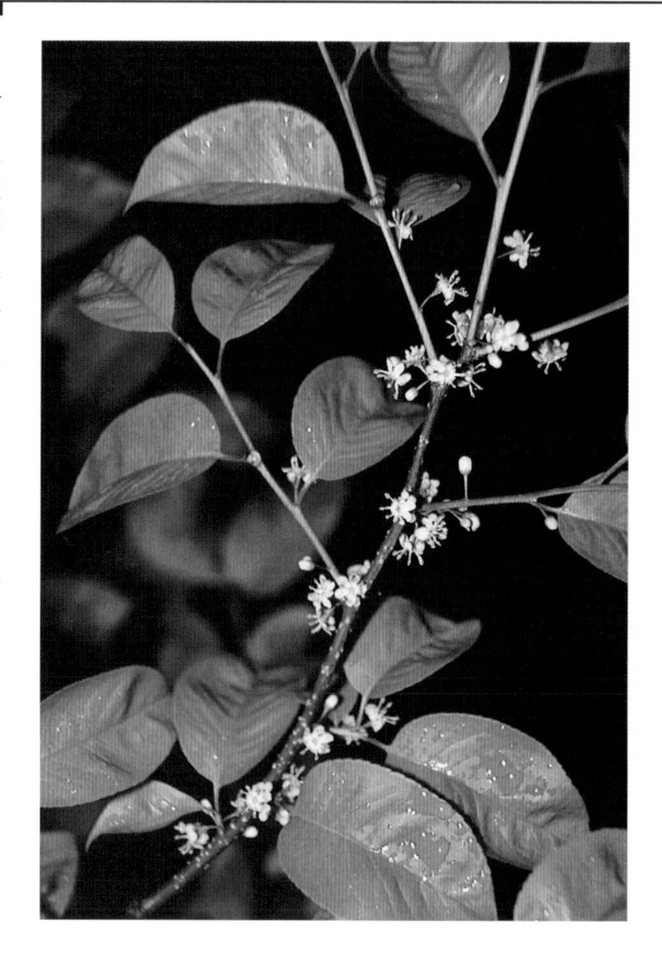

5712 吊桿麻

來源 衛矛科植物苦皮藤 Celastrus angulatus Maxim. 的根或根皮。

形態 藤狀灌木，高5~7m，幼枝密生細小皮孔。葉寬卵形或近圓形，長8~16cm，寬7~15cm，先端具短尖，邊緣具不規則的圓鋸齒，葉柄長達3cm。聚傘狀圓錐花序頂生，長10~20cm；花小，多而密集，綠黃色，5數；雌蕊柱頭3~4裂。蒴果近球形，直徑約1cm，3瓣裂；種子每室2，具紅色假種皮。

分佈 生於山坡疏林中。分佈於華東、華中、華南及西南地區。

採製 全年可採，洗淨或剝取根皮，曬乾。

成分 葉含黃酮類化合物。

性能 苦，寒。有小毒。清熱解毒，消腫，殺蟲。

應用 用於禿瘡，黃水瘡，頭虱，跌打。用量15~30g，外用煎水洗或研粉撒敷。

文獻 《大辭典》，1776；《新華本草綱要》一，304。

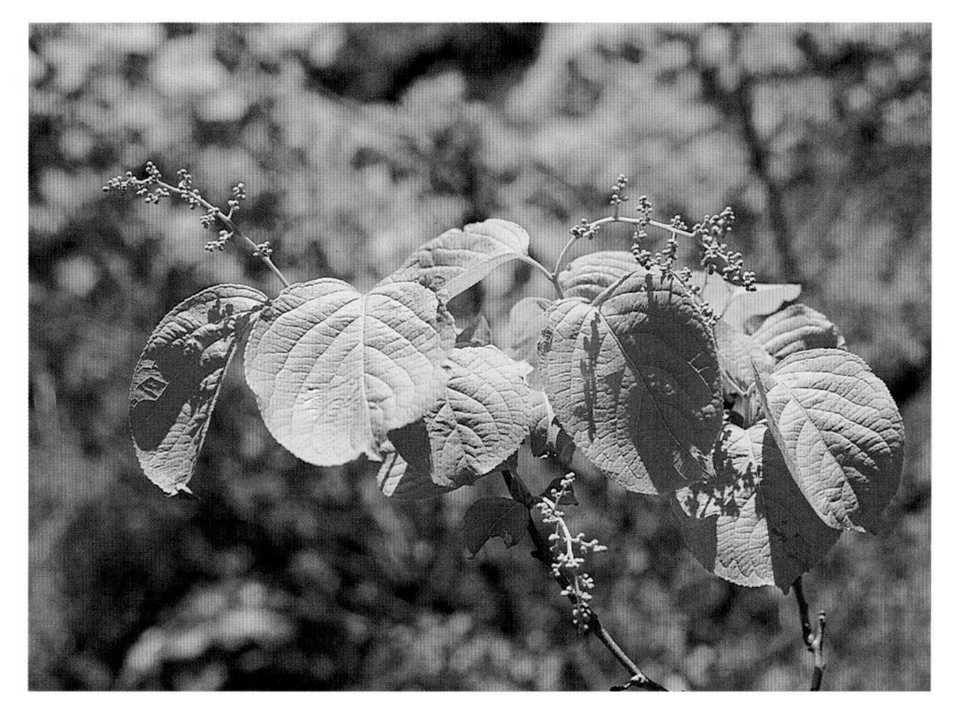

5713 過山楓

來源 衛矛科植物過山楓 Celastrus aculeatus Merr. 的根。

形態 落葉灌木。當年生小枝光滑或有時被短疏毛。單葉互生，橢圓形或長方橢圓形，長5~10cm，寬3~6cm，側脈多為5對，邊緣上部具淺鋸齒，下部全緣。花5數，聚傘花序腋生或側生；花序梗長2~5mm；花梗長2~3mm。蒴果近球形，直徑約8mm。種子3~6顆，新月形或半環形。

分佈 生於山坡、路旁疏林中或灌叢中。分佈於廣東、廣西、雲南、江西、浙江、福建。

採製 秋季採，切片，曬乾。

成分 根含衛矛醇、β-谷甾醇。

性能 祛風活血，消腫止痛。

應用 用於類風濕性關節炎。

文獻 《中藥通報》1982，(2)：30。

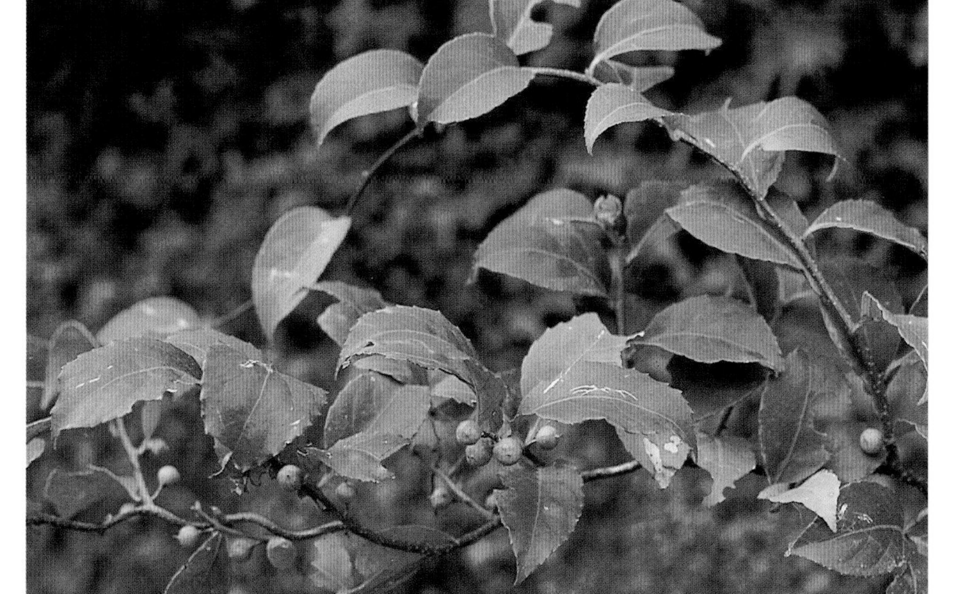

5714 刺果衛矛

來源 衛矛科植物刺果衛矛 Euonymus acanthocarpus Franch. 的莖皮。

形態 藤狀灌木。嫩枝近圓柱形，密被細小瘤點狀皮孔。單葉對生，革質，長圓狀橢圓形，長8~12cm，寬3~5cm；葉柄長1~2cm。花黃綠色，直徑約8mm，多為4數，為聚傘花序；雄蕊有明顯花絲。蒴果圓球狀，直徑約1.2cm，密生刺狀凸起，刺長約1mm。種子有橙黃色假種皮。

分佈 生於山坡、山谷陰濕處。分佈於華中、西南及安徽、江西、廣西。

採製 全年可採，曬乾。

性能 祛風除濕，通經活絡。

應用 用於婦科血症，風濕痹痛，跌打損傷，骨折，外傷出血。用量10~15g；外用適量。

文獻 《中藥通報》1986，(4)：19；《新華本草綱要》一，307。

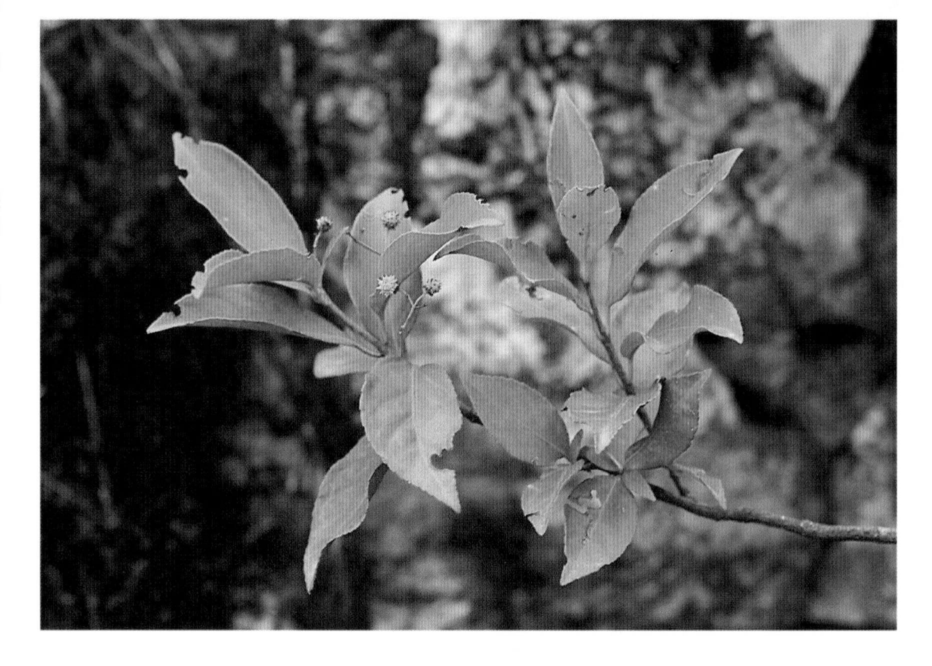

5715 疏齒衛矛

來源 衛矛科植物疏齒衛矛 Euonymus ochinatus Wallic (E. spraguei Hayata) 的樹皮及樹幹。

形態 灌木至小喬木。小枝四稜形，具細密小瘤狀皮孔。葉對生，長橢圓形或寬卵形，長2~8cm，寬1.5~4cm，頂端急尖至短漸尖，基部鈍或近圓形，邊緣具細鋸齒；葉柄長5~10mm。聚傘花序腋生，花乳白色，徑8~10mm，4基數，萼裂片三角狀卵形，邊緣常有纖毛狀鋸齒；花瓣寬圓形；雄蕊有明顯花絲；子房密生剛毛。蒴果球形，徑4~8mm，果皮具少數細刺，熟時2~4裂；種子卵形，長4~5mm，褐棕色，種脊綫形，淺紅棕色；假種皮深紅色。

分佈 生於山區叢林內。分佈於台灣。

採製 全年可採，曬乾。

性能 樹皮：活血，祛瘀，止痛。樹幹：消炎，解毒。

應用 樹皮用於腰痠背痛，風濕關節炎，心腹絞痛。用量9~30g。

文獻 《高山藥用植物》，90。

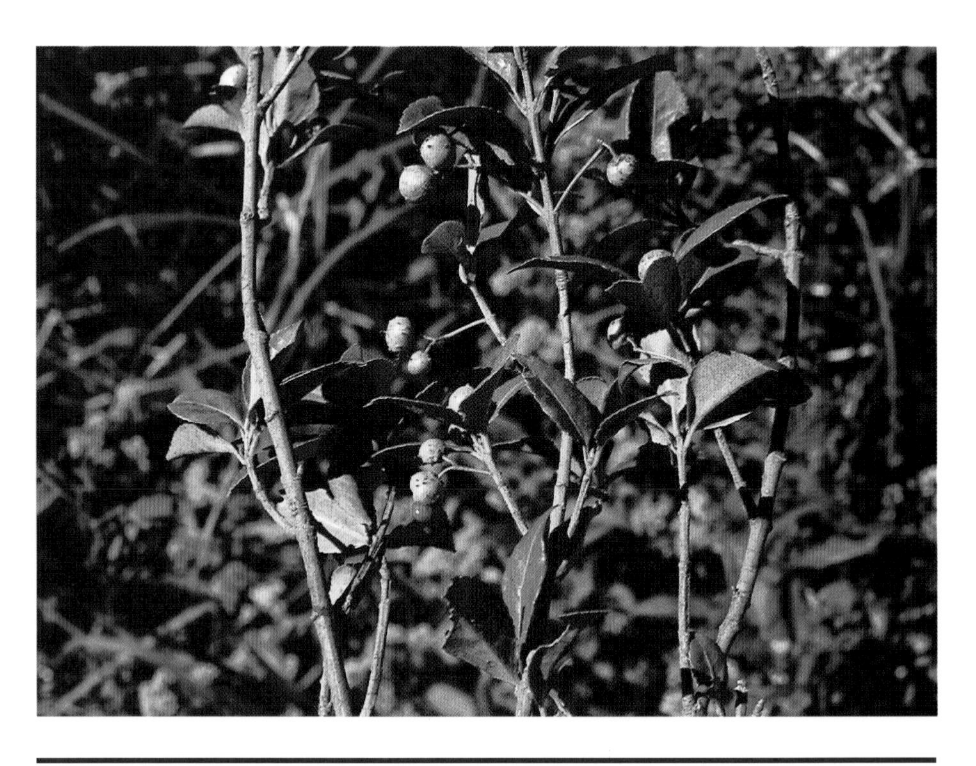

5716 西南衛矛

來源　衛矛科植物西南衛矛 Euonymus hamilfonianus Wall. 的根、根皮、果實。

形態　喬木，高5~10m。葉對生，矩圓狀橢圓形、矩圓狀卵形或矩圓狀披針形，葉背脈上有短毛。聚傘花序，花白綠色。花絲細長，花藥紫色。蒴果粉紅帶黃，倒三角形，上部4淺裂；種子每室1~2粒，紅棕色，有橙紅色假種皮。

分佈　生於海拔1000m以下山地林中。分佈於甘肅、陝西、四川、雲南、貴州、湖南、湖北、江西、安徽。

採製　全年可採，曬乾。

性能　苦，寒。破血，通經，殺蟲。

應用　用於鼻衄，血栓閉塞性脈管炎，風濕，跌打，漆瘡。用量15~30g。

文獻　《新華本草綱要》一，310；《浙藥誌》上，754。

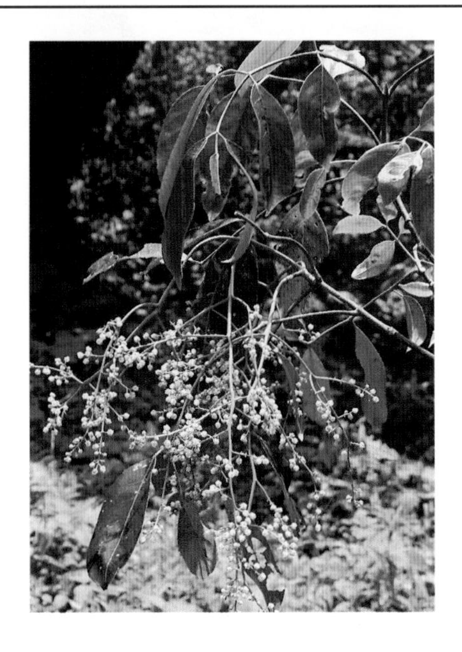

5717 大果山香圓

來源　省沽油科植物大果山香圓 Turpinia pomifera (Roxb.) DC. 的全株。

形態　喬木或灌木。小枝節處膨大。單數羽狀複葉對生，小葉3~9；葉片長圓狀橢圓形，邊緣有鋸齒，兩面無毛，葉脈兩面均明顯可見，頂生小葉柄長達5cm，側生小葉柄長5~15mm。花5數，白色，為頂生圓錐花序；花瓣長約4mm；花藥長圓狀披針形，花絲無毛。果實近球形，直徑2~2.5cm，成熟時果皮厚2~5mm。

分佈　生於山地林中、林緣或路旁。分佈於廣西、雲南。

採製　夏秋季採，切片曬乾。

性能　淡，平。祛風活血，通經絡。

應用　用於風濕骨痛。用量15~30g；外用適量。

文獻　《廣西藥園名錄》，412。

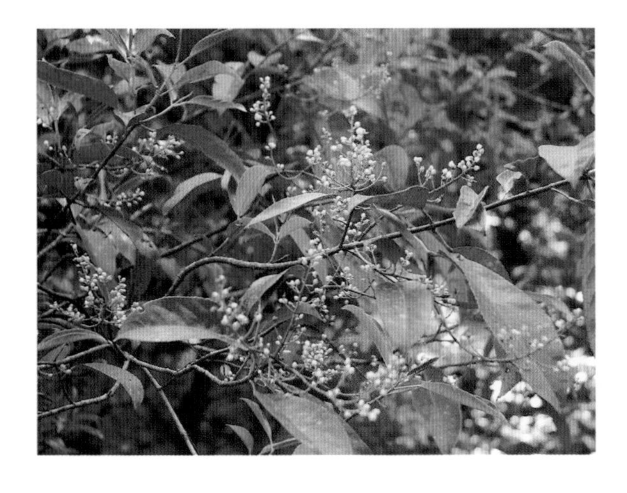

5718 台灣山香圓

來源　省沽油科植物台灣山香圓 Turpinia formosana Nakai 的根、葉。

形態　小喬木。小枝乾後褐黑色，着葉處膨大。葉對生，長圓形至披針形或卵形，長8~12cm，稀達25cm，寬4~7cm，頂端漸尖或鈍，基部楔形，邊緣具疏鋸齒，側脈6~8，與主脈均在下面隆起；葉柄長（2~）3~5cm，頂端膨大且具關節。圓錐花序頂生或腋生，長15~30cm，花較疏鬆；苞片早落；萼片5，長卵形，長約3.5mm；花瓣5，匙形，長約4mm，和萼片均呈淡黃綠色；雄蕊5，生於花盤外，花絲微被柔毛；子房3室，被毛。果球形，綠色或紫黃色，徑約8~15mm。

分佈　生於林中。產於台灣。

採製　全年可採，曬乾。

性能　苦，寒。活血散瘀，消腫止痛。

應用　用於跌打損傷，脾臟腫大。用量30~60g，炖豬肉吃。

文獻　《新華本草綱要》二，276。

5719 番龍眼

來源 無患子科植物番龍眼 Pometia pinnata Forster 的根、樹皮及葉。

形態 常綠喬木。樹皮薄，常片狀剝落，小枝暗紫褐色，被黃褐色毛。雙數羽狀複葉互生，小葉8~22，長橢圓形或橢圓狀長披針形，長10~25cm，寬4~7cm，頂端漸尖，基部圓或近心形，偶為不對稱狀，近全緣或具波狀疏齒，兩面脈上疏生褐色毛茸或近無毛。圓錐花序頂生，頂端多呈尾狀，花軸及梗被鏽褐色短毛；小苞片綫形，早落，花雜性同株，雄花先開放，徑3~4mm，萼5~6裂，黃綠色，被毛；花瓣5，闊瓢形或不正圓形，白色；雄蕊5~7，花藥紅色至暗紅色，退化子房1；兩性花雄蕊5~6，雌蕊1。果球形或短橢圓形，長3~4.5cm，黃綠色。

分佈 原產太平洋諸島。台灣有栽培。

採製 全年可採，曬乾或陰乾。

性能 根：解熱，消炎，止瀉，驅蟲。樹皮、葉：解熱，收斂。

應用 用於潰瘍，創傷，腹脹，腹瀉，黃疸，發熱。

文獻 《原色台灣藥用植物圖鑑》(3)，125。

附註 番龍眼果肉柔軟多汁，味酸甜可食。種子榨油，氣芳香，亦可為食用。

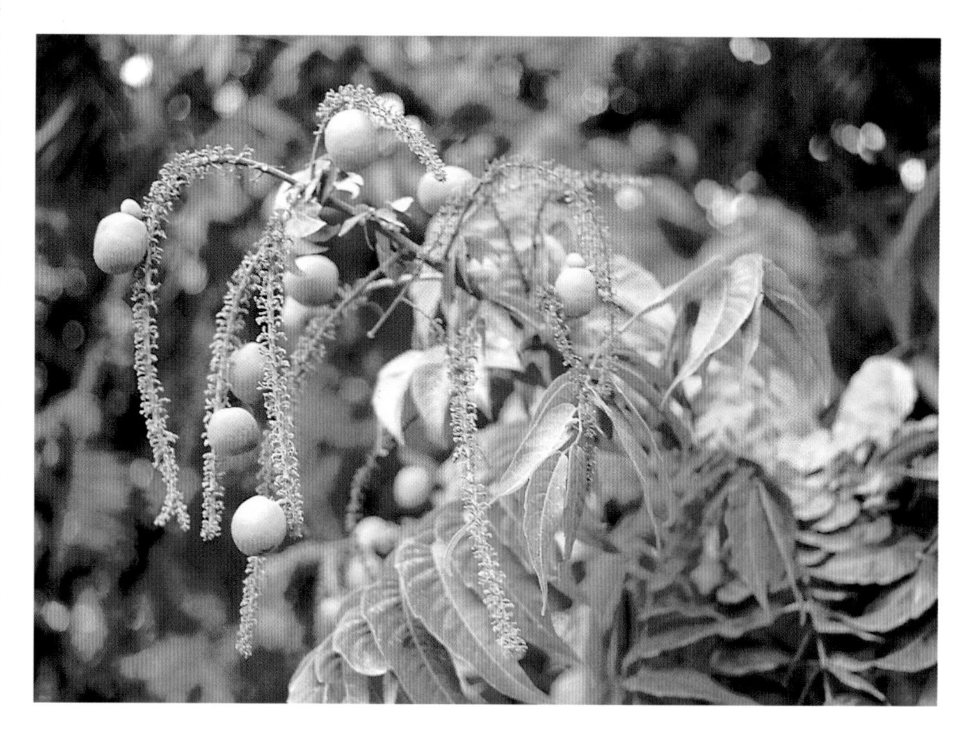

5720 清風藤

來源 清風藤科植物清風藤 Sabia japonica Maxim. 的藤莖及葉。

形態 落葉纏繞藤本，嫩枝曲折有毛，綠色。葉革質，橢圓形至卵狀橢圓形，全緣，下面沿中脈疏生柔毛。花兩性，單生於葉腋，先葉開放，黃色，直徑5~6mm，萼5裂；花瓣5，倒卵狀橢圓形；雄蕊5；子房上位，2室，基部有5尖裂的花盤，花柱錐形。核果深裂成兩個分果；分果倒卵形，熟時深綠色。

分佈 生於山坡、路旁林下灌叢中。分佈於長江以南各省區。

採製 春夏採藤莖，切片，曬乾，葉多鮮用。

成分 含清風藤鹼甲等多種生物鹼。

性能 辛，溫。祛風通絡，消腫止痛。

應用 用於風濕痹痛，皮膚瘙癢，跌打腫痛，骨折，瘡毒。用量9~15g。

文獻 《浙江藥用植物誌》，775；《大辭典》，2498。

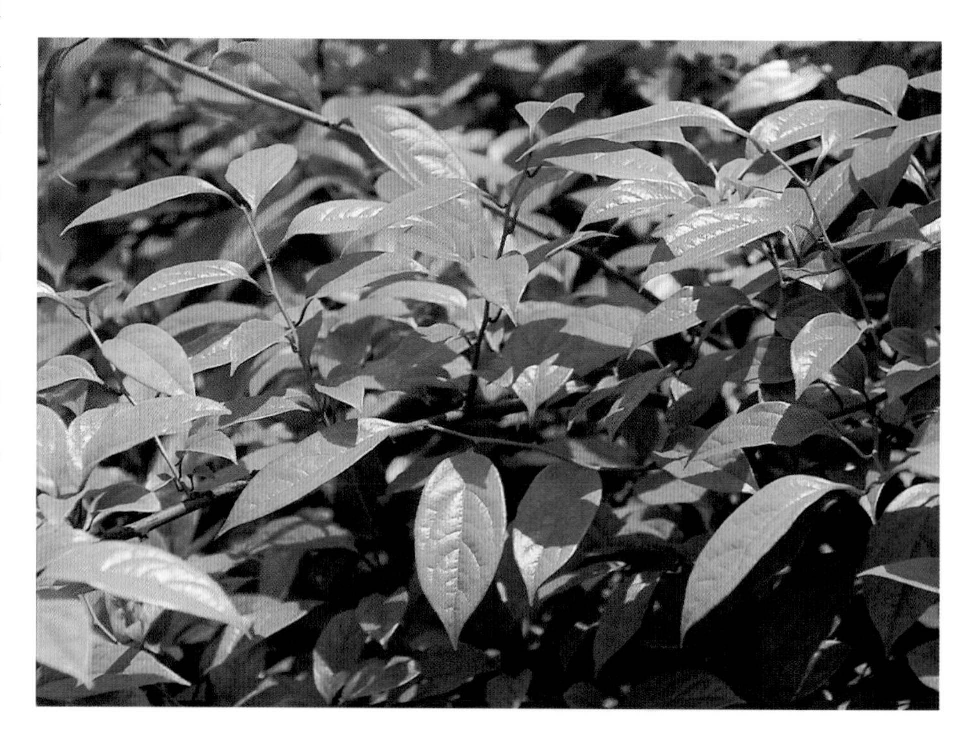

5721 亞洲濱棗

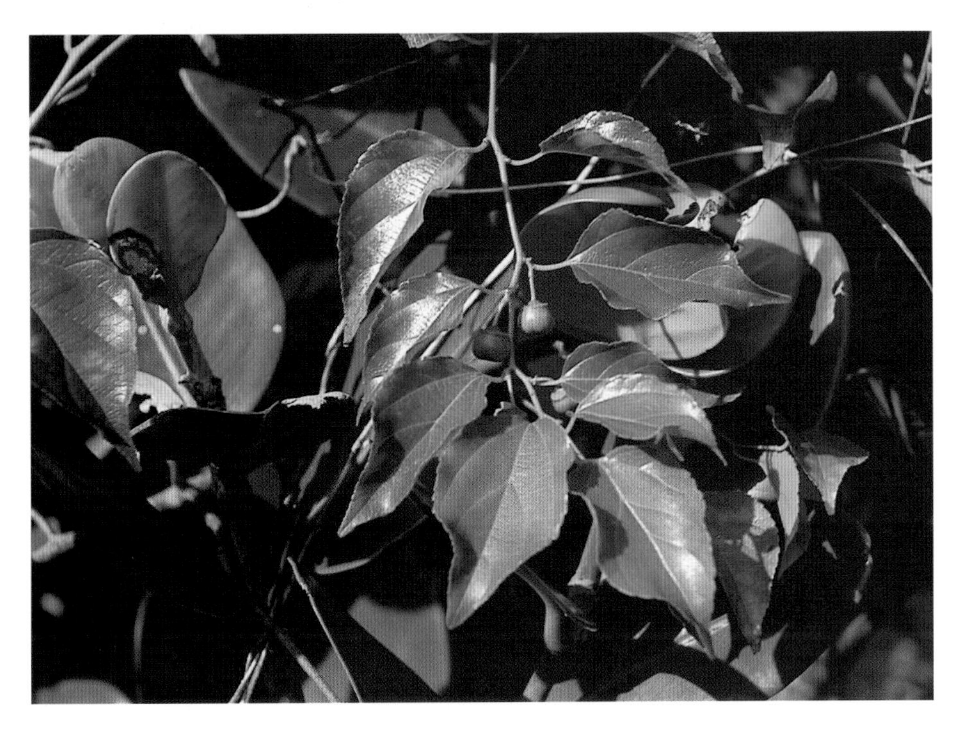

來源 鼠李科植物蛇藤 Colubrina asiatica (L.) Brongn. 的莖、葉。

形態 藤狀灌木，高約2m。小枝綠色，無毛。葉互生，卵形或寬卵形，長4~9cm，寬2~5cm，頂端鈍至尾狀漸尖，基部圓形或圓截形，邊緣有圓鋸齒；葉柄長8~12mm。聚傘花序腋生，較短；花小，兩性，黃綠色；萼漏斗形，頂端5裂，基部與子房貼生；花瓣5，舟形，着生於花盤邊緣；雄蕊5，子房陷於花盤內，3室，花柱3裂。蒴果球形，徑約8~15mm，外果皮薄，成熟時深褐色，宿存萼筒包圍果實基部；果梗長4~6mm；種子黑色，具稜。

分佈 生於海邊沙地或灌叢中。分佈於廣東、廣西、台灣。

採製 全年可採，曬乾。

成分 樹皮含皂素。

性能 消腫，收斂。木部為強壯劑。

應用 用於創傷。外用適量。

文獻 《台灣藥用植物誌》上，484。

5722 貓乳

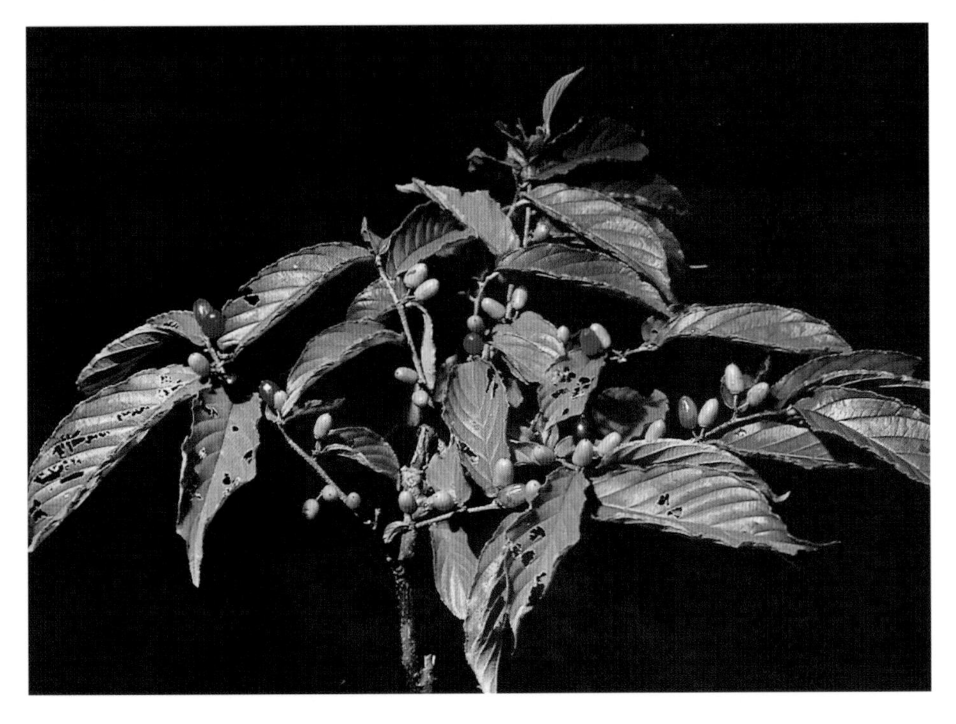

來源 鼠李科植物長葉綠柴 Rhamnella franguloides (Maxim.) Weberb. 的根。

形態 落葉小喬木。嫩枝、葉及花序均被短柔毛。單葉互生，倒卵狀長圓形或長圓形，邊有細鋸齒，除下面葉被柔毛外，餘均無毛，葉脈羽狀，每邊7~10條；托葉基部永存。花5數，綠色，為腋生聚傘花序。核果圓柱狀長橢圓形，長6~8mm，紅棕色，成熟時黑色。種子1顆。

分佈 生於山坡路旁灌木林中。分佈於華東、華中及河北、河南、山西、陝西。

採製 秋季採，切片，曬乾。

性能 微苦，涼。涼血，消腫。

應用 用於霉季或暑天勞傷乏力，疥瘡。用量15~30g；外用適量。

文獻 《浙江天目山藥用植物誌》上集，1042；《中國植物誌》，48 (1) ：98。

5723 芙蓉麻

來源 錦葵科植物槿麻 Hibiscus cannabinus L. 的種子。

形態 草本。莖疏生小刺。單葉互生，下部葉心形，不分裂，上部葉掌狀3~7深裂，下面中肋近基部具腺；葉柄疏生小刺；托葉絲狀。花黃色，5數，中央紫紅色，單生於葉腋；小苞片7~10，綫形，分離，疏生小刺；花萼有小刺，裂片基部具腺；雄蕊多數，花絲合生成管狀。蒴果球形，密被刺毛。種子腎形。

分佈 栽培。分佈於中國各地。

採製 秋季採，除去雜質，曬乾。

性能 苦，平。利尿潤腸，止痢，通乳。

應用 用於妊娠水腫，乳汁不通，大便燥結，痢疾，小便不利，耳鳴，耳聾，癰疽腫毒。用量10~15g；外用適量。

文獻 《新華本草綱要》二，286。

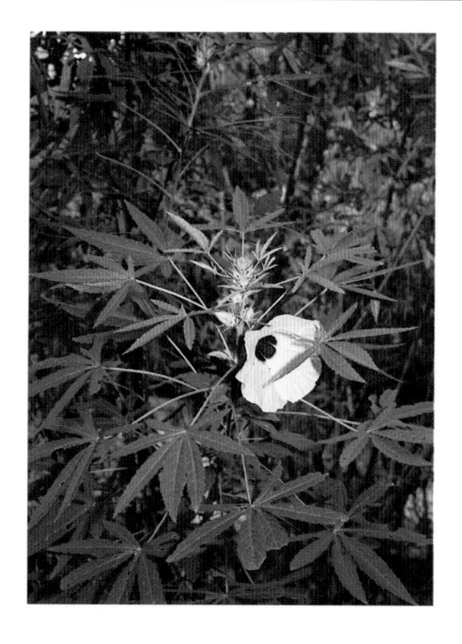

5724 山芙蓉

來源 錦葵科植物台灣芙蓉 Hibiscus taiwanensis S. Y. Hu 的根及莖。

形態 灌木或小喬木。枝密生長毛。葉互生，亞圓形，長6~10cm，掌狀3~5裂，裂片寬三角形，全緣或間有鋸齒緣，頂端鈍尖，基部心形；葉柄長10~16cm。單花腋生，具長梗，密被長毛；總苞8枚，綫形，長8~12mm，被長硬毛；萼鐘形，5裂，裂片三角狀橢圓形，外被星狀粗毛；花冠淺鐘形，徑7~10cm，花瓣5，倒卵圓形，基部合生，晨間初開時白色，漸變為粉紅色至紅色而閉合，外被毛；雄蕊多數，花絲連合成筒；花柱細長，頂端5裂，高於雄蕊。蒴果球形，徑約2cm，外被粗毛。

分佈 生於平野、山麓林中。分佈於台灣。

採製 全年可採，切片，曬乾或鮮用。

性能 微辛，平。清肺，涼血，散熱，解毒。

應用 用於一切癰疽腫毒，瘡瘍，肺膿腫，乳腺炎，肋膜炎，關節炎，牙痛。用量20~110g；外用適量。

文獻 《原色台灣藥用植物圖鑑》(2)，133；《台灣藥用植物誌》上，516。

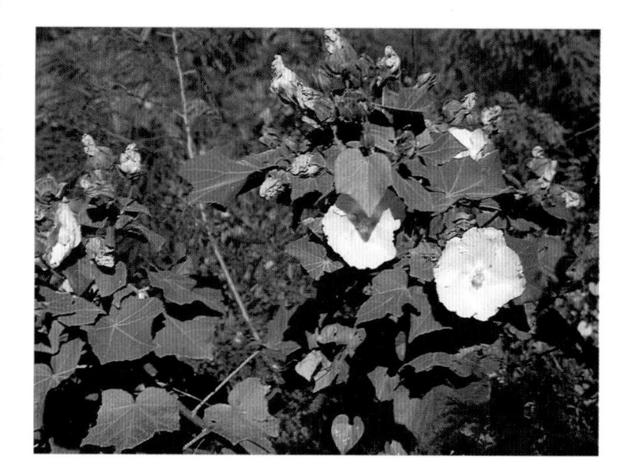

5725 鵯鵊麻

來源 梧桐科植物鵯鵊麻 Kleinhovia hospita Linn. 的樹皮、葉。

形態 喬木，高達12m。樹皮灰色，片狀剝落，小枝疏被毛。葉互生，廣卵形或卵形，長5.5~18cm，頂端漸尖或急尖，基部心形，全緣，下面幼時具稀疏毛；葉柄長3~5.5cm，聚傘狀圓錐花序頂生，長約50cm，被毛，苞片細小，披針形；萼片5，淺紅色，花瓣狀，長約6mm；花瓣5，比萼短，其中1片唇狀，具囊，頂端黃色，較短；雄蕊花絲大部分合生，並貼生於子房柄而形成雌雄蕊柄，上部擴大成罎狀，包圍雌蕊，頂部分成5束，每束花藥3個，退花雄蕊尖齒狀，短；子房圓球形，被毛。蒴果梨形或近圓形，膨脹，長1~1.7Cm，淡綠紅色。

分佈 生於疏林中。分佈於廣東、海南、台灣。

採製 全年可採，曬乾。

性能 殺虱，滅疥癬。有毒。

應用 用於疥癬，皮疹，癢痛。適量煎汁洗。

文獻 《新華本草綱要》二，298。

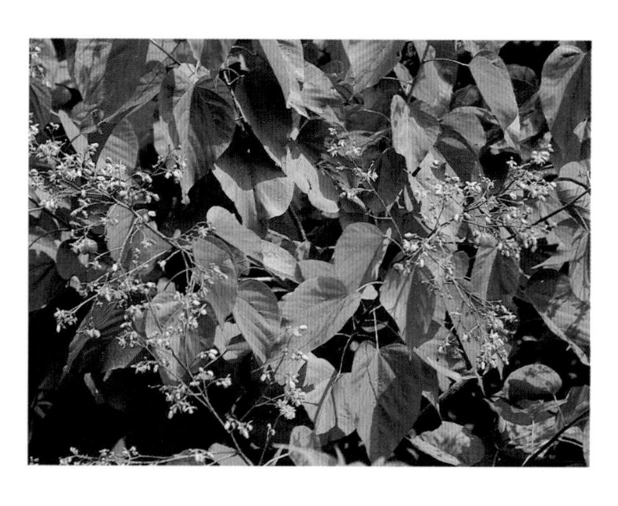

5726　掌葉蘋婆

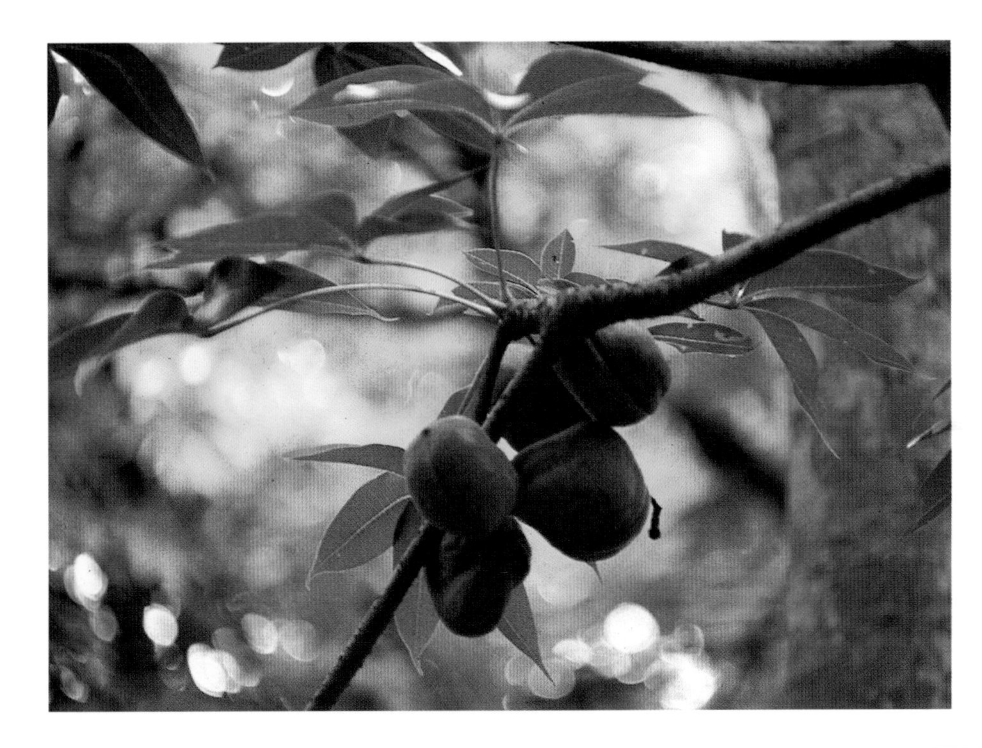

來源　梧桐科植物香蘋婆 Sterculia foetida L. 的根、葉。

形態　喬木。枝輪生，平伸。掌狀複葉，多聚於小枝頂部，小葉片7~9，橢圓狀披針形，長10~20cm，全緣，頂端尾狀銳尖，幼時有毛，漸脫落；葉柄長10~22cm；托葉劍狀，早落。圓錐花序直立，生於新枝近頂部，多花，有臭味，小苞片細小；萼紅紫、紅或黃色，長約12mm，5裂幾至基部，裂片披針形或長橢圓形，星狀外展，外面被淡黃色短柔毛，內面密被白色長絨毛，無花瓣。雄花：花藥12~15，聚生成頭狀；雌花：心皮5，被毛，有柄，花柱彎曲，柱頭5裂。蓇葖果木質，紫紅色，似船狀，長5~8cm，頂端急尖如喙；種子橢圓形。

分佈　廣東、廣西、海南、台灣有栽培。

採製　四季可採，洗淨，曬乾。

成分　含蒲公英賽醇、正廾八烷醇、β-谷甾醇。

性能　解熱，消散，收斂。

應用　根：黃疸病，淋病；葉：瀉下，創傷，脫臼，皮膚潰瘍。用量9~15g。

文獻　《綱要》二，300；《藥用植物學》，332。

附註　本品果實為收斂劑；果殼用於淋病；種子含油約20.8%及生物碱，用於瀉下。可引起反胃及眩暈。

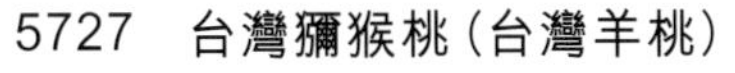

5727　台灣獼猴桃(台灣羊桃)

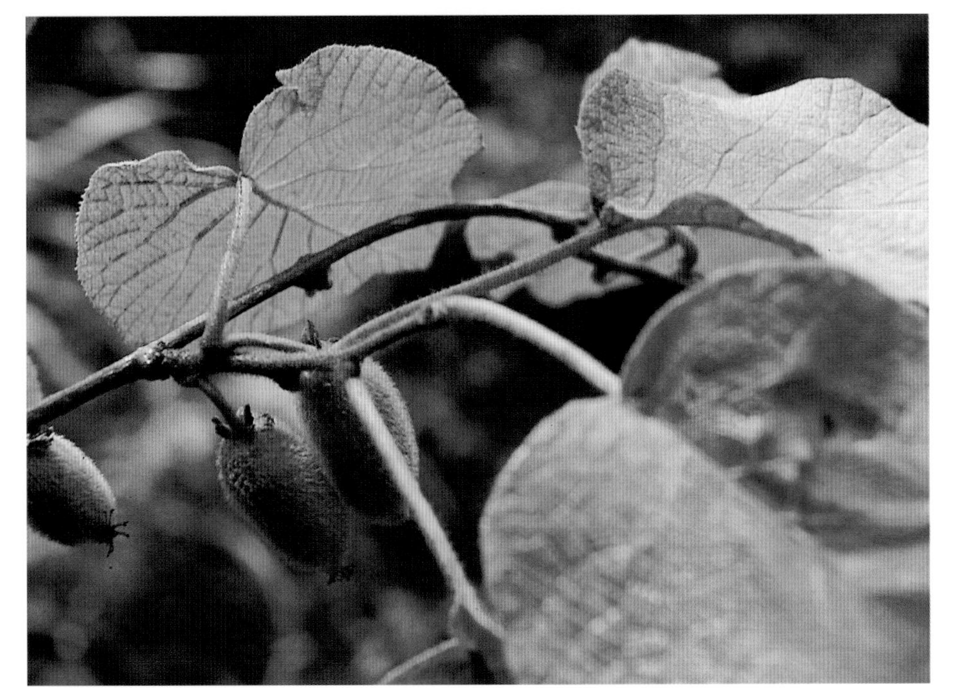

來源　獼猴桃科植物刺毛獼猴桃 Actinidia chinensis Planch. var. setosa Li 的根及莖。

形態　大型藤本，長達10m以上，全株密被鐵鏽色硬毛。葉互生，寬卵形或近圓形，長10~17cm，寬8~15cm，頂端急尖或短漸尖，基部常心形，邊緣具波狀細鋸齒，上面或疏或密地被短糙毛，下面網脈明顯，密被灰褐色星狀毛；葉柄長2~4cm，被鐵鏽色硬毛狀刺毛。聚傘花序2~3朵腋生，雌雄異株；花淡黃色至黃色，徑1.5~1.8cm；苞片小，萼片5裂，裂片鈍三角形，花瓣5，倒卵形；雄蕊多數；子房近球形，被毛。漿果橢圓形或近球形，長3~4cm，密被鏽色長硬毛。

分佈　生於林緣或林中。分佈於台灣。

採製　全年可採，曬乾。

性能　清熱，利尿，活血，消腫，抗癌。

應用　用於肝炎，失眠，水腫，風濕關節痛，淋濁，帶下，瘡癤，瘰癧，跌打損傷。用量9~15g。

文獻　《高山藥用植物》，74。

5728 峨嵋水冬哥

來源 獼猴桃科植物峨嵋水冬哥 Saurauia napaulensis DC. var. omeiensis C. F. liang et Y.S. Wang 的樹皮。

形態 喬木，高約10m，小枝鱗片鑽形，不具絨毛。單葉互生，葉片橢圓形，長15~30cm，先端急尖，基部楔形，背面密佈短絨毛，老後毛易脫落，葉緣有細鋸齒。圓錐花序側生，花序上有鱗片和絨毛，苞片披針形；花萼片5，綠白色；花瓣淡紫色，矩圓，頂端反捲；雄蕊50~60枚；子房球形，花柱5，中部以下合生。漿果近球形，稜不明顯。

分佈 生於低山常綠闊葉林中。分佈於四川峨嵋山。

採製 春季採剝枝皮，曬乾。

性能 苦，涼。活血祛瘀，解毒。

應用 用於跌打腫痛，瘡腫。用量7~10g。

文獻 《峨嵋山藥用植物研究》一，60。

附註 本種曾誤訂為錐序水冬哥 Saurauia napaulensis DC.。

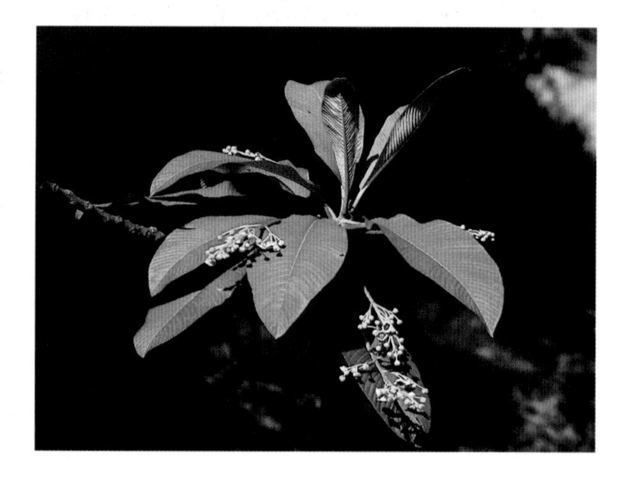

5729 野山茶

來源 山茶科植物西南山茶 Camellia pitardii Coh. Stuart. 的花、葉、根。

形態 灌木或小喬木，高1.5~4m。葉長圓狀橢圓形至倒卵狀披針形，長6.5~10cm，寬2.2~3.5cm，兩面無毛，有光澤，邊緣具顯著的細鋸齒，葉柄帶紅色，長1~1.5cm。花粉紅色至白色，通常單花頂生，小苞片和萼片合生成盃狀總苞，長2~3cm，外面被絨毛，花冠長3.5~5.5cm，花瓣5~6，雄蕊多數。蒴果球形，成熟時直徑3.5~5cm。

分佈 生於山坡或箐溝邊疏林中。分佈於四川、雲南、貴州和廣西。

採製 花春季採收，根、葉全年可採，曬乾。

性能 淡，平。消炎，止痢，調經。

應用 用於痢疾，月經不調，鼻衄，吐血，腸風下血，關節炎，脫肛。用量：花或根20~30g；葉：5g研粉，溫酒調服。

文獻 《匯編》下，752；《新華本草綱要》二，74。

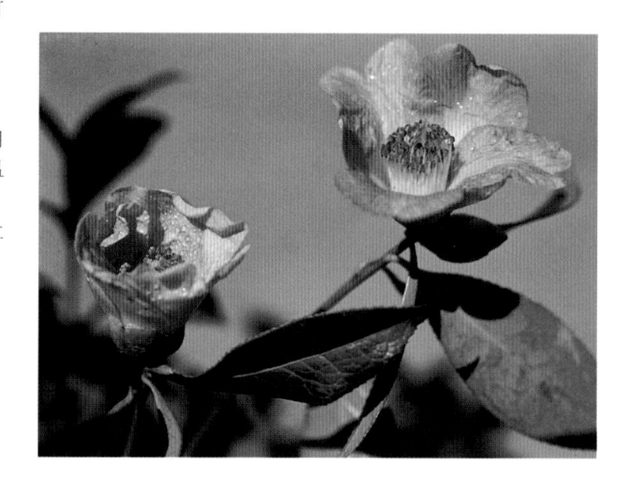

5730 柃木

來源 山茶科植物柃木 Eurya japonica Thunb. 的枝葉及果實。

形態 灌木，高1~3m。嫩枝有稜。葉互生，革質，橢圓形至矩圓狀披針形，長3~6cm，頂端鋭或鈍，基部楔形，邊緣具細鈍齒；柄短。雌雄異株；花1~3朵簇生，腋出，白色帶黃綠色；萼片、花瓣均5，卵圓形，花瓣頂端微凹；雄花徑約8mm，較雌花大；雄蕊5~15枚；雌花柱頭3裂，花柱長約1.5mm。漿果球形，徑3~5mm。熟時紫黑色。

分佈 生於山坡陰濕處。分佈於浙江、台灣。

採製 四季採枝葉，秋冬季採果實，曬乾。

成分 葉含己烯-3-醇-[1]。果實含矢車菊甙(chrysan-themin)。種子含脂肪油。

性能 苦、澀，平。祛風除濕，消腫止痛。

應用 用於風濕關節炎，臌脹，外傷出血，發熱口乾。用量15~30g。

文獻 《大辭典》下，3160；《新華本草綱要》二，75。

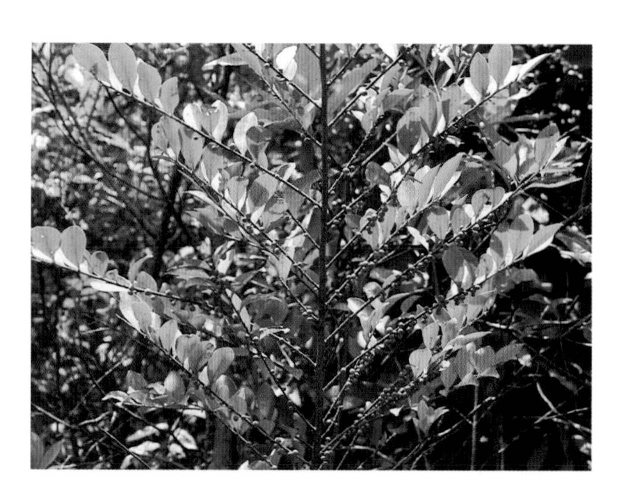

5731 福木

來源 藤黃科植物菲島福木 Garcinia subelliptica Merr. 的樹皮。

形態 喬木，高達20m。小枝具稜。葉對生，厚革質，卵形至橢圓形，稀圓形或披針形，長7~14 (~20) cm，頂端鈍、圓形或微凹，上面深綠有光澤，下面黃綠色；側脈12~18對；柄粗，長6~15mm。花雜性同株，5數；雄、雌花混生，單1或成簇生於落葉腋部，有時雌花簇生，雄花成假穗狀，長約10cm；雄花：萼片圓形，革質，具睫毛，內面2片較大；花瓣倒卵形，黃色；雄蕊多數，合成5束；雌花通常具長梗，退化雄蕊5束，副花冠具齒；子房球形，有稜，柱頭5裂。蒴果，熟時黃色。

分佈 生於海濱雜木林中。分佈於台灣。

採製 四季可採，曬乾。

成分 含鞣質及黃色素 (fukugetin, Isofukugetin)。

性能 收斂。

應用 用於腸炎，痢疾。用量9~15g。

文獻 《台灣藥用植物誌》上，549。

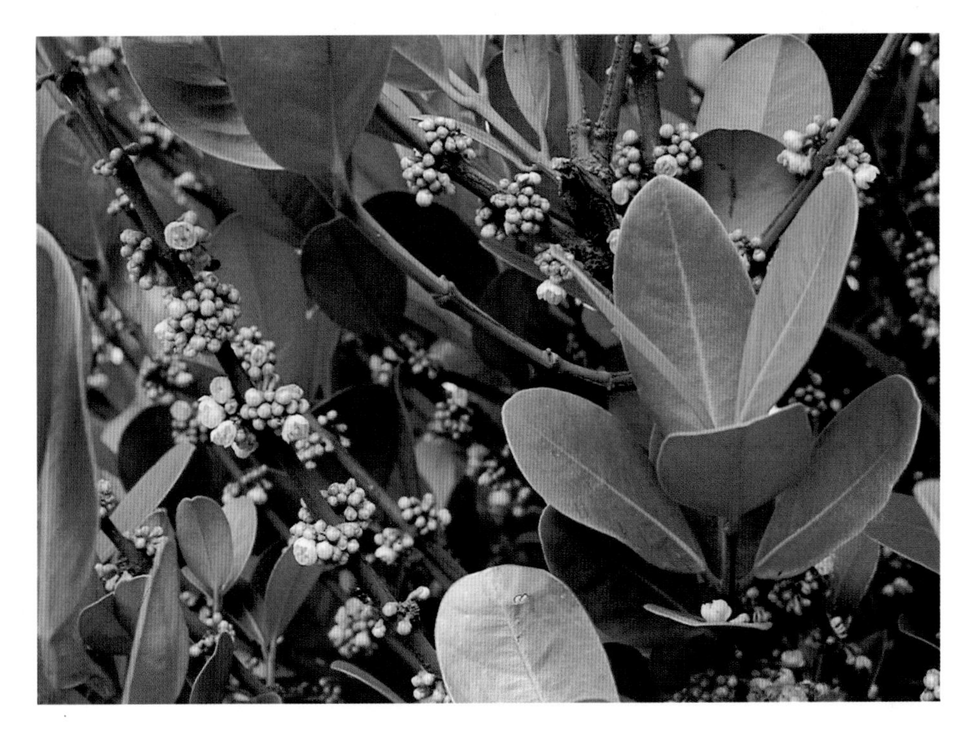

5732 遍地金

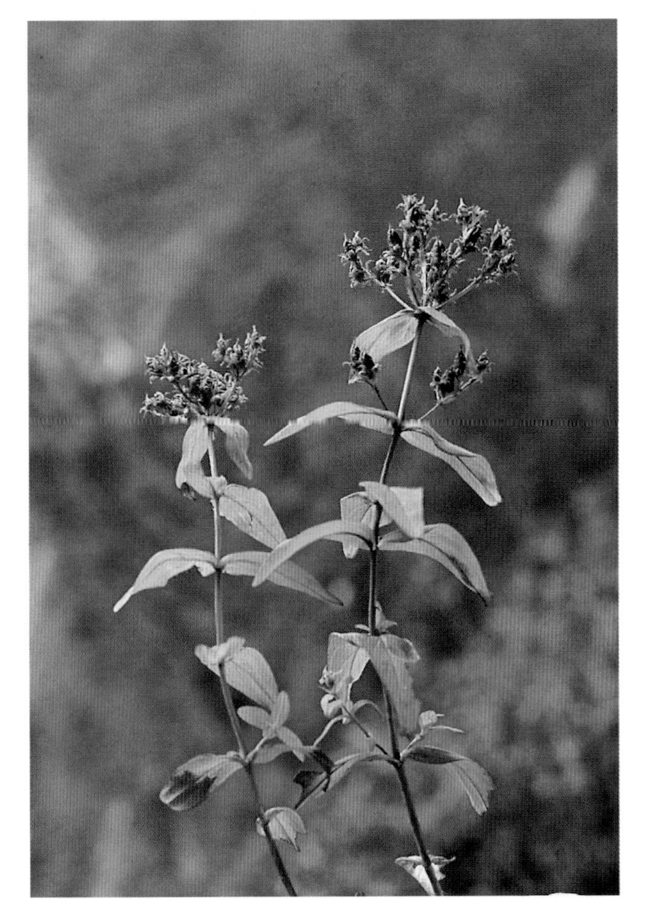

來源 藤黃科植物挺基金絲桃 Hypericum elodioides Choisy 的全株。

形態 二年生草本，高20~50cm，根莖短而橫走，具黃褐色纖維狀鬚根；莖通常帶暗紅色。葉卵形或卵狀披針形，長1~2.5cm，寬0.5~1.5cm，先端鈍，基部微心形，無柄，微抱莖，邊緣具紅色腺毛，側脈2~3對。2歧聚傘花序頂生，苞片、小苞片和萼片具刺齒，齒端有黑色腺體，花瓣黃色，上部邊緣具黑色腺點。蒴果卵珠形，長約5mm，外面密佈腺紋。

分佈 生於山坡灌、草叢或田邊。分佈於雲南、廣西和西藏。

採製 夏秋採收，鮮用或曬乾。

性能 苦，平。清熱解毒，通經活血。

應用 用於口腔炎，小兒白口瘡，小兒肺炎，乳腺炎，腹瀉久痢，痛經。用量5~10g。外用黃水瘡，毒蛇咬傷，適量搗敷患處。

文獻 《匯編》下，754；《新華本草綱要》一，215。

5733 雙花金絲桃

來源 藤黃科植物雙花金絲桃 Hypericum geminiflorum Hemsl. 的葉。

形態 灌木，高0.5~1m。枝具2縱稜。葉對生，長圓狀披針形至卵形，邊緣增厚，兩端漸尖，兩面具點狀腺體，中脈有4~9條羽狀分枝；柄短或無。花單生或2~3朵生於短側枝頂部，徑2~3cm，星狀；萼片5，寬卵形至長圓狀披針形，等大或近等大，長1~2.5mm，具腺體；花瓣5，亮黃色，稀為白色，倒卵形，長0.9~1.5cm；雄蕊5束，每束5~11枚；子房狹橢圓形，花柱5，長4~7mm，約為子房的1.3~2倍，全部合生。蒴果狹圓柱形，長0.5~1.1cm；種子深紅褐色。

分佈 生於開曠多石地。分佈於台灣。

採製 夏季採收，曬乾。

性能 清熱解毒，消腫。

應用 用於風濕痛，癰腫。用量鮮品適量加食鹽搗爛，敷患處。

文獻 《藥用植物學》，327。

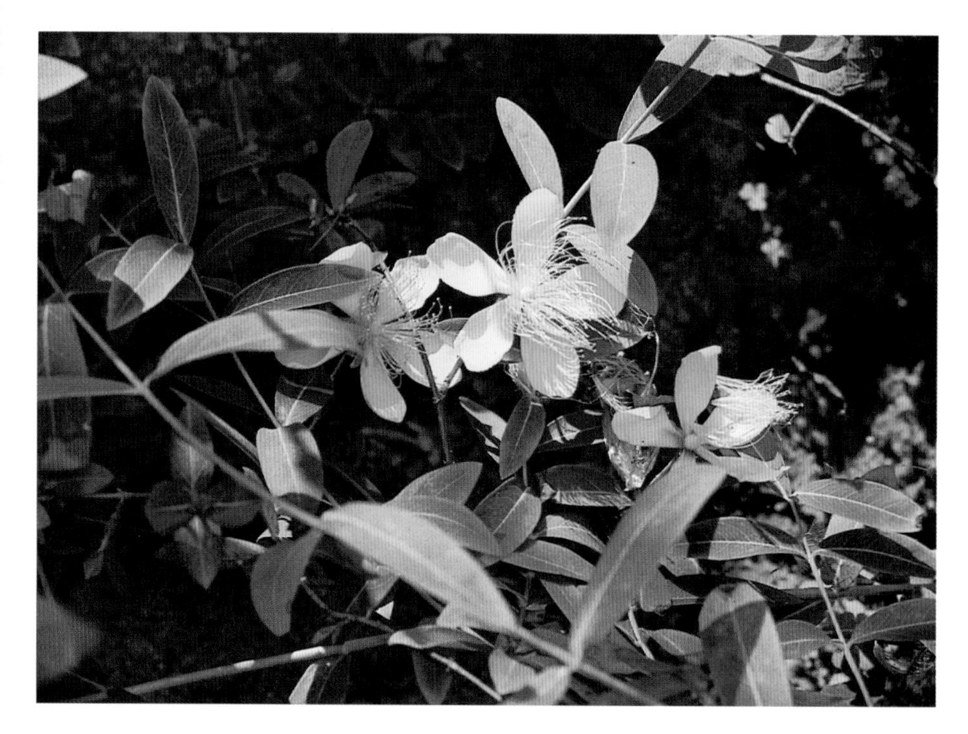

5734 蜜腺小連翹

來源 藤黃科植物蜜腺小連翹 Hypericum seniavinii Maxim. 的全草。

形態 多年生草本，全株無毛。單葉對生，無柄，長圓狀披針形或長圓形，長1.5~5cm，寬0.6~1.3cm，基部淺心形且略抱莖，下面沿邊緣有黑色腺點，其他部分有透明腺點。花黃色，5數，為頂生聚傘花序；萼片邊緣及花瓣有少數黑色腺點；雄蕊多數。蒴果。

分佈 生於較潮濕的路旁草叢中或林緣。分佈於四川、貴州、湖南、江西、福建、廣西。

採製 夏秋季採，曬乾。

性能 微苦，平。解毒消腫，散瘀鎮痛，止血。

應用 用於經前腹痛，胃痛，風濕痹痛，吐血，衄血，毒蛇咬傷，跌打損傷，外傷出血。用量15~30g；外用適量。

文獻 《浙藥誌》下，836。

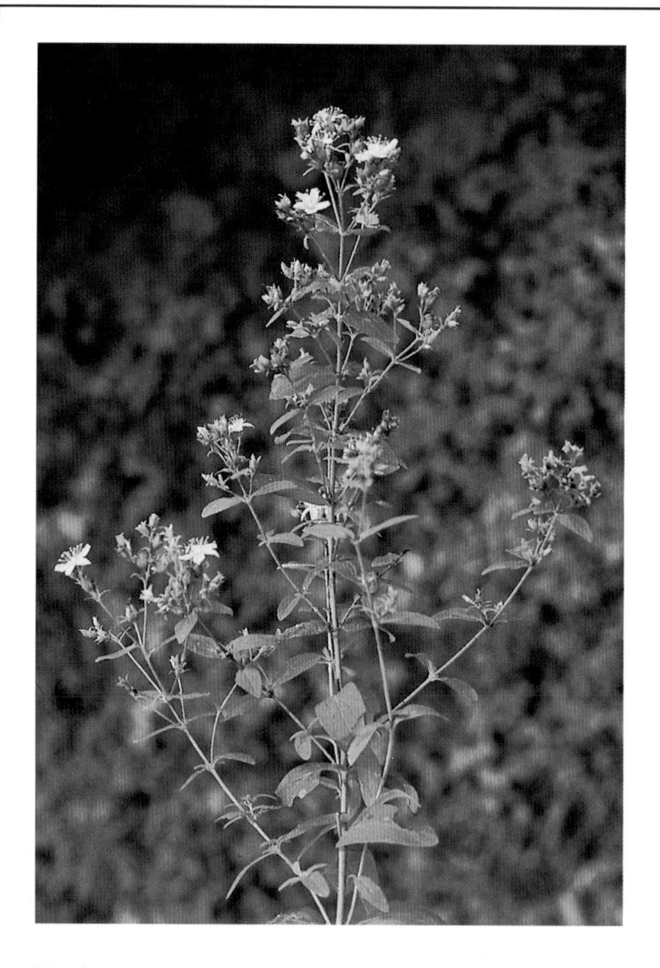

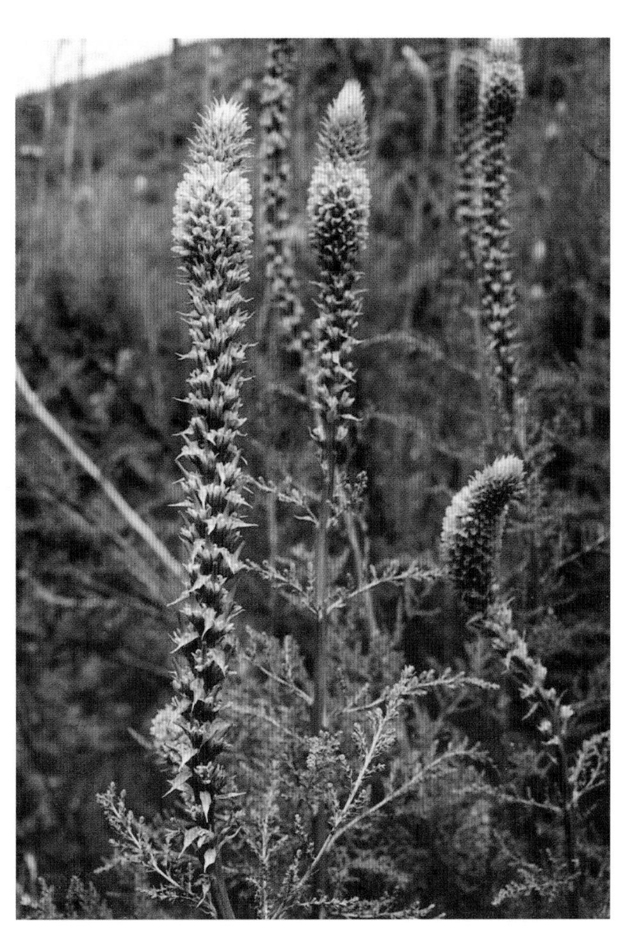

5735 狼尾水柏枝

來源　檉柳科植物河柏 Myricaria alopecuroides Schrenk 的嫩枝葉。

形態　灌木，高1~2m。枝淡黃或棕色。葉小，條形或條狀披針形，先端鈍或圓鈍，有時近銳尖。花序頂生少有側生；苞片寬卵形或寬長卵形，常有尾狀內彎長尖，有白色、膜質、具圓齒的寬邊，幾等於或長於花瓣；花密生；萼片5，有膜質邊；花瓣5，淡紅色；雄蕊8~10，子房圓錐形，無花柱。蒴果狹圓錐形，3瓣裂。種子有具柄的束毛。

分佈　生於山溝、山坡、河岸、河牀。分佈於華北、西北及西藏。

成分　枝含黑色染料及單寧；葉含維生素丙。

性能　辛、甘，溫。補陽發汗，解表透疹，祛風除濕。

應用　主要用於麻疹不透。用量3~9g。

文獻　《新疆中藥資源名錄》，70。

5736 心葉堇菜

來源　堇菜科植物心葉堇菜 Viola cordifolia W. Beck. 的全草。

形態　一年生草本。基生葉無毛或疏被短毛，三角狀卵形或卵心形，長3~8cm，寬3~6cm，基部深心形或心形，頂部短尖，葉緣有粗鋸齒，花期葉與葉柄近等長，果期葉柄長。花梗近中部有2小苞片，狹披針形。花兩側對稱，上瓣及側瓣倒卵形，下瓣倒心形，頂部凹陷；子房圓錐形，花柱短鳥嘴狀。蒴果3瓣裂。

分佈　生於向陽山坡草叢中或林緣。分佈於雲南、四川、湖北、湖南、江蘇、安徽。

採製　開花時採收，曬乾。

性能　清熱止咳，散瘀解毒。

應用　治小兒瘰癧，咳嗽。用量3~9g。

文獻　《中國高等植物圖鑑》補編II，522；《安徽中草藥名錄》，177。

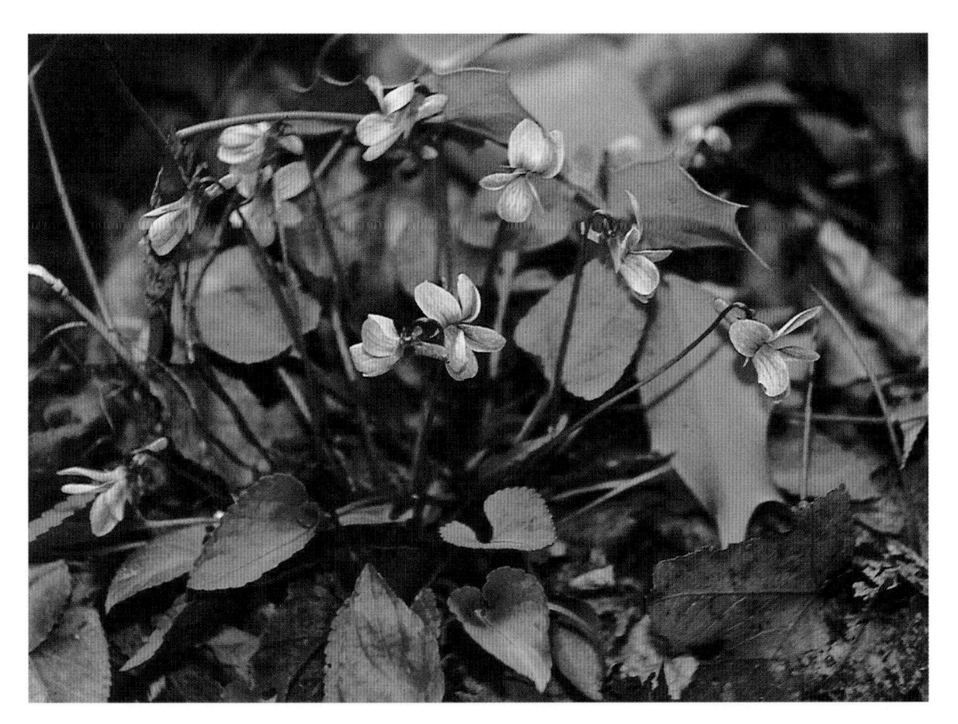

5737 台灣堇菜

來源 堇菜科植物台灣堇菜 Viola formosana Hayata 的帶根全草。

形態 草本。根莖短，無莖。葉叢生，心形或近圓形，長1.5~4cm，頂端鈍、短尖或漸尖，邊緣具鈍鋸齒，兩面無毛或被毛，上面暗綠色，下面淡綠、粉白或紫紅色；托葉側生葉柄基部，細裂；葉柄長3~5cm。花淡粉色至粉紅色，花梗長於葉柄1倍，小苞片2，鑽形；花萼5；花瓣5，上瓣與側瓣略同形，長倒卵形，頂端鈍或圓形，下瓣最大，頂端凹入或2淺裂，距囊狀，長2~5mm。蒴果長柱形，頂端尖。

分佈 生於路旁或林下。分佈於台灣。

採製 全年可採，鮮用或曬乾。

性能 清熱解毒，活血通經，益脾胃。

應用 用於小兒疳積，消化不良，胎毒，感冒，咳嗽，風濕病，月經不調，紅崩白帶，腹痛下痢，痛經。用量8~40g。

文獻 《高山藥用植物》，92；《台灣藥用植物誌》上，560。

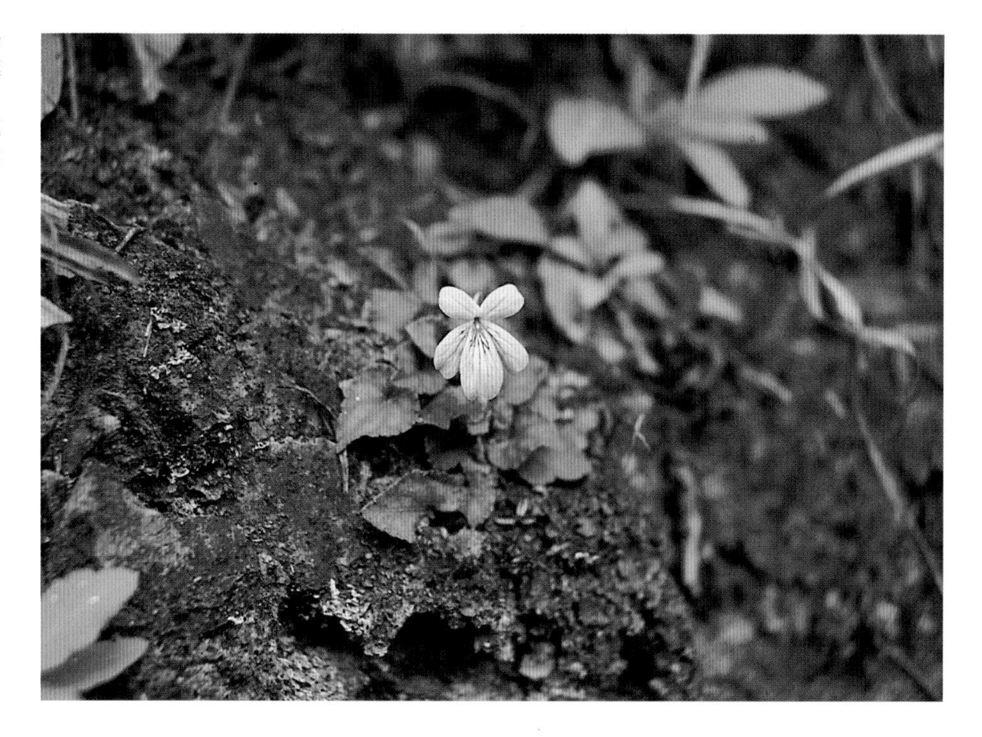

5738 天料木

來源 大風子科植物天料木 Homalium cochinchinense (Lour.) Druce 的根。

形態 灌木或小喬木，高2~10m。幼枝具黃色短柔毛。葉互生，橢圓形至倒卵狀矩圓形，長6~13cm，頂端銳尖或短漸尖，基部闊楔形，邊緣有疏鋸齒，兩面脈上有短柔毛；葉柄長2~3mm。總狀花序穗狀，腋生，長 (5~) 8~12 (~15) cm；花白色，萼筒長2~2.5mm，與子房貼生，具疏長柔毛，裂片6~8，條形或近倒披針狀條形，長約3mm；花瓣6~8，匙形，長3~4mm，具睫毛；雄蕊6~8；子房上部為寬圓錐形，被毛，花柱通常4。蒴果，為宿存、增大的萼裂片和花瓣所圍繞。

分佈 生於低海拔林中。分佈於廣西、廣東、福建、台灣。

採製 全年可採，曬乾。

性能 收斂。

應用 用於淋病。

文獻 《台灣藥用植物誌》上，567。

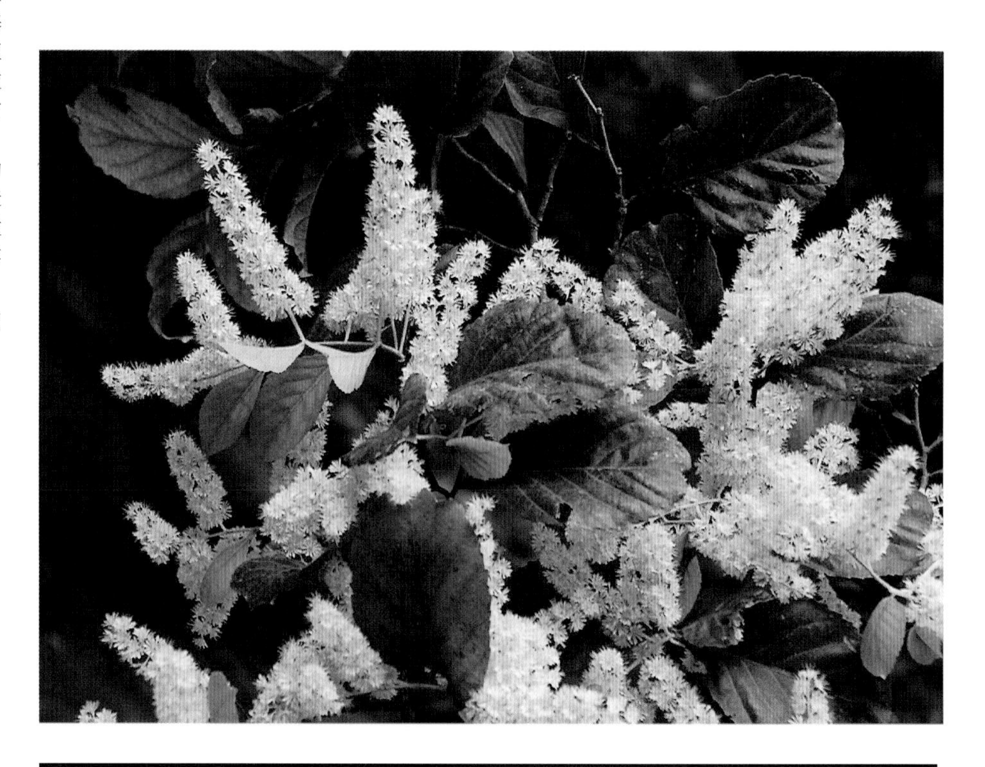

5739 台灣胡頹子

來源 胡頹子科植物台灣胡頹子 Elaeagnus formosana Nakai 的根、葉及果實。

形態 灌木，高1.5~3m；多分枝，幼枝被紅棕色鱗片，老枝深灰色或黑棕色。葉互生，厚革質，狹披針形至橢圓形，長3~9cm，頂端鈍或急尖，基部圓形或寬楔形，邊全緣，稍反捲。花單生或2~8朵簇生葉腋短小枝上成總狀花序，花梗極短；花被盃狀或筒狀方形，長8~10mm，寬2~3mm，白色，外面密被銀白色鱗片，頂端4裂；雄蕊4，花絲極短；雌蕊1。果實長橢圓形，長1~1.5cm，熟時紅色。

分佈 生山坡灌叢中。分佈台灣。

採製 根、葉全年可採，夏秋季採果。

性能 根：祛風除濕，行氣，行血，止血，利咽，鎮咳。葉：止血，止咳，消炎。果實：補益五臟，清熱消渴，收斂止瀉，止血，平喘。

應用 根用於風濕關節痛，咽喉腫痛，肺膿腫，咳喘，吐血，咳血，便血，胃痛，瀉痢，疳積，黃疸，皮膚濕疹。葉用於咳血，外傷出血，慢性支氣管炎，哮喘。果實用於消化不良，瀉痢。根葉果均用15~30g。

文獻 《原色台灣藥用植物圖鑑》(3)，136。

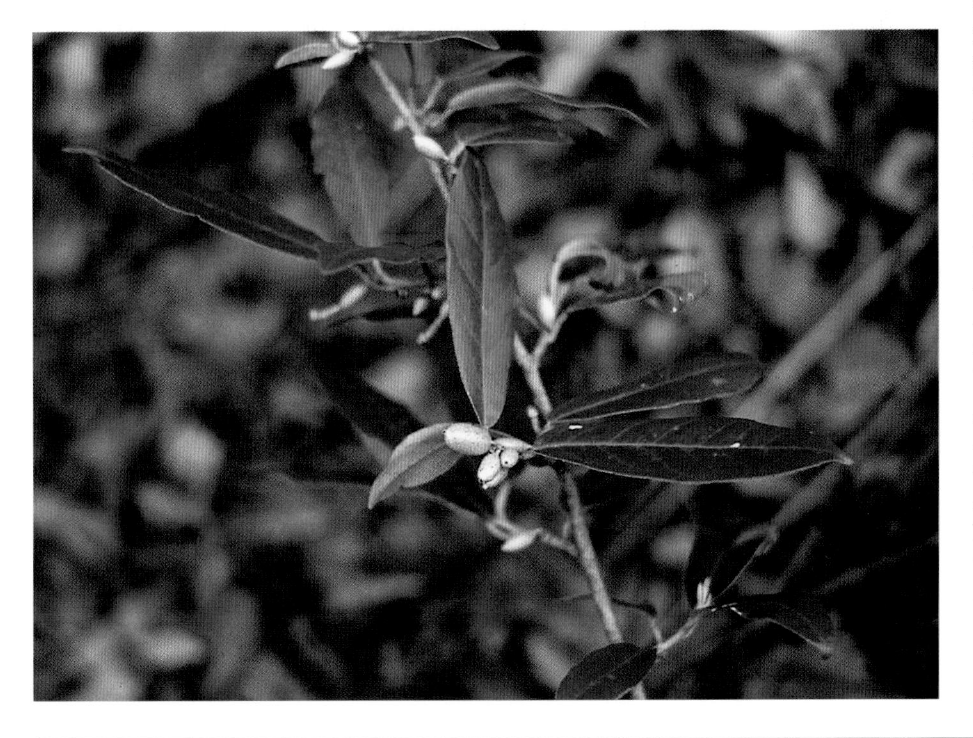

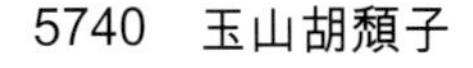

5740 玉山胡頹子

來源 胡頹子科植物阿里山胡頹子 Elaeagnus morrisonensis Hayata 的根及莖。

形態 蔓性灌木。枝密被鏽色鱗片。葉互生，狹披針形至長橢圓狀卵形，長6~12cm，頂端急尖，基部圓形或鈍圓形，全緣，嫩時兩面密被鏽色鱗片，上面漸脫落呈暗色，下面銀白色，散生黑褐色鱗片。花單1或2~8枚成總狀花序，腋生，下垂，銀白色，每花基部有1鏽色細小苞片；花被鐘狀漏斗形或漏斗形，筒部長8~9mm，裂片4，三角狀卵形或矩圓形，長2~3mm，內面具柔毛；雄蕊4，花絲極短；子房卵形。果實長橢圓形，核果狀，長2~2.5cm，熟時紅色或橘紅色，散生銀白色鱗片。

分佈 生於山區灌叢中。分佈於台灣。

採製 全年可採，曬乾。

性能 清熱，利濕，消腫，止痛，散瘀，行血，下氣定喘，固腎。

應用 用於咳嗽，泄瀉，痢疾，淋病，崩帶，麻疹，乳腺炎，風濕關節炎，筋骨痠痛，腎虧腰痛，跌打損傷，神經痛，月內風，月經不調。用量6~30g。葉治疔瘡。

文獻 《原色台灣藥用植物圖鑑》(3)，139；《高山藥用植物》，98。

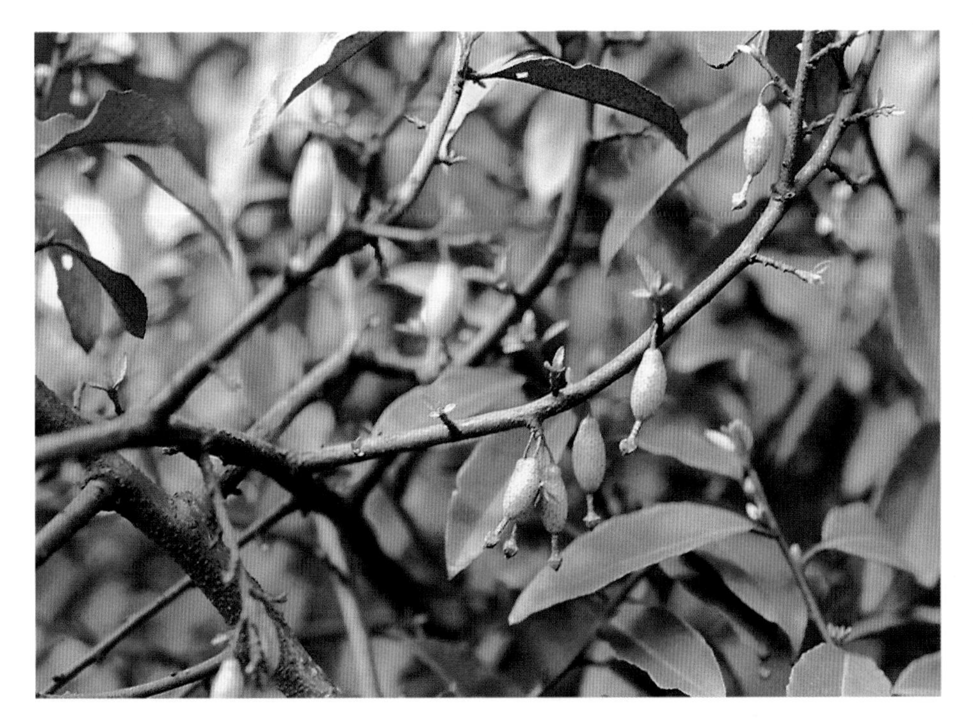

5741 小葉胡頹子

來源 胡頹子科植物倒卵葉胡頹子 Elaeagnus obovata L.

形態 灌木，高達2m。幼枝密被銀白色鱗片。葉互生，紙質，卵形至長橢圓狀披針形，長2~4cm，寬1~2cm，頂端急尖，基部楔形或鈍，全緣，上面幼時具銀色鱗片，漸脱落，下面密被銀白色鱗片並散生少數褐色鱗片；葉柄長3~5mm。花單生或2至多數成總狀花序，腋生，下垂；花被鐘狀四方形，具香氣，外密被銀白色鱗片，長10~12mm，白色或乳白色，頂端4裂，裂片長橢圓狀三角形，長5~6mm；雄蕊4，花絲極短；雌蕊1。果2~4個簇生，短橢圓形或近圓形，長1~1.2cm，熟時紅色，散生銀白色鱗片。

分佈 生於灌叢中。分佈於台灣。

採製 根、葉全年可採，5~8月採果，曬乾或鮮用。

性能、應用 見"台灣胡頹子"項下。

文獻 《原色台灣藥用植物圖鑑》(3)，140。

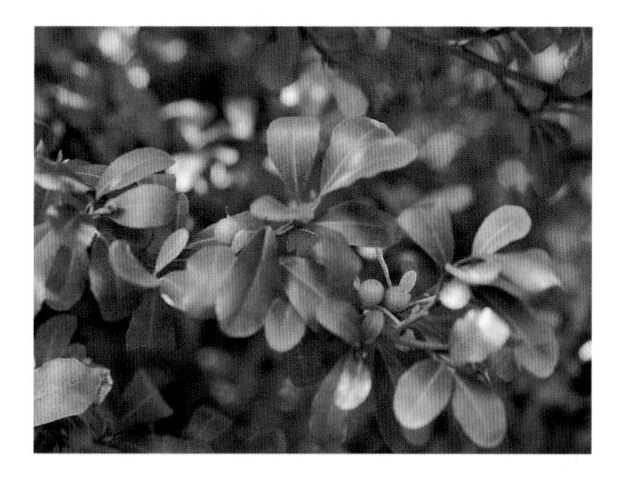

5742 薄葉胡頹子(鄧氏胡頹子)

來源 胡頹子科植物薄葉胡頹子 Elaeagnus thunbergii Servett 的根、葉、果實。

形態 灌木。枝細弱，幼時密被鏽色鱗片。葉互生，薄紙質，卵形至橢圓形，大小變化大，一般長3~6cm，頂端短尖或漸尖，基部楔形至近圓形，全緣或波狀，上面幼時具白色鱗片，漸脱落，下面密佈銀白色及散生少數鏽色鱗片；柄長8~15mm。花單1或2~6朵簇生排列成總狀花序，腋生，下垂；苞片早落；花被鐘形，有香氣，筒部長7~10mm，鈍四方形，黃白色而被鏽色鱗片，頂端4裂，裂片三角形或卵狀三角形；雄蕊4，花絲極短；雌蕊1。果橢圓形至長橢圓形，長1~1.5cm，熟時紅色或橘紅色，散生白色鱗片。

分佈 生於向陽灌叢中或林緣。分佈於台灣。

採製 根、葉全年可採，春季採果，曬乾。

性能、應用 見"台灣胡頹子"項下。

文獻 《原色台灣藥用植物圖鑑》(3)，143。

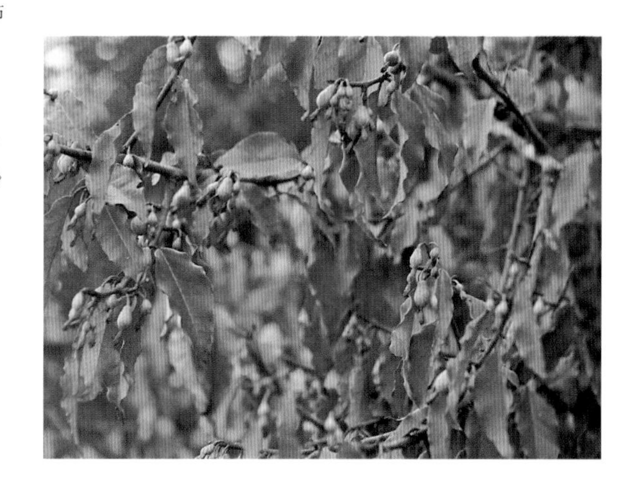

5743 少果胡頹子(魏氏胡頹子)

來源 胡頹子科植物少果胡頹子 Elaeagnus wilsonii Li 的根、葉、果實。

形態 灌木，高3~7m。枝多下垂，幼時具褐色鱗片。葉互生，膜紙質，寬卵形至長橢圓狀披針形，長4~12cm，兩端鈍圓或頂端短尖，邊全緣或微波狀，上面幼時具銀白色鱗片，漸脱落，下面具銀白色鱗片和散生暗黃色斑點；葉柄長1.5~2cm。花單生或2~4朵排成總狀花序，腋生，下垂，具香氣，花被鐘狀四方形，長5~8mm，白色或乳白色，散佈鏽色鱗片，頂端4裂，裂片長橢圓狀三角形；雄蕊4，花絲極短，雌蕊1。果圓形至短橢圓形，長1~1.8cm，熟時紅色至橘紅色，散生黃紅色鱗片。

分佈 生於山坡灌叢中或疏林內。分佈於台灣。

採製 根、葉全年可採，春季採果，曬乾。

性能、應用 見"台灣胡頹子"項下。

文獻 《原色台灣藥用植物圖鑑》(3)，144。

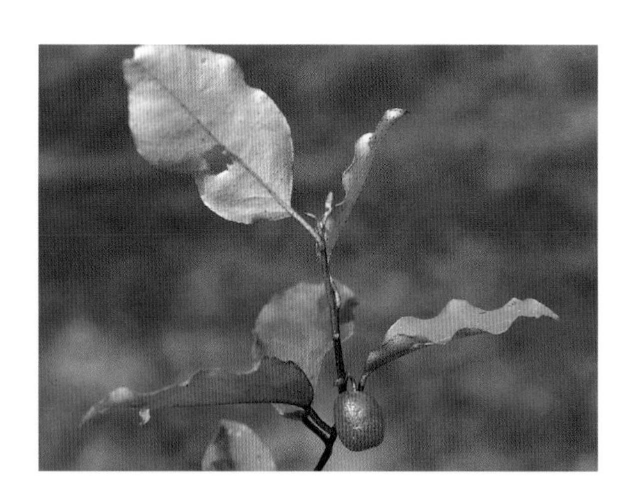

5744 細葉水莧

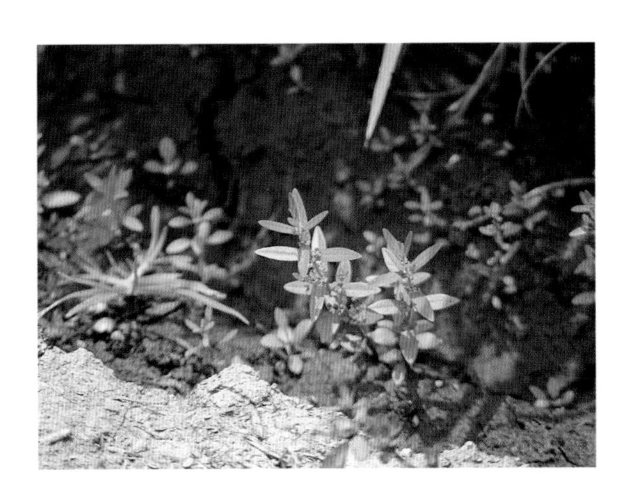

來源 千屈菜科植物水莧菜 Ammannia bascifera Linn. 的全草。

形態 草本，高10~50cm。莖多分枝，帶淡紫色，稍呈4稜，具狹翅。葉對生或互生，長橢圓形、矩圓形或披針形，莖生葉長可達7cm，生於側枝上的較小，長6~15mm，頂端短尖或鈍，基部漸狹，近無柄。花數朵腋生或成聚傘狀，無總梗；花萼裂片4，三角形，萼筒半球形，長約1mm，綠色或淡紫色，附屬體褶疊狀或小齒狀；通常無花瓣；雄蕊4；子房球形，花柱近無。蒴果球形，紫紅色，徑1.2~1.5mm；種子極小，近三角形，黑色。

分佈 生於潮濕地方或水田中。分佈於廣東、廣西、福建、台灣、浙江、江蘇、安徽、河北、陝西、雲南、湖南、湖北、江西。

採製 夏秋採收，曬乾或鮮用。

性能 苦、澀，微寒。消瘀，止血，接骨，祛風。

應用 用於內傷吐血，外傷出血，骨折，跌打損傷，蛇咬傷，風濕病，疥癬。用量6~9g；外用適量。

文獻 《新華本草綱要》三，186；《大辭典》上，1084。

5745 闊葉八角楓

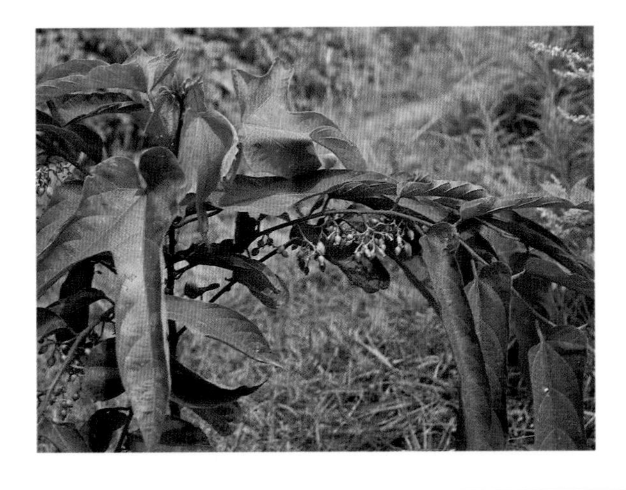

來源 八角楓科植物闊葉八角楓 Alangium faberi Oliv. var. platyphyllum Chun et How 的根、葉。

形態 落葉灌木。嫩枝被緊貼粗伏毛，後變無毛。單葉互生，不裂或掌狀3裂，長圓形或橢圓狀卵形，長7~19cm，寬6~8cm，基部明顯偏斜，嫩時有毛，老時幾無毛；葉柄長1~1.5cm。花5~6數，為聚傘花序；花瓣長約6mm；花藥基部有刺毛狀硬毛。核果近卵圓形，長約10mm，成熟時淡紫色。

分佈 生於低海拔山地疏林中。分佈於華南各省區。

採製 全年可採，鮮用或曬乾。

性能 辛、微苦，溫。祛風除濕，行氣止痛。

應用 用於風濕骨痛，癱瘓，胃痛，跌打腫痛，骨折。用量12~15g；外用適量。

文獻 《廣西本草選編》上，766；《廣西民族藥簡編》，184。

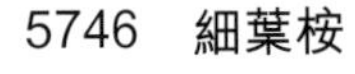

5746 細葉桉

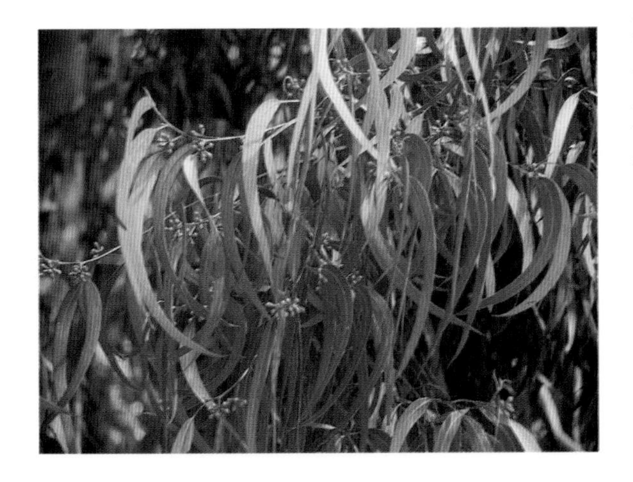

來源 桃金娘科植物細葉桉 Eucalyptus tereticornis Smith. 的葉。

形態 喬木，高10~50m。樹皮平滑，淡白或淡紅色，呈薄片狀剝落。異常葉圓形至闊披針形，有時偏斜；正常葉鐮狀披針形。傘形花序腋生或側生。萼筒陀螺形；帽狀體長圓錐狀。蒴果倒卵形或近球形，果緣高凸，果瓣凸出於果緣外。

分佈 原產澳大利亞。廣東、廣西、福建均有栽培。

採製 6~8月採收，曬乾。

成分 含揮發油0.5~0.9%，主要為1，8桉葉素(cineole)、對-聚傘花素(p-Cymene)、蒎烯、水芹烯、枯茗醛等。

性能 辛、苦，平。清熱解毒，消炎殺菌，殺蟲。

應用 用於感冒，咳嗽，氣脹腹痛，泄瀉，外治毒瘡等。用量15~25g。

文獻 《大辭典》上，3086；《新華本草綱要》二，334。

5747 白樹

來源 桃金娘科植物白樹 Melaleuca leucadendra L. var. cajaputi Roxb.植物的枝葉。

形態 喬木，高5~10m。樹皮灰白色，厚而疏鬆，薄片狀剝落，多層。形似"白千層"植物。單葉互生，具短柄；葉片近革質，窄橢圓形或披針形，兩端漸尖，全緣，有縱脈3~7條。春季開乳白色花，穗狀花序頂生，小花密集，蒴果頂部3裂，盃狀或半球形，頂端截形。

分佈 栽培種。廣州市郊有栽培。

採製 全年可採。

成分 含揮發油。油中含桉油精（cineole）、α蒎烯、d l-檸檬烯等。

性能 辛，溫。芳香解表，祛風止痛。

應用 葉中提取揮發油，稱"玉樹油"為紅花油原料。可做興奮、防腐、祛痰劑。

文獻 《中國經濟植物誌》下，1405；《華南植物園植物名錄》，93。

附註 本種植物原產印度尼西亞，賀龍元帥訪問印尼時帶回該種植物種子。經過30多年培育栽培於廣州華南植物園和廣州市藥品檢驗所。該植物與白千層不同，其形態與白千層近似，是一變種，是中國引種稀珍藥用植物。屬國家一級保護植物，嚴禁砍伐。

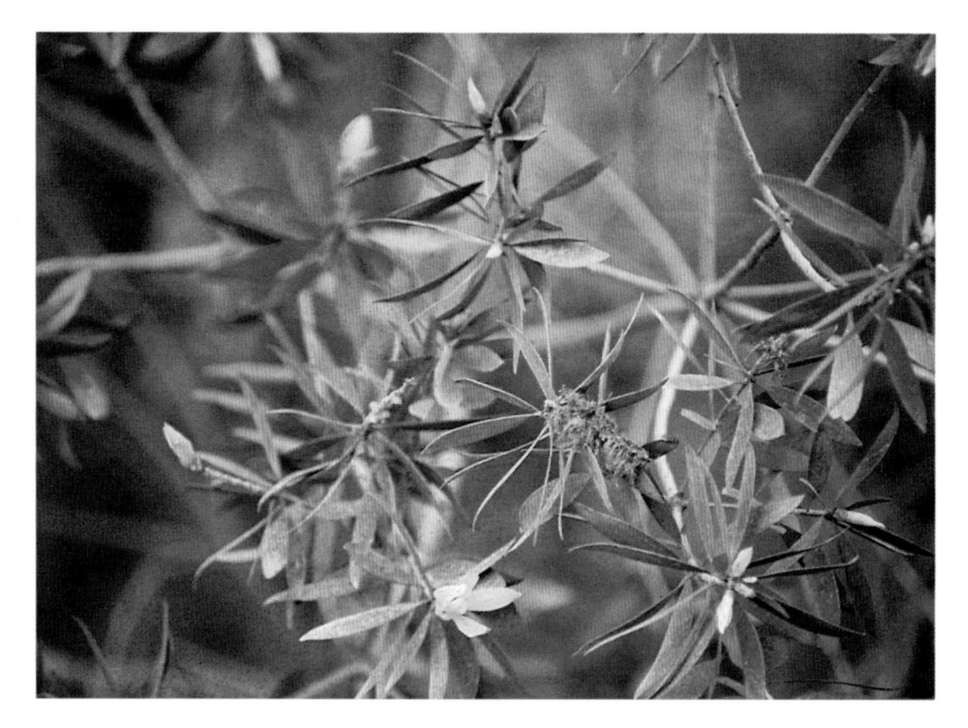

5748 洋蒲桃

來源 桃金娘科植物洋蒲桃 Syzygium samarangense (Bl.) Merr. et Perry 的樹皮和葉。

形態 喬木，高達12m。葉對生，革質，橢圓狀矩圓形，頂端近圓或鈍漸尖。基部圓形或狹心形。近無柄。聚傘花序頂生或腋生，具多朵花。花白色，漿果核果狀，近半球形，肉質，淡紅色，光亮如蠟。

分佈 多栽培。原產馬來半島和印度尼西亞。台灣、福建、廣東、海南、廣西、雲南均有栽培。

採製 全年可採，鮮用或曬乾。

性能 甘、澀，平。氣香。涼血，消腫，收斂。

應用 外用洗治爛瘡，陰癢。

文獻 《廣東藥用植物簡編》，318；《中國高等植物圖鑑》II，993；《廣東藥用植物手冊》，200。

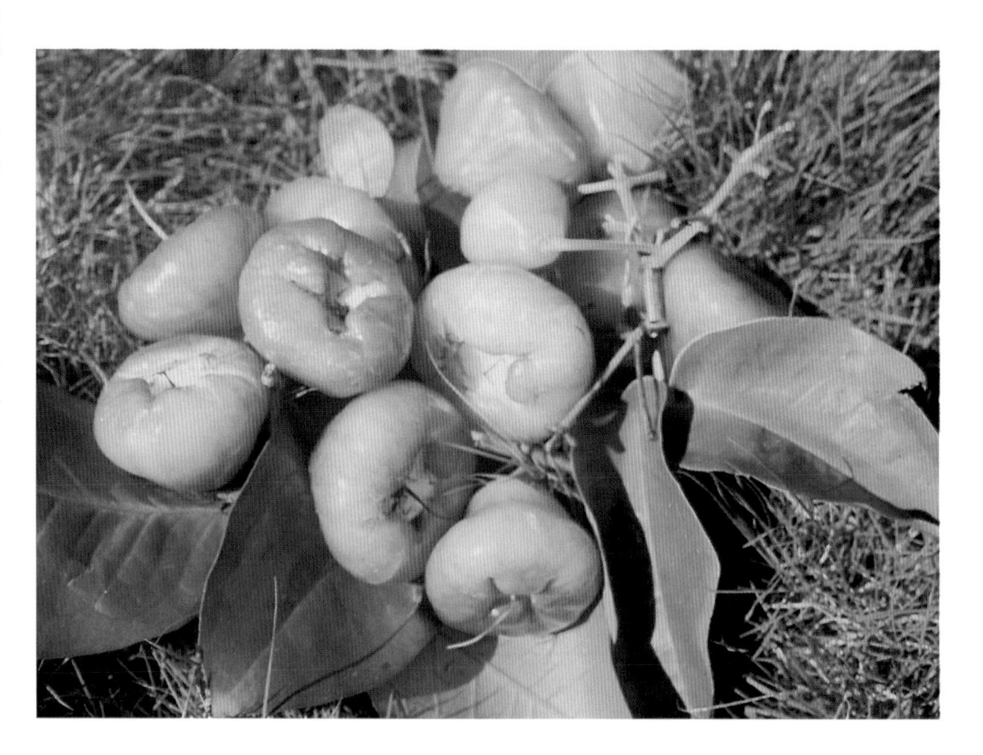

5749 金石榴

來源 野牡丹科植物金石榴 Bredia oldhamii Hook. f. 的花。

形態 小灌木。莖灰白色，幼枝黑褐色，鈍四稜形。葉對生，長圓狀橢圓形至橢圓狀卵形，頂端漸尖，基部楔形或鈍，長5~11cm，邊近全緣或具密細鋸齒，離基3出脈，下面被極細微柔毛；葉柄長5~15 (~25) mm。複聚傘花序圓錐狀，頂生，長約7cm，寬約11cm；萼漏斗形，具鈍四稜，被微柔毛，管部長約5mm，裂片4，三角形，長約1mm；花瓣4，卵狀長圓形，頂端急尖，長約7mm；雄蕊4長4短，長者藥隔下延成短柄，短者花藥基部具小瘤，藥隔下延成短距；子房頂端具膜質冠。蒴果盃形，為宿萼所包，宿萼具鈍四稜，頂端平截。

分佈 生於林下。分佈於台灣。

採製 夏季採收，曬乾。

應用 用於腸炎。用量5~15g。

文獻 《台灣藥用植物誌》上，623。

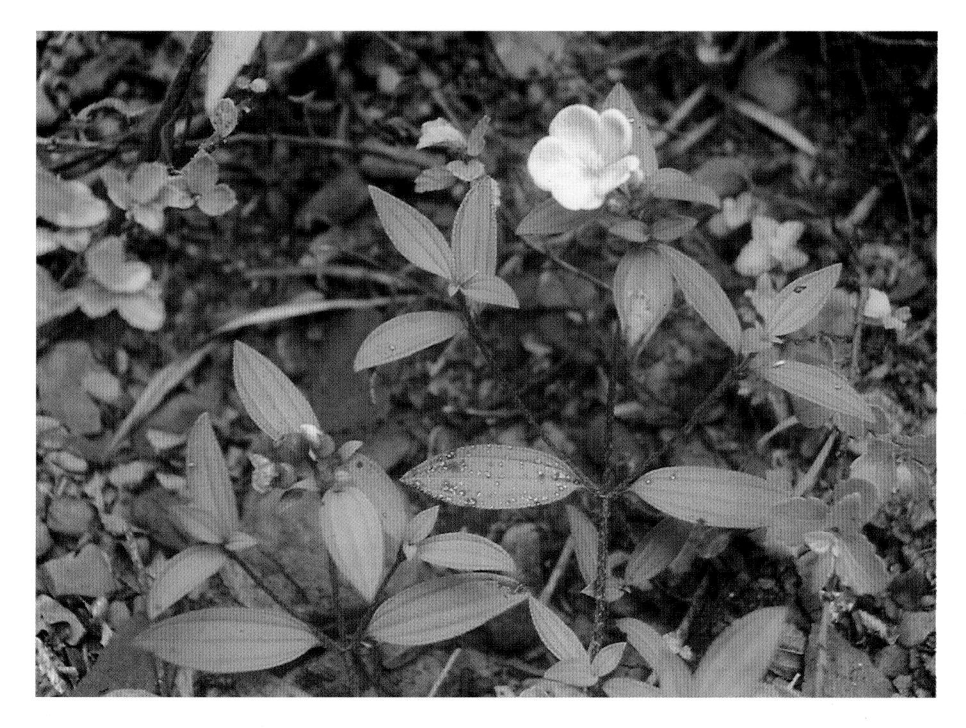

5750 葉底紅

來源 野牡丹科植物野海棠 Phyllagathis fordii (Hance) C. Chen 的全株。

形態 草本或半灌木，高20~50cm。幼莖四稜形，上部與葉柄、花序、花梗及花萼均密被柔毛和長腺毛。葉心形，先端短漸尖或急尖，基部心形或鈍圓，長7~10cm，寬5~6cm，邊緣具重齒牙和緣毛，基出脈7~9，兩面被長柔毛，背面尤甚。傘形或聚傘形花序頂生，總梗長2.5~5cm，花紫紅色。蒴果盃形，為宿存萼所包，萼片被刺毛。

分佈 生於山腳、溪邊或路邊林下灌叢中。分佈於廣東、廣西、福建、浙江、江西。

採製 夏秋季採收，鮮用或曬乾。

性能 止血止痛，祛瘀活絡，消炎通經。

應用 用於月經不調，跌打損傷，小兒疳積，水火燙傷，瘡疥。用量10~15g，外用鮮品適量搗敷患處。

文獻 《新華本草綱要》三，199。

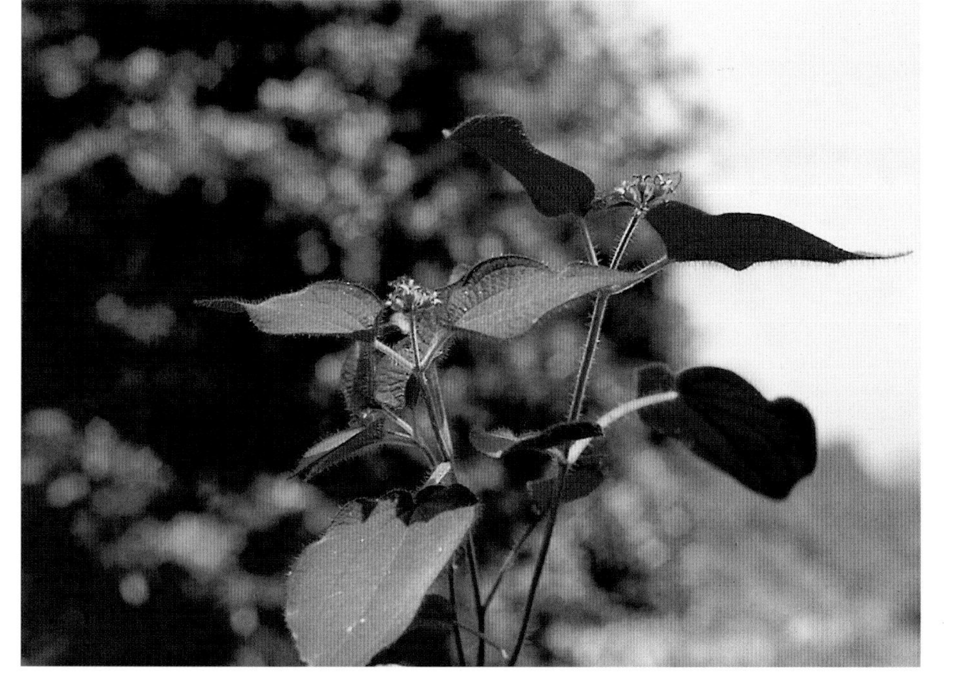

5751 蝦筏草

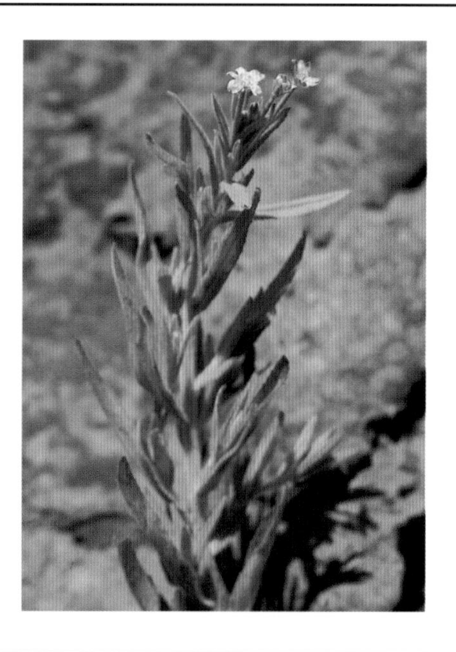

來源 柳葉菜科植物光華柳葉菜 Epilobium cephalostigma Hausskn. 的全草。

形態 多年生草本。莖下部疏被短柔毛，上部被毛較密。葉披針形或長圓狀披針形，長4~7cm，寬1~2cm，邊緣具疏細齒，兩面均被短柔毛。花4數，紫紅色，長約5mm，單生於上部葉腋；花瓣頂端2裂；雄蕊8；柱頭頭狀。蒴果被短柔毛。種子先端有簇毛。

分佈 生於林緣或溝谷旁。分佈於東北三省及陝西、河南、湖南、江西、安徽、廣西。

採製 夏季採，曬乾。

性能 苦，平。清熱疏風，除濕消腫。

應用 用於喉頭腫痛，傷風聲啞，月經過多，水腫。用量10~15g。

文獻 《大辭典》下，3409。

5752 九眼獨活

來源 五加科植物食用土當歸 Aralia cordata Thunb. 的根莖及根。

形態 多年生草本。高達3m。根莖粗壯，橫走，有7~11個大型凹穴。2~3回羽狀複葉，托葉與葉柄基部合生；小葉長卵形或長圓卵形，先端急尖，基部圓形至心形，兩面疏被毛，傘形花序聚生成大型頂生或腋生圓錐狀複傘形花序，傘形花序有花20~47；花淡綠白色至白色；花瓣5，卵狀三角形；花柱5。漿果球形，熟時紫黑色。

分佈 生於山坡疏林下、林緣、草叢中。除東北三省、內蒙、新疆、寧夏、西藏、山西、海南外，各省均有分佈。

採製 夏秋挖取根及根莖，曬乾。

性能 辛、苦，溫。活血消腫，止痛，除濕。

應用 用於風濕性關節炎，腰腿痛，閃挫手足，腰肌勞損。用量3~9g。

文獻 《大辭典》上，154。

附註 其嫩莖葉可作蔬菜食用。

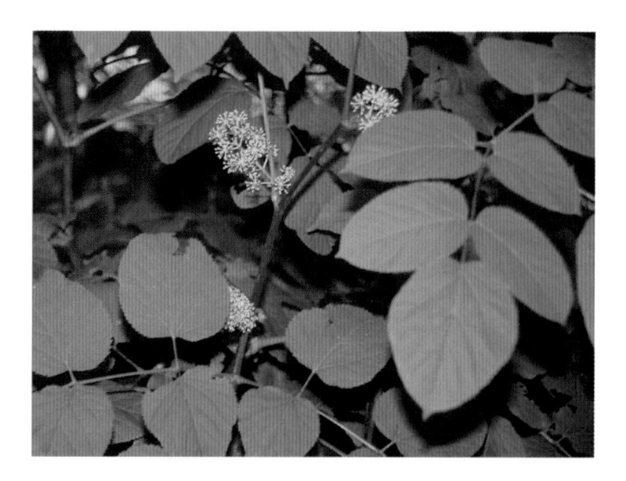

5753 太白楤木

來源 五加科植物太白楤木 Aralia taibaiensis zhongzhuang Wang et Hanchen Zheng 的根及根皮。

形態 落葉小喬木，高達5m，小枝被柔毛及皮刺木心。2回大型羽狀複葉，羽片基部有1對小葉；小葉紙質，上面綠色，下面灰白色，被柔毛，葉緣疏生鋸齒。大型頂生圓錐花序，主軸長達60cm，頂部2~3個一級分枝叢生，一級分枝頂部單生一傘形花序，有花30~50朵；花黃色，子房5室。漿果球形，有5棱。

分佈 生於山地灌叢、林緣及次生林中。分佈於雲南、四川、湖北、陝西、甘肅、寧夏、青海。

採製 全年可採，挖取根，去泥砂，剝皮，曬乾，細紮成綑。

成分 含皂甙、鞣質及揮發油等。

性能 辛、苦，溫。祛風除濕，活血通瘀。

應用 跌打損傷，風濕，肝炎，糖尿病等。用量10~20g。

文獻 《植物資源與環境》1994；3（1）及調查材料。

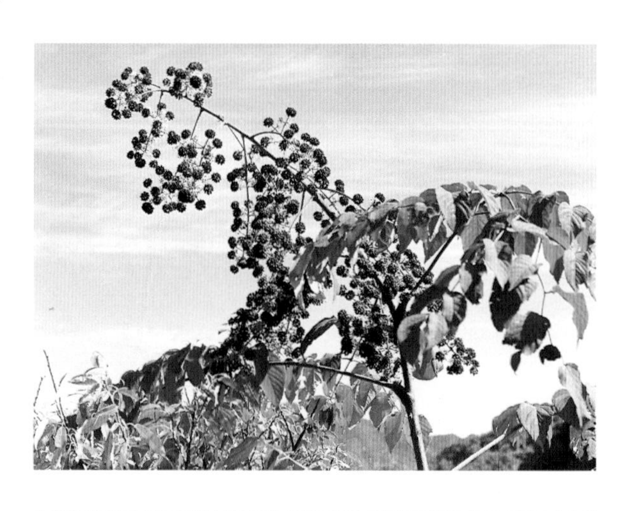

5754 波緣楤木

來源 五加科植物波緣楤木 Aralia undulata Hand. -Mazz. 的根及根皮

形態 落葉喬木，高達8m。2回大型羽狀複葉，長達1m，羽片有小葉5~13，基部有1對小葉；小葉紙質至薄革質，卵形至卵狀披針形，長6~13cm，寬3~6.5cm，上面綠色，下面蒼白色，兩面無毛，邊緣有波狀圓齒。頂生大型圓錐花序，主軸長10~14cm，暗紫色；傘形花序有花13~30朵，花淡黃白色至白色。漿果球形，宿存花柱離生。

分佈 生於山地疏林或灌叢中。分佈於雲南、貴州、廣西、四川、湖北、湖南、江西、廣東、浙江。

採製 全年可採，挖根剝皮，曬乾。

性能 辛、苦，溫。活血通經，行瘀止痛。

應用 用於跌打損傷及婦女痛經、閉經，風濕腰痛，急、慢性肝炎等。用量10~20g。

文獻 《新華本草綱要》三，217。

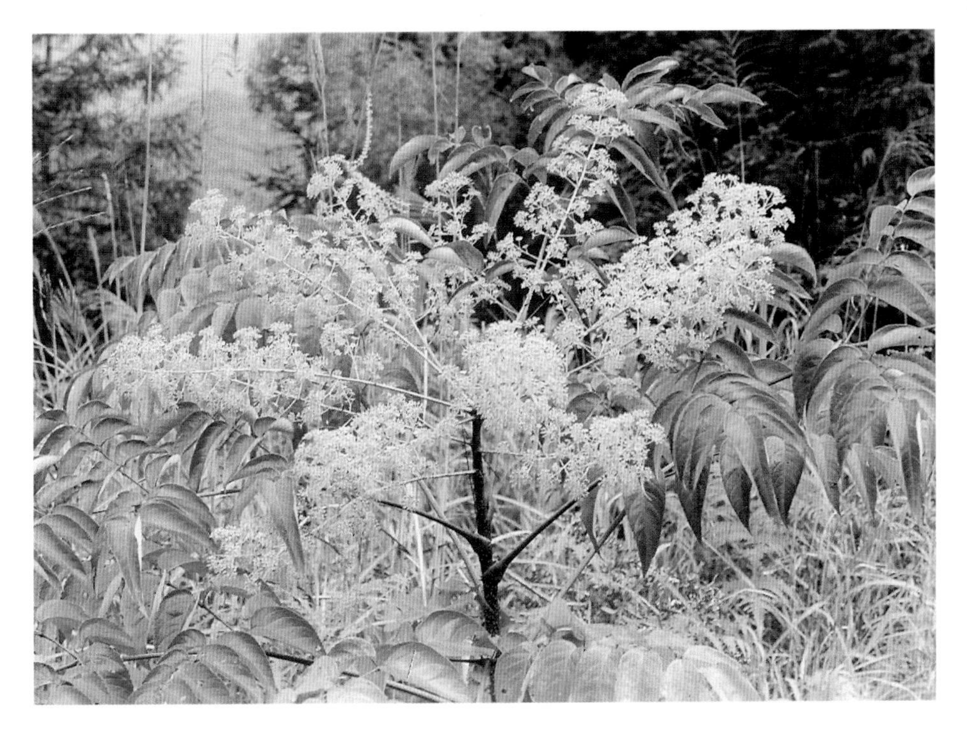

5755 楓荷梨

來源 五加科植物樹參 Dendropanax chevalieri (Vig.) Merr. 的根、莖。

形態 常綠喬木或灌木。樹皮灰白色。葉互生，2型，不裂葉生枝下部，橢圓形、橢圓狀披針形至披針形，大小變化大，一般長7~10cm，寬1.5~4.5cm；分裂葉生枝頂，倒三角形，2~3掌狀深裂或淺裂，邊全緣或有鋸齒，主脈3~5出，兩面具半透明腺點；葉柄長短不等。傘形花序頂生或2~3個組成複傘形花序；總梗長約1.5cm；萼緣有毛細齒；花瓣5，淡黃綠色；雄蕊5；子房下位，5室，花柱5，基部合生。果近球形，徑5~6mm，有5棱，每棱又有縱脊3條，具反曲的宿存花柱。

分佈 生於林中、灌叢中。分佈於長江以南及安徽。

採製 秋冬採收，曬乾。

性能 甘、微辛，溫。祛風濕，活血脈，壯筋骨。

應用 用於偏癱，偏頭痛，臂叢神經炎，風濕及類風濕關節炎，扭傷，癱瘓，小兒麻痹後遺症，月經不調。用量15~60g。

文獻 《大辭典》上，2564。

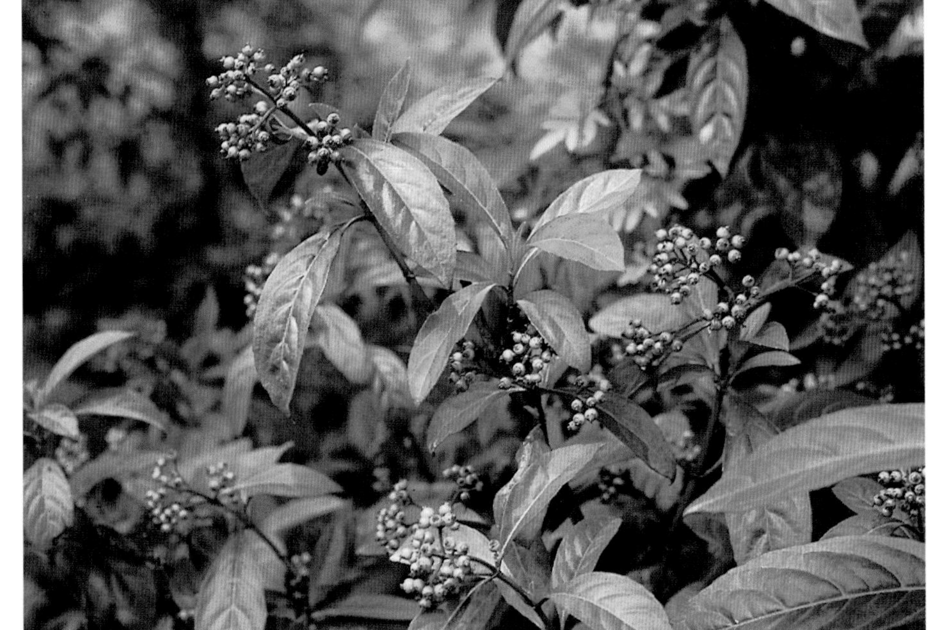

5756 台灣樹參

來源 五加科植物台灣樹參 Dendropanax pellucidopunctata (Hay.) Merr. 的根及枝葉。

形態 灌木或小喬木，高2~8m。葉互生，形狀變化大，通常為矩圓狀卵形、綫狀矩圓形或三角狀卵形，長約8~10cm，頂端漸尖，基部鈍或楔形，脈2~3條，邊全緣或2~3裂（可裂至全葉長1/2處），具透明腺點；葉柄長5~12cm。傘形花序頂生，總花梗粗壯，長1~4cm，苞片卵形，早落；小苞片三角形；蕚倒圓錐狀，頂端具5小齒；花瓣三角形，長約2mm，寬約1mm，上部反折，淡綠白色；雄蕊5；子房5室，花柱5，短。果卵形，長約7mm，具縱稜，具宿存花柱。

分佈 生於山地林中或灌叢中。分佈於台灣。

採製 秋冬採收，曬乾。

性能 甘、辛，溫。祛風除濕，舒筋活血，壯筋骨。

應用 用於偏癱，偏頭痛，臂叢神經炎，風濕及類風濕性關節炎，扭傷，癰腫，小兒麻痹後遺症，月經不調。用量30~60g。

文獻 《新華本草綱要》三，218。

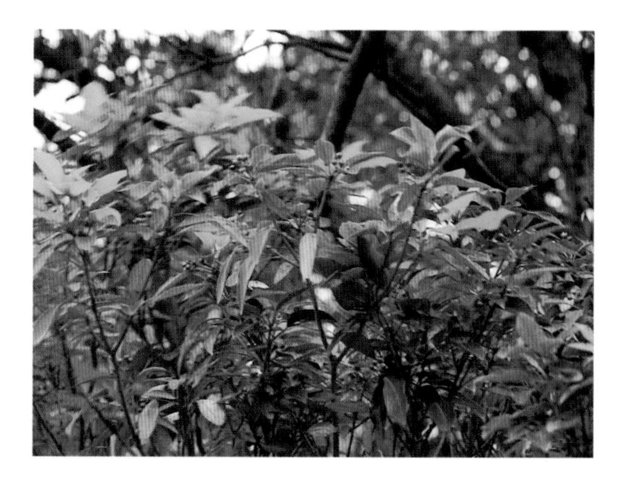

5757 台灣八角金盤

來源 五加科植物台灣八角金盤 Fatsia polycarpa Hayata 的樹皮及葉。

形態 灌木至小喬木。幼枝及花序密生褐色絨毛。葉叢生枝端，輪廓廣卵形或圓形，長15~40cm，掌狀5~7深裂，裂片卵狀橢圓形或長橢圓形，頂端漸尖，邊緣具疏鋸齒，幼時密被褐色絨毛；葉柄約與葉等長。複傘形花序圓錐狀，頂生；苞片大，密被棕色絨毛；花多數，白色至乳黃色；蕚鐘狀，頂端平截或具5淺齒；花瓣5，長橢圓形，頂端銳尖，長3.5~4mm，寬約2mm；雄蕊5；子房盃狀，柱頭常5裂。果球形，徑約4mm。

分佈 生於闊葉林中。分佈於台灣。

採製 全年可採，鮮用或曬乾。

性能 祛風，行血，止痛。葉祛痰，祛濕。

應用 樹皮、葉用於風濕性關節炎，葉亦用於感冒咳嗽。用量3~6g。

文獻 《原色台灣藥用植物圖鑑》(3)，148。

附註 樹皮可毒魚。

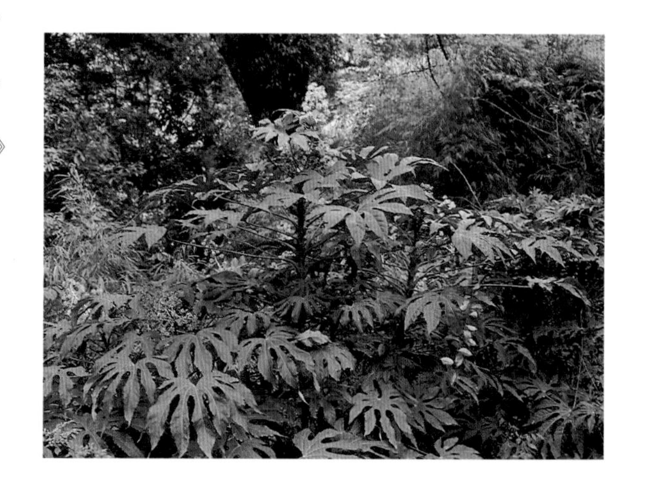

5758 台灣常春藤

來源 五加科植物台灣常春藤 Hedera rhombea var. formosana (Nakai) Li 的莖、葉。

形態 常綠藤本，長可達30m。莖具攀援氣根，全株被星狀毛茸。葉革質，歪卵形、菱形或菱狀卵形，兩端均銳尖或尾狀銳尖，全緣，亦有1~2裂者，長4~7cm，寬2~4.5cm，上面深綠而有光澤，下面淡綠色。傘形花序集合成傘房狀，頂生；蕚短，倒圓錐形，頂端近截形；花瓣5，黃綠色，三角狀卵形，外被星狀毛茸，內面中肋隆起，長約2.5mm；雄蕊5；子房下位，花柱極短。漿果橢圓形，長約12mm，熟時黑色。

分佈 攀援於樹上，生於山麓及林中。分佈於台灣。

採製 四季可採，曬乾。

應用 煮酒服可發汗，掃毒。用量3~9g。

文獻 《台灣藥用植物誌》上，634。

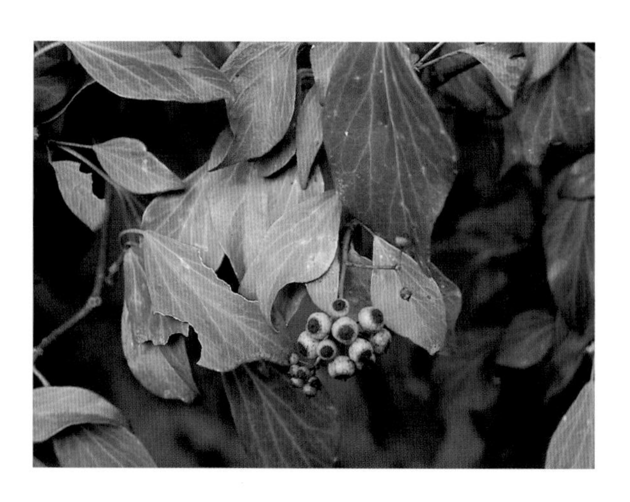

5759　小羊角藺

來源　五加科植物波緣大參 Macropanax undulatus (Wall.) Seem 的根。

形態　喬木，高5~15m。掌狀複葉具小葉3~5，葉柄長5~15cm，小葉橢圓狀披針形，中間較大，兩側較小，長7~17cm，寬2.2~6.5cm，先端尾尖，稍彎，基部楔形，有時偏斜，全緣呈波狀，側脈5~8對，小葉柄長0.5~3cm。由傘形花序組成的圓錐花序，長15~30cm，每一傘形花序有花7~15，花小，淡綠色，梗長1~2.5cm，先端具節，呈不整齊的齒狀。果卵球形，有稜，具種子2。

分佈　生於河谷疏林中。分佈於雲南、廣西和貴州。

採製　全年可採，切段，曬乾。

性能　健脾理氣，舒筋活血。

應用　用於小兒疳積，勞傷筋骨痛。用量10~15g。

文獻　《新華本草綱要》三，220。

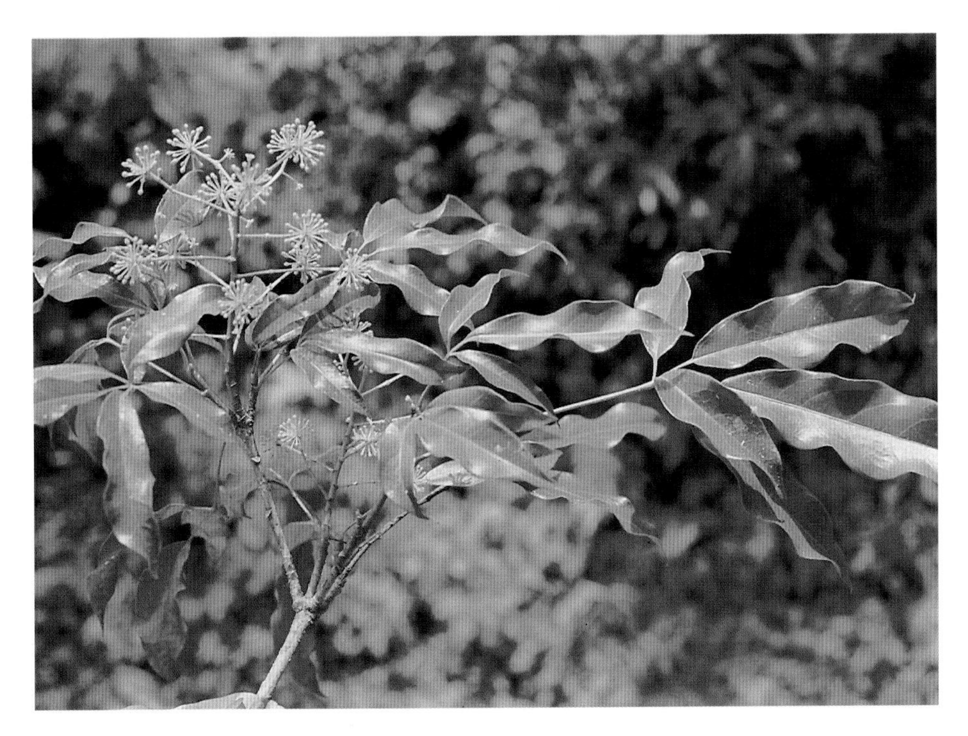

5760　繡毛五葉參

來源　五加科植物圓錐五葉參 Pentapanax henryi Harms 的根皮。

形態　灌木或小喬木，高2~8m，羽狀複葉，小葉3~5，卵形至卵狀長橢圓形，邊緣有鋸齒。下面脈腋間有毛。傘形花序總狀排列，再為頂生圓錐花序。花梗密生鏽色毛，花白毛，雄蕊5，子房下位，5室。花柱5，中下部合生。果卵狀球形。

分佈　生於海拔1,200~2,600m陽坡雜木林中。分佈於四川、雲南、廣西。

採製　全年可採挖，曬乾或陰乾。

性能　祛風除濕，活血散瘀。

應用　治關節痛，勞傷腰痛，胃痛，氣管炎，膀胱炎。

文獻　《新華本草綱要》三，230；《雲南中藥資源名錄》，364。

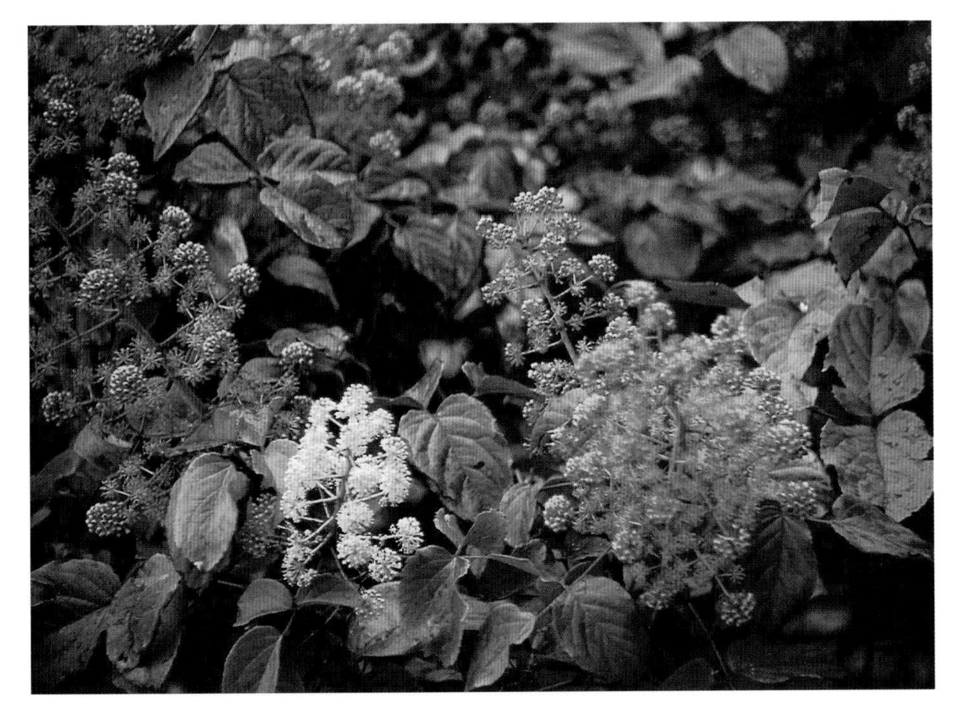

5761 濱當歸

來源 傘形科植物濱當歸 Angelica hirsutiflo Liu, Chao et Chuang 的根。

形態 大型草本，高1~2m，含白色乳汁。根粗大塊狀。基生葉及莖下部葉具長柄，基部擴大抱莖，帶淡紫斑紋；葉三角形，長50~100cm，2回三出式複葉，小羽葉對生，小葉片廣卵形，長15~20cm，基部心形或近圓形，邊緣具鈍鋸齒，兩面葉脈被短毛，頂生小葉常3裂。複傘形花序頂生，長達1m，被毛；花梗長5~15cm，基部具葉狀苞片1~2或缺如，小花梗長0.5~1cm；萼齒狀，不明顯；花瓣5，白色，卵形，頂端內彎，背面被毛；雄蕊5，花絲長為花瓣的2倍。果長橢圓形，長6~8mm，具稜。

分佈 生於海岸邊。分佈於台灣。

採製 夏秋採挖，去鬚根，曬乾。

成分 根含 hamaudol, osthol, furanocoumarins 等。

性能 祛風，祛濕，散寒，止痛，消炎，鎮靜，調經和血。

應用 用於感冒，頭痛，眩暈，齒痛，氣管炎，風寒痹痛，手腳攣痛，月經不調，經閉腹痛，崩漏，癥瘕結聚，癰疽瘡瘍。用量9~15g；外用適量。

文獻 《原色台灣藥用植物圖鑑》(3)，151。

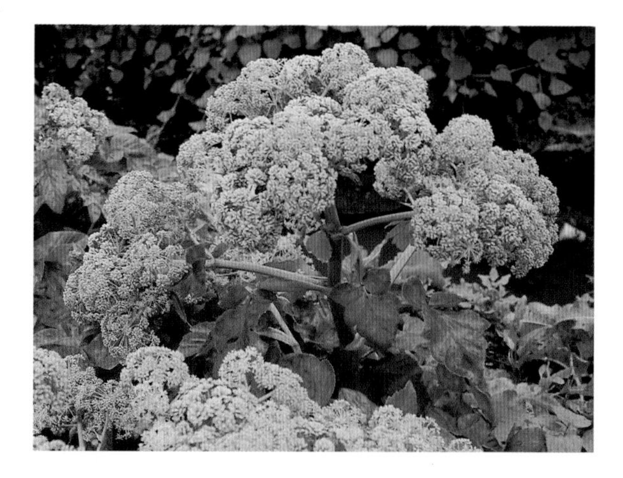

5762 福參(山獨活)

來源 傘形科植物福參 Angelica morii Hayata 的根。

形態 草本，高30~80cm。根圓錐形，肥厚，棕褐色。基生葉及莖下部葉柄長5~18cm
鞘，抱莖；葉片廣三角形，2~3回三出式分裂，長10~20cm，末回裂片卵形、卵狀披針形或近菱形，長2~5cm，常具2~4深刻小裂片，邊緣有缺刻狀鋸齒；莖上部葉較小，頂部葉簡化成寬大的葉鞘。複傘形花序頂生；傘幅10~20；小總苞片5~8，綫狀披針形，有短毛；花多數，黃白色；萼齒小或不明顯；花瓣5，長卵形，頂端內折；雄蕊5；子房下位。果長卵形，長4~5mm，側稜翅狀。

分佈 生於山谷、溪溝、林下或路旁。分佈於浙江、福建、台灣。

採製 秋季採挖，去莖及鬚根，曬乾。

成分 根含補骨脂素、佛手柑內酯、前胡素、對-香豆酸、pteryxin 等。

性能 辛、微甘，溫。補中益氣。

應用 用於脾虛泄瀉，虛寒咳嗽，蛇傷腫脹劇烈。用量9~15g。葉治類風濕病。

文獻 《新華本草綱要》一，344。

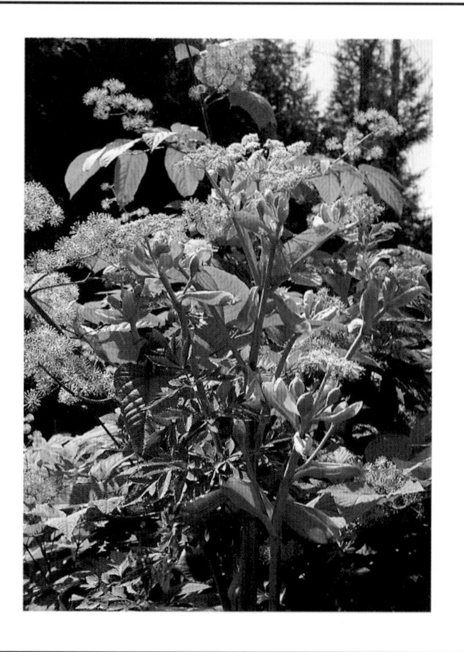

5763 肉獨活

來源 傘形科植物重齒毛當歸 Angeliea pubescens Maxim. f. biserrata shan et Yuan. 的根部。

形態 多年生草本。莖直立，粗壯，中空，常帶紫色，有縱溝紋，上部有短糙毛。三出式2回羽狀複葉，葉片質薄，末回裂片邊緣有不規則的重鋸齒，複傘形花序，花白色。果實橢圓形，分生果稜槽間有油管1~4，合生面油管4~5。

分佈 均為栽培。主要產於四川、湖北及陝西。

採製 春初或秋末挖取根部，除去地上莖、鬚根及泥沙，烘至半乾，堆置2~3天，發軟後，再烘至全乾。

性能 苦、辛，微溫。祛風除濕，通痹止痛。

應用 用於風寒濕痹，腰膝疼痛，少陰伏風頭痛。用量3~9g。

文獻 《藥典》1995年版，230；《中藥誌》II，453。

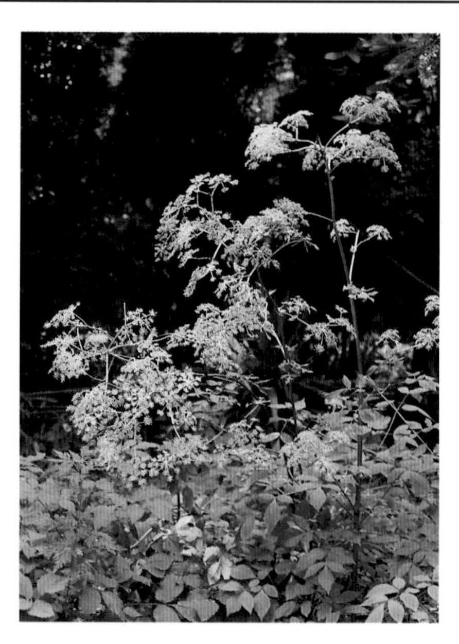

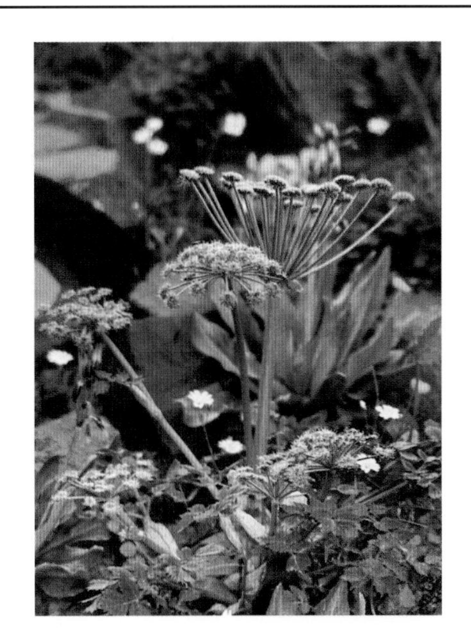

5764　新疆羌活

來源　傘形科植物新疆羌活 Angelica silvestris L. 的根。

形態　多年生草本，高80~180cm。根為直根，圓柱形，黑褐色。莖直立，中空。葉互生，具長柄，基部葉鞘膨大，光滑無毛，抱莖，葉為2~3回單數羽狀複葉，小葉片橢圓形，卵圓形或闊披針形，邊緣具鋸齒，複傘形花序頂生或莖上部側生，花淡色。雙懸果卵圓形，背腹扁平，具寬翅，棕褐色，橫切面溝槽油管3，接合面2條。

分佈　生於山坡林下，灌木叢或山地河谷。分佈於新疆。

採製　春秋採挖，除去地上部及泥土，曬乾，切片。

成分　含揮發油(傘形酮，傘行寧，氧化前胡素)。

性能　辛、苦，溫。祛風濕，發汗解表。

應用　用於感冒發燒，周身疼痛，風濕性關節痛，內滯發熱，肢節腫痛，二便阻隔。用量1.5~3g。

文獻　《新疆中草藥》，338。

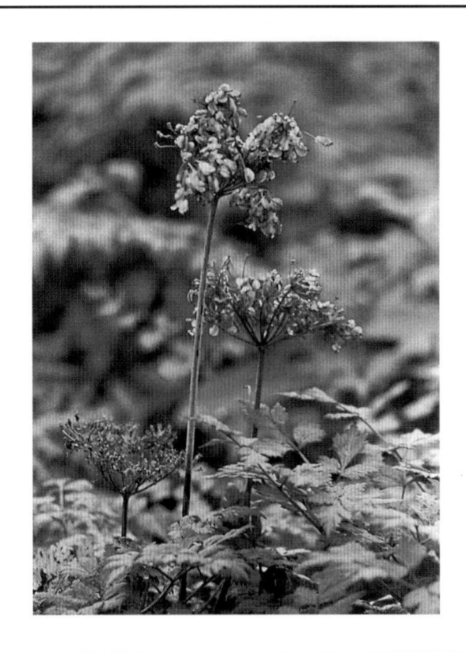

5765　當歸

來源　傘形科植物當歸 Angelica sinensis (Oliv.) Diels 的根。

形態　多年生草本，全株有特異香氣。主根粗短，肥大肉質，下面分為多數粗支根。外皮黃棕色，有香氣。莖直立，帶紫色，表面有縱溝。葉互生，基部擴大呈鞘狀抱莖，紫褐色，葉為2~3回羽狀複葉，邊緣有齒狀缺刻或粗鋸齒。葉脈及邊緣有白色細毛。傘形花序頂生，花細小，綠白色。雙懸果橢圓形，分果有果棱5條。側棱具寬翅，邊緣淡紫色。

分佈　多栽培。產於甘肅、寧夏、雲南、四川。以甘肅產者最好。

採製　移栽後當年霜降前後採挖，先通風晾至半乾，微火烘至八成乾，再曬乾。

成分　根含揮發油0.2~0.4%，主要成分為正丁烯酚內脂(n-butylidine phthalide)。含正-戊酰苯鄰羧酸(n-valerophenonе -o-carboxyliacid)、正十二烷醇、香檸檬內脂。藁本內酯(Ligustilide)氨基酸(賴氨酸、精氨酸等)。

性能　甘、辛，溫。補血調經，潤燥滑腸。

應用　用於月經不調，功能性子宮出血，血虛閉經，痛經，慢性盆腔炎，貧血，血虛頭痛，脱髮，血虛便秘。用量6~12g。

文獻　《匯編》上，355；《中藥誌》I，417；《藥典》1995年版，109。

5766　短莖古當歸

來源　傘形科植物短莖獨活 Archangelica brevicaulis L. 的根。

形態　多年生草本。根粗壯，稍呈菱形，外皮棕褐色，密被環形細皺紋。葉互生，2~3回羽狀複葉，小葉橢圓形，邊緣有細齒。複傘形花序。雙懸果，果側棱具寬翅，棱間油管多為3條。

分佈　生於稀疏的灌木林下或草叢中。分佈於新疆天山區。

採製　春秋二季挖取根部，除去地上莖及泥土，曬乾。

成分　含揮發油及香豆精等，包括茴芹素、異佛手柑內酯、異茴芹素，佛手柑內酯和牛防風素(Sphondin)。

性能　辛，溫。祛風除濕，止痛。

應用　用於風濕性關節炎，風寒濕痺，腰腳冷痛，風火牙痛等。用量5~15g。

文獻　《匯編》上，631；《新華本草綱要》一，348。

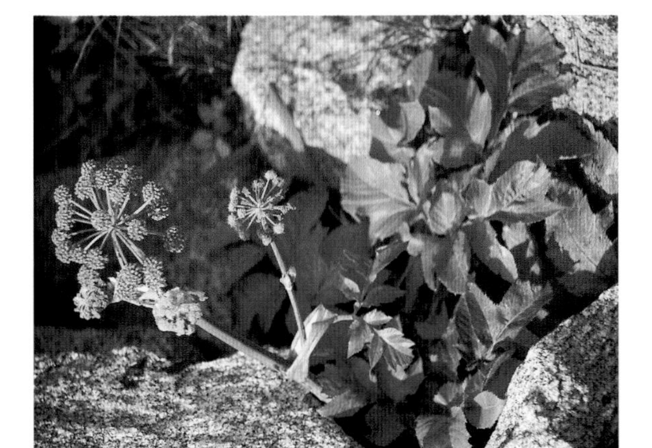

5767 三島柴胡

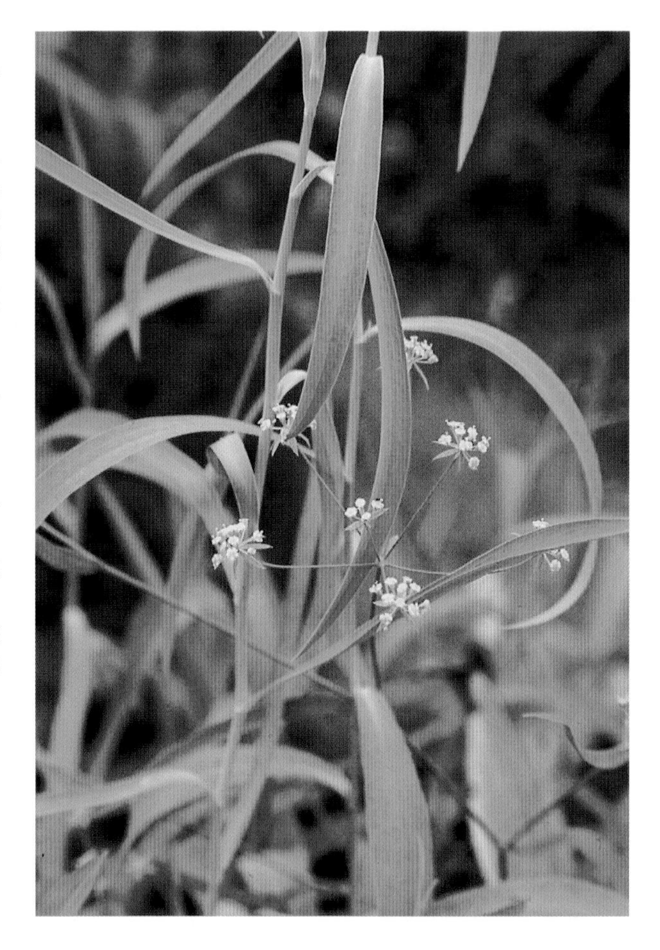

來源 傘形科植物三島柴胡 Bupleurum falcatum L. 的根。

形態 多年生草本，高40~100cm。根長圓錐狀，黃褐色。莖直立，中部以上多回分枝，呈"之"字形彎曲。基生葉具長柄，條狀矩圓形或條狀橢圓形，長8~14cm，寬1~1.5cm，具5~7條平行脈；全緣；莖生葉較窄，互生。複傘形花序多數，小傘形花序5~10個；總苞片1~3；小總苞片5，披針形；小花梗短；花黃色；雄蕊5；子房下位。雙懸果寬橢圓形，長約0.3cm。

分佈 原產日本，中國四川、河北、河南均有栽培。

採製 秋季採挖，曬乾或炕乾。

成分 含saiko saponin，脂肪油，α-spinasterol 等。

性能 苦，微寒。解表和裏，解毒，鎮痛，升陽，疏肝解鬱。

應用 用於寒熱往來，胸脅苦滿，心煩嘔吐，呼吸道系統、消化系統、循環系統疾病。用量3~9g。

文獻 三橋博《生藥學》，174。

5768 小柴胡

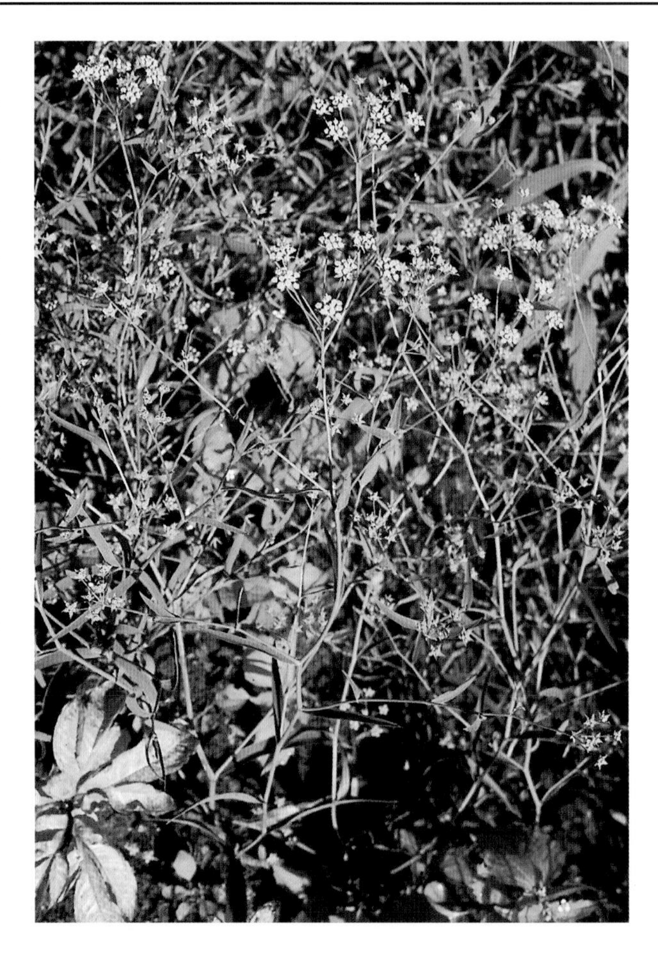

來源 傘形科植物滇銀柴胡 Bupleurum hamiltonii Belank 的全草。

形態 二年生草本，高達80cm。根細，木質化，淡土黃色，莖基部木質，紫褐色，下部分枝成叢生狀，少單生。葉長圓狀披針形或綫形，網脈明顯，沿小脈邊緣及末端有棕黃色油脂積聚。傘形花序小而多，傘輻2~5，不等長，總苞片2~4，小苞片5，披針形或橢圓形；小傘形花序多數，花3~5，花瓣近圓形。果實廣卵形或橢圓形，棕色，稜粗；分生果橫切面五角形，每稜糟油管1，合生面2。

分佈 生於山坡草叢中或乾燥沙地。分佈於湖北、廣西、貴州、四川、雲南。

採製 秋季採收全草，曬乾。

性能 苦、微辛，平。消炎解熱，祛風止癢。

應用 用於瘡毒，癬子，感冒發熱，寒熱往來，肝炎等。

文獻 《新華本草綱要》一，350。

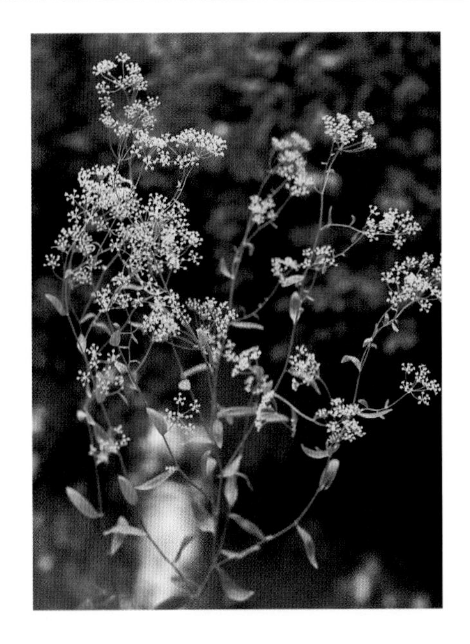

5769 竹葉柴胡

來源 傘形科植物膜緣柴胡 Bupleurum marginatum Wall. ex DC. 的根部或全草。

形態 多年生草本；根紡錘形，深紅棕色。根狀莖紅棕色。莖硬挺，實心，上部有分枝。葉紙質，披針形或條形，頂端急尖，基部稍變窄，抱莖。複傘形花序多數；花黃色。雙懸果矩圓形，棱有狹翅。

分佈 生於山坡草地或林下。分佈於陝西、湖北、四川、雲南、貴州、浙江、福建。

採製 春秋兩季可採挖，除去莖葉及泥土。採根或全草，乾燥。

性能 性涼，味苦。具有和解退熱，疏肝解鬱，升提中氣的功能。

應用 用於感冒發熱，寒熱往來，胸脅脹痛，瘧疾，脱肛，子宮脱垂以及月經不調等。用量3~9g。

文獻 《中藥誌》II，483；《中國高等植物圖鑑》II，1065。

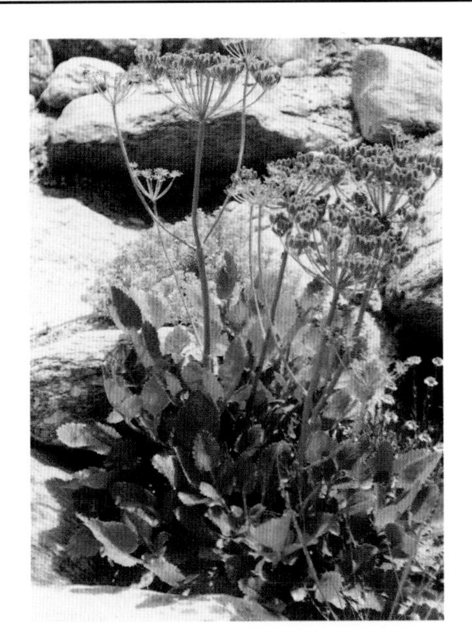

5770 寬葉阿魏

來源 傘形科植物寬葉阿魏(圓錐阿魏) Ferula conocaula Korov.的根。

形態 多年生草本，高2~3m，全株有強烈葱蒜異樣臭味。根紡錘形，粗大；根頸上殘存有枯死葉柄纖維。莖單一，粗壯，基部直徑可達15cm。葉莖下部互生，上部輪生，葉片柔軟，早枯萎，3出2~3回羽狀全裂；基生葉較小，着生在平的、草質的三角狀披針形的鞘上。複傘形花序具12~30 (50) 傘幅；小傘形花序有15-25朵花，小總苞脱落；花黃色、花萼有小齒5；花瓣5，廣橢圓形。果實橢圓形，平扁；果棱凸起；油管在棱間1~2條，合生面8條，成熟時通常14條。

分佈 生於山地河谷、洪積扇沖溝邊。分佈於新疆。

採製 春末夏初盛花期時，用快刀從莖的中下部往下斜割，待乳汁滲出收集後(約10天一次)，再往下割切，如此反復採集，至無乳汁滲出為止，將收集的樹脂，在通風處陰乾，即得塊狀凝固的樹脂，本品入藥稱阿魏。

成分 含揮發油、樹脂和香豆精。

性能 苦、辛，溫。消積，殺蟲，祛濕止痛。

應用 用治心腹冷痛，慢性腸胃炎，風濕性關節炎，癥瘕痞塊，蟲積，肉積等。用量1~3g。

文獻 《新疆藥用植物誌》I，110；《大辭典》上，2404。

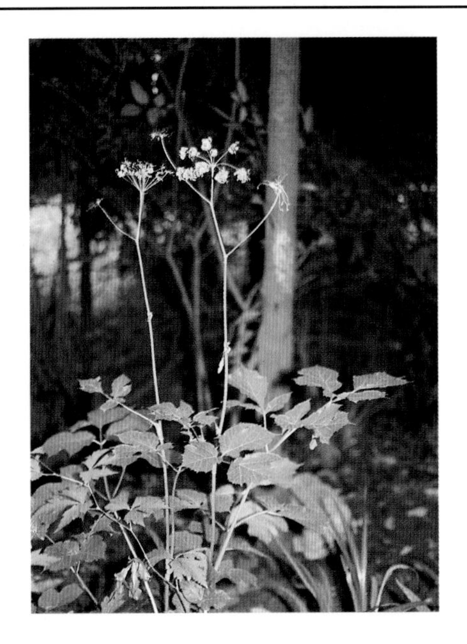

5771 牛尾獨活

來源 傘形科植物牛尾獨活 Heracleum hemsleyanum Diels 的根部。

形態 多年生草本。根圓柱形，有分枝，表面灰黃色，基部有寬闊的革質葉鞘。莖單一，粗壯，中空。基下部葉三出式1~2回羽狀分裂，背面有稀疏刺毛。中間裂片廣卵形，3分裂，莖上部葉卵形。複傘形花序，花白色。雙懸果近圓形。

分佈 生於山地灌叢中。分佈於湖北、四川、雲南。

採製 春初或秋末挖取根部，除去地上莖、鬚根及泥沙。烘至半乾，堆置2~3天，發軟後，再烘至全乾。

性能 味辛、苦，性微溫。有祛風，散寒，止痛的功用。

應用 用於風寒，頭痛，風寒濕痹，手足攣痛，腰膝疼痛等症。用量3~9g。

文獻 《中藥誌》II，457；《中國高等植物圖鑑》II，1096。

5772 腎葉天胡荽

來源 傘形科植物腎葉天胡荽 Hydrocotyle wilfordii Maxim. 的全草。

形態 草本，高5~15cm。莖匍匐。葉互生，圓腎形，直徑1.5~6cm，邊緣不明顯5~7裂，裂片鈍圓，具疏圓齒，基部心形，稍張開或相接近，兩面無毛或下面脈上被極疏短刺毛；葉柄長2.5~19.5cm。單傘形花序腋生，總花梗和葉柄等長或超過1/2~1/3，具短硬毛；無總苞；花梗極短；花小，白色，5瓣；雄蕊5，與花瓣互生；子房下位，花柱2。雙懸果密集成頭狀，近圓形，長約1.5mm，側面扁平。

分佈 生於陰濕的山谷、田野、溝旁。分佈於浙江、江西、福建、廣東、廣西、雲南、四川。

採製 夏秋採收全草，曬乾。

成分 葉含金絲桃甙。

性能 苦、辛，寒。清熱，利尿，消腫，解毒。

應用 用於黃疸，痢疾，淋病，小便不利，目翳，喉腫，癰疽疔瘡，跌打瘀腫，骨折，風濕病。用量9~15g；外用適量。

文獻 《大辭典》上，655；《雲南中藥資源名錄》，373。

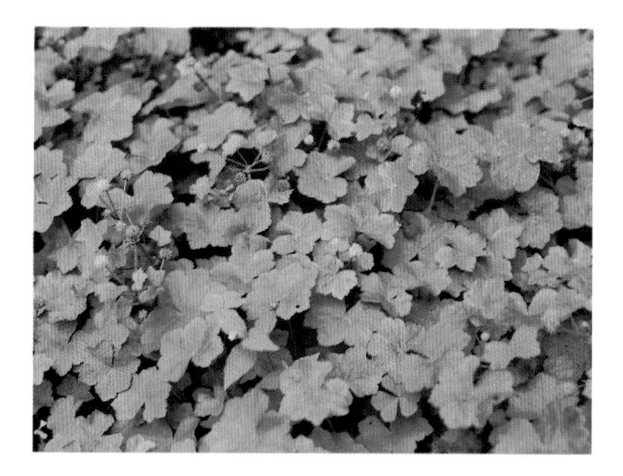

5773 台灣前胡

來源 傘形科植物台灣前胡 Peucedanum formosanum Hay. 的根。

形態 草本，高1~2m。根圓柱形或近紡錘形。莖粗壯。基生葉圓形或三角形，2回3出式羽狀全裂，小葉片卵狀三角形，裂片倒卵形或菱形，長約4cm，邊緣具粗齒。複傘形花序頂生；傘梗10~15，長約2cm，小傘梗20~30，長3.5~5mm，密生粗毛；小總苞片披針形或綫形，背面被毛；萼5片；花瓣5，白色，長橢圓形，長約1.7mm；雄蕊5；子房具粗毛。雙懸果稍球形，背扁，有毛，寬3~4mm，背稜絲狀，銳或具翼，側稜翼狀，每個稜槽中具油管3~5個，合生面有油管7~8個。

分佈 生於山地。分佈於台灣。

採製 春秋季採挖，暴乾。

成分 含 peuformosin。

性能 祛痰。台灣作前胡代用品。

應用 用於四時感冒。用量12~20g。

文獻 《台灣藥用植物誌》上，673。

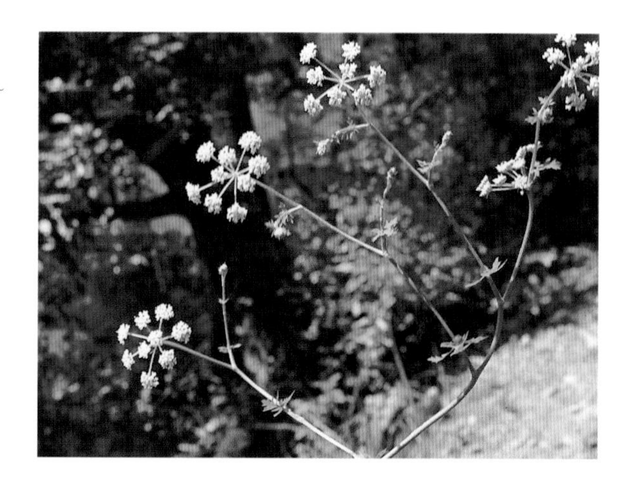

5774 濱海前胡（防葵）

來源 傘形科植物濱海前胡 Peucedanum japonicum Thunb. 的根。

形態 粗壯草本，高60~100cm。基生葉柄長10~20cm，基部鞘狀抱莖，邊緣膜質；葉片寬大而厚，1~2回三出式分裂，1回羽片卵狀圓形或三角狀圓形，3淺裂或深裂，基部心形，長、寬均7~9cm，有長柄，2回羽片的側裂片卵形，中裂片倒卵狀楔形，具3~5個粗大鈍鋸齒，均無柄；莖生葉漸小或退化。複傘形花序，總梗長3~10cm，粗壯；總苞片2~3，有時無，卵狀披針形至綫狀披針形，早落，長5~8mm，被毛，傘幅15~30，不等長，被毛；小總苞片8~10；花紫色或白色，花瓣卵形，反捲。分生果長圓狀卵形，長4~6mm，被細毛，具稜。

分佈 生於海岸邊。分佈於山東、浙江、福建、台灣、江蘇、安徽等省區。

採製 春秋採挖，洗淨，曬乾。

成分 根含前胡醇、凱林酮(khellactone) I、II、佛手柑內酯、哈德曼醇及多炔化合物。全草含前胡內酯及Seneciosaure。

性能 辛，寒。有毒。清熱利濕，消腫散結。

應用 用於急性膀胱炎，尿道炎，尿瀦留，高熱抽搐，無名腫毒。用量3~4.5g。

文獻 《新華本草綱要》一，371。

附註 日本學者松村任三將防葵誤訂為本種。

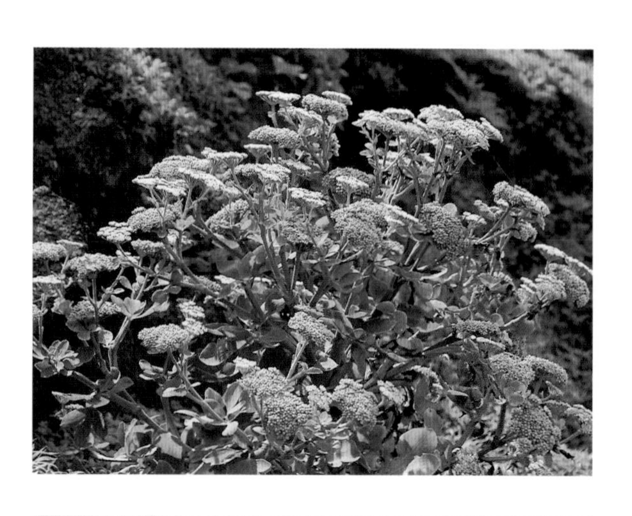

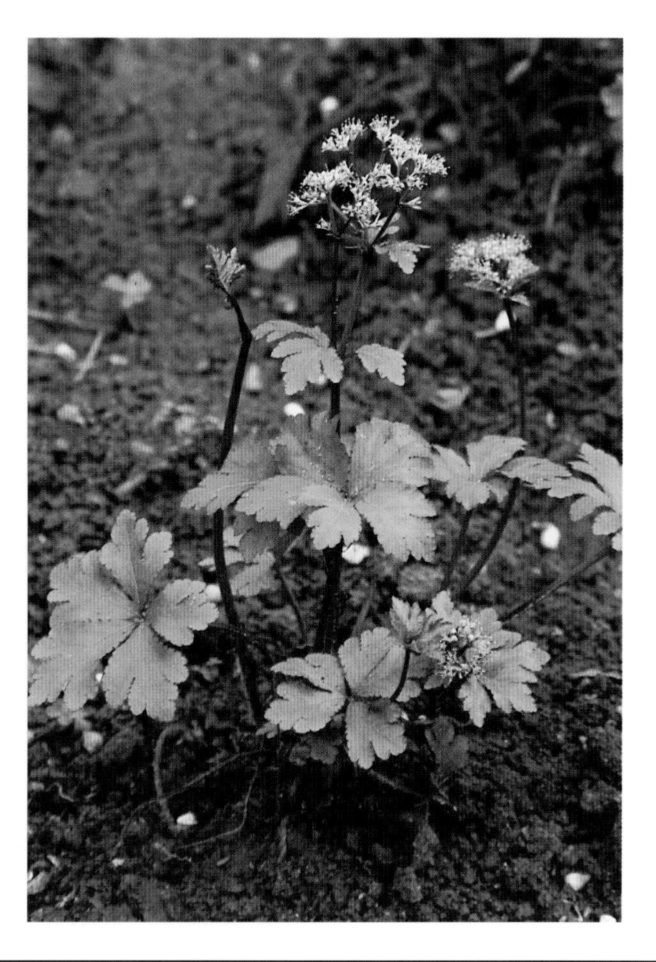

5775 大肺筋草

來源 傘形科植物短刺變豆菜 Sanicula orthacantha S. Moore. var. brevispina de Boiss. 的全草。

形態 多年生草本，高18~35cm。根莖短。莖直立，上部分枝。基生葉圓心形或五角形，長2~7cm，寬3.5~10cm，掌狀3全裂，中裂片楔狀倒卵形或菱狀楔形，側裂片斜楔狀倒卵形，所有裂片先端2~3淺裂，邊緣有不規則鋸齒或芒齒，葉柄長5~26cm；莖生葉葉柄較短。傘形花序疏長，1~2分枝；總苞片3~5，狹長橢圓形；傘幅3~8；小苞片綫狀披針形；花梗6~7；花白色。淡藍色或紫紅色；小傘花序有花6~7朵，兩性花一朵居中央；萼片5，花時橢圓狀披針形，果時芒刺狀；花瓣5；子房2室。雙懸果橢圓形，果稜槽中的皮刺細瘤狀。

分佈 生於山坡林下、溪邊。分佈於四川。

採製 春夏採收，曬乾。

性能 苦，溫。清熱化痰，止血。

應用 用於麻疹熱毒未盡，耳熱瘙癢，跌打損傷，痰熱咳嗽。用量9~15g。

文獻 《四川省中藥資源普查名錄》，127；《中國植物誌》55 (1) ：53。

5776 台灣青莢葉

來源 山茱萸科植物台灣青莢葉 Helwingia fomosana Kanehira et Sasaki 的根及枝葉(帶果)。

形態 常綠灌木。葉互生，長圓形或卵狀長圓形，長5~12cm，寬1.5~6cm，頂端漸尖，基部鈍或近圓形，邊緣具針狀鋸齒；托葉絲狀，不分枝；葉柄長2~3cm。花雌雄異株，生於幼葉上面中脈上，靠近葉的下部；雄花5~7 (~10) 朵簇生，花梗細長；花瓣4，三角狀卵形；雄蕊4，花絲極短，花盤大，中央具雌蕊痕；雌花1~4朵簇生，梗短；無萼片及雄蕊；子房下位，3~4室，花柱短，柱頭4裂。核果近球形，徑約3mm，熟時黑紫色。

分佈 生於溪旁、陰濕地、密林中。分佈於浙江、台灣。

採製 夏秋採收，鮮用或曬乾。

性能 根：鎮咳，活血化瘀，止痛，調經。枝葉及果：苦、辛，平。清熱解毒，消腫止痛。

應用 根用於咳喘，勞傷，風濕疼痛，月經不調，跌打損傷。用量6~15g。枝葉及果用於痢疾，咳嗽，胃痛，便血，瘡癤，燙傷，蛇傷。用量9~25g；外用適量。

文獻 《原色台灣藥用植物圖鑑》(1)，138。

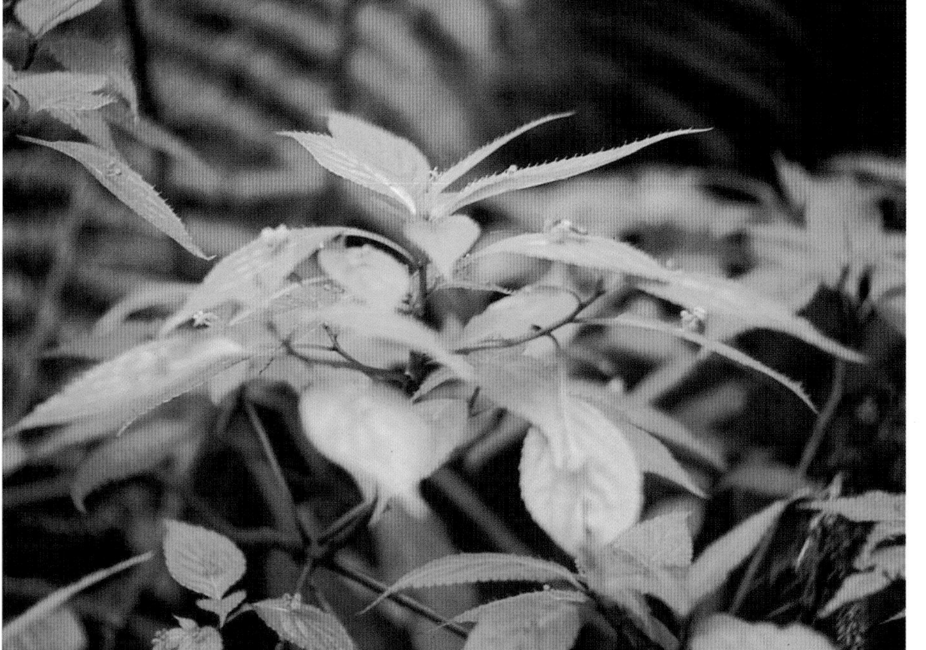

5777　白珠樹

來源　杜鵑花科植物白珠樹 Gaultheria leucocarpa Bl. var. cumingiana (Vidal) T. Z. Hsu 的全株。

形態　小灌木，高1~1.5m。枝細長帶紫紅色，微曲折狀。葉互生，革質，卵形至披針形，長3~7cm，寬1.5~3cm，頂端尾狀漸尖，基部鈍或近圓形，邊緣具細鋸齒，揉碎有濃郁芳香味；葉柄長2~5mm。總狀花序腋生，長3~5cm；小苞片2；萼裂片5，三角狀闊卵形，具緣毛；花冠鐘形，白色或乳黃色，長5~7mm，頂端5裂，裂片半卵形；雄蕊10，花絲粗短，花藥2室，每室頂端具2芒；子房被毛。漿果狀蒴果球形，徑5~10mm，黑色至暗紅色，5裂；種子多數。

分佈　生於路旁、灌叢中。分佈於江西、福建、台灣，廣東、廣西、貴州。

採製　全年可採，切段，鮮用或陰乾。

成分　葉含冬綠甙 (gaultherin)。

性能　祛風除濕，舒筋通絡，活血止痛。

應用　用於風濕關節炎，風濕痹痛，風寒感冒，咳嗽，胸膜炎，胃氣痛，水臌，濕疹。用量15~30g。

文獻　《原色台灣藥用植物圖鑑》(3)，158。

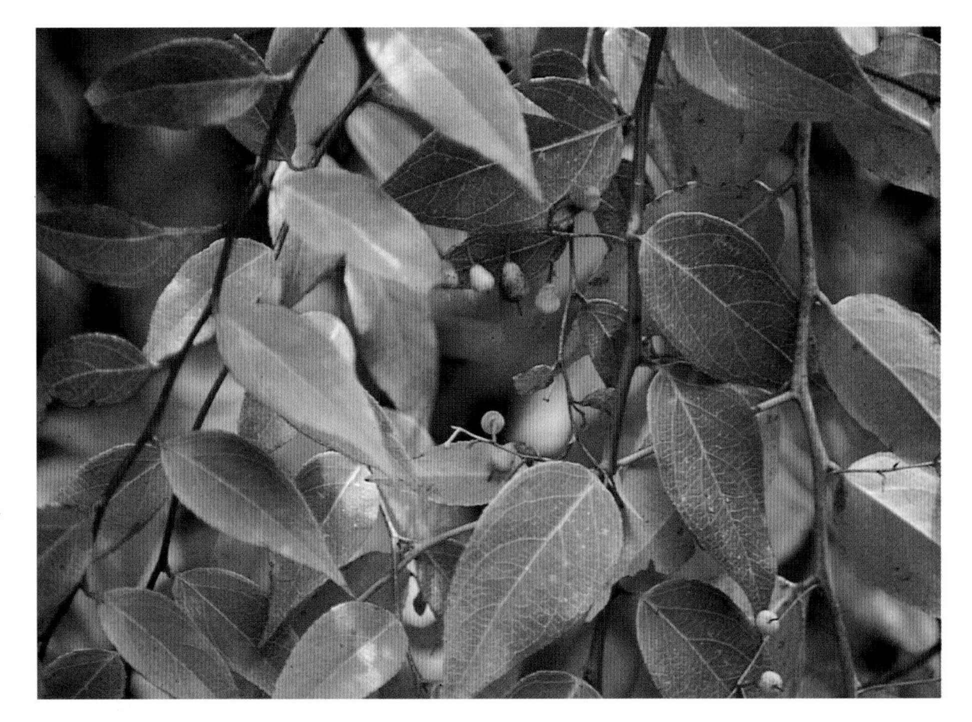

5778　南燭

來源　杜鵑花科植物南燭 Lyonia ovalifolia (Wall.) Drude 的枝葉及果實。

形態　灌木或小喬木，高達8m。樹皮茶褐色，易剝落。葉互生，近革質，卵形、橢圓形至卵狀長橢圓形，長6~16cm，頂端短漸尖或急尖，基部近圓形或微心形，全緣，下面脈上有短毛；具短柄。總狀花序生上年生枝腋芽處，長5~14cm，花多數，下垂，白色或乳白色；萼5深裂，裂片卵狀披針形，被毛茸；花冠長筒狀壺形，長約8mm，微被毛，5淺裂；雄蕊10，花絲被毛，頂端具2個附屬體；子房上位，5室。蒴果球形，徑約5mm，萼宿存。

分佈　生於灌叢中或林緣。分佈於廣西、台灣及中國西南地區。

採製　夏秋採枝葉，秋季採果，曬乾。

成分　葉含芹素、(一)－表兒茶精、熊果酸、綵木酸、花含齊墩果酸。全株均含梫木毒素。

性能　辛、微苦，溫。有毒。活血祛瘀，止痛，益腸道，補腰膝。

應用　用於跌打損傷，閉合性骨折，癬瘡。外用適量。

文獻　《原色台灣藥用植物圖鑑》(3)，159；《匯編》下，431。

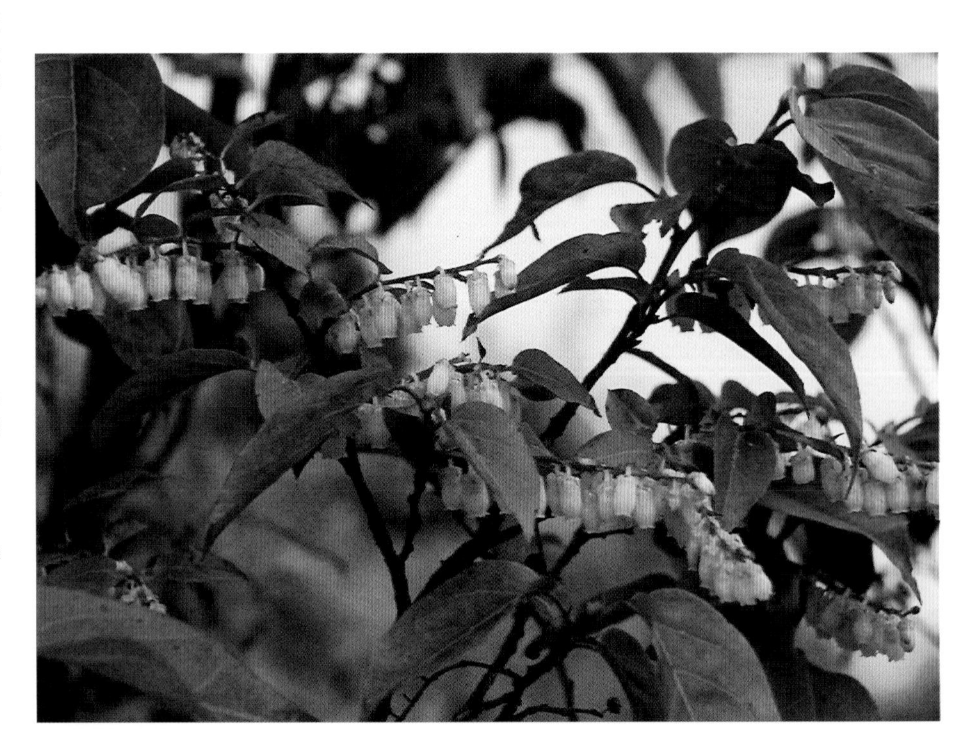

5779　台灣馬醉木

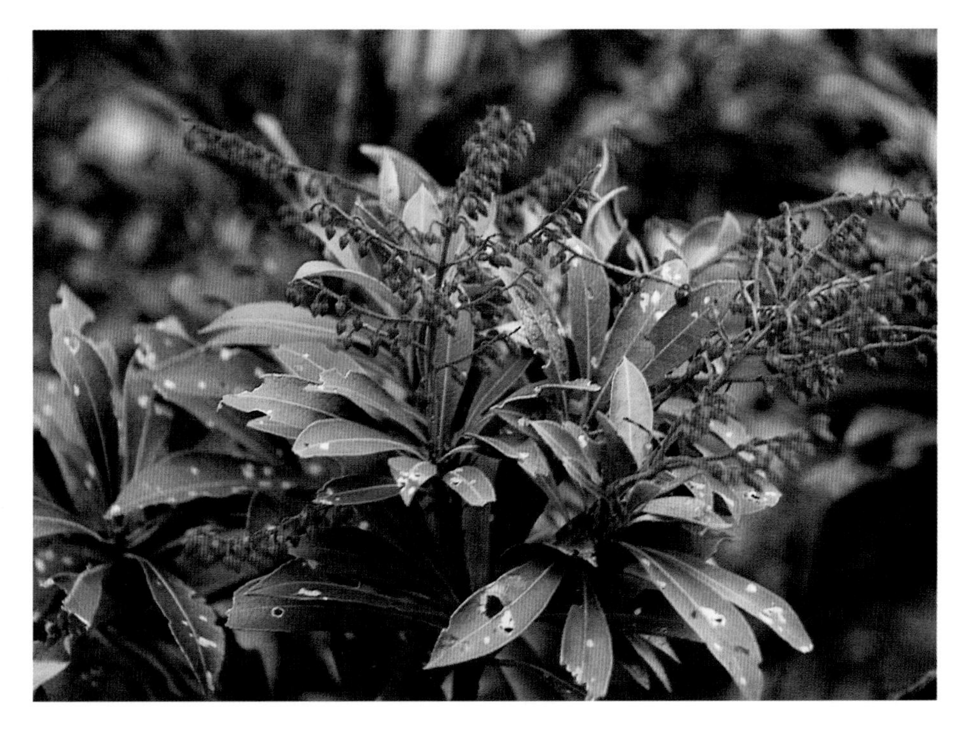

來源　杜鵑花科植物台灣馬醉木 Pieris taiwanensis Hayata 的枝葉。

形態　常綠灌木，高1~3m。葉革質，大都簇生枝頂，寬倒披針形、披針形至披針狀矩圓形，長4~8cm，寬2~3cm，頂端急尖，基部楔形，上半部邊緣有疏鈍齒，網脈下面相當明顯；葉柄長1~1.5cm。總狀花序頂生，長7~10cm，下部常分枝；花懸垂，梗長2~5mm；萼5裂，裂片三角狀卵形或卵狀橢圓形，長約3.5mm；花冠壺狀，長7~8mm，乳白色或淡綠白色，開口處緊縮，頂端5淺裂，裂片圓形；雄蕊10，花絲具柔毛，花藥背面具2芒；子房上位。蒴果球形，徑5~8mm。

分佈　生於高山灌叢中。產於台灣。

採製　全年可採，曬乾。

性能　苦，涼。有劇毒。麻醉，鎮靜，止痛。

應用　用於瘡疥。外用適量水煎洗敷患處。

文獻　《高山藥用植物》，113。

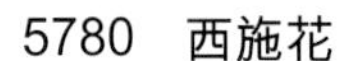

5780　西施花

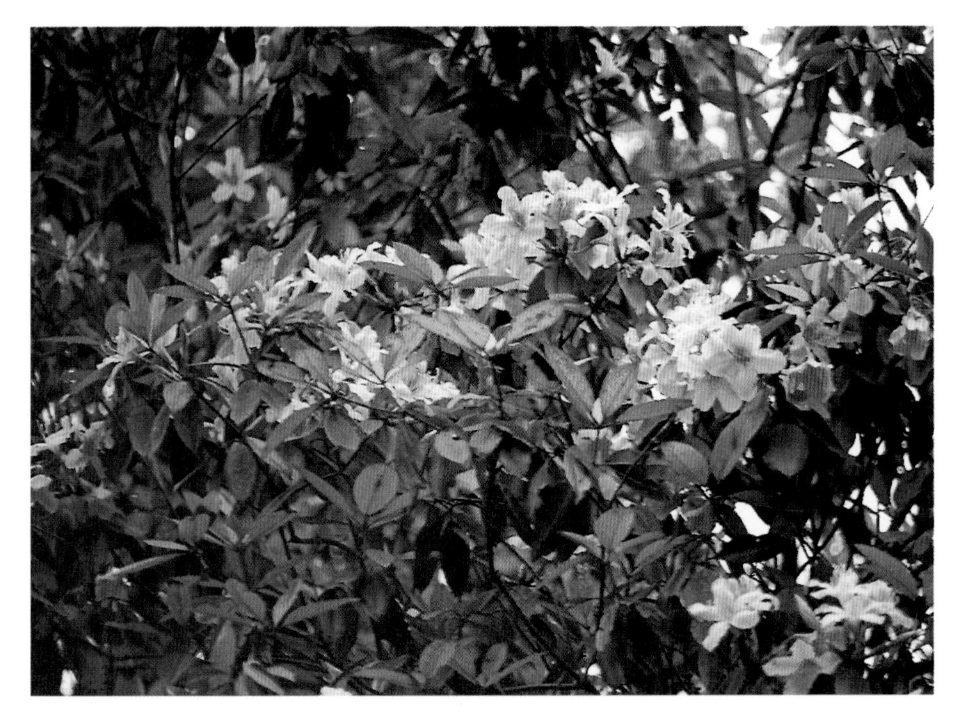

來源　杜鵑花科植物光腳杜鵑 Rhododendron leiopodum Hay. (Rhododendron ellipticum Maxim.) 的葉。

形態　灌木，高2~3m。葉革質，輪生枝頂，狹矩圓狀披針形，長6~12cm，寬1.8~4cm，頂端急漸尖或銳尖，基部楔形，全緣，中脈上面凹入，側脈和小脈兩面隆起；葉柄長約1.5cm。聚傘花序腋出，有花1~3朵；花芽鮮在花期宿存，邊緣有短柔毛；花梗長約3cm，光滑；花粉紅色至白色；花萼不發達，光滑，5齒；花冠狹漏斗狀，長約4~6cm，5深裂，裂片匙形至倒卵形，頂端圓鈍，內面綴佈黃綠色或紫紅色斑點；雄蕊10，長短不一，花絲扁平，下半部具毛。子房細柱形，5鈍棱，柱頭5裂。蒴果長橢圓形，長達4cm。

分佈　生於山地林中。產於台灣。

採製　全年可採，曬乾。

性能　降血壓。

應用　用於高血壓症。用量6~9g。

文獻　《高山藥用植物》，114；《藥用植物學》，430。

附註　台灣民間作石南葉用，據云有強壯，催淫，利尿，鎮痛的作用。

5781 珍珠花

來源 杜鵑花科植物長尾葉越橘 Vaccinium dunalianum Wight var. caudatifolium (Hayata) Li 的根莖及枝葉。

形態 灌木或小喬木，高1~4 (~17) m。幼嫩枝葉被柔毛。葉互生，長橢圓形或橢圓形，長5~8cm，寬2~4.5cm，頂端凸尖，基部楔形或鈍，全緣；葉柄粗短，長1.5~3mm。總狀花序腋生，總梗長5~10mm；萼5深裂，裂片綫狀披針形，長約2.5mm；花冠鐘狀，5淺裂，裂片卵形，淡綠帶紫紅色或紫紅色，長約6mm；雄蕊10，花藥背部有距，花絲與距均被長柔毛；子房5室，花柱長於花冠，柱頭不明顯。漿果壺狀卵形，徑約8mm，表面暗紅色或帶紫色，被蠟粉；種子多數。

分佈 生於針、闊葉混交林內。分佈於台灣。

採製 全年可採，切片，曬乾。

性能 祛風除濕，舒筋活絡。

應用 用於風濕關節痛，跌打損傷。用量9~30g。

文獻 《原色台灣藥用植物圖鑑》(3)，162。

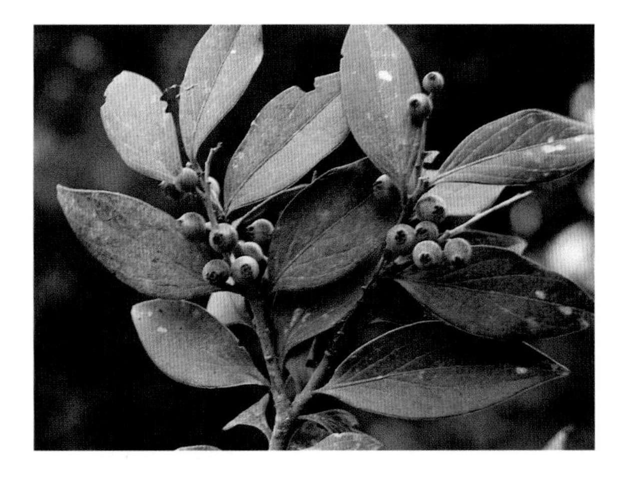

5782 細葉百兩金(台灣百兩金)

來源 紫金牛科植物細葉百兩金 Ardisia crispa (Thunb.) A. DC. var. dielsii (Levl.) Walker 的全株。

形態 小灌木，高不到1m。具匍匐生根的根莖，直立莖除特殊的花枝外，無分枝，花枝幼嫩時具細微柔毛或疏鱗片。葉互生，狹披針形，長12~21cm，寬1~2 (~3.5) cm，頂端長漸尖，基部楔形，邊全緣或略波狀，具明顯的邊緣腺點；葉柄長5~8mm；側脈極彎曲上升。亞傘形花序頂生，花枝長5~10cm，通常無葉；萼片5，基部連合，長圓狀卵形或披針形，長約1.5mm，多少具腺點；花瓣5，白色或粉紅色，卵形，長約5mm，內面具毛，有腺點；雄蕊5；子房卵球形。核果狀漿果球形，紅色。

分佈 生於山谷、林下。分佈於四川、貴州、雲南、廣東、廣西、台灣等區。

採製 全年可採，曬乾或鮮用。

性能 止血，消炎，清熱解毒，舒筋活血，利濕，祛痰。

應用 用於咽喉腫痛，肺病咳嗽，咯痰不暢，濕熱黃疸，腎炎水腫，痢疾，白濁，風濕骨痛，牙痛，睾丸疼痛，刀傷。用量9~15g。外用適量。

文獻 《雲南中藥資源名錄》，391；《新華本草綱要》一，384。

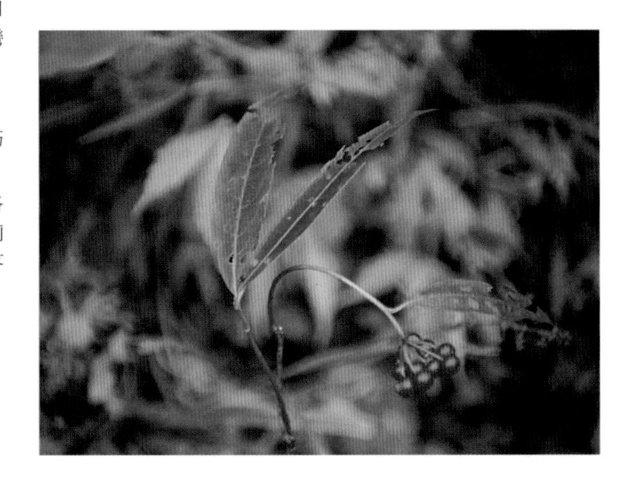

5783 湖北杜莖山

來源 紫金牛科植物湖北杜莖山 Maesa hupehensis Rehd. 的根。

形態 灌木，高1~3m。單葉互生，柄長7~10mm；葉片披針形，長10~20cm，先端漸尖，基部楔形，全緣或有疏齒。總狀花序腋生，苞片披針形；花萼裂片卵形，有腺條紋；花冠裂片與筒等長，裂片寬卵形；花絲與花藥等長；雌蕊柱頸4裂。果實球形或卵球形，有徑3~5mm，有黑色腺條紋。

分佈 生於山地灌叢中或林緣。分佈於湖北、四川。

採製 秋季採挖，洗淨，曬乾。

性能 苦，溫。祛風除濕，消腫。

應用 用於風濕腫痛，跌打腫痛。用量5~12g。

文獻 《峨嵋山藥用植物研究》一，215。

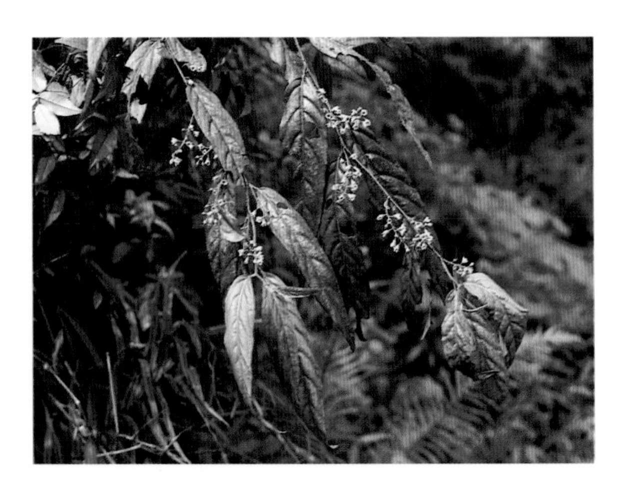

5784 海綠

來源 報春花科植物琉璃繁縷 Anagalis arvensis L. 的全草。

形態 草本，高10~30cm。莖叢生，直立或披散，四稜形。葉對生，卵形至卵狀披針形，長1~2.5cm，頂端尖或略鈍，基部圓形或心形，全緣，下面具黑點；無柄。花單生葉腋，花梗長2~4cm，花後下垂，無苞；萼5裂，裂片綫狀披針形，長4~6mm；花冠通常青紫色，偶紅色，徑1~1.5cm，5裂，裂片倒卵圓形，微有齒及腺狀毛；雄蕊5，花絲有紫色毛；子房上位，花柱絲狀。蒴果球形，徑約4mm；種子小，寬卵形而扁平，黑褐色，密生瘤狀凸起。

分佈 生於原野、田邊、濕地。分佈於福建、台灣及華南沿海各地。

採製 春、夏採收，曬乾。

成分 含多量皂甙(海綠靈 anagalline)、葡萄果糖甙、黃酮、咖啡酸、阿魏酸等。

性能 酸、澀，溫。祛風通絡，化腐生肌。

應用 用於一切毒蛇或狂犬咬傷，鶴膝風，陰症瘡瘍，肝脾腫大，水腫，癲癇，麻風，結石。用量9~15g，鮮品15~30g搗汁服。

文獻 《原色台灣藥用植物圖鑑》(2)，170。

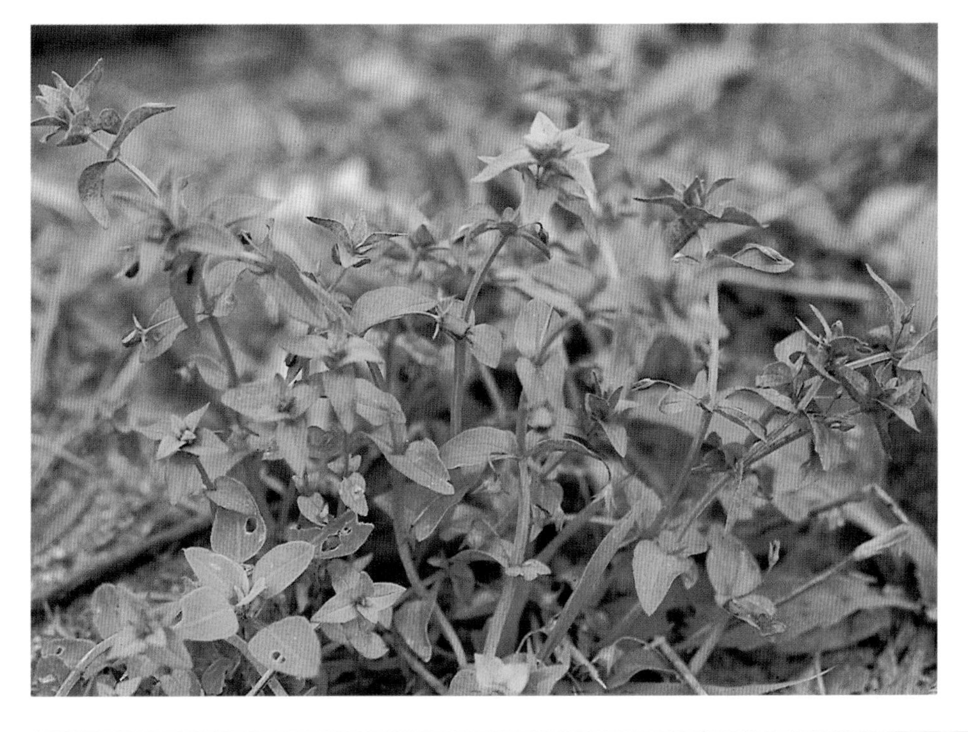

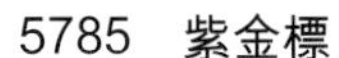

5785 紫金標

來源 藍雪科植物紫金標 Ceratostigma willmotianum Stapf 的全株。

形態 亞灌木，根狀莖橫走，莖匍匐上升，長0.3~1.8m，具明顯的縱稜，稜上面有刺狀毛。葉菱形或倒卵狀菱形，幾無柄，長2~6.5cm，寬1~3.8cm，邊緣具刺狀毛，兩面被糙伏毛。頭狀花序頂生，有時為1~3花的團傘花序，花冠藍紫色，高腳碟狀，長2~2.6cm，裂片5。蒴果基部盍裂，脫落部分5瓣裂。

分佈 生於路邊灌叢、荒地或礫石堆上。分佈於四川、貴州、雲南和西藏。

採製 全年可採，鮮用或曬乾。

成分 根含酚基的醌類物質。

性能 苦、溫，有毒。活血止痛，祛風除濕，化瘀生新。

應用 用於跌打損傷，風濕性關節炎。用量15g，泡酒；鮮品搗敷患處。

文獻 《大辭典》，4885；《新華本草綱要》二，376。

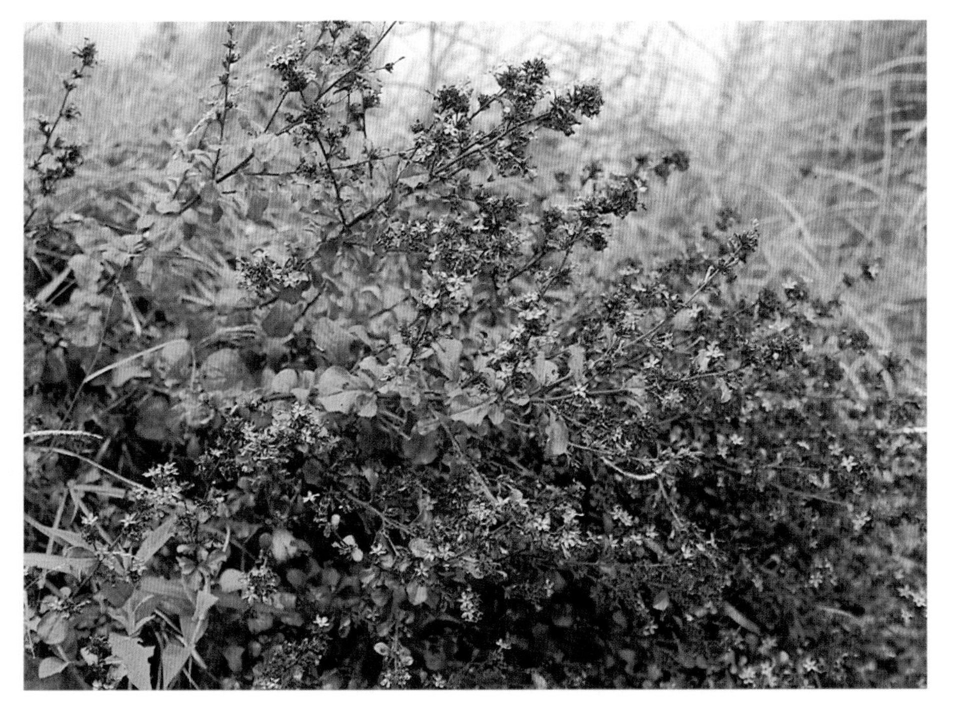

5786 軟毛柿

來源 柿樹科植物烏柿 Diospyros eriantha Champ. ex Benth. 的葉、根皮及果。

形態 喬木或灌木，高4~16m，幼枝、冬芽、葉下面脈上、幼葉柄、花序均被鏽色粗伏毛。葉互生，長圓狀披針形，長5~13cm，寬2~4cm，頂端短漸尖，基部楔形或近圓形，全緣，綠色，乾時上面灰褐色，下面紅褐色，側脈每邊4~6條；葉柄粗短。花序腋生，聚傘花序式，基部有苞片數枚，總梗極短或無；花單性，雌雄異株，雄花1~3，萼4深裂，被柔毛，裂片披針形；花冠白色，高腳碟狀，外面被毛，裂片4，卵狀長圓形或披針形，雄蕊14~16，退化子房小；雌花單生，淡黃色，子房近卵形，被毛，退化雄蕊8。果卵形或長圓形，長1.2~1.8cm，熟時黑紫色，幼時被粗伏毛。

分佈 生於林中。分佈於廣東、廣西、台灣。

採製 葉、根皮全年可採，果冬季採，曬乾。

性能 根皮及果：祛濕，止痛。葉：收斂。

應用 根皮及果用於風濕病，疝氣痛，心氣痛。用量9~15g。葉用於創傷，適量搗敷傷處。

文獻 《廣東藥用植物手冊》，453；《藥用植物學》，439。

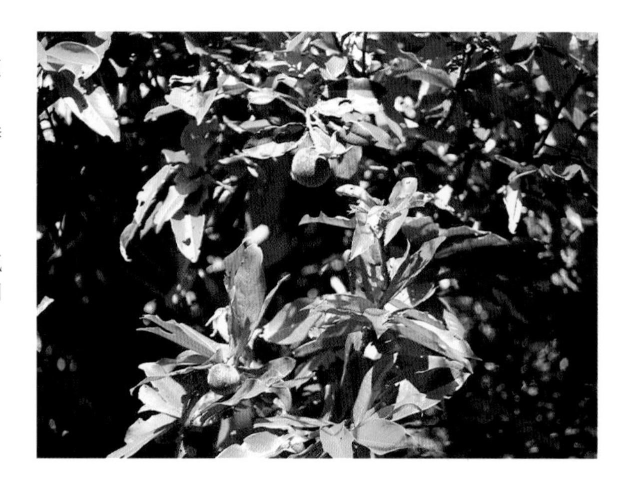

5787 光葉山礬

來源 山礬科植物光葉山礬 Symplocos lancifolia Sieb et Zucc. 的全株。

形態 小喬木。芽、嫩枝、嫩葉下面、花序均被黃褐色柔毛；小枝細長黑色。葉薄革質，卵形至寬披針形，頂端尾狀漸尖，邊緣疏鋸齒，穗狀花序，花冠淡黃色，雄蕊約25~35枚。核果球形。

分佈 生於海拔1,200m以下疏林中。分佈於長江以南。

採製 全年可採、曬乾。

性能 甘，平。和肝健脾，止血生肌。

應用 用於外傷出血，吐血，咯血，牙血，便血，尿血，疳積，眼結膜炎。

文獻 《廣東藥用植物簡編》，353；《廣東藥用植物手冊》，468。

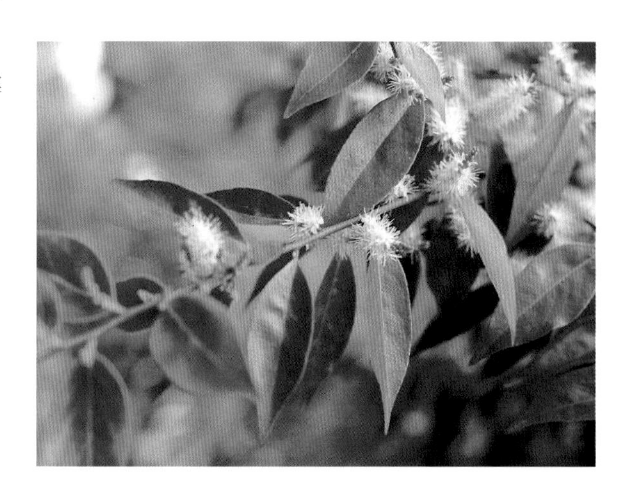

5788 老鼠矢（枇杷葉灰木）

來源 山礬科植物老鼠矢 Symplocos stellaris Brand 的根、葉。

形態 喬木；芽、葉柄、苞片、小苞片均被紅褐色長絨毛。小枝髓心中空。葉互生，厚革質，披針狀橢圓形或狹長圓形，長6~20cm，寬2~5cm，頂端急尖或短漸尖，基部寬楔形或圓形，通常全緣，少有細齒緣，下面灰白色；葉柄長1.5~2.5cm。團傘花序生於二年生枝的葉痕上，苞片圓形；萼長約3mm，裂片5；花冠白色，長7~8mm，5裂幾達基部，裂片橢圓形，頂端有睫毛；雄蕊18~25，花絲基部合生成5束；子房3室。核果狹卵形，長約1cm，宿存萼裂片直立；核具6~8條縱稜。

分佈 生於山地、路旁、疏林中。分佈於長江以南及台灣。

採製 全年可採，曬乾。

性能 根：活血化瘀。葉：止血。

應用 根用於跌打損傷；葉用於內出血。外用適量搗敷患處或用9~30g，水煎服。

文獻 《雲南中藥資源名錄》，405。

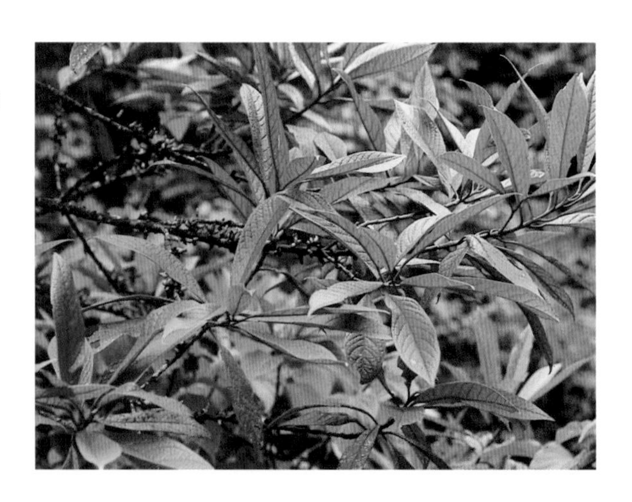

5789 烏皮九芎

來源 安息香科植物台灣安息香 Styrax formosana Matsum. 的莖、葉。

形態 灌木，高2~3m。嫩枝密被黃褐色星狀毛。葉互生，紙質，倒卵形、橢圓狀菱形或橢圓形，長2~7cm，邊緣中部以上有不整齊粗鋸齒，或近頂端2~4齒裂，嫩時兩面被毛；側脈3~5對；柄短。總狀花序頂生，有花3~5朵，下部常單花腋生，長2.5~4cm；花序梗、花梗、小苞片、萼片均密被灰黃色星狀絨毛；花白色，下垂；小苞片鑽形；花萼淺盃狀，寬大於長，頂端具三角形鋸齒或截形而凸尖；花冠5~6裂，裂片披針形，長8~11mm，外被毛，管部長2~3mm；雄蕊9~11，花絲基部聯合，被毛；子房上位。核果卵形，長約1cm，頂端具喙，外具縱皺紋。

分佈 生於丘陵或山地灌木叢中。分佈於安徽、江西、湖南、廣東、廣西、浙江、福建、台灣。

採製 夏秋採收，曬乾。

應用 用於痰多。用量8~15g。

文獻 《藥用植物學》，440。

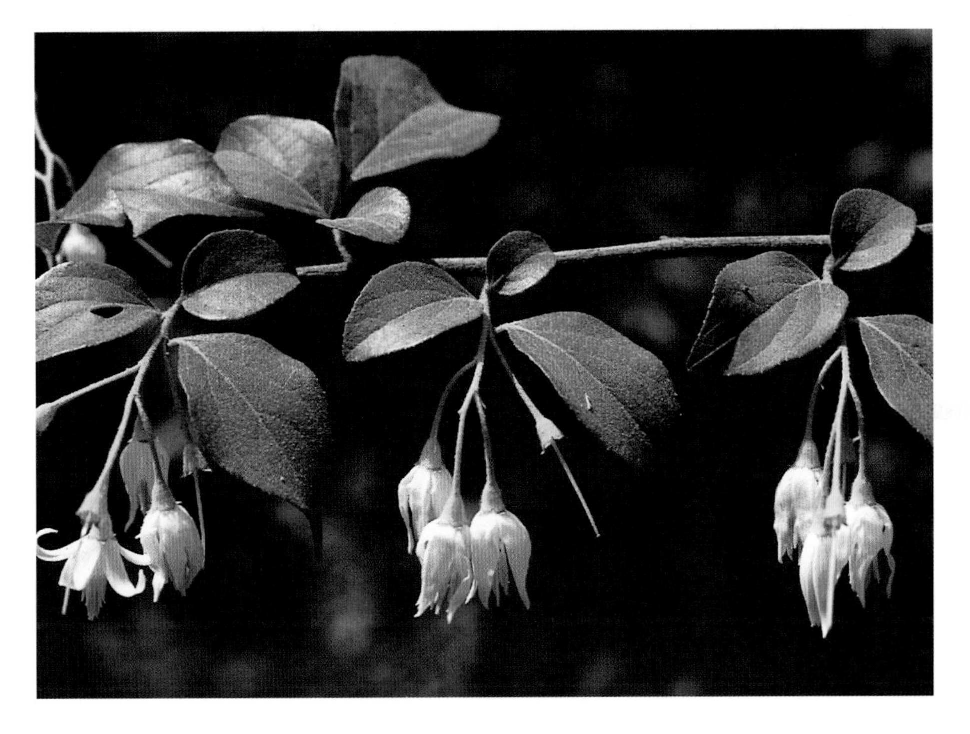

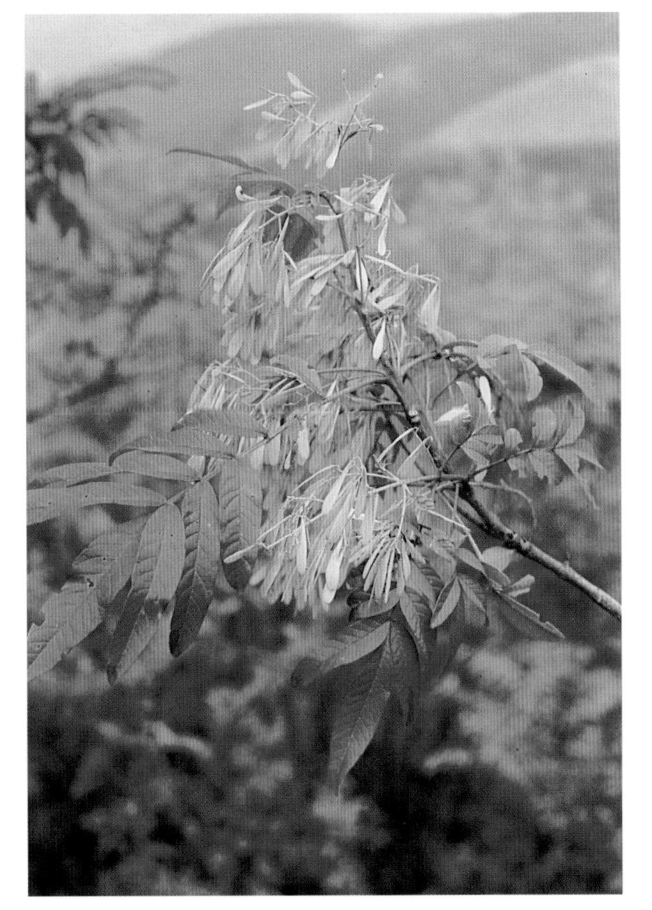

5790 跳皮樹

來源 木犀科植物鏽毛白蠟樹 Fraxinus ferruginea Lingelsh. 的樹皮。

形態 喬木，高7~10m。羽狀複葉長10~15cm，葉軸密被鏽色絨毛，葉柄長3~4cm，中部以上密被鏽色絨毛，以下毛漸脱至無毛，小葉7~13，卵狀披針形，長2.5~6.5cm，寬1.5~2.3cm，先端漸尖，鈍頭，基部楔形，常不對稱，兩面除中脈被鏽色毛外其餘無毛；側脈6~8對。果序頂生，密集，聚傘圓錐狀，長5~9cm，序軸及果梗被鏽色毛。翅果匙形，長2.5~3cm，寬4~5mm，先端鈍圓，被鏽色毛。

分佈 生於低山密林中。分佈於雲南南部。

採製 全年可採，曬乾。

性能 苦、澀，涼。收斂，消炎。

應用 用於頑固性腹瀉，痢疾，蛔蟲症。用量10~20g。

文獻 《匯編》下，802，《新華本草綱要》三，242。

5791 山素英

來源 木犀科植物山素英 *Jasminum hemsleyi* Yamamoto 的全草或根。

形態 纏繞木質藤本，長達4m，全株光滑。小枝極軟。葉對生，革質，卵狀長橢圓形或卵狀披針形，長2.5~5cm，頂端漸尖，基部近圓形或寬楔形，全緣；柄短。花單生或數朵簇生於小枝頂端，白色，芳香；苞片2，綫形；花萼筒狀，5~6裂，裂片綫形；花冠長筒形，9~12裂，裂片綫狀長橢圓形，頂端銳尖；雄蕊2。漿果球形，徑6~7mm，熟時黑色。

分佈 生於叢林中。分佈於廣東、廣西、雲南、海南、台灣。

採製 全年可採，曬乾。

性能 行血，補腎，明目。

應用 用於眼疾，腳氣，濕疹，梅毒，腰痠，發育不良。用量20~150g。

文獻 《台灣植物藥材誌》二，46。

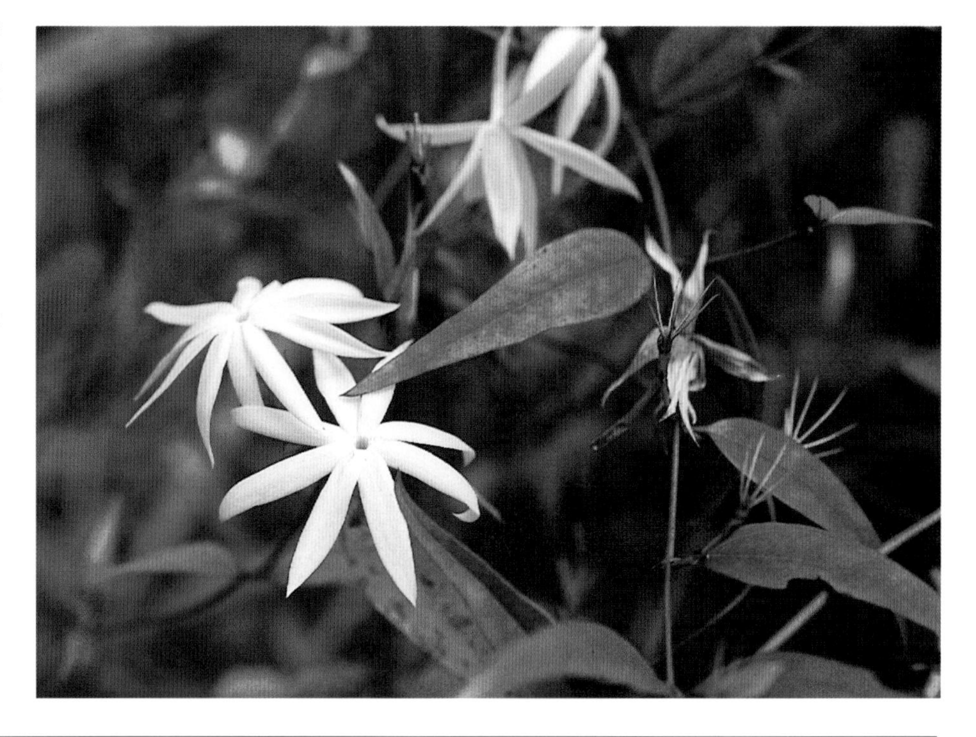

5792 矮探春

來源 木犀科植物小黃素馨 *Jasminum humile* Linn. 的葉、果實。

形態 直立分枝灌木，高1.2~3m，葉3出或羽狀，有小葉3或5~7，卵形、卵狀披針形或橢圓狀披針形，長1~3cm，側脈3~4對，通常沿中脈及邊緣具柔毛。聚傘花序頂生，着花2~8，花冠黃色，裂片長6~7mm，筒長8~17mm，萼齒三角狀卵形，花梗長3~20mm。漿果廣卵形，長不及10mm，由綠變黃色。

分佈 生於石灰岩山灌叢中。分佈於雲南、四川和西藏。

採製 果實秋季採收，葉全年可採。

性能 葉：苦、甘、微澀，涼。清火解毒。

應用 葉外用於燙燒傷，瘡毒紅腫。果實用於牙痛，太陽穴頭痛；外用於皮膚瘙癢。

文獻 《匯編》下，802，《新華本草綱要》三，245。

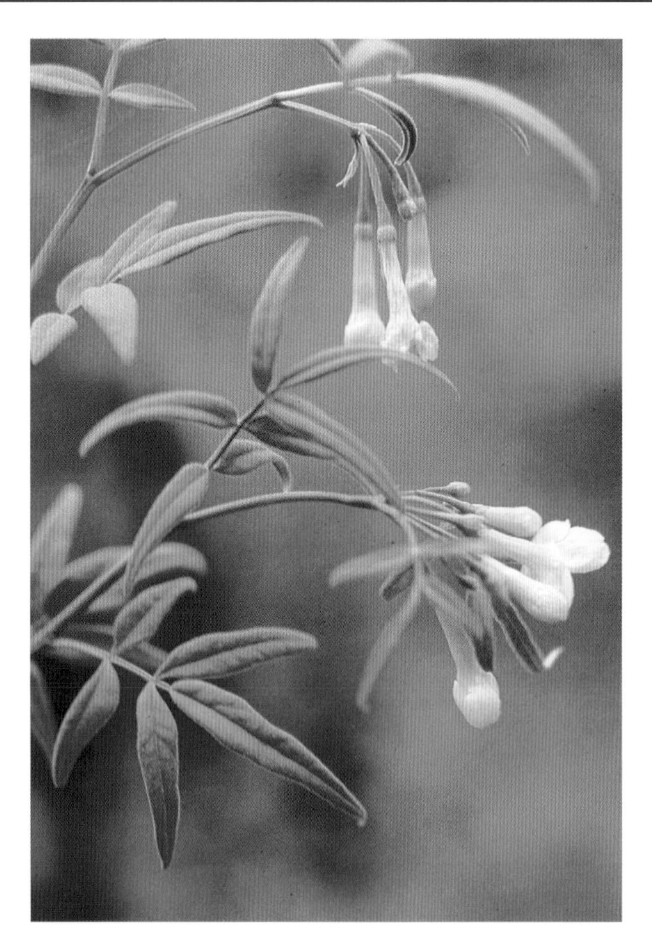

5793　蓬萊葛

來源　馬錢科植物蓬萊葛 Gardneria multiflora Makino 的根、葉、種子。

形態　木質藤本。枝圓柱形。除花萼裂片邊緣有睫毛外，全株均無毛。單葉對生，橢圓形或卵形；葉柄間托葉綫明顯；葉腋內有鑽狀腺體。花5數，黃色或黃白色，花多朵組成腋生2~3歧聚傘花序。漿果圓球狀，成熟時紅色。

分佈　生於林下陰濕處或溪邊灌叢中。分佈於華中、華東及四川、雲南、貴州、台灣。

採製　根、葉全年可採，切片曬乾。種子秋季採，從果中取出，曬乾。

性能　祛風活血，止血。

應用　根、葉用於風濕性關節炎，坐骨神經痛。種子外用於創傷出血。用量30~60g；外用適量。

文獻　《浙藥誌》下，1008。

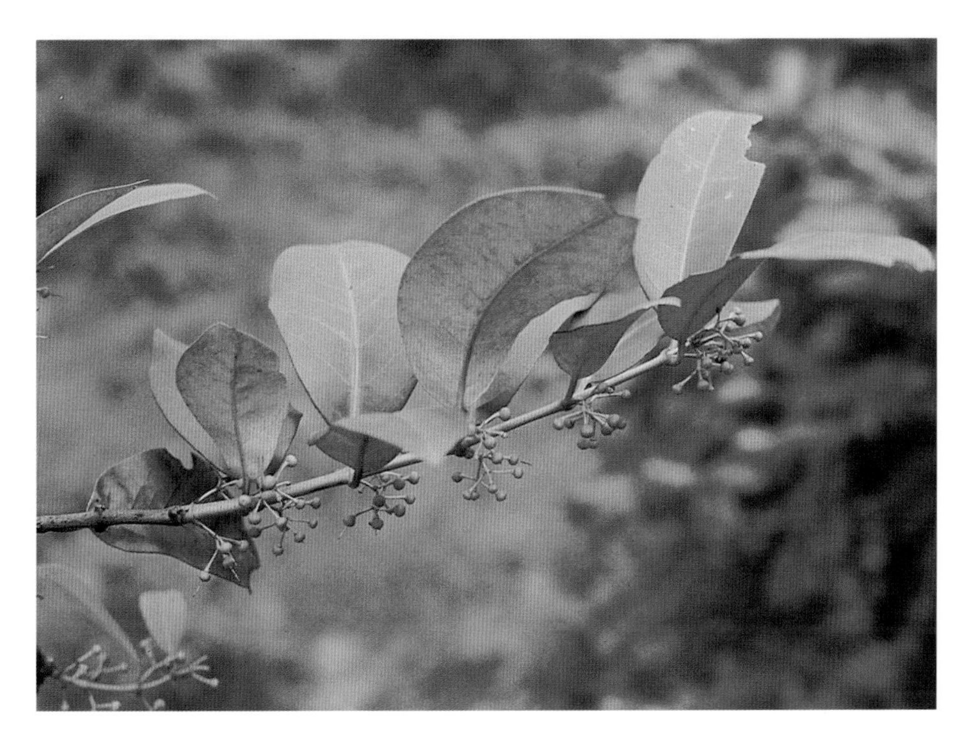

5794　穿心草

來源　龍膽科植物穿心草 Canscora lucidissima (Levl. et Vant.) Hand-Mazz. 的全草。

形態　一年生草本，全株無毛。莖2歧分枝。單葉對生，基部葉卵形，具短柄，莖上部葉為圓形的貫穿葉。聚傘花序頂生或腋生，花白色，每花有圓形葉狀苞片1枚；萼管3~5裂；花冠管5裂；雄蕊5。蒴果近球形，藏於宿存的苞片內。種子多數。

分佈　生於石山或土山坡的石縫中。分佈於廣西、廣東、貴州。

採製　秋季採，曬乾。

性能　微苦，涼。清熱解毒，活血止痛。

應用　用於黃疸型肝炎，肺熱咳嗽，胃炎，心胃氣痛，跌打內傷，毒蛇咬傷，風濕性心臟病引起心律不齊。用量10~15g。

文獻　《大辭典》下，3550；《廣西民族藥簡編》，249。

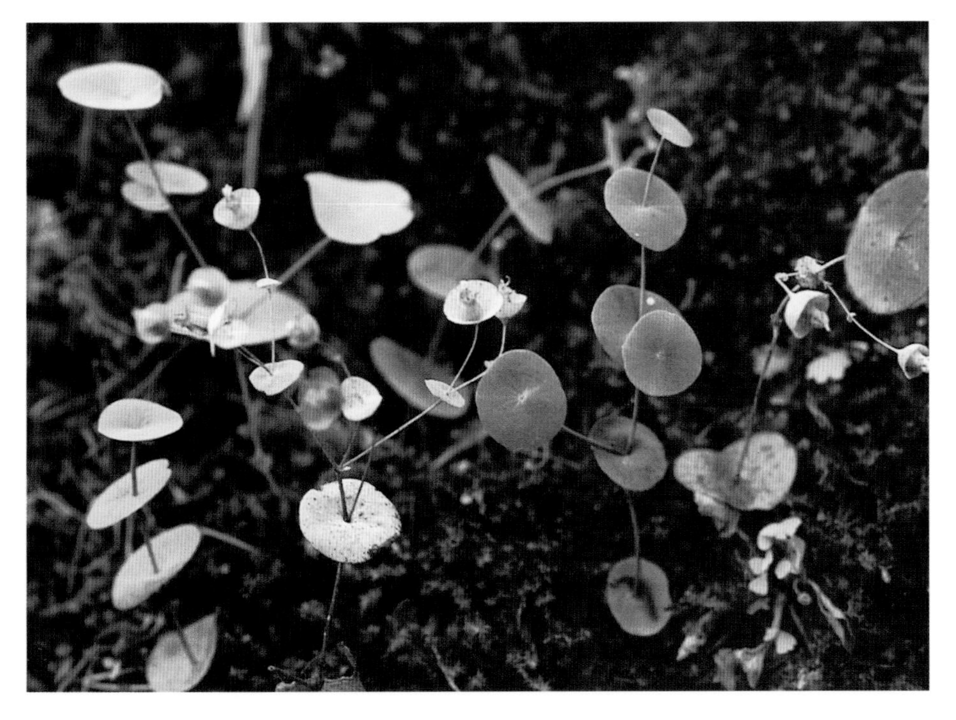

5795 台灣龍膽

來源 龍膽科植物台灣龍膽 Gentiana atkinsonii var. formosana Yamam. 的帶根全草。

形態 草本，高3~5cm。鬚根略肉質。莖粗壯，分枝多。葉綫狀披針形，長1.5~3cm，寬2~3.5mm，頂端鈍尖，基部寬楔形，全緣；葉柄長5~11mm；莖生葉多對，向上漸大，柄愈短。花多數，簇生枝端，基部苞葉成叢；萼倒錐形，頂部5裂片，不整齊，綫狀披針形；花冠藍色，鐘狀筒形或漏斗形，長1.5~2.5cm，裂片5，卵狀三角形；褶截形或三角形，全緣或有齒；雄蕊5，生於冠筒下部；子房綫狀橢圓形，兩端漸狹。蒴果狹橢圓或卵狀橢圓形，長約1.5cm；種子近圓形。

分佈 生於山坡、路旁、林緣。分佈於廣東、福建、台灣。

採製 春秋採挖，曬乾。

性能 瀉肝清火，解熱消炎，健胃。

應用 用於肝膽實熱，肋痛口苦，陰部腫痛，白濁，血尿，小便澀痛，目赤，火灼傷，腳氣，小兒驚癇，盜汗，胃火。用量4~20g。

文獻 《藥用植物學》，450。

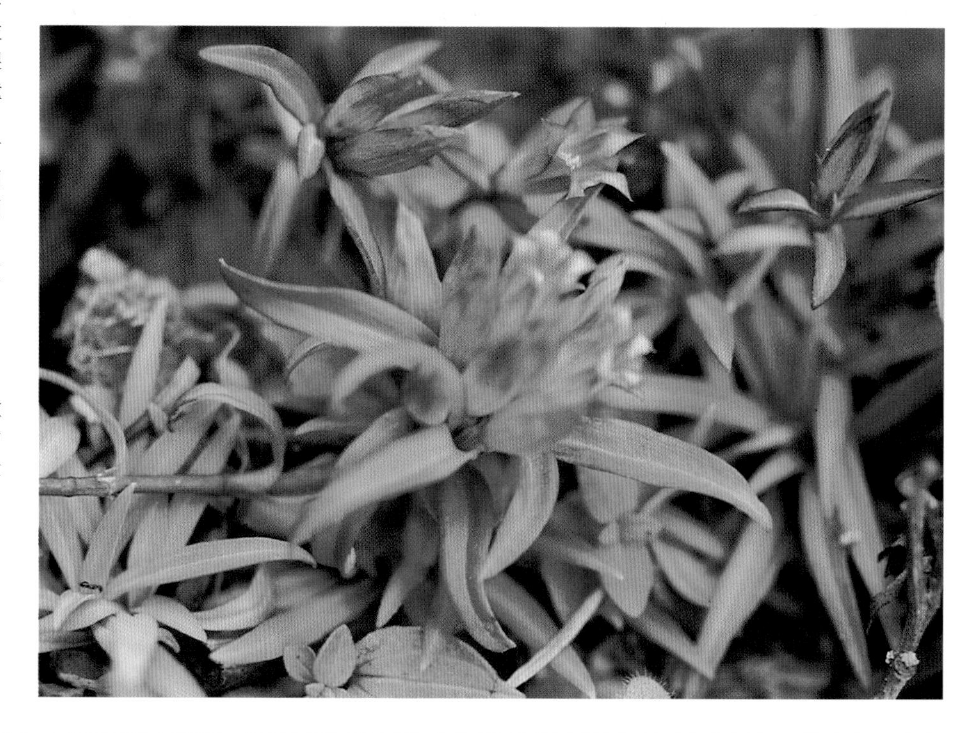

5796 黃花龍膽

來源 龍膽科植物黃花龍膽 Gentiana flavo-maculata Hay. 的帶根全草。

形態 草本，高4~10cm。莖密被乳凸，舖散，斜升。基生葉卵狀橢圓形至矩圓狀披針形，長6~17mm，頂端急尖，具小尖頭，基部鈍，全緣，具乳凸；葉柄具乳凸，連合成長0.5~1mm的筒；莖生葉卵形至披針形，長4~8mm。花單生小枝頂端；萼鐘形，長4~6mm，5裂，裂片鑽形，具小尖頭；花淡黃色，基部淡紫色，喉部具黃或紫斑，筒狀鐘形，長12~15cm，裂片5，卵形，褶卵形，頂端急尖；雄蕊5；子房狹橢圓形。蒴果倒卵形或卵形，具翅，長4~6mm，基部漸狹成柄。

分佈 生於草坡。台灣特產。

採製 春秋採挖，洗淨，曬乾或鮮用。

成分 含芸香甙、槲皮素、齊墩果酸等。

性能 解熱，消炎，利膽退黃，健胃。

應用 用於肝炎，咽喉腫痛。作苦味健胃劑。用量3~9g。

文獻 《新華本草綱要》二，390；《原色台灣藥用植物圖鑑》(3)，167。

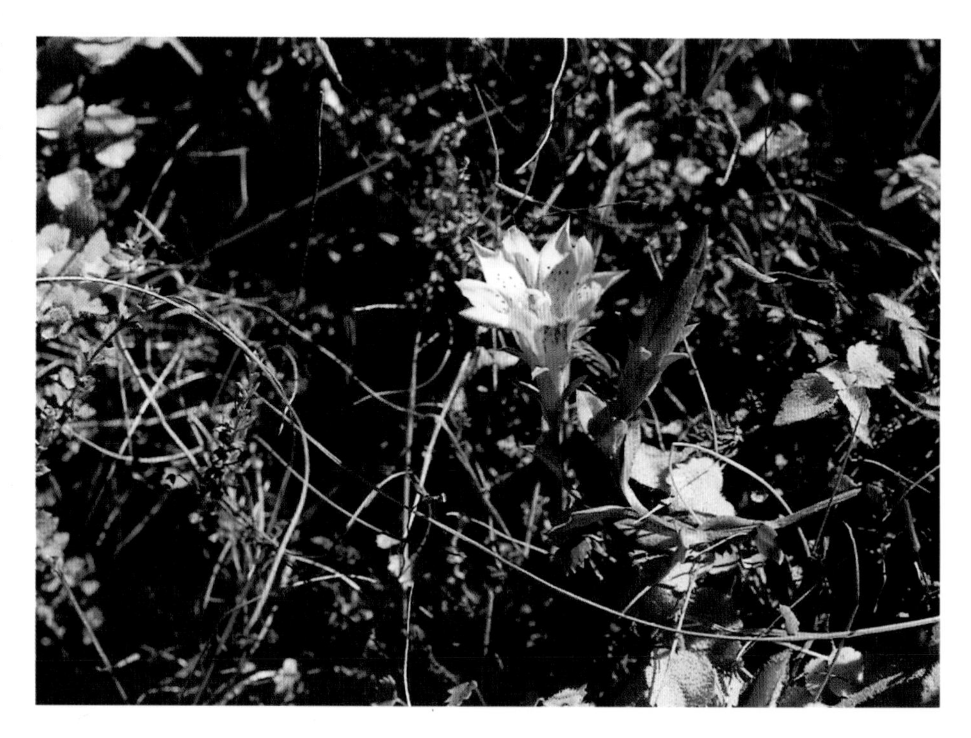

5797 玉山龍膽

來源 龍膽科植物玉山龍膽 Gentiana scabrida Hay. 的帶根全草。

形態 草本，高15~20cm。莖暗紫紅色，密被白色乳凸。葉矩圓狀披針形，長9~15mm，頂端鈍或漸尖，具小尖頭，基部鈍，邊緣有不明顯軟骨質，具乳凸；葉柄邊緣和背部具乳凸，連合成長2~2.5mm的筒。花單生枝頂；花梗暗紫紅色，被乳凸，長2~10mm；萼筒鐘形，長6~10mm，裂片5，卵狀披針形或匙形，具乳凸；花冠黃色至黃白色，喉部具斑點，筒狀鐘形，長12~20mm，裂片5，寬卵形，頂端鈍，具小尖頭，全緣，褶寬卵形，頂端鈍，具小尖頭，近全緣或有波狀齒；雄蕊5；子房倒披針形，基部漸狹成柄。蒴果卵形，長6~7mm，具翅。

分佈 生於草坡。台灣特產。

採製 春秋採挖，洗淨，曬乾。

應用 作健胃劑。用量3~9g。

文獻 《藥用植物學》，450。

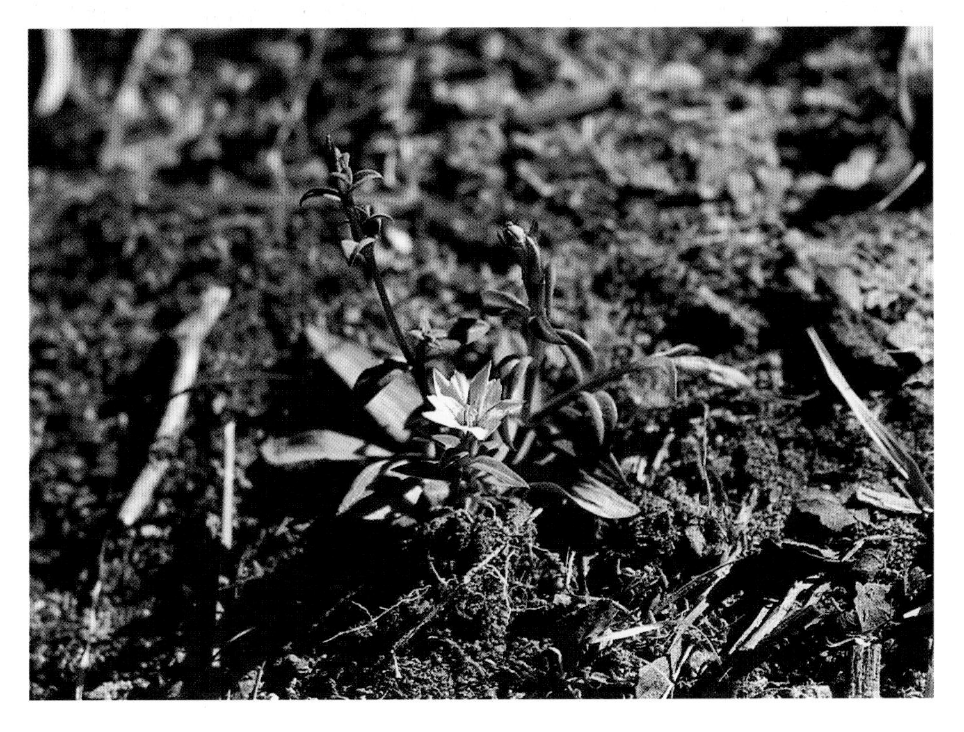

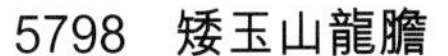

5798 矮玉山龍膽

來源 龍膽科植物矮玉山龍膽 Gentiana scabrida Hayata var. horaimontana (Masam.) Liu et Kuo 的全草。

形態 草本，高3~5cm。莖分枝，略粗糙，帶紅色或暗紫色。基生葉卵形或橢圓形，長3~8mm，寬2~4mm；莖生葉對生，卵形，長3~4mm，寬2~3mm，頂端銳尖呈芒狀，基部鈍，全緣。單花頂生，白色至淡緋紫色；萼筒狀鐘形，長約3mm，裂片5，卵形或橢圓形，長約2mm，頂端銳尖；花冠鐘狀，長8~10mm，裂片5，卵形或卵狀三角形，長約2mm，頂端銳尖，全緣，褶寬卵形，頂端具短小尖頭，全緣；雄蕊5；子房橢圓形，長約2mm，具柄，柱頭2歧。蒴果橢圓形。

分佈 生於高山草坡或峭岩上。台灣特產。

採製 夏秋採收，曬乾。

性能 苦，寒。清熱解毒，消炎，健胃。

應用 用於胃炎，肝炎，尿路感染。用量3~9g。

文獻 《原色台灣藥用植物圖鑑》(3)，169。

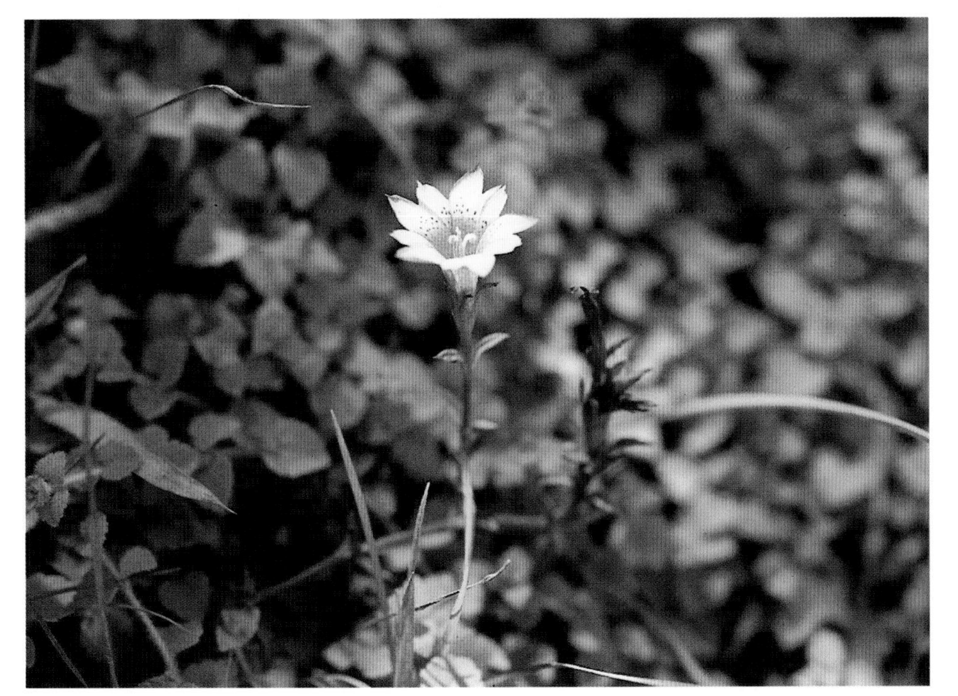

5799 雙色龍膽

來源 龍膽科植物藍玉簪龍膽 Gentiana veitchiorum Hemsl. 的帶根全草及花。

形態 草本，高10~15cm。莖叢生，舖散斜上。基生葉蓮座狀，綫狀披針形，長2~5.5cm；莖生葉對生，下部葉卵形至橢圓形，長2.5~7mm，中部葉橢圓形、狹橢圓形至橢圓披針形，長7~13mm，上部葉綫狀披針形，長10~15mm，頂端鈍，邊緣具軟角質小齒，基部變狹連合成短鞘。花單生枝頂，無梗；萼漏斗狀，長1.8~2.5cm，裂片5，披針形，與萼筒近等長；花冠鐘狀漏斗形，長4~6cm，上部藍色或深藍色，具黃綠色條紋，下部黃綠色，具藍色條紋，裂片5，卵狀三角形；褶近截形；雄蕊5；子房具柄。蒴果長圓錐形，具柄。

分佈 生於高山山坡、草地。分佈於西藏、甘肅、青海、四川、雲南。

採製 夏季採收，曬乾。

性能 苦，寒。全草：清熱解毒。花：消炎，止咳。

應用 全草用於目赤頭昏，肝炎黃疸，咽喉腫痛。花用於支氣管炎，流感發燒，咳嗽，腹瀉，天花。用量3~6g。

文獻 《新華本草綱要》二，394；《雲南中藥資源名錄》，418。

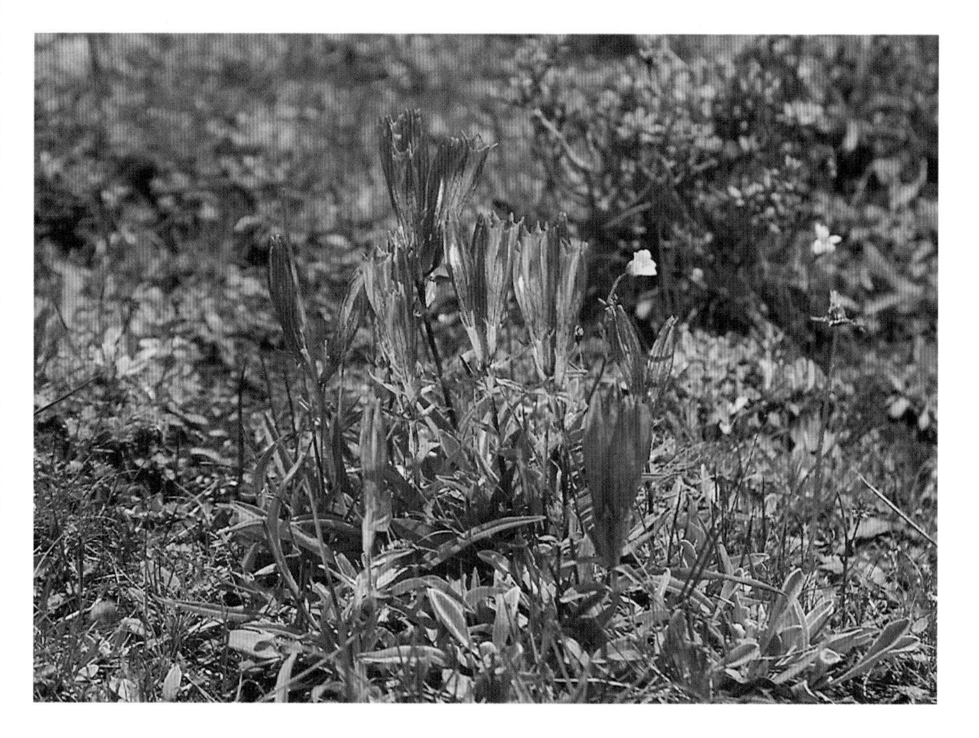

5800 大籽獐牙菜

來源 龍膽科植物大籽獐牙菜 Swertia macrosperma (C. B. clarke) C. B. clarke 的全草。

形態 一年生草本，高達1m。莖四稜形，常紫色。葉對生，基生葉及下部葉具長柄；葉匙形；莖中部葉無柄，葉長圓形或披針形。圓錐狀複聚傘花序多花；花小，5數，稀4數；花萼裂片卵狀橢圓形；花冠白色或淡藍色，裂片橢圓形，基部具2腺窩，囊狀，矩圓形，邊緣具數根柔毛狀流蘇；花絲綫形；子房無柄，柱頭短。蒴果卵形。種子3~4。

分佈 生於河邊、山坡草地或灌叢中。分佈於湖北、台灣、廣西、貴州、四川、雲南、西藏。

採製 夏秋季採收，除去泥土，曬乾。

成分 含獐牙菜苦甙(swertiamarin)、齊墩果酸及微量龍膽苦甙。

性能 苦，涼。清熱解毒，清肝利膽。

應用 用於濕熱黃疸，消化不良，胃炎等。

文獻 《中藥材》1990，13(2)。

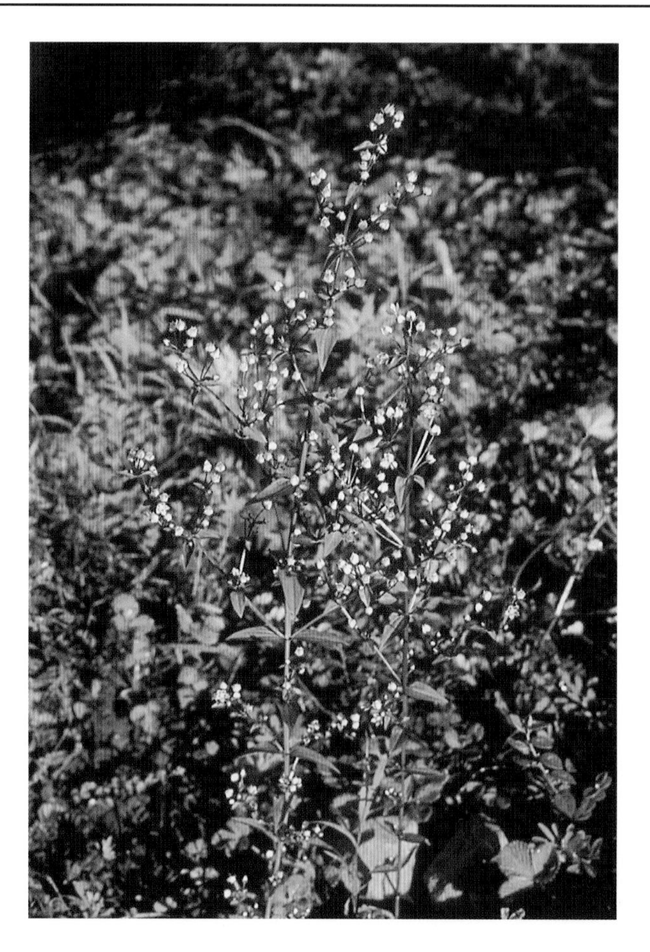

5801 金魚膽（青葉膽）

來源 龍膽科植物青葉膽 Swertia mileensis T.N. Ho et W. L. Shi 的全草。

形態 一年生草本，高15~45cm，全株無毛，莖方形，多分枝，下部通常帶紫色。葉披針形或綫形，長0.4~4cm，寬0.5~0.8cm，脈3出，無葉柄。圓錐狀聚傘花序頂生或腋生，花藍紫色，花冠4深裂，裂片卵狀披針形，基部有腺窩2，其上緣具短流蘇。蒴果卵球形，長達1cm，種子多數，棕褐色。

分佈 生於向陽荒草坡地。分佈於雲南彌勒及開遠。

採製 秋末冬初採收，曬乾。

成分 全草含獐牙菜甙、齊墩果酸、當藥黃素等。

性能 苦、甘，寒。清肝膽濕熱，除胃火。

應用 用於病毒性肝炎，泌尿道感染。用量15~20g。

文獻 《植物分類學報》14 (2) ：62，《新華本草綱要》二，398。

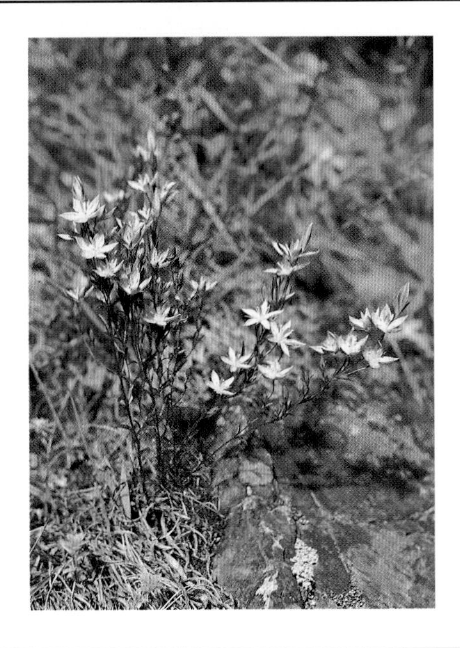

5802 走膽藥

來源 龍膽科植物滇獐牙菜 Swertia yunnanensis Burk. 的全草。

形態 一年生草本，高20~40cm，莖四棱形，棱角具極狹的翅，全株無毛，紫褐色。葉綫形或狹披針形，長1~2.5cm，寬0.5~1cm，無柄。圓錐花聚傘花序頂生和腋生，花5數，花冠淡藍紫色，直徑2~2.5cm，5深裂，裂片橢圓狀披針形，基部具不明顯的腺窩2，溝狀長條形，邊緣有少數裂片狀流蘇。蒴果長橢圓形，長1~1.5cm，種子多數。

分佈 生於向陽山坡灌、草叢中。分佈於雲南西北部。

採製 秋末冬初採收，曬乾。

成分 全草含油橄欖酸、氧茵醌羥基和甲氫基衍生物及其甙類、內脂碳甙類和黃酮酸甙類。

性能 苦，寒。清肝利膽，除濕清熱。

應用 用於急性黃疸型肝炎，膽囊炎。用量15~30g。

文獻 《新華本草綱要》二，400；《大辭典》下，5238。

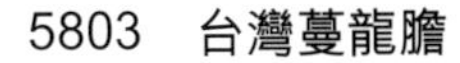

5803 台灣蔓龍膽

來源 龍膽科植物台灣肺形草 Tripterospermum taiwanense (Masam.) Satake 的全草。

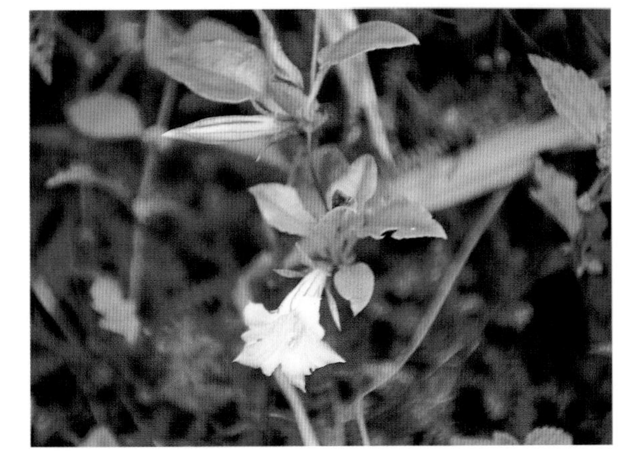

形態 纏繞草本。莖有時分枝，節間長7~15cm。莖生葉對生，寬卵形至披針形，長4~7 (~11) cm，寬2~3.5cm，頂端尾尖，基部心形，稀近圓形，邊緣細波狀，下面淡綠或淡紫色，脈3條；葉柄長1~3cm。單花腋生或呈聚傘花序；花梗短；小苞片葉狀；萼鐘形，筒部長7~9mm，具翅，裂片5，綫狀披針形，不相等，長10~15mm，彎缺截形；花冠淡綠、淡黃或白色，狹鐘狀，長3.5~4cm，裂片5，三角形，長約5mm，褶三角形，偏斜，頂端不規則波狀；雄蕊5，長15~20mm，子房披針形，柄短。漿果矩圓形，內藏。

分佈 生於林下。分佈於台灣。

採製 全年可採，鮮用或曬乾。

成分 鮮全草含齊墩果酸、芒果甙、norathyriol、1，3，6，7-四甲基咄酮、tripteroside 等。

性能 苦，涼。清熱，健脾，清肺止咳。

應用 用於黃疸，風熱咳嗽。用量9~30g。

文獻 《新華本草綱要》二，400。

5804 老鼠牛角

來源 夾竹桃科植物雲南香花藤 Aganosma harmandiana Pierre 的根、葉。

形態 攀援狀灌木，高約6m，全株多少被黃色絨毛。葉長圓形或卵狀長圓形，長5~16cm，寬4~12cm，先端急尖或鈍，基部圓或平截，側脈8~10對，柄長1~2cm。聚傘花序頂生，長4~6cm，花冠白色，花冠筒短於萼片。蓇葖果廣叉生，綫狀圓筒形，長8~22cm，直徑約1cm，被黃褐色絨毛；種子長圓形，扁平，頂端具白色絹毛。

分佈 生於山地陰濕的林緣，通常攀援樹上。分佈於雲南南部。

採製 全年可採，鮮用或曬乾。

性能 健脾消腫，行氣利尿。

應用 用於營養不良性水腫，皮膚濕疹。用量10~15g，葉外用煎水洗患部。

文獻 《新華本草綱要》二，407。

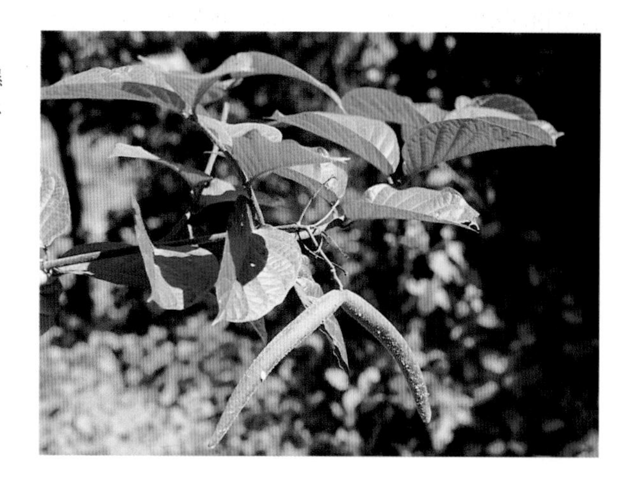

5805 酸藤

來源 夾竹桃科植物酸葉膠藤 Ecdysanthera rosea Hook. et Arn. 的全株。

形態 大型木質藤本，長達10m，具乳汁。莖皮深褐色。葉對生，紙質，寬橢圓形，長3~7cm，下面被白粉，側脈每邊4~6條；柄長1~2cm。聚傘花序圓錐狀廣展，多歧，頂生，總花梗略有白粉和短毛；花小，粉紅色，苞片卵狀披針形；花萼5深裂，內面基部有腺體；花冠近鑼形，裂片5，向右覆蓋；雄蕊5，生於冠筒基部；花盤環狀；心皮2，離生，被短柔毛，柱頭頂端2裂。蓇葖果雙生，圓筒狀披針形，長達15cm，叉開成一直綫，有斑點；種子頂端具白色絹質毛。

分佈 生於山地雜林中。分佈於長江以南及台灣。

採製 全年可採，曬乾（葉多鮮用）。

成分 莖乳汁含多量橡膠。葉含酒石酸、蘋果酸。

性能 酸、微甘、澀，涼。利尿消腫，祛濕止痛，退肝火，清暑，散風，安胎。

應用 用於咽喉腫痛，瘡癤潰瘍，牙齦炎，慢性腎炎，肝炎，腸炎，風濕骨痛，跌打瘀腫，疔瘡，胎動不安。用量4~40g。

文獻 《新華本草綱要》二，412；《藥用植物學》，452。

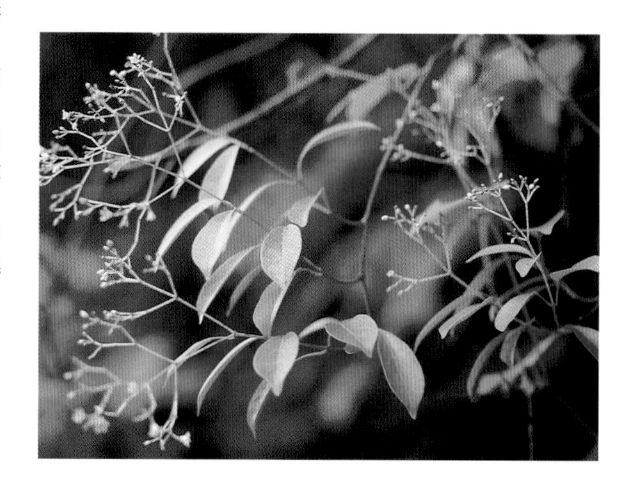

5806 台灣狗牙花

來源 夾竹桃科植物台灣狗牙花 Ervatamia pandacaqui (Poir.) Pichon (Tabernaemontana pandacaqui Poir.) 的根。

形態 灌木，高約1m。葉對生，橢圓形至橢圓狀長圓形，長5~15cm，寬2~4cm，頂端短漸尖，基部楔形，全緣，側脈14~16對；葉柄長0.5~1cm，腋間假托葉卵形合生，長寬約1cm。聚傘花序腋生，2~3出；花萼5；花冠白色，蕾時頂端圓，長約2cm，冠筒圓柱狀，裂片5，向左覆蓋；雄蕊5，生於冠管中部；心皮2，離生。蓇葖果叉開，雙生，頂端具喙，外果皮深褐色，具直縱稜，長2~3cm；種子多角形，灰黑色，徑約5mm。

分佈 原產菲律賓。中國廣東、台灣均有栽培。

採製 全年可採，曬乾。

成分 根含多種吲哚類生物碱。

性能 苦，平。有小毒。清熱解毒，散瘀止痛。

應用 用於跌打腫傷，骨折，癤疔，蛇咬傷。用量9~15g；外用適量。

文獻 《新華本草綱要》二，413。

附註 本屬植物具有深入研究的價值，特別是心血管系統、神經系統和抗炎方面。

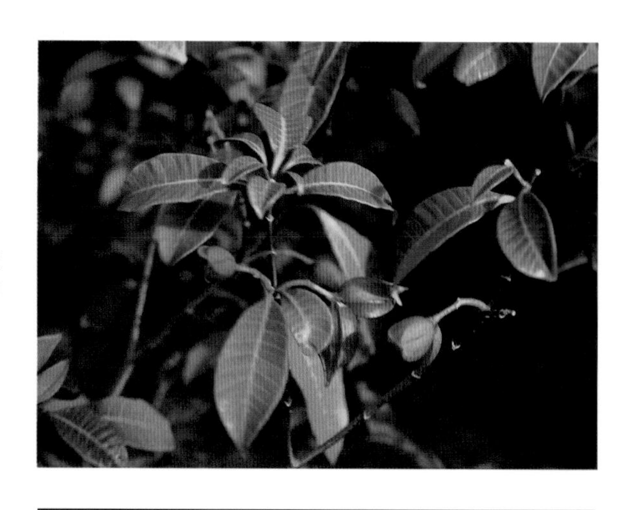

5807 蔓長春花

來源 夾竹桃科植物蔓長春花 Vinca major L. 的莖、葉。

形態 蔓性半灌木。莖偃臥，花莖直立，具水液。單葉，對生，橢圓形，頂端急尖，葉緣有柔毛，側脈每邊約4條。花單生於葉腋，花梗長4~5cm；花萼裂片5，狹披針形；花冠藍色，漏斗狀，裂片5，倒卵形；雄蕊5，花藥頂端有毛；花盤由2枚舌狀片組成；子房上位，2心皮。蓇葖果雙生，直立，長約5cm。

分佈 原產歐州。江蘇、浙江、上海、台灣、雲南均有栽培。

採製 夏秋採，切段、曬乾。

成分 含利血平次碱、文卡嗎嗪碱、文卡咪嘧碱 (vincamedine) 等多種生物碱。

應用 治子宮出血，腸出血，咯血等。葉外用治瘡疥。

文獻 《新華本草綱要》二，425。

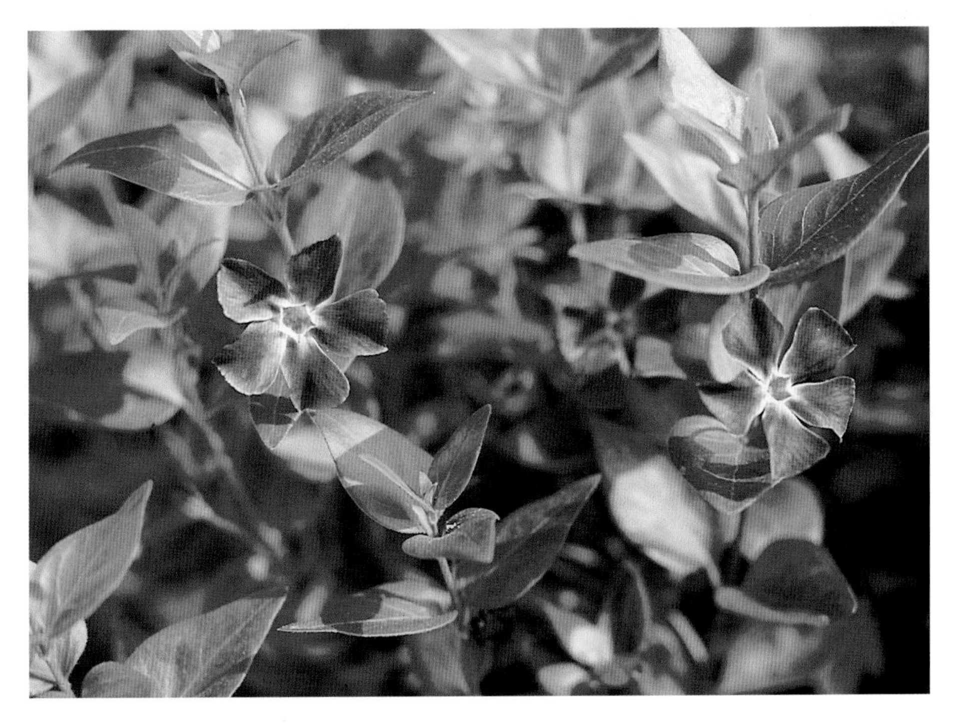

5808 白葉藤(隱鱗藤)

來源 蘿藦科植物白葉藤 Cryptolepis sinensis (Lour.) Merr. 的全株及乳汁。

形態 藤本，具乳汁。小枝通常紅褐色。葉對生，長圓形，長1.5~6cm，寬0.8~2.5cm，兩端圓形，頂端具小尖頭，全緣，下面蒼白色，側脈5~9對；葉柄長5~7mm。聚傘花序頂生或腋生，長於葉；花蕾長圓形，頂端尾尖；萼裂片5，卵圓形，長1mm，內面基部有10個腺體；花冠淡黃色，筒部長5mm，裂片5，長圓狀披針形或綫形，長為筒部的2倍，向右覆蓋，頂端旋轉；副花冠5，卵圓形；雄蕊5，生於花冠筒中部。蓇葖果長披針形或圓柱狀，長達12.5cm；種子長圓形，長約1cm，頂端具絹毛。

分佈 生於山地灌叢中。分佈於貴州、雲南、廣東、廣西、台灣等省區。

採製 全年可採，鮮用或曬乾。

性能 甘、淡，涼。有小毒。涼血止血，清熱敗毒。

應用 用於肺結核咯血，胃出血，毒蛇咬傷，跌打刀傷，疥瘡。用量0.3~1g；外用適量。

文獻 《廣東藥用植物手冊》，501。

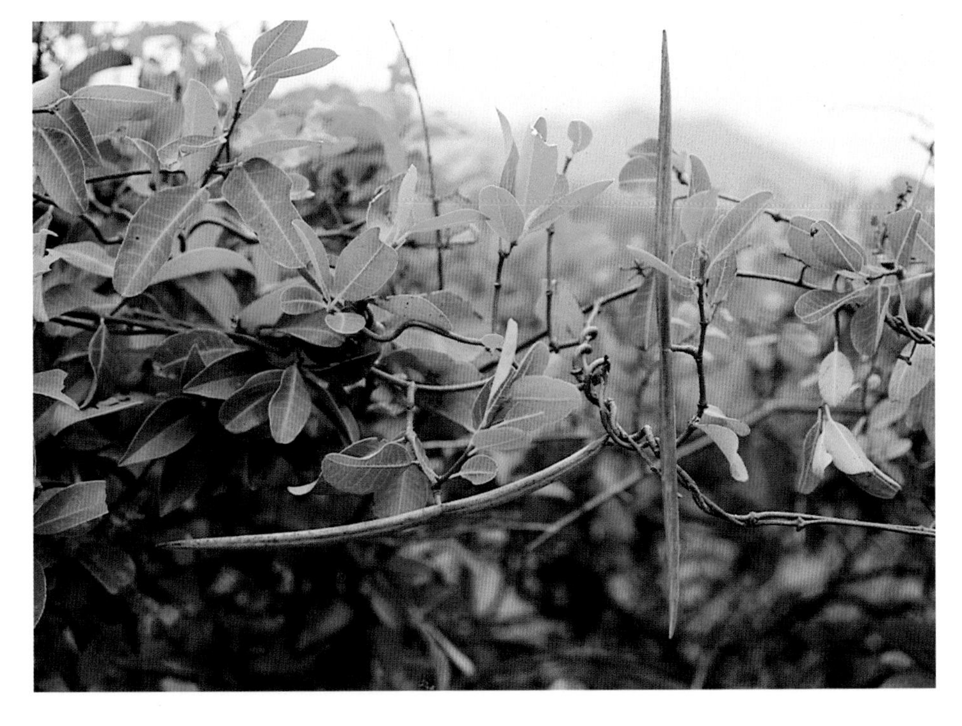

5809 豹藥藤

來源 蘿藦科植物豹藥藤 Cynanchum decipiens Schneid. 的根。

形態 攀援灌木，被單列微毛。葉對生，薄紙質，卵形，長5~8cm，頂端漸尖，基部心形兩面均被微毛；葉柄長1~3cm；托葉葉狀。聚傘花序腋生；花萼被微毛，黃綠色，5深裂；花冠黃綠色，裂片矩圓狀披針形，反折；副花冠兩輪，外輪盃狀，裂片三角形，內輪有卵圓形的舌片；花粉塊每室1個，下垂；柱頭隆起，頂端2裂。蓇葖果單生，條狀披針形，長11cm；種子矩圓狀匙形，頂端具白絹質長2cm的種毛。

分佈 生於山地灌叢中或林緣。分佈於四川、雲南。

採製 秋季採挖，洗淨，切段，曬乾。

性能 辛、苦，溫。有大毒。清熱解毒。

應用 用於弩箭，毒殺虎、豹。醫療上用治疥癬。

文獻 《峨嵋山藥用植物研究》一，78；《四川中藥資源普查名錄》，145。

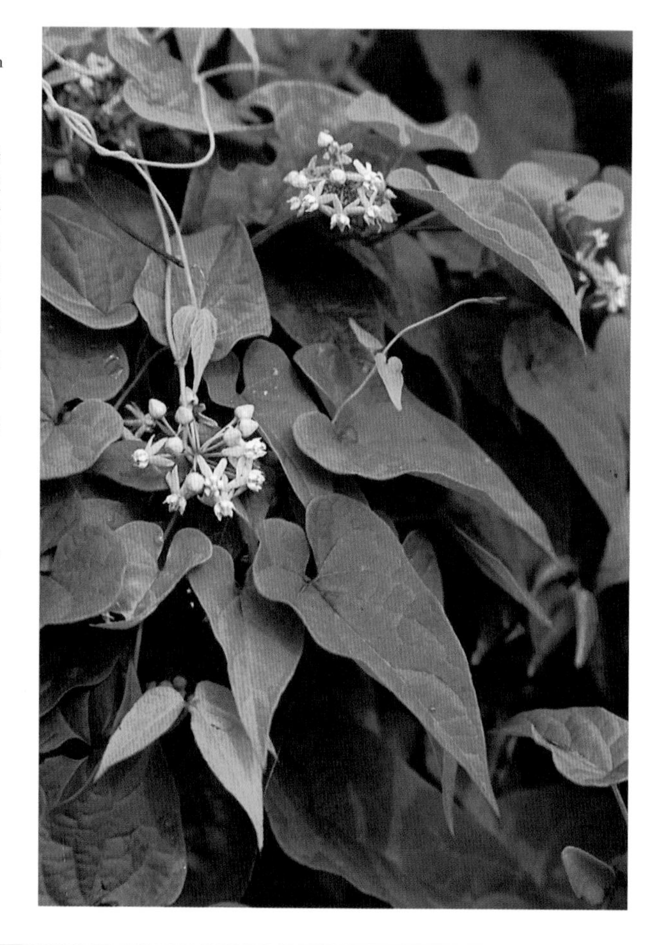

5810 台灣牛皮消

來源 蘿藦科植物台灣盃冠藤 Cynanchum formosanum (Maxim.) Hemsl. 的根。

形態 藤狀灌木。葉對生，紙質，長圓形，長2.5~6cm，頂端圓形或銳尖，基部圓，邊全緣，側脈約4對；葉柄長7~13mm。聚傘花序總狀式，有花約10朵；總花梗、花梗及花萼外面均被毛；花萼5裂，裂片基部內面有5枚腺體；花冠5深裂，裂片長圓形，長約5mm，白色；副花冠盃狀，頂端具10齒，內5齒較長，另外5齒較短，再分細圓齒3~4個；雄蕊5，花藥近四方形，頂端具1圓形膜片；柱頭基部盤狀，頂端2裂。蓇葖果2，叉生；種子頂端具白色絹質種毛。

分佈 生於山地林中。分佈於台灣。

採製 夏秋採收，曬乾。

性能 止咳。

應用 用於咳嗽。用量6~9g。

文獻 《藥用植物學》，457。

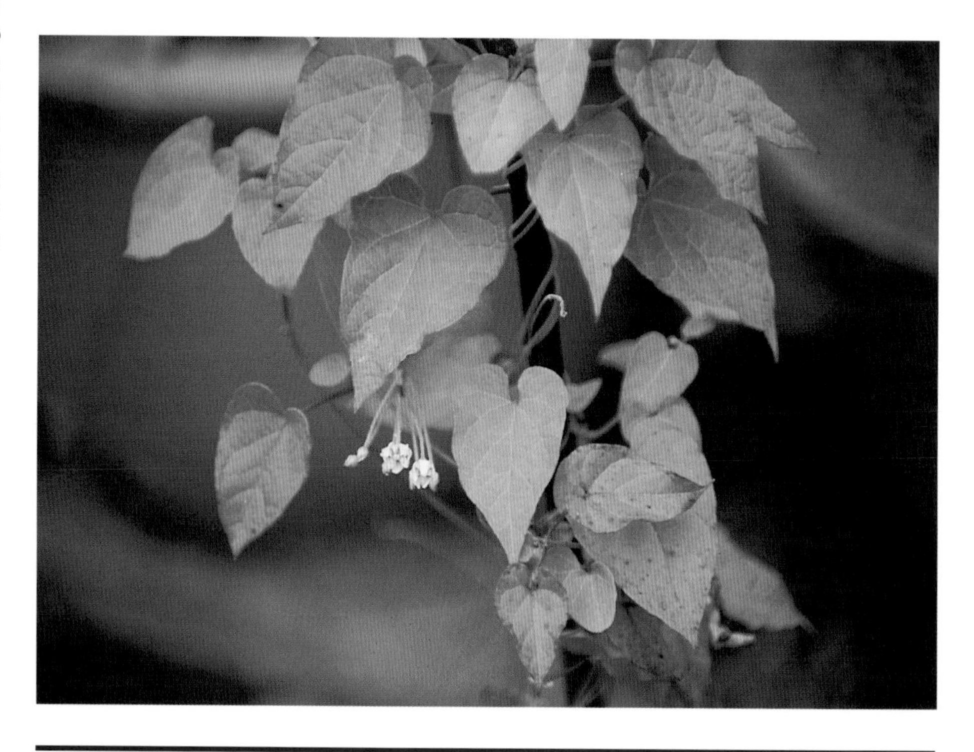

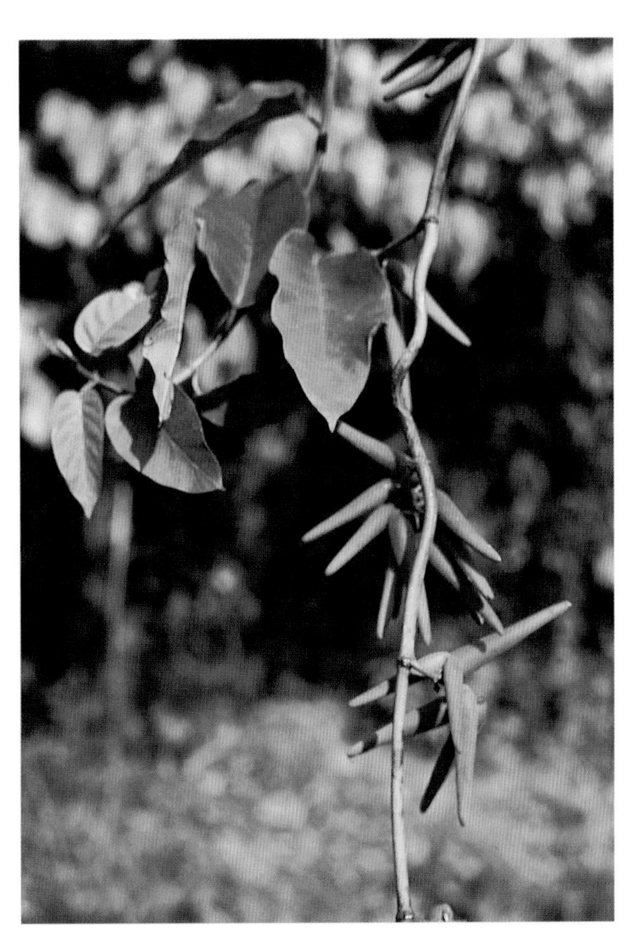

5811　奶漿藤

來源　蘿藦科植物苦繩 Dregea sinensis Hemsl. 的全株。

形態　木質藤本，莖具皮孔，幼枝被褐色絨毛。葉卵狀心形，長5～11cm，寬4～6cm，先端漸尖，基部心形，上面被毛，老時脱落，下面密被絨毛。傘形狀聚傘花序腋生，着花多達20，花冠紫紅色，外面白色，裂片5，具睫毛。蓇葖果狹披針形，長5～6cm，直徑約1cm，外面被短柔毛；種子扁平，卵狀長圓形，先端具白色絹質種毛。

分佈　生於山地疏林中。分佈於湖北、四川、貴州、雲南。

採製　全年可採，切段，曬乾或鮮用。

性能　微苦、澀，平。有小毒。消炎，通乳，利尿，驅風除濕，止痛。

應用　用於乳汁不通，小便不利，虛咳，哮喘，風濕疼痛，癰瘡癧腫。用量10～15g。外用適量搗敷或研末調敷。

文獻　《匯編》下，807；《新華本草綱要》三，265。

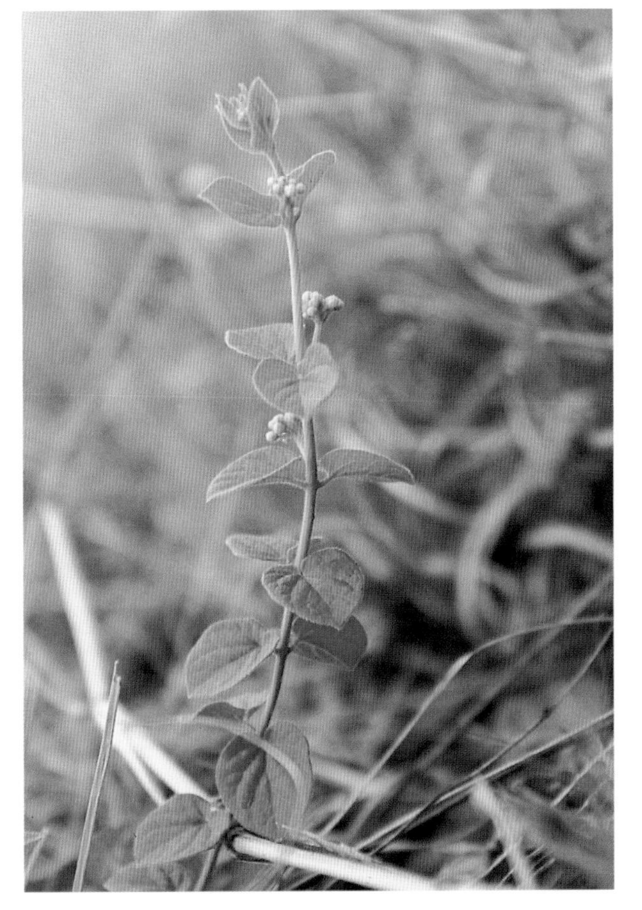

5812　會東藤

來源　蘿藦科植物會東藤 Gymnema longiretinaculatum Tsiang 的全草。

形態　藤狀灌木，具乳汁。莖、枝、葉的兩面均被粗硬毛。葉對生，卵狀心形，長1～2cm，寬8～18mm，頂端鈍，全緣，基出脈5；柄短。聚傘花序腋生，多退化成單花；萼5裂，內面基部有5枚腺體；花冠輻狀，白色，長約5mm，裂片5，頂端圓形；副花冠退化為被毛的條帶，着生於花冠筒上；雄蕊5，花粉塊每室1個，矩圓形，直立，着粉腺比花粉塊長，花藥與柱頭等高。蓇葖果紡錘形，長3.5cm，徑約1.3cm，兩端鈍尖；種子頂端具白絹毛。

分佈　生於灌叢中。分佈於四川、雲南、貴州。

採製　全年可採，曬乾。

性能　微苦、辛，平。活血祛瘀，催乳。

應用　用於跌打損傷，刀傷，心口痛，乳汁不足。用量9～30g。

文獻　《新華本草綱要》三，267；《雲南中藥資源名錄》，434。

5813 石草鞋

來源 蘿藦科植物香花球蘭 Hoya lyi Lévl. 的全草。

形態 多年生蔓生草本。莖匍匐，密被白色柔毛。單葉對生，厚革質，橢圓形至倒披針形，長4~10cm，寬2~4cm，上面蜘蛛網狀白毛，下面密生柔毛；葉柄粗短，密生柔毛。聚傘花序腋生，總花梗被毛；花淡紅色，花被5裂，裂片卵形。蓇葖果綫狀梭形，成對着生；種子一端有白色長毛囊。

分佈 生於山坡岩石壁上。分佈於中國西南部。

採製 四季可採，切段，陰乾。

性能 辛、微酸，溫。祛風除濕，活血。

應用 用於風濕腳膝疼痛，跌打損傷。用量10~15g。

文獻 《大辭典》，1243。

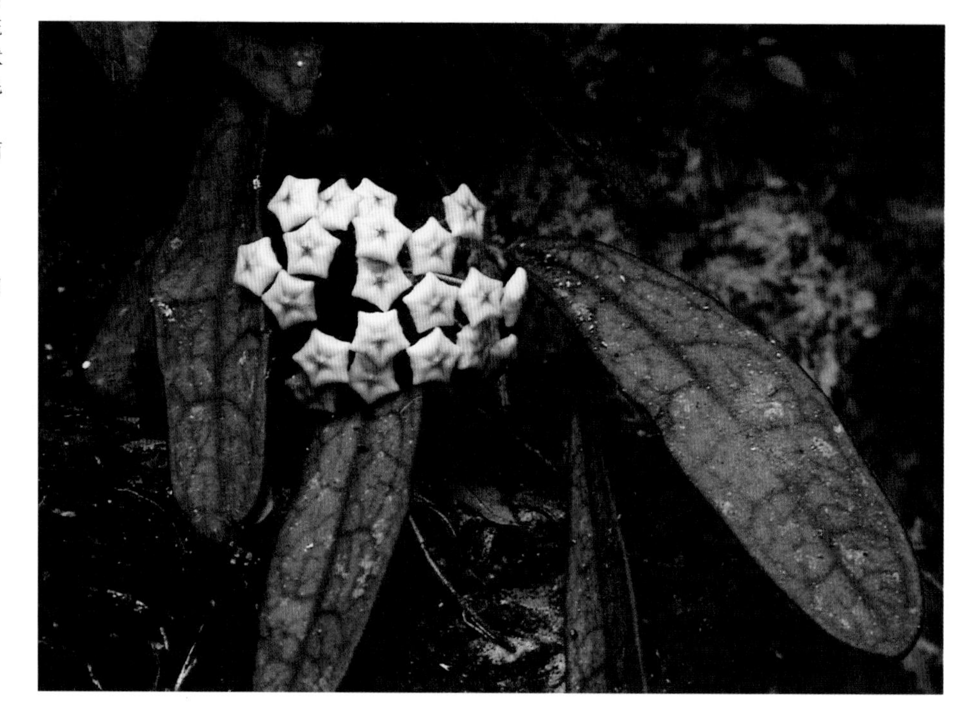

5814 牛奶菜

來源 蘿藦科植物台灣牛嬭藤 Marsdenia formosana Masamune 的全株。

形態 攀援灌木。葉對生，卵圓形或卵圓狀長圓形，長8~11.5cm，頂端漸尖，基部淺心形或圓形，全緣，側脈約4對；葉柄長1.5~2.5cm，頂端具叢生小腺體。傘形狀聚傘花序腋生，花多朵，花序梗長約4cm；花梗短於1cm，被毛；花萼5深裂，裂片卵圓形，徑約2mm，內面基部無腺體；花冠近鐘狀，內面具長硬毛，裂片5，長圓形，長約3mm；副花冠裂片緊貼於合蕊冠上，肉質，長圓狀披針形；花藥近方形，其藥隔膜片超出副花冠裂片；柱頭長喙狀綫形。蓇葖果披針形；種子頂端具白絹質種毛。

分佈 生於山坡灌叢中。分佈於台灣。

採製 全年可採，曬乾。

成分 全株含C_{21}甾體甙如台灣牛奶菜定(marsformosadin)、台灣牛奶菜甙、牛奶菜酮等。

性能 活血祛瘀。

應用 用於跌打損傷。外用適量。

文獻 《新華本草綱要》三，268。

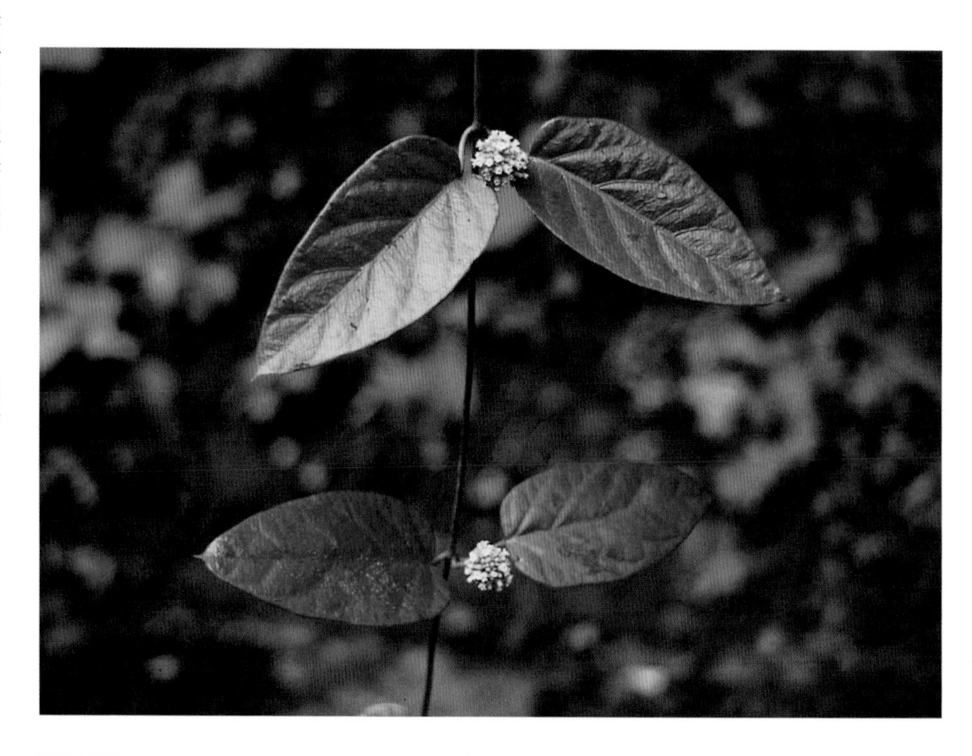

5815　通天連

來源　蘿藦科植物通天連 Tylophora koi Merr. 的全株。

形態　纏繞藤本，含乳狀汁液。嫩莖無毛。單葉對生，大小不相等，膜質，長圓形或長圓狀披針形，通常長約10cm，寬約2.5cm，無毛或上面中脈有時被微毛，下面有小乳頭狀凸起；葉柄長8~15mm，頂端有叢生腺體。花5數，黃綠色，直徑4~6mm；聚傘花序腋生；副花冠卵形，高達花藥一半。蓇葖果通常單生，無毛，披針狀圓柱形，長約9cm，直徑約5mm。種子頂端具白色絹質種毛。

分佈　生於林中或灌叢中。分佈於廣東、廣西、海南、湖南、雲南。

採製　全年可採，曬乾。

性能　解毒，消腫，止痛。

應用　用於感冒，跌打損傷，毒蛇咬傷，瘡疥，手指瘡，外傷疼痛。用量1.5~3g；外用適量。

文獻　《匯編》下，809；《雲南藥用植物名錄》，258。

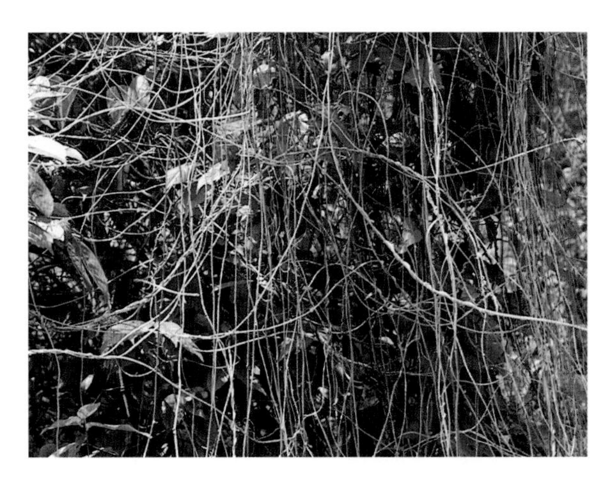

5816　台灣菟絲

來源　旋花科植物台灣菟絲 Cuscuta japonica Choisy var. formosana (Hayata) Yunker 的全草、種子。

形態　寄生蔓性草本，長達2m以上。莖圓柱形，柔脆，黃色，帶紫色斑點，無葉。總狀花序，花5~6朵成簇，具不等長花梗；苞片橢圓形，鱗片狀，長約1.5mm，頂端鈍圓；萼碗狀，5裂，長約2mm；花冠長筒狀或喇叭狀，長4~7mm，頂端5裂，裂片三角狀圓形，齒緣，長1~1.5mm，白色；雄蕊5，生於裂片間直下，無柄，花藥卵形，長1.3~1.5mm；鱗片5，生花冠內面基部，寬扁形，薄，邊緣流蘇狀；子房球形，長約1.3mm，2室，柱頭2歧。蒴果球形，近基部蓋裂，長約5mm。

分佈　生於平野至山麓。分佈於台灣。

採製　夏秋採收，曬乾。

性能　全草：清熱，涼血，利水，解毒。種子：補肝腎，益精髓，明目。

應用　全草用於吐、衄血，便血，血崩，淋濁，帶下，痢疾，黃疸，熱毒痱疹，癰疽，疔瘡。用量9~15g；外用適量。種子用於腰膝痠痛，尿血，遺尿，糖尿病，目暗。用量6~15g。

文獻　《原色台灣藥用植物圖鑑》(1)，168。

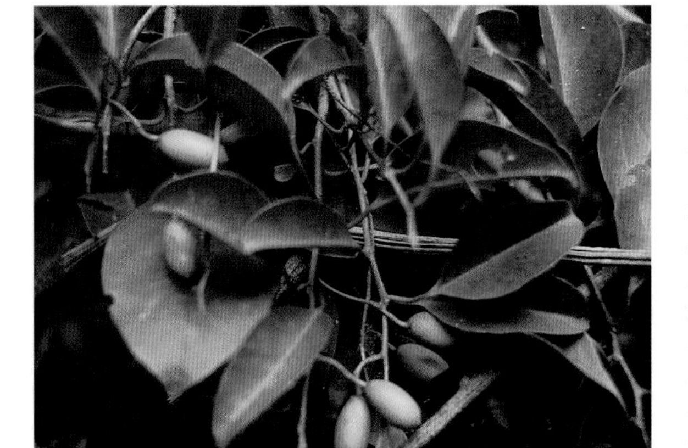

5817　台灣丁公藤

來源　旋花科植物台灣丁公藤 Erycibe henryi Prain 的根及粗莖。

形態　攀援灌木。莖粗壯。葉互生，廣卵形或卵狀橢圓形，長5~10cm，頂端驟尖，基部楔形或鈍，全緣，側脈5~7對；葉柄長8~15mm，有微毛。圓錐花序頂生和腋生，被黃褐色毛，有時花少至3~5朵；萼片5，長圓形，長約2mm，被短柔毛及緣毛；花冠白色，鐘狀，長8~10mm，厚，5裂，裂片長橢圓形或長倒披針形，上部複2歧，小裂片倒卵狀長橢圓形，邊緣鈍波狀或全緣；雄蕊5，長約2mm，花藥卵形，頂端漸尖或尾尖；子房圓柱形，柱頭粗肥，具稜脊及小凸起。漿果長橢圓形或卵形，徑約10~12mm。

分佈　生於林下。分佈於台灣。

採製　全年可採，切片，隔水蒸2~4小時，曬乾。

成分　莖含東莨菪素、凹脈丁公藤鹼、莨菪品鹼、丁公藤甲、乙、丙素等。

性能　辛，溫。有毒。祛風除濕，舒筋活絡，消腫止痛。

應用　用於關節炎，坐骨神經痛，半身不遂，跌打損傷，無名腫毒，青光眼。用量3~6g。

文獻　《原色台灣藥用植物圖鑑》(3)，172。

5818 厚葉牽牛

來源 旋花科植物假厚藤 Ipomoea stolonifera (Cyrillo) J. F. Gmel. 的帶根全草。

形態 草本。莖蔓生，節上生根。葉互生，肉質，形狀變化大，通常長圓形，亦有綫形、披針形至卵形，長1.5~3cm，頂端微凹以至2裂，有時鈍，基部截形至淺心形，全緣或波狀，中部常收縮或3~5裂，中裂片較大；葉柄長0.5~4.5cm。聚傘花序腋生，花1~3朵，花序梗長約2cm；苞片三角形，長約2mm；萼片5，長圓形或長卵形，不等大，頂端鈍或鋭尖；花冠白色，漏斗狀，長3.5~4cm；雄蕊及花柱內藏，花絲基部有毛。蒴果近球形，長約1cm；種子4或較少，被毛。

分佈 生於沿海沙灘或水旁陽處。分佈於台灣、福建、廣東。

採製 全年可採，曬乾。

應用 用於下消，赤白帶，神經痛，夢泄。用量4~110g。

文獻 《藥用植物學》，463。

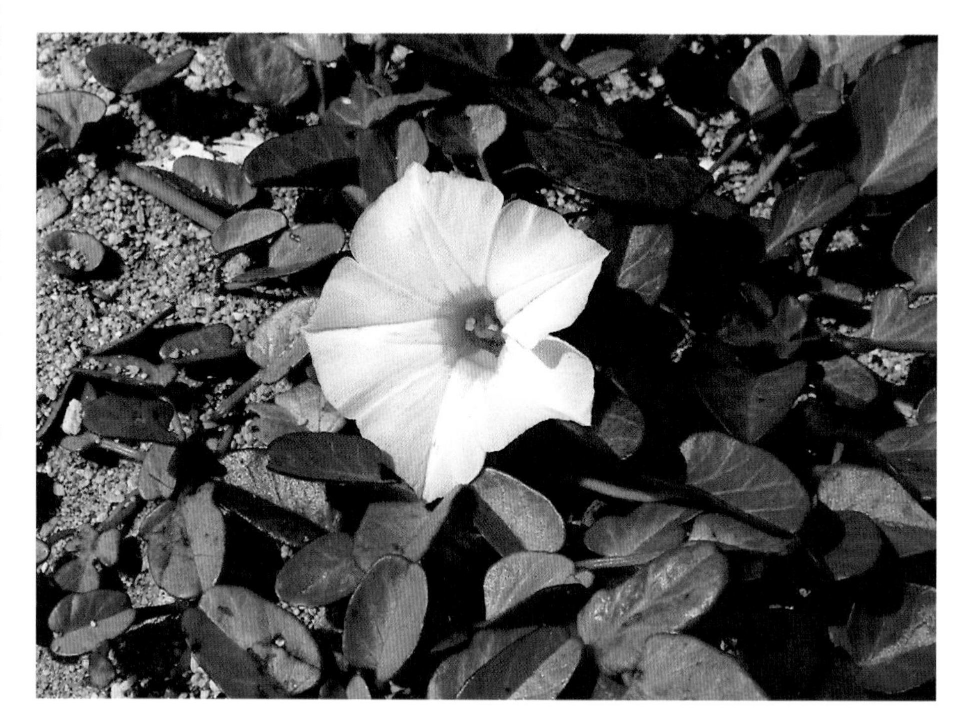

5819 新疆紫草

來源 紫草科植物新疆紫草 Arnebia eachroma (Royle) Johnst 的乾燥根。

形態 多年生草本。根含紫色物質。莖高12~25cm，花序下不分枝，與葉、花序都密生開展的長糙毛。基生葉披針狀條形或條形。莖生葉漸變小。花序近球形，密生多數花。苞片條狀披針形。花冠紫色，筒與萼近等長，簷部鐘狀。子房4裂，花柱頂端2裂。小堅果卵形。有疣狀凸起。

分佈 生於高山多石礫山坡或草坡。分佈於西藏、新疆；亞洲西部也有。

採製 春秋兩季採挖根部，除去泥土殘莖，曬乾。但以春季苗剛出或秋季果後採，根質量較好。忌用水洗，以免有效成分損失。

成分 含β-羥基異戊酰紫草素（β-Hydroxyisovalerylshkonin）、紫草素(shikonin)、乙酰紫草素(Acetylshionin)。β，β'—二甲基丙烯酰紫草素（β，β'-Dimethyacryshikonin）含量最高(1.7~3.47%)。

性能 甘、鹹，寒。涼血，活血，解毒透疹。

應用 用於血熱毒盛，癍疹紫黑，麻疹不透，瘡瘍，濕疹，水火燙傷。

文獻 《藥典》1990版一部，307；《中藥誌》I，571。

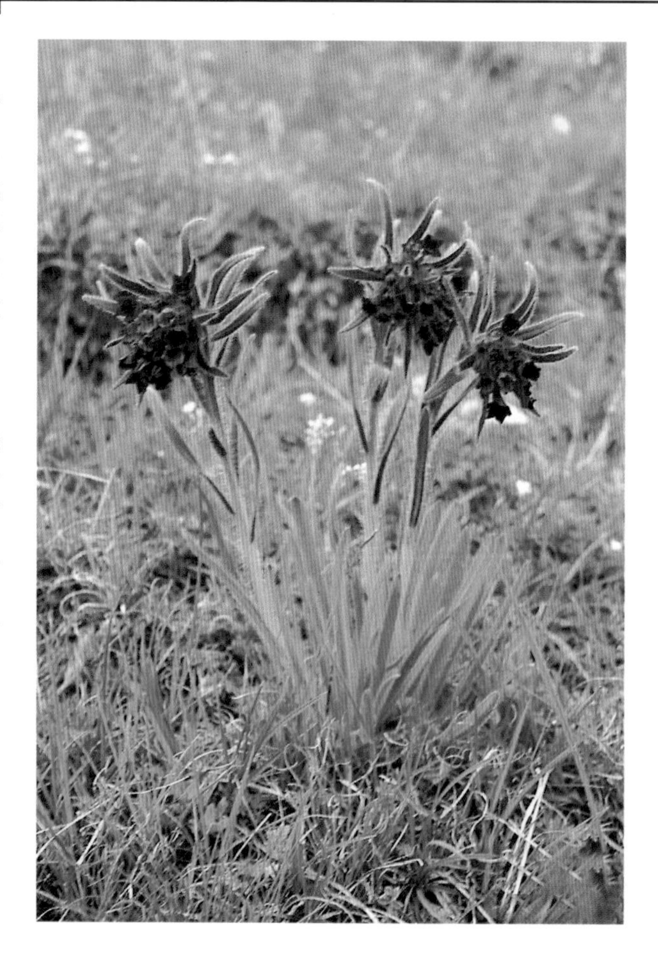

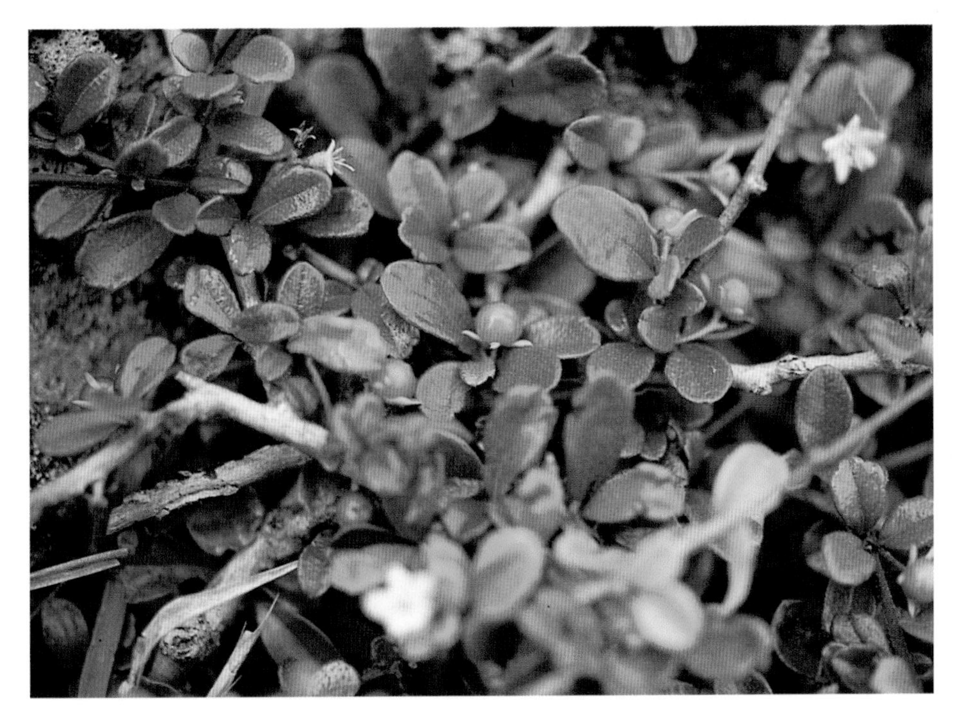

5820　滿福木

來源　紫草科植物基及樹 Carmona microphylla (Lam.) G. Don 的葉。

形態　灌木，高1~3m。樹皮褐色，多分枝，小枝細弱，節間長1~2cm，幼時疏被毛，葉倒卵形或匙形，長1.5~3.5cm，寬1~2cm，頂端圓或截形，具粗圓齒，基部漸狹為短柄，上面有短硬毛或斑點，下面近無毛。花腋生，通常2~6朵成疏團傘花序，花序梗細弱，長1~1.5cm，被毛；花梗極短或近無，萼長4~6mm，5裂至近基部，裂片綫形或綫狀倒披針形，具毛；花冠鐘狀，白色或稍帶紅色，長4~6mm，5裂，裂片長圓形；雄蕊5，花藥伸出；花柱2深裂。核果徑3~4mm，熟時紅色或黃色，內果皮球形，骨質，具網紋及喙。

分佈　生於平原及山坡灌叢中。分佈於廣東、廣西、海南、福建、台灣均有栽培。

採製　夏季採收，曬乾。

應用　用於疔瘡。外用適量。

文獻　《新華本草綱要》三，279。

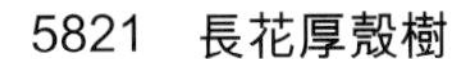

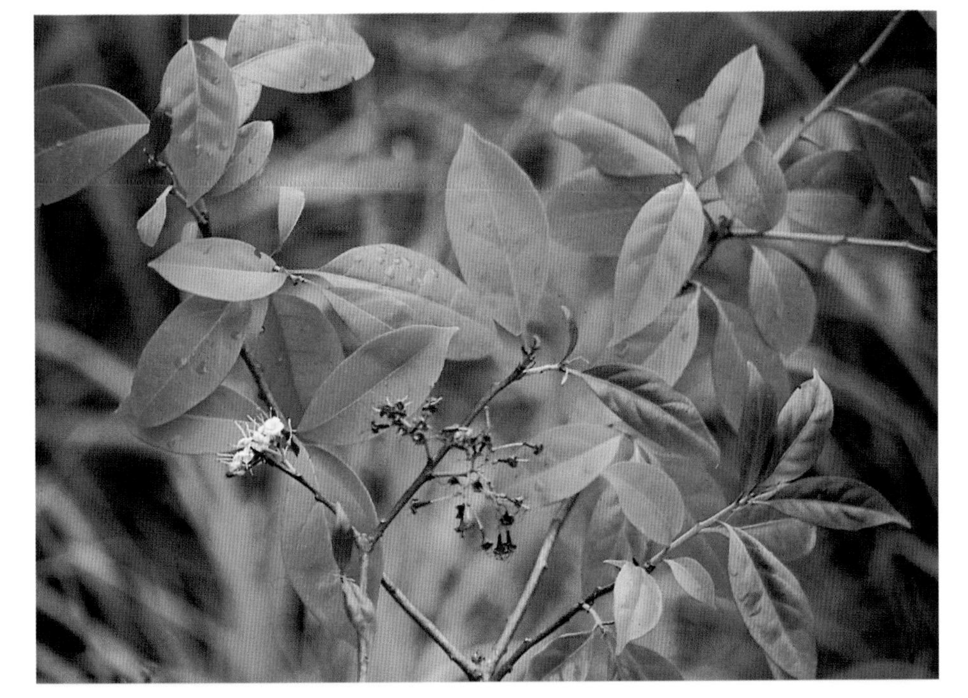

5821　長花厚殼樹

來源　紫草科植物長花厚殼樹 Ehretia longiflora Champ. ex Benth. 的根。

形態　喬木，高5~10m。樹皮深灰色至暗褐色，片狀剝落，小枝紫色。葉互生，橢圓形至長圓狀倒披針形，長8~12cm，頂端急尖，基部楔形，稀圓形，邊全緣；葉柄長1~2cm。聚傘花序生側枝頂端，呈傘房狀，寬3~6cm；花無梗或具短梗；萼小，5裂，裂片卵形；花冠白色，筒狀鐘形，長10~11mm，5裂，裂片卵形或橢圓狀卵形，長2~3mm；雄蕊5，花絲長8~10mm；子房圓球形，花柱頂部2分枝。核果球形，淡黃色或紅色，徑8~15mm；核具稜，4裂。

分佈　生於山地路邊、山坡或山谷林中。分佈於廣東、廣西、海南、福建、台灣、江西、湖南、雲南。

採製　全年可採，曬乾。

應用　用於產後腹痛。

文獻　《新華本草綱要》三，281。

附註　嫩葉可代茶用。

5822 台灣厚殼樹

來源 紫草科植物台灣厚殼樹 Ehretia resinosa Hance 的樹皮及木心材。

形態 灌木或喬木，高3~10m。葉互生，堅紙質，寬卵形或近圓形，長6~16cm，寬4~10cm，頂端尖，基部圓，上面被細毛，下面被柔毛，全緣或頂端有少數牙齒；葉柄長1~2cm。聚傘花序頂生，多花，密被柔毛；總花梗長1~3cm；花萼小，5裂；花冠筒狀，長約3mm，白色，裂片5；雄蕊5，花絲細長，伸出花冠外；子房圓形，2室，每室有2個胚珠，花柱頂生，上部2裂，伸長。核果圓球形，徑5~7mm，通常有4粒種子。

分佈 生於山坡灌叢或林中。分佈於台灣、廣西。

採製 全年可採，曬乾。

性能 樹皮：苦，平。收斂，止瀉。木心材：甘、鹹，平。破瘀生新，止痛生肌。

應用 樹皮：用於腸炎腹瀉。用量9~15g。木心材：用於跌打損傷，腫毒，骨折，癰瘡紅腫。適量研粉用酒調成糊狀外敷。

文獻 《新華本草綱要》三，281。

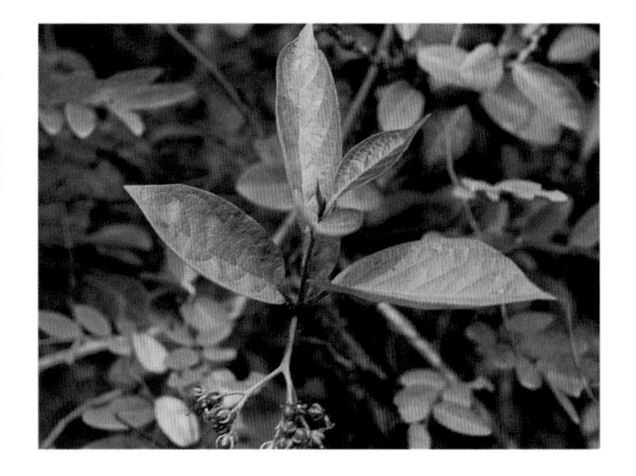

5823 康復力

來源 紫草科植物聚合草 Symphytum officinale L. 的葉。

形態 草本，高30~90cm，全株被向下稍弧曲的硬毛和短伏毛。主根粗壯，淡紫褐色。莖直立或斜升。基生葉通常50~80片，最多可達200片，具長柄，帶狀披針形至卵形，長30~60cm，稍肉質；莖中上部葉漸小，基部下延。鐮狀聚傘花序在莖上部集成圓錐狀；萼5裂至近基部，裂片披針形；花冠筒狀鐘形，長14~15mm，淡紫、紫紅至黃白色，簷部5淺裂，裂片三角形，喉部附屬物披針形；雄蕊5，內藏；子房通常不發育。小堅果歪卵形，黑色。

分佈 中國各地均有栽培。

採收 夏秋採收，曬乾或鮮用。

成分 含生物碱：consoline，cynoglossine，維生素B_{12}。

性能 補血，止瀉，防癌。

應用 用於高血壓，出血，瀉痢。用量9~15g，或鮮品適量。

文獻 《原色台灣藥用植物圖鑑》(1)，173。

附註 根有助傷口癒合作用。

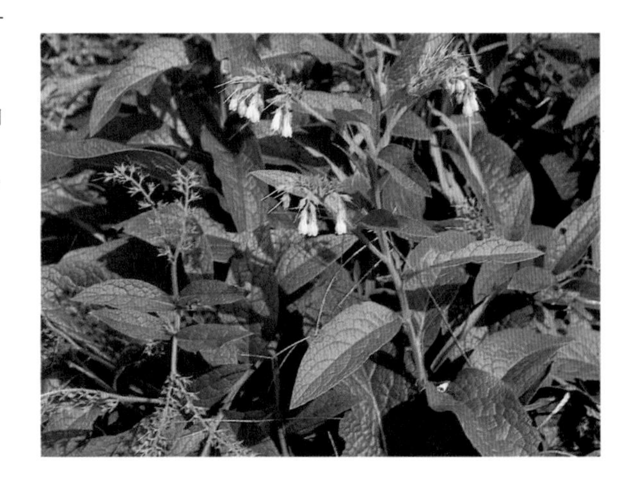

5824 藤紫丹

來源 紫草科植物台灣紫丹 Tournefortia sarmentosa Lam. 的根、莖或全草。

形態 攀援灌木。葉互生，卵形、橢圓形或披針形，長6~11cm，寬2~5cm，頂端漸尖或銳尖，基部鈍或圓形，全緣，上面被具基盤的硬毛或糙伏毛，下面被開展短毛或近無毛；葉柄長約1cm。聚傘花序頂生，分枝長1~3cm，蝎尾狀；花多數；萼長1~2mm，被糙伏毛，裂片披針形；花冠白色，長3~4mm，短筒形，5裂，裂片圓形；雄蕊5，內藏；子房4室，每室1胚珠，柱頭不規則圓形，徑為花柱2倍，花柱極短。核果無梗，白色，徑4~5mm，4裂。

分佈 生於海濱或山丘原野。分佈於台灣。

採製 全年可採，切段，曬乾或鮮用。

性能 活血，祛風，解毒，消腫。

應用 用於筋骨疼痛，潰爛，創傷出血，心臟無力，氣虛頭痛，白濁，白帶。用量60~120g。

文獻 《原色台灣藥用植物圖鑑》(2)，184。

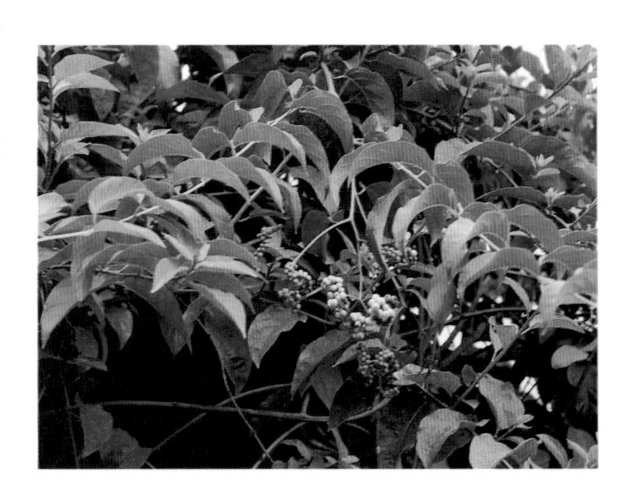

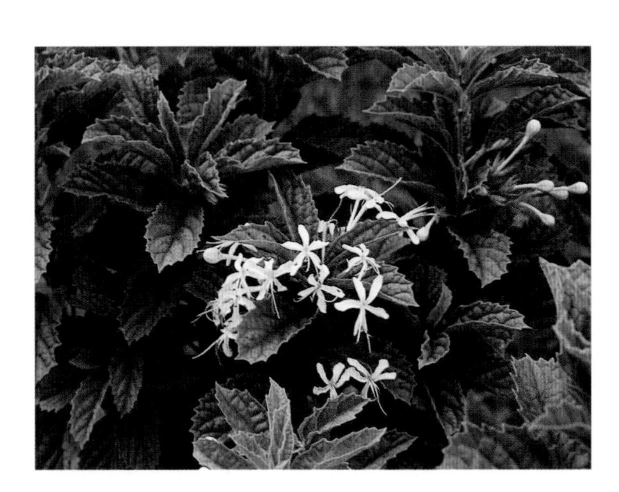

5825　化石樹

來源　馬鞭草科植物化石樹 Clerodendrum calamitosum L. 的葉。

形態　灌木。枝纖細，具絨毛。葉寬橢圓形，粗糙，主脈、側脈及網脈均凹入而皺縮，長8~10cm，頂端鈍，基部廣楔形，邊緣具粗鋸齒；葉柄長1~3cm。聚傘狀圓錐花序頂生，或花梗腋出，被柔毛；苞片綫形，長約8mm；萼片5，狹長方形，頂端楔形，筒部長約8mm，疏具毛；花冠白色，筒部長約2.5cm，裂片5，長8~13mm，狹倒卵形；雄蕊4，伸出；花柱1，伸出。核果球形。

分佈　台灣有栽培。

採製　秋季採收，曬乾。

性能　利尿，化石。

應用　用於膀胱結石，膽結石，腎結石。用量10~30g。

文獻　《台灣植物藥材誌》二，50。

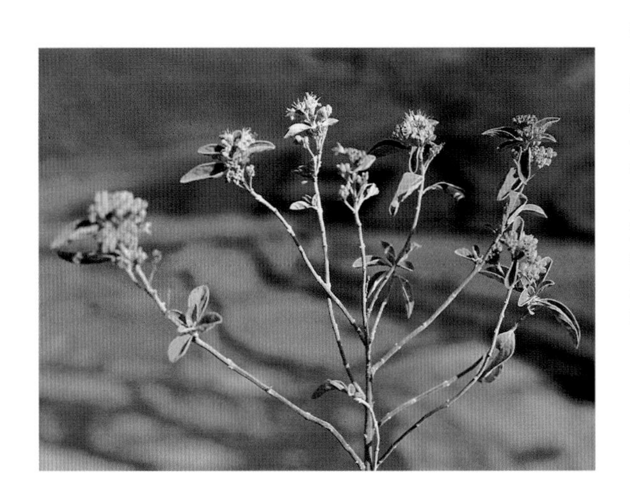

5826　白巴子

來源　馬鞭草科植物灰毛蕕 Caryopteris forrestii Diels 的花序。

形態　灌木，高0.5~1.5m，幼枝密被白色粉末狀絨毛。葉卵狀長圓形，長2~5cm，寬0.5~2.5cm，先端鈍，基部漸狹，上面被短柔毛，下面密被白色絨毛，側脈3~5對，葉柄長0.5~1cm。傘房狀聚傘花序，頂生和腋生，花小，淡綠、白至淡黃色，花冠下裂片具淺齒，雄蕊和花柱伸出花冠之外，子房頂端有腺體。蒴果4裂，裂片邊緣稍具翅，徑約2mm，被硬毛。

分佈　生於乾熱河谷的草坡或荒地灌叢中。分佈於雲南西北部、西部、東北部和四川木里一帶。

採製　秋季採收，曬乾。

性能　辛、苦，溫。祛痰，鎮咳，抗炎，抗真菌。

應用　用於心臟衰弱，心律不齊，支氣管炎，積痰久咳。用量10~15g。

文獻　《迪慶藏藥》，232。

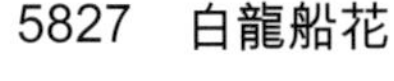

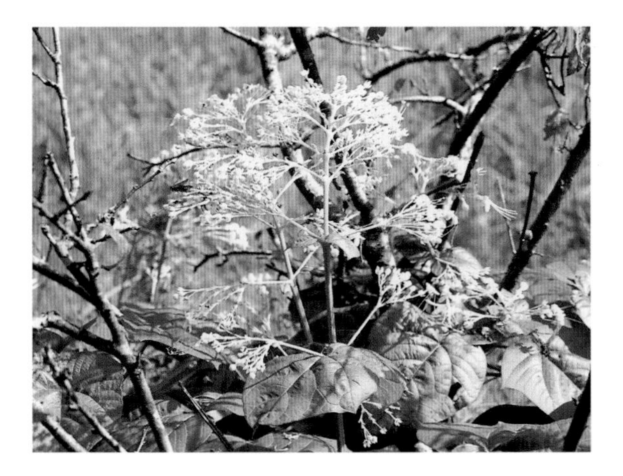

5827　白龍船花

來源　馬鞭草科植物白龍船花 Clerodendrum paniculatum L. var. albiflorum (Hemsl.) Hsieh 的根。

形態　常綠灌木，高1~3m。幼枝近方形。葉對生，寬卵形至卵狀心形，長10~20cm，寬8~18cm，頂端銳尖，基部近圓形或心形，邊常3~5淺裂，全緣或具疏細鋸齒，掌狀脈5~7條，兩面疏生毛茸；柄長5~10cm。圓錐花序頂生；花多數，白色或乳白色；萼短鐘狀，5裂，裂片三角形銳尖；花冠長筒狀，頂端5裂，裂片長卵形，平展或略反折；雄蕊4，伸出花冠外約3~4倍；子房近球形，花柱比雄蕊稍長。核果近球形，徑約7mm，熟時紫黑色。

分佈　生於路旁、荒地。分佈於廣東、廣西、台灣。

採製　全年可採，切片、曬乾。

成分　全草含3-epicaryoptin，海州常山素 A、B，赬桐定等。

性能　固腎，調經，理氣，祛風，利濕。

應用　用於月經不調，赤白帶，下消，淋病，肝病，腎虧，腰疫背痛，腳氣水腫，糖尿病。用量15~40g。

文獻　《原色台灣藥用植物圖鑑》(3)，182。

附註　鮮葉外用，治腫毒。

5828 單葉蔓荊

來源 馬鞭草科植物單葉蔓荊 Vitex trifolia var. simplicifolia Cham. 的果實。

形態 灌木，具香氣。幼枝四稜形，密生柔毛。單葉對生，葉片卵形或倒卵形，長2.5~5cm，頂端圓基部寬楔形至圓形，全緣，上面綠色，疏生短柔毛及腺點，下面密生灰白色絨毛；葉柄長5~18mm。圓錐花序頂生；花萼鐘狀，頂端5齒裂，外被白色密毛；花冠淡紫色，5裂，中間1裂片較大，下半部有毛；雄蕊4，花藥分叉；子房球形，密生腺點，柱頭2裂。漿果球形，熟後褐黑色，徑5~7mm，被宿存萼包圍大部分。

分佈 生於海邊、沙地。分佈於遼寧、河北、山東、江蘇、浙江、安徽、江西、福建、台灣、廣東、雲南。

採製 秋季採收，曬乾。

成分 種子含5-羥基-3，6，7，3'，4'-五甲氧基黃酮、黃荊素蒿定 (artemiten)。果含揮發油、脂肪油、黃荊素等。

性能 辛、苦，寒。疏風散熱，清利頭目。

應用 用於風熱感冒，正、偏頭痛，齒痛，赤眼，目睛內痛，昏暗多淚，濕痹拘攣。用量6~9g，或鮮品適量搗敷。

文獻 《大辭典》下，5309。

附註 葉治跌打損傷，風濕疼痛，刀傷，頭風。

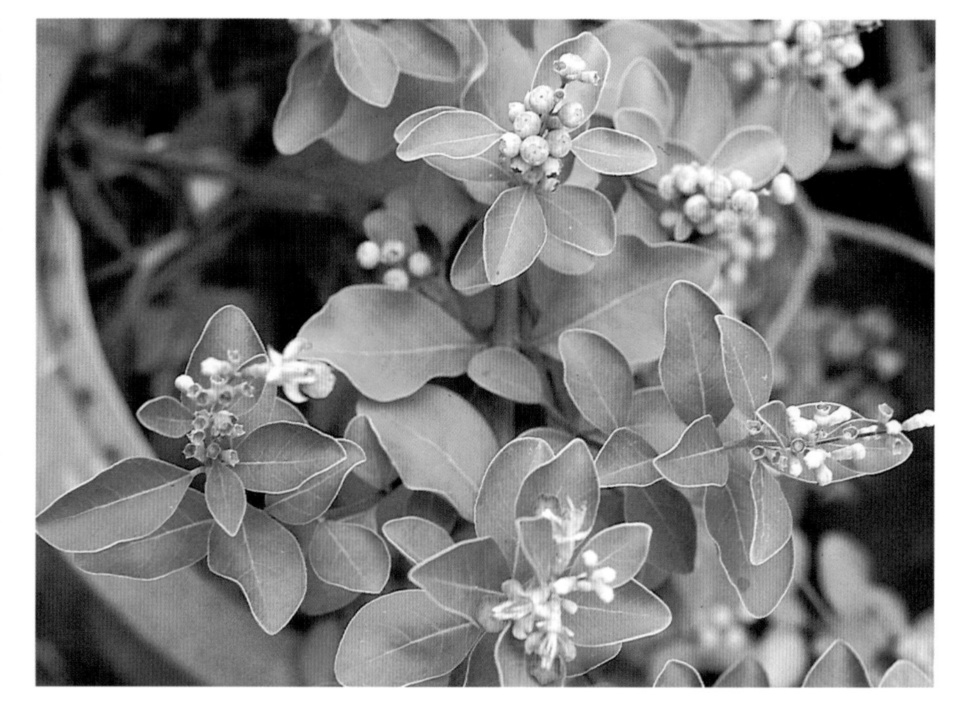

5829 散血草

來源 唇形科植物九味一枝蒿 Ajuga bracteosa Wall. 的根。

形態 矮小草本。具匍匐莖，長10~30cm，被柔毛，有花的莖直立，高約10cm。基生葉匙形或倒披針形，長2~4cm，莖生葉倒卵形或近圓形，長1~1.5cm，頂端鈍或幾圓形，基部楔形，下延，邊緣具波狀圓齒，兩面被疏柔毛或糙伏毛；葉柄長1~1.5cm。穗狀輪傘花序頂生；苞片大，下部者葉狀，被毛；萼鐘狀，具10脈5齒，齒鑽狀三角形，具緣毛；花冠管狀，紫色或淡紫色，有深紫色斑點，內面被毛，近基部有毛環，簷部二唇形；雄蕊4，2強；花盤前方具1蜜腺。小堅果橢圓形或橢圓狀倒三角形。

分佈 生於山坡、草叢中。分佈於四川、雲南。

採製 春至秋季採挖，洗淨，曬乾。

成分 含蠟酸、棕櫚酸、油酸、亞油酸，糖類。

性能 止血，消炎。

應用 用於感染性炎症，吐血，便血，衄血。用量3~9g。

文獻 《新華本草綱要》一，425。

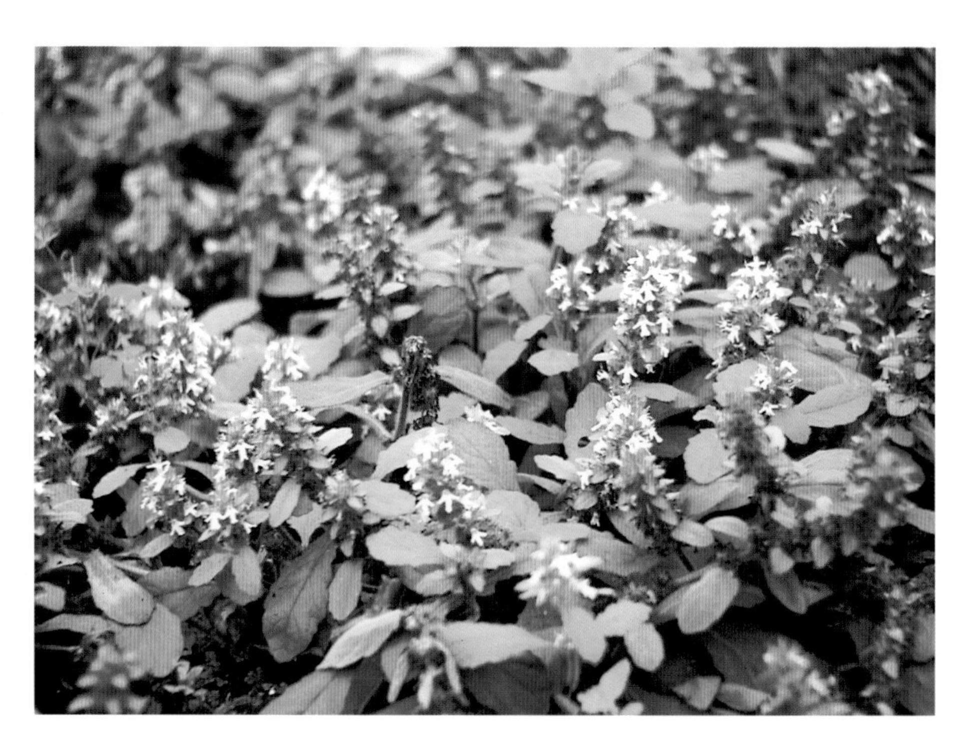

5830 筋骨草

來源 唇形科植物毛緣筋骨草 Ajuga ciliata Bge. 的全草。

形態 多年生草本。根莖橫生。莖方形，紫色，有白毛，上端稀疏分枝。葉對生，有柄；下部葉小，鱗片狀，中部葉卵形或廣卵形，柄長，有翅，葉緣有粗鋸齒。頂生穗狀花序，花冠紫色，唇形，下唇大於上唇。小堅果矩圓狀三稜形，背部有網狀皺紋。

分佈 生於水邊濕地或草地、林下。分佈於河北、寧夏、湖北、陝西、四川、浙江。

採製 全年可採，花期採收為好。鮮用或曬乾。

性能 苦，寒。清熱涼血，退熱消腫。

應用 用於肺熱咯血，扁桃體炎，咽炎，喉炎，跌打傷，扭傷等。用量25~50g。

文獻 《大辭典》下，5007；《新華本草綱要》一，425。

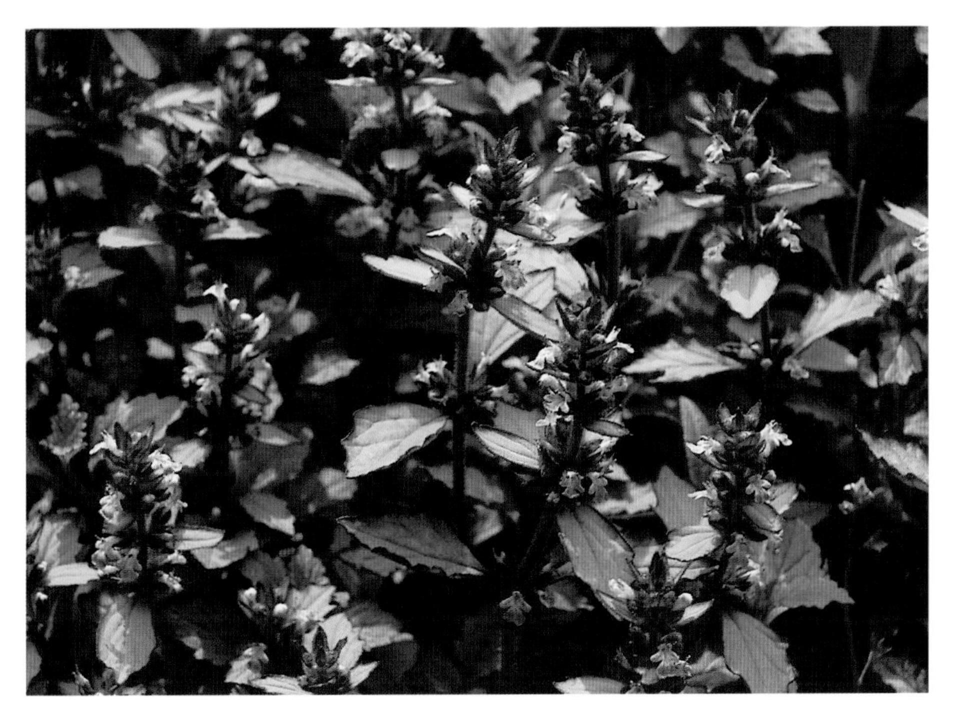

5831 台灣筋骨草(金瘡小草)

來源 唇形科植物台灣筋骨草 Ajuga pygmaea A. Gray 的全草。

形態 矮小草本。具匍匐莖，節間長4~6cm，細弱，逐節生根，花莖極短。葉基生，蓮座狀，匙形，長2~3cm，寬4~6mm，頂端鈍，基部楔形下延，邊緣具疏淺波狀齒及緣毛，兩面有疏糙伏毛；苞葉與莖葉同形；具柄。花頂生或腋生，紫色；萼鐘狀，長約4mm，齒5，被毛；花冠筒狀，長約1cm，近子房上方具毛環，冠簷2唇形，上唇短，2淺裂，裂片鈍三角形，下唇大，長為上唇的2~3倍，3裂，中裂片長倒卵狀三角形，頂端平截，微凹；雄蕊4，2強。小堅果卵球形，長約1.7~2mm。

分佈 生於山野、路旁。分佈於台灣和江蘇。

採製 4~7月採收，曬乾。

成分 全草含黃酮甙、皂甙、生物鹼、有機酸、鞣質、酚性物質、還原糖。

性能 止咳，化痰，清熱，涼血，消腫，解毒。

應用 用於氣管炎，吐血，衄血，赤痢，淋病，咽喉腫痛，疔瘡，癰腫，跌打損傷，肺痿，齒痛，瘋狗咬傷。用量9~30g；外用適量。

文獻 《原色台灣藥用植物圖鑑》(1)，181。

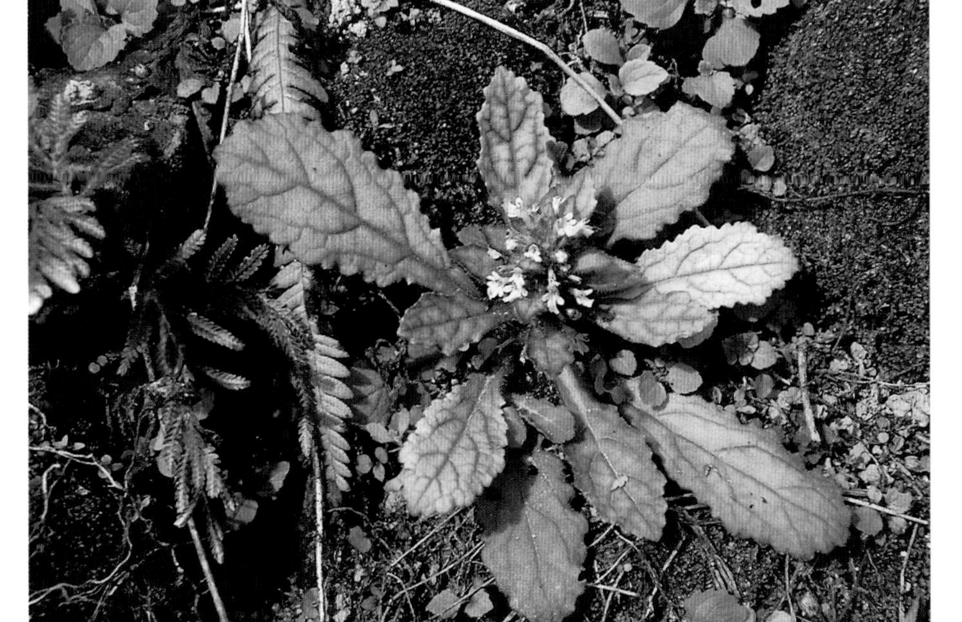

5832 金錢薄荷

來源 唇形科植物日本活血丹Glechoma grandis (A.Gray) Kupr.的全草。

形態 多年生草本，高約20cm。有匍匐莖，逐節生根。莖叢生，四棱形，被短柔毛。葉對生，葉柄長3~4.5cm，被硬毛；葉片腎形，長1.5~2cm，寬2~3cm，先端圓形，基部闊心形，邊緣有圓齒，上面被粗伏毛，下面脈上被疏柔毛。輪傘花序2花，稀4花；苞片及小苞片線狀鑽形；花萼管狀，長0.7~1cm，被柔毛，萼齒5，二唇形，上唇3齒長於下唇2齒，均卵形；花冠淡紫色，漏斗狀；雄蕊4；子房4裂；小堅果長卵形。

分佈 生於路旁，屋旁陰濕地。分佈於江蘇、台灣。

採製 夏秋季採全草，曬乾或鮮用。

成分 全草含熊果酸（ursolic acid），膽鹼（Choline），（B-Sitostero）。

性能 辛、微寒。解毒利尿。

應用 用於膀胱結石。

文獻 《藥用植物學》，甘偉松編著，478。

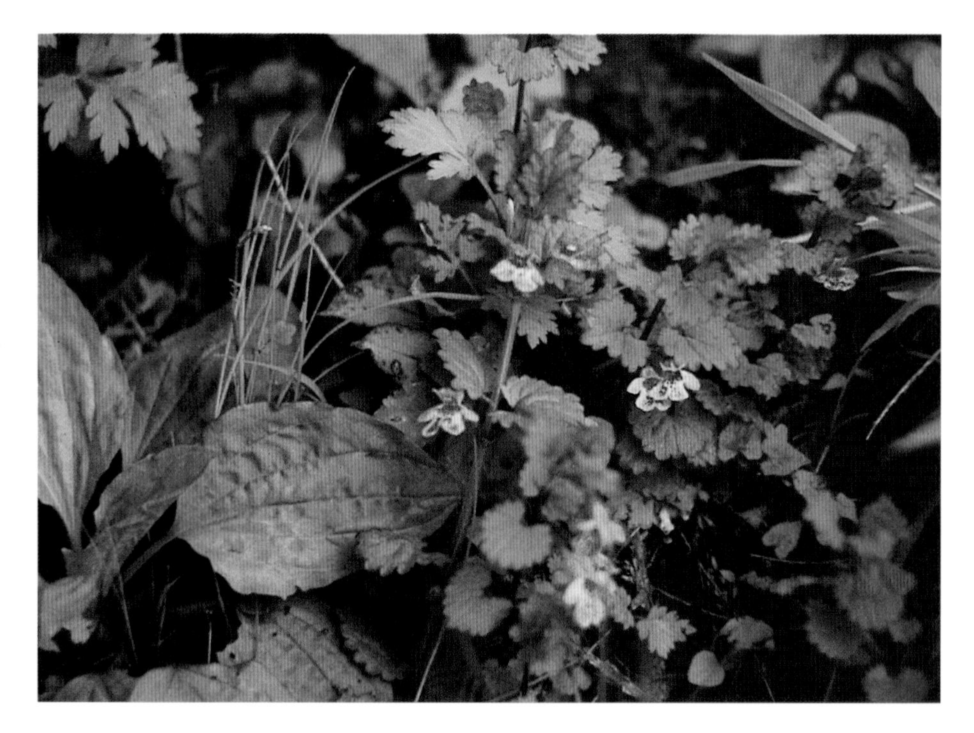

5833 白花草

來源 唇形科植物白絨草 Leucas mollissima Wall. 的全草。

形態 草本，高50~100cm。莖四稜形，細瘦，被貼生絨毛狀長柔毛。葉對生，卵圓形至卵狀披針形，長1.5~4cm，頂端銳尖，偶為鈍形，基部寬楔形至心形，邊緣具疏粗鋸齒，兩面均密被柔毛狀絨毛；具短柄。輪傘花序腋生；苞片綫形，長2~3mm，被毛，萼筒狀，長約6mm，密生毛茸，10脈，齒5；花冠白色、淡黃至粉紅色，長約1.3cm，冠筒內面中部具斜向毛環，冠簷2唇形，上唇盔狀直立，外被毛，頂端微凹，下唇平展，比上唇長1.5倍，3裂，中裂大，倒心形，外被毛；雄蕊4；柱頭2裂。小堅果卵狀三稜形，黑褐色。

分佈 生於路旁、草地、溪邊、農田。分佈於雲南、貴州、廣西、四川、台灣。

採製 夏季採收，曬乾。

性能 甘、微辛，平。清肺止咳，清熱解毒，補腎。

應用 用於肺熱咳嗽，咯血，胸痛，腎虛，陽痿，遺精，腸炎，闌尾炎，子宮炎，乳腺炎，癤腫，骨折，毒蛇咬傷。用量10~40g。

文獻 《新華本草綱要》一，443；《原色台灣藥用植物圖鑑》(2)，189。

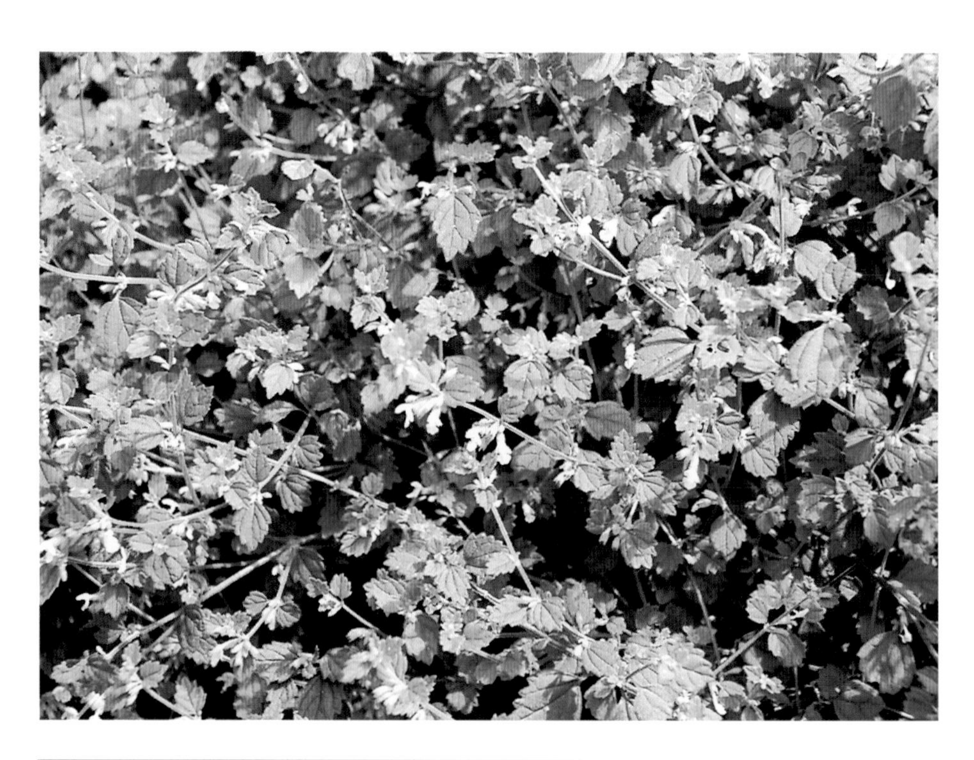

5834 仙草

來源 唇形科植物涼粉草 Mesona procumbens Hemsley 的全草。

形態 草本，高30~100cm。莖方形，褐色或帶紫色，多分枝，被毛。葉對生，卵形或卵狀長橢圓形，長1~1.5cm，寬6~8mm，頂端尖或稍鈍，基部鈍或近圓形，邊緣有鋸齒，全葉皺縮狀，被毛；葉柄長2~4mm。輪傘花序多數呈總狀花序排列，頂生或腋生；萼鐘狀，長約2mm，被毛，唇裂，上唇3裂，中裂片大，下唇全緣或微凹，卵形；花冠淡紫色，筒狀唇形，上唇3裂，下唇舟狀；雄蕊4；雌蕊1，伸出。小堅果倒卵形，具斜紋，藏於增大的宿存萼中。

分佈 生於山野，常栽培。分佈於廣東、廣西、台灣、江西、浙江。

採製 夏秋採收地上部分，曬乾。

成分 全草含半乳糖、阿拉伯糖、木糖、半乳糖醛酸、戊聚糖、β-谷甾醇、豆甾醇等。

性能 甘，涼。清熱，解渴，涼血，解暑，降血壓。

應用 用於中暑，感冒，肌肉痛，關節痛，高血壓病，淋病，花柳病，腎臟病，臟腑熱毒，糖尿病。用量15~30g。

文獻 《原色台灣藥用植物圖鑑》(2)，190；《新華本草綱要》一，447。

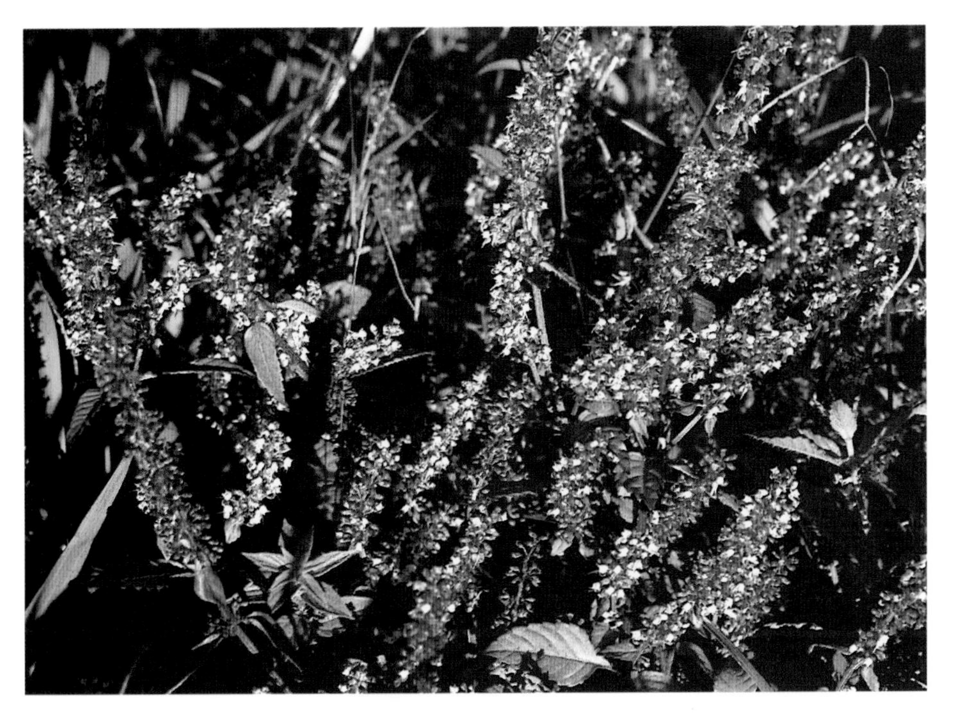

5835 台灣野薄荷

來源 唇形科植物台灣牛至 Origanum vulgare L. var. formosanum Hayata 的莖、葉。

形態 草本，高30~60cm，芳香。莖四棱形，稍被毛茸。葉對生，寬卵形或矩圓狀卵形，長1~2.5cm，頂端鈍尖，基部寬楔形或近圓形，邊全緣或具疏微鋸齒，兩面被毛；柄長2~5mm。傘房狀圓錐花序頂生及腋生，開張，由多數小假穗狀花序組成；苞片近卵形或倒披針形，被茸毛，長4~5mm；萼鐘狀，長約3mm，被茸毛，裂片5，三角形；花冠筒狀鐘形，長5~8mm，淡白色至紫紅色，外被毛，檐部2唇形，上唇直立，2裂，下唇3裂；雄蕊4，伸出；子房小，柱頭2歧。小堅果卵形。

分佈 生於山坡、路旁。分佈於台灣。

採製 夏秋割取地上部分，陰乾或鮮用。

性能、應用 同牛至(O. vulgara L.)。

文獻 《原色台灣藥用植物圖鑑》(3)，192。

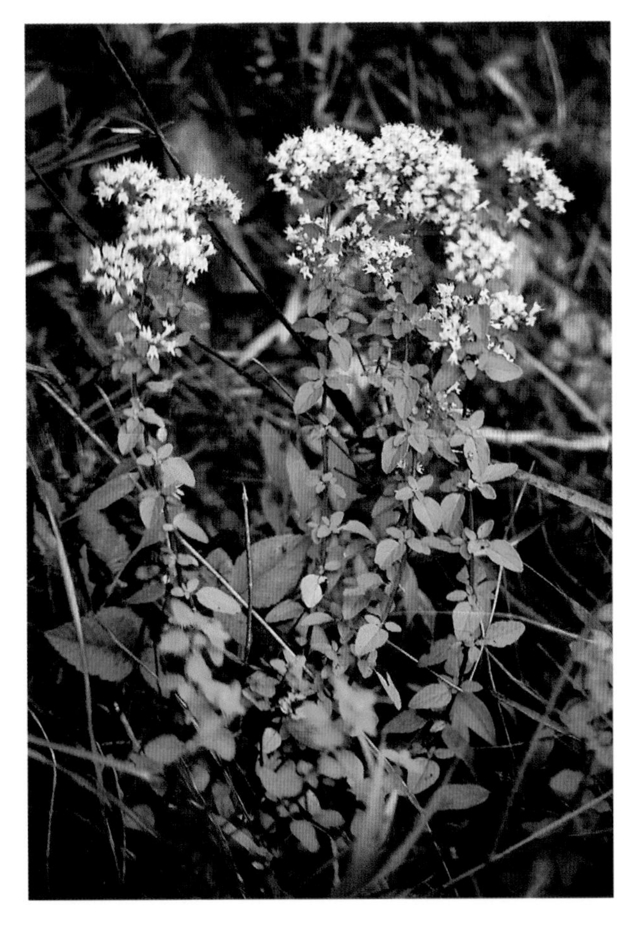

5836 雞掛骨草

來源 唇形科植物刺蕊草 Pogostemon glaber Benth. 的全草。

形態 草本，基部木質化，高約1m，莖四方形，節稍膨大。葉卵形，長6~13cm，寬3~9cm，先端漸尖，基部楔形或寬楔形，邊緣有重鋸齒，兩面被微柔毛，柄長3~7cm。輪傘花序組成的穗狀花序，長2~12cm，花小，白色或淡紅色，長約5mm。小堅果圓球形，稍壓扁。

分佈 生於山坡、路旁或林下陰濕處。分佈於雲南南部。

採製 夏秋間採收，曬乾。

性能 苦，涼。清熱解毒，涼血止血。

應用 用於肺結核咳血，吐血，急性腸胃炎。用量30~50g。

文獻 《大辭典》上，2468；《新華本草綱要》一，456。

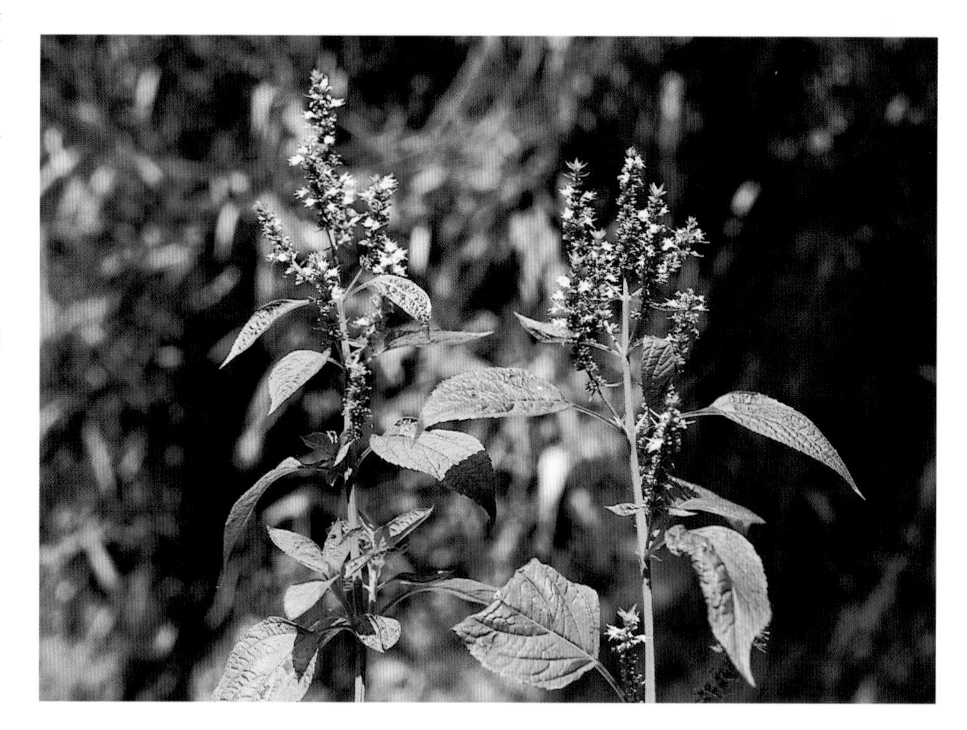

5837 四香花

來源 唇形科植物四香花 Scutellaria quadrilobulata Sun 的全草。

形態 草本，高30~60cm。莖四稜形，疏被柔毛。葉對生，卵形，莖中部葉最大，長約4cm，寬達2.6cm，頂端鈍尖，基部寬楔形或近圓形，邊緣具疏齒，兩面無毛至散生具節疏柔毛；葉柄長1~2cm。花單生葉腋，在莖及分枝上部逐漸過渡成疏鬆或稍密的總狀花序；苞片葉狀；萼長約2.2mm，盾片高1.5mm，果時均增大；花冠黃白色，有紫色條紋，長約2cm，筒基部前方呈囊狀膝曲，檐部2唇形，下唇中裂片梯形，蝶式等4小裂；雄蕊4，2強；花盤前方隆起，雌蕊1，花柱細長。小堅果4。

分佈 生於中、高山林下或草坡。分佈於四川、雲南。

採製 夏季採收，曬乾。

性能 苦，涼。清肝，發表。

應用 用於感冒，濕熱黃疸。用量9~15g。

文獻 《雲南中藥資源名錄》，476。

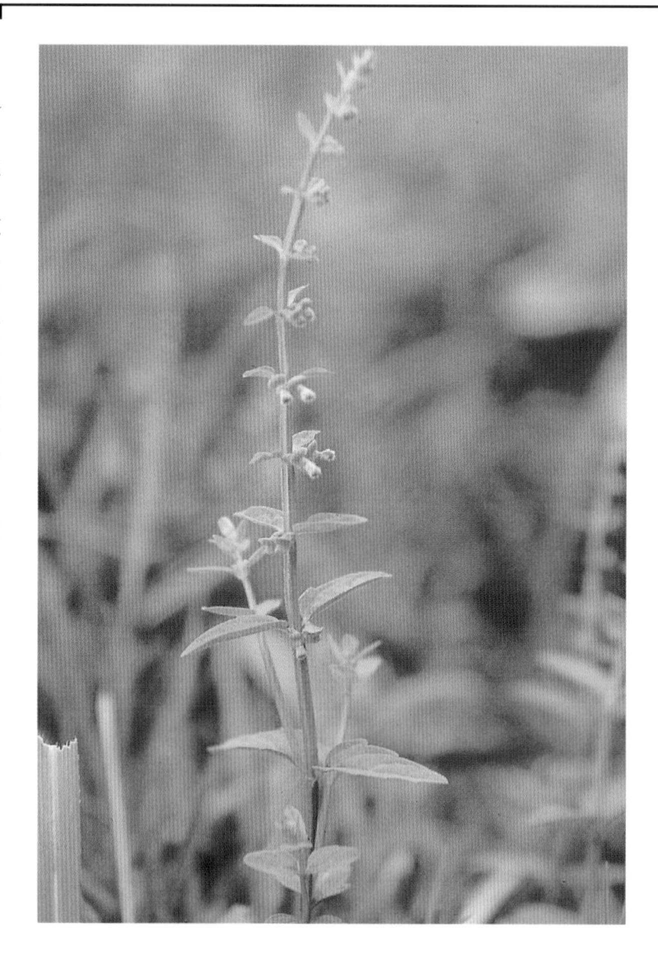

5838 白毛黃水茄

來源 茄科植物黃水茄 Solanum incanum L. 的帶果全株。

形態 灌木，高可達2m，全株密被白色星狀毛。分枝多，具基部寬扁的彎刺。葉卵形至卵狀矩圓形，長5～15cm，寬2.5～6cm，頂端鈍尖，基部圓形，邊緣波狀深裂，脈羽狀，常有皮刺，兩面密生褐色柔毛；葉柄長約2.5cm。花有完全花與雄性不孕花兩種，完全花單生或成總狀花序，腋外生，梗長5～15mm；萼盃狀，5裂，具刺；花冠軸狀，5裂，徑1.5～2cm，裂片三角形，外被絨毛，紫紅色；雄蕊5。漿果球形，徑約1.5cm，黃色。

分佈 生於灌叢中或栽培。分佈於台灣。

採製 夏秋採收，曬乾。

性能 消炎解毒，祛風止痛。

應用 用於肝炎，牙癰，濕性胸膜炎，水腫，鼻竇炎，淋巴結炎，眼疾。用量15～75g。

文獻 《台灣植物藥材誌》一，48。

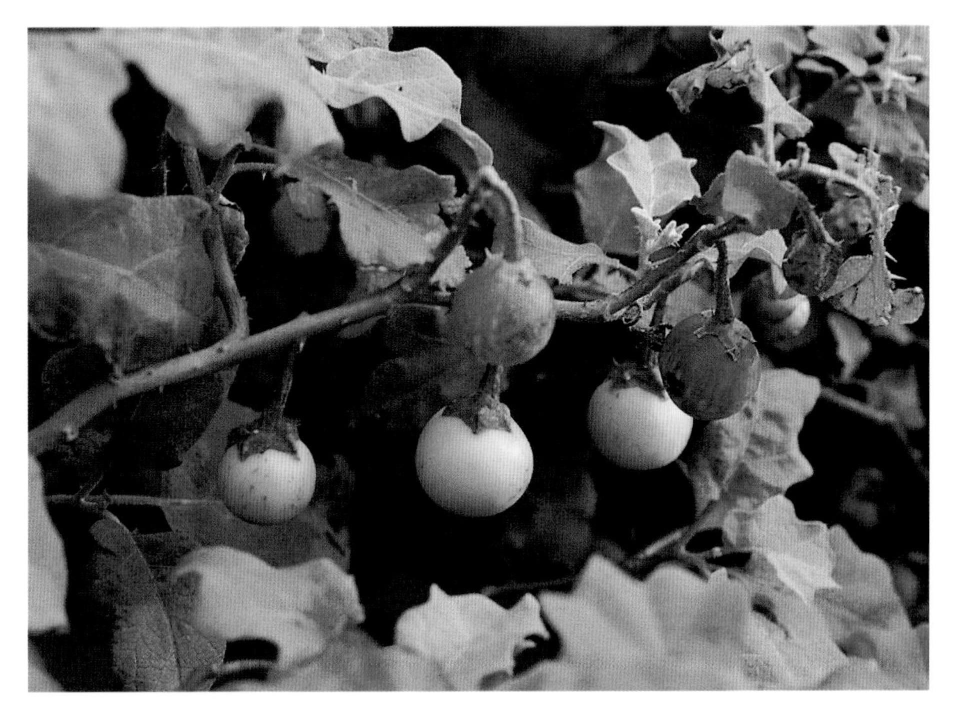

5839 龍珠

來源 茄科植物龍珠 Tubecapsicum anomalum (Franch. et Sav.) Makino 的果實、莖、葉、根。

形態 多年生直立草本，高達1.5m。無毛。莖粗壯。葉互生或2枚雙生，橢圓狀卵形或卵狀披針形。頂端長漸尖或尾狀漸尖，基部常偏斜，全緣。花2～6簇生，黃色，倒鐘狀。漿果俯垂，球狀，成熟時紅色。種子扁平，近圓形，淡黃色。

分佈 生於山谷、水旁或山坡林下。分佈於廣東、廣西、貴州、江西、浙江、台灣。

採製 果成熟時採，莖、葉、根全年可採。

性能 苦，寒。清熱解毒，除煩熱。

應用 果治疔瘡；莖葉除煩熱；根治痢疾。用量3～9g。

文獻 《匯編》下，829；《廣東藥用植物簡編》，426。

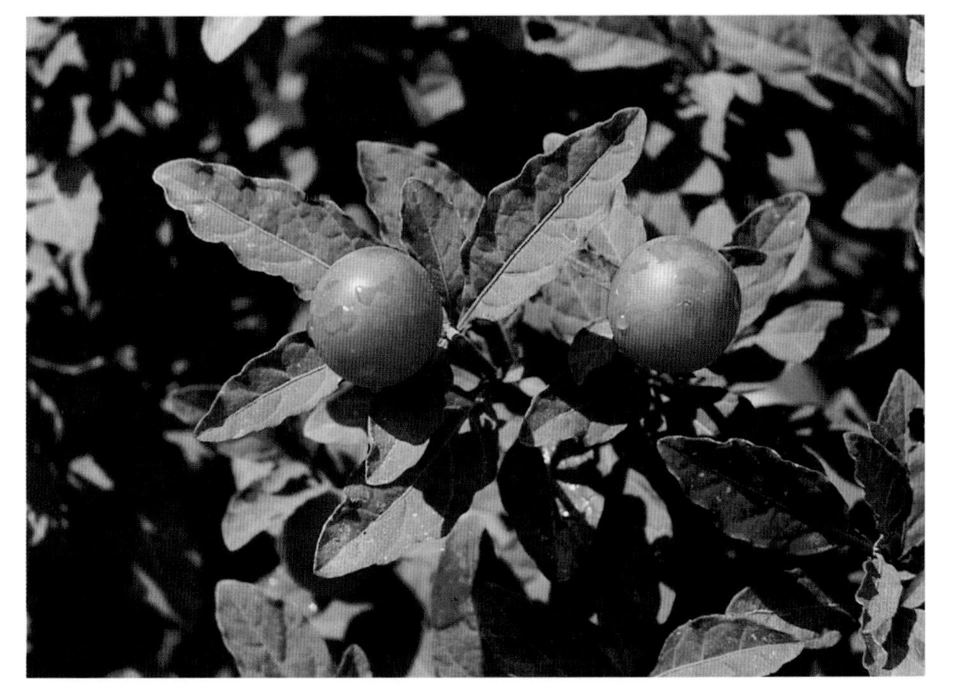

5840 釘地蜈蚣

來源 玄參科植物單色蝴蝶草 Torenia concolor Lindl. 的全草。

形態 草本。莖四稜形，長30~100cm，下部匍匐。葉對生，卵狀心形或三角狀卵形，長1.5~4cm，寬1.2~2.5cm，頂端銳尖，基部截形或近心形，邊緣具疏鋸齒，兩面被毛茸或幾無毛；葉柄長1~1.5cm。單花或總狀花序，腋生，總花梗長約4cm，小花梗長1~2cm，萼筒狀，唇形，具縱稜或狹翼；花冠藍紫色，長2.5~3.5cm，下部筒狀，上部4深裂，裂片長達1.3cm，下唇稍大，內部具黃點；雄蕊4，花絲基部附屬物長3~4mm，花藥成對着生，2強。蒴果綫形或長橢圓形，包於萼內，長約2.5cm。

分佈 生於田邊、路旁。分佈於貴州、浙江、台灣、廣東、廣西。

採製 夏秋採收，曬乾。

性能 苦，涼。清熱解毒，利濕，止咳，和胃止嘔，化瘀。

應用 用於嘔吐，黃疸，血淋，風熱咳嗽，腹瀉，跌打損傷，疔毒。用量40~75g。

文獻 《新華本草綱要》三，322。

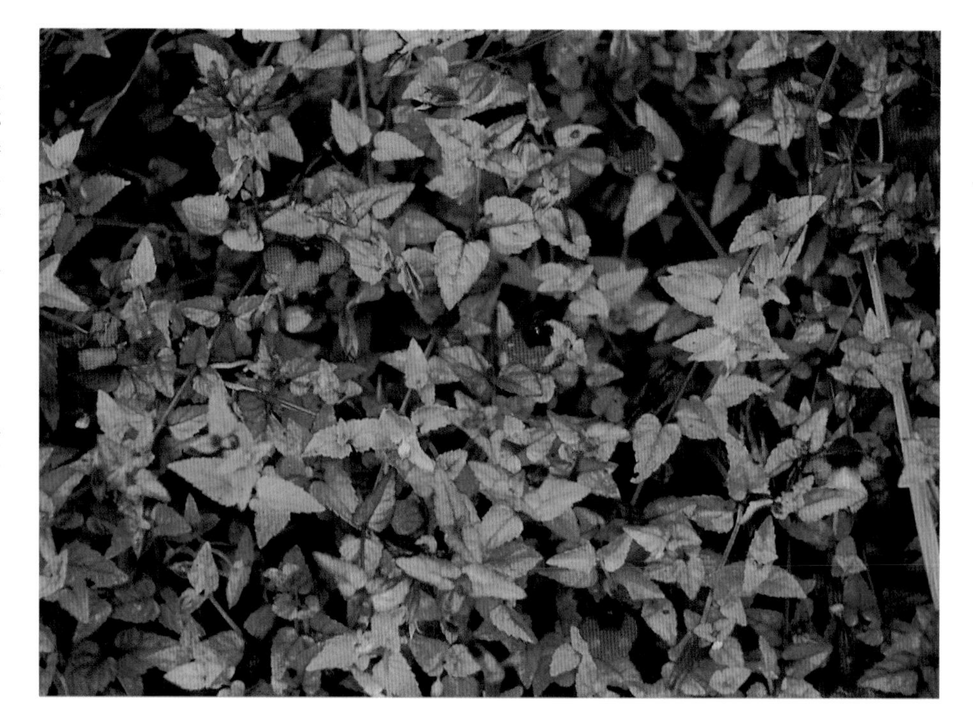

5841 火燄樹

來源 紫葳科植物火燄樹 Spathodea campanulata Beaur. 的花。

形態 喬木，高10m。奇數羽狀複葉對生，連葉柄長達45cm；小葉 (9~) 13~17枚，橢圓形至倒卵形，長5~9.5cm，寬3.5~5cm，頂端漸尖，基部圓，全緣，下面脈上被柔毛，基部具2~3枚脈體。傘房狀總狀花序頂生，密集；花序軸長約12cm，被微柔毛及皮孔；花梗長2~4cm；苞片披針形，長約2cm；小苞片2；萼佛燄苞狀，外被絨毛，頂端外彎並開裂，長5~6cm；花冠一側膨大，基部緊縮成細筒狀，檐部近鐘狀，徑5~6cm，橘紅色，具紫斑，內具凸起條紋，裂片5，闊卵形，不等大，具縱褶，邊緣波狀；雄蕊4。蒴果黑褐色，長15~25cm，寬約3.5cm。

分佈 廣東、福建、台灣、雲南均有栽培。

採製 4~5月採收，曬乾。

應用 用於潰瘍。用量1~2g，研末撒患處。

文獻 《藥用植物學》，511。

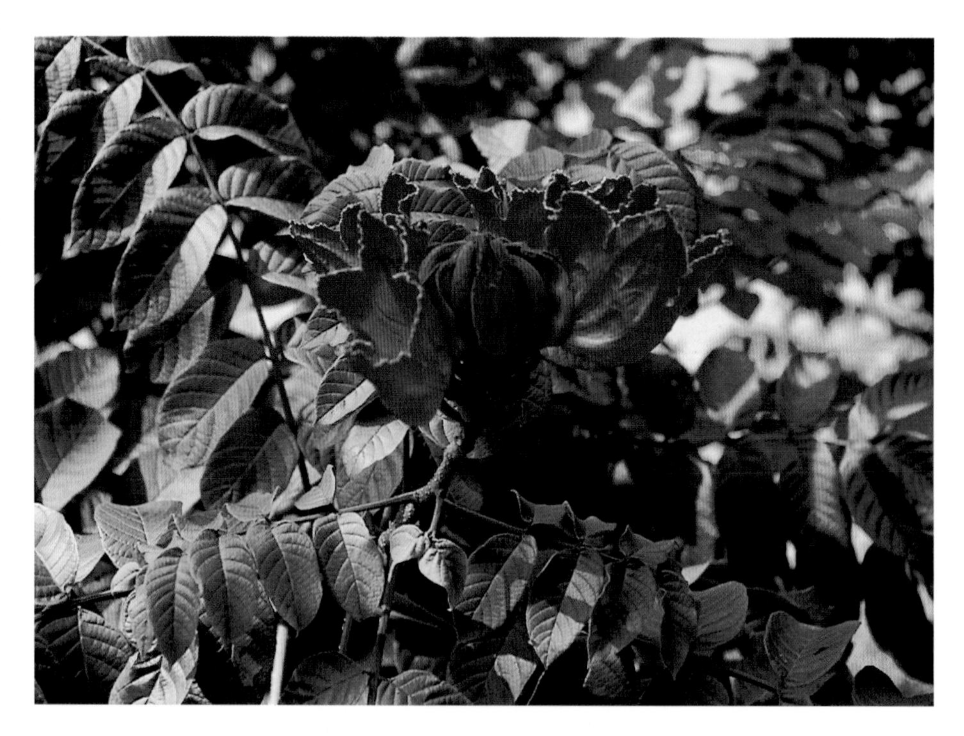

5842　刺齒唇柱苣苔

來源　苦苣苔科植物刺齒唇柱苣苔 Chirita spinulosa D. Fang et W. T. Wang 的根狀莖。

形態　多年生草本。葉革質，無柄，常簇生於根狀莖頂端，葉片綫狀披針形，寬8~12mm，邊有刺狀小齒，無毛，側脈不明顯。花5數，藍紫色；腋生聚傘花序；苞片狹三角形，長約2.5mm；花梗長1.5~6mm；花萼裂片三角形，長1.5mm；花冠長1.3cm；能育雄蕊2；退化雄蕊2；子房無毛。蒴果綫形。

分佈　生於石灰岩山石縫中。分佈於廣西。

採製　全年可採，曬乾。

性能　消腫止痛。

應用　用於風濕骨痛，勞傷咳嗽，跌打損傷，骨折。用量10~15g；外用適量。

文獻　《廣西藥用植物名錄》，477。

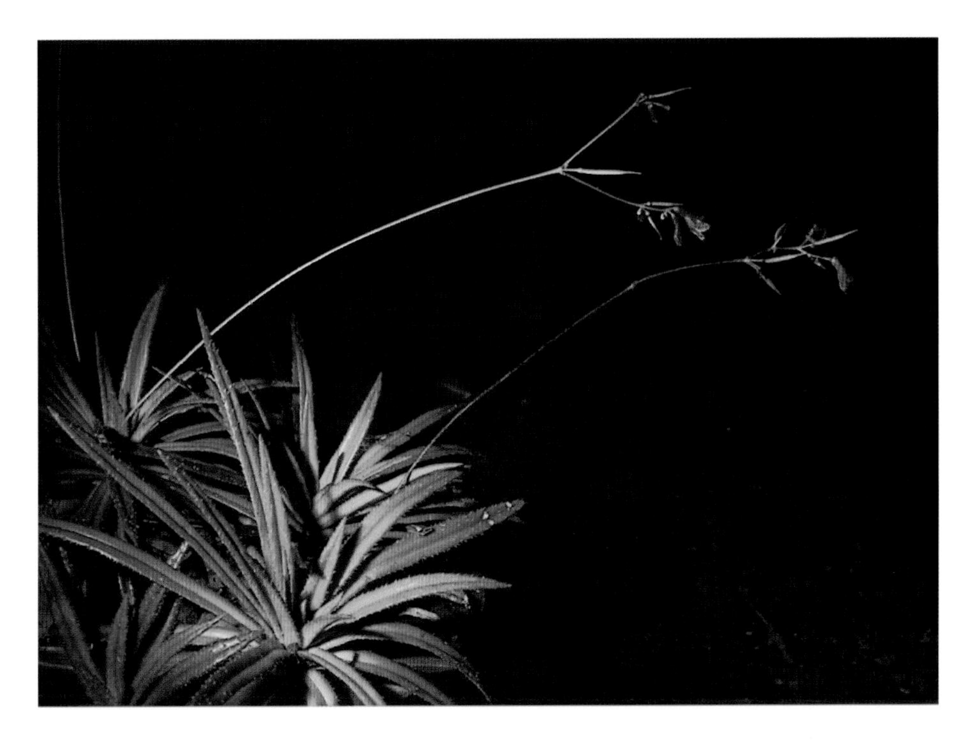

5843　虎耳還魂草

來源　苦苣苔科植物珊瑚苣苔 Corallodiscus cordatulus (Craib.) B. L. Burtt 的全草。

形態　多年生附地草本。葉聚生於根莖頂端，無柄；葉片卵形或倒卵形，長2~4cm，寬1~1.5cm，最上層的葉較小，葉面不平，多皺褶，兩面密被白柔毛。花莖1~4枚腋生，高6~12cm，數花近傘房狀排列；萼5裂，花冠筒狀，淡紫色；雄蕊4，花粉散出後，花絲捲曲。蒴果綫形，長1.2~2cm，2裂，種子紡錘形。

分佈　分佈於中國西北及西南。生於山地岩石上。

採製　秋季採製，抖淨泥沙，曬乾。

性能　淡，平。能活血祛瘀。

應用　用於跌打損傷，刀傷。用量5~10g。

文獻　《大辭典》，2762。

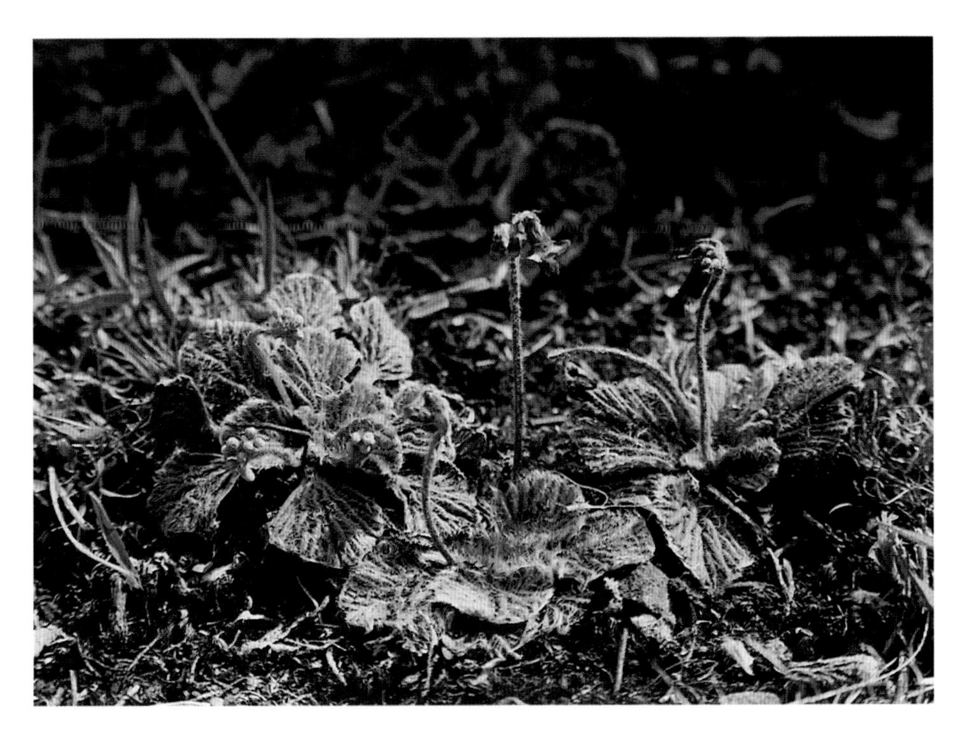

5844 尖舌苣苔（尖舌草）

來源 苦苣苔科植物全唇尖舌苣苔 Rhynchoglossum hologlossum Hayata 的根。

形態 草本。高（10~）18~60cm。莖近肉質，節膨大，近無毛或被極短的毛。葉互生，斜橢圓狀卵形或斜橢圓形，長3.5~12cm，頂端短漸尖，基部一側半心形，一側楔形，全緣，無毛或下面脈上疏生短毛，側脈每邊8~10條，彼此等距而略彎曲上升至近葉緣；葉柄長0.5~4cm。總狀花序頂生或腋生，細長，序軸被毛；苞片無，小苞片細鑽形；萼短筒形，長約5.5mm，5裂，裂片狹三角形；花冠藍色或紫藍色，長約14mm，冠檐2唇形，上唇長2mm，2裂，下唇長約6mm，不裂；能育雄蕊2；子房卵錐形，柱頭具瘤。蒴果卵球形，寬約3mm，包於宿萼內。

分佈 生於林下或林緣的石上和溪邊。分佈於四川、貴州、雲南、廣西、台灣。

採製 夏秋採收，鮮用或曬乾。

性能 軟堅散結。

應用 用於甲狀腺腫大。用量9~15g；外用適量搗敷。

文獻 《廣西藥用植物名錄》，481。

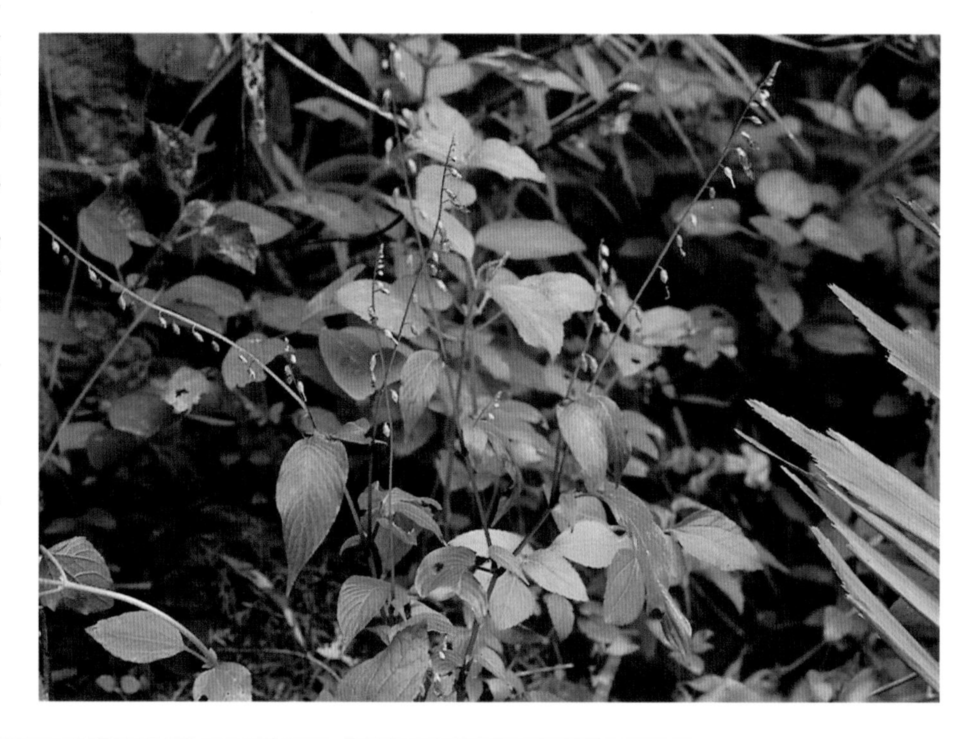

5845 杜根藤

來源 爵床科植物杜根藤 Calopha-noides chinensis (Benth.) C. Y. Wu et H. S. L. 的全草。

形態 草本。莖被短柔毛。單葉對生，橢圓形或長圓狀披針形，上面有條狀鐘乳體和平貼剛毛，下面葉脈被毛。花白色，1至數朵簇生於葉腋；苞片葉狀；萼5裂；花冠唇形，長約1cm；雄蕊2，藥室一高一低，低者有小距。蒴果長約8mm，種子4。種子有瘤狀凸起。

分佈 生於山坡、路旁、林下。分佈於華東、華中、華南、西南。

採製 夏秋季採，曬乾或鮮用。

性能 微鹹，溫。活血通絡，理氣祛痰，解毒。

應用 用於預防流行性感冒，衄血，外傷吐血，跌打損傷。用量5~10g；外用適量。

文獻 《浙藥誌》下，1188。

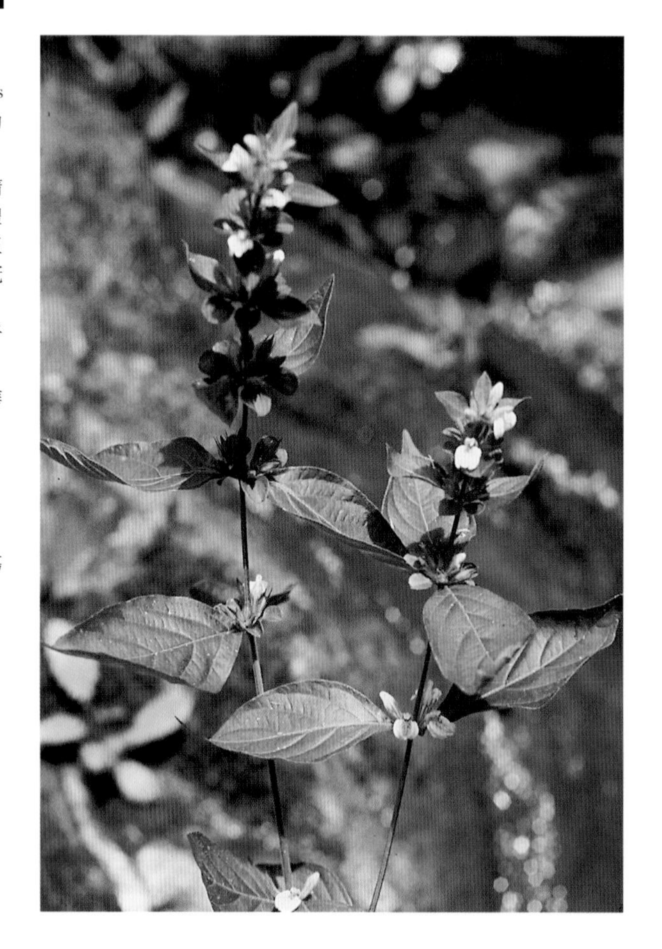

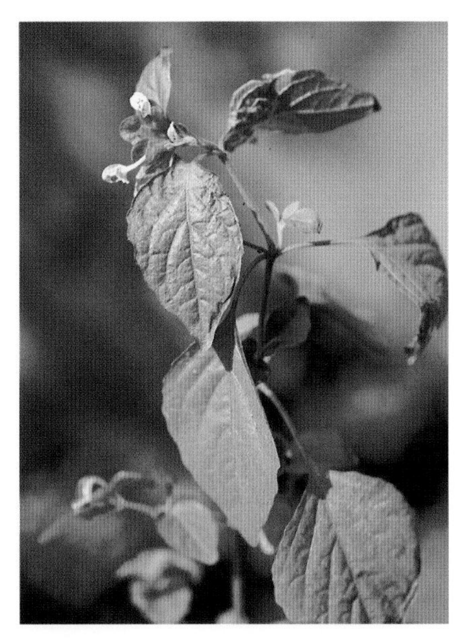

5846　三花槍刀藥

來源　爵床科植物三花槍刀藥 Hypoestes triflora Roes. et Schult. 的全草。

形態　草本，高0.5~1m，葉橢圓形至長圓形，長3~10cm，寬1~3cm，先端漸尖，基部楔形，兩面疏生短柔毛，邊緣有極淺的鈍齒。花序由1~5聚傘花序集成，聚傘花序近無總梗，下托以總苞狀苞片2，不等大，長10~14mm，內有花1~3，花冠2唇形，下唇微3裂，長約1.5cm，玫紅色。蒴果長7~9mm。上部具種子4，下部實心，種子有小瘤狀凸起。

分佈　生於路邊林下潮濕處。分佈於雲南和四川。

採製　秋冬季採收，曬乾。

性能　微澀，涼。清熱解毒，止咳化痰，止血生肌。

應用　用於支氣管炎，吐血，用量10~15g；外傷出血，適量研粉撒敷。

文獻　《匯編》下，836；《新華本草綱要》二，487。

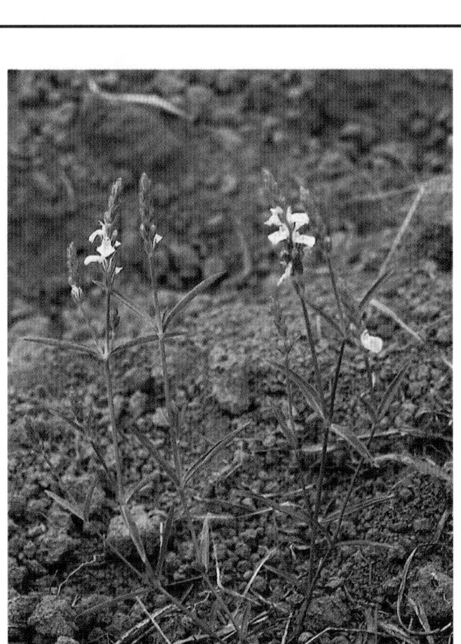

5847　兩廣綫葉爵床

來源　爵床科植物兩廣綫葉爵床 Rostellularia linearifolia Bremek. ssp. liangkwangensis H. S. Lo 的全草。

形態　小草本。莖基部匍匐，上部直立或斜升，節略膨大，被短柔毛。單葉對生，綫形，寬2~4.5mm，被短柔毛。花粉紅色，穗狀花序，頂生或腋生，花序軸被硬毛；有苞片和小苞片；花萼裂片4，條形；花冠2唇形；雄蕊2，花藥2室，藥室一高一低，較低1室有距。蒴果條形。

分佈　生於曠野或林緣。分佈於廣東、廣西。

採製　夏秋季採，曬乾。

性能　袪風止痛，消腫。

應用　用於風濕骨痛，蛇咬傷。用量10~30g，外用適量。

文獻　《廣西藥用植物名錄》，489。

5848　叉柱花

來源　爵床科植物叉柱花 Staurogyne concinnula (Hance) O. Kuntze 的全草。

形態　矮小草本。葉近基出成蓮座狀，倒披針形，長3~7cm，頂端鈍圓，基部漸狹，全緣或淺波狀，下面脈上有毛，側脈6~8對。總狀花序近基出，分枝或單1，長3~10cm；花單生；苞片和小苞片條形，長3~4mm；萼5裂，裂片3長2短，條形，長4~6mm；花冠漏斗狀，白色，長8~9mm，5裂；雄蕊4，2強，有時有1極小的退化雄蕊；子房無毛，胚珠多數，柱頭2叉。蒴果長約6mm，具極多種子。

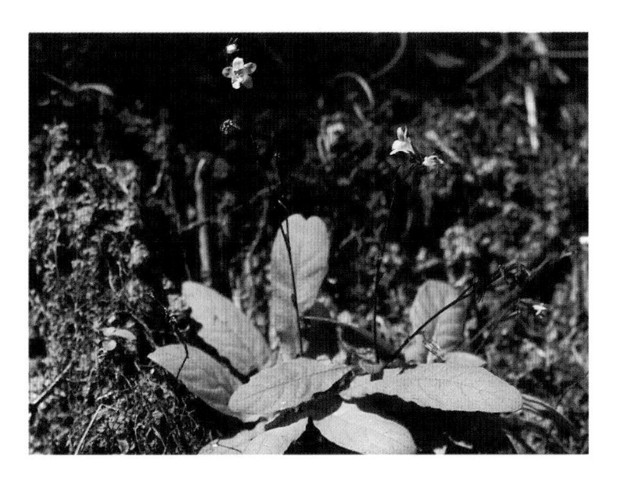

分佈　生於林下或溪邊。分佈於台灣、廣東。

採製　全年可採，曬乾。

性能　降血壓，行血，消腫退癀。

應用　用於高血壓，肝病，扁桃腺炎，神經痛，癰腫。用量20~40g。

文獻　《台灣植物藥材誌》三，70。

5849 紅澤蘭

來源 爵床科植物垂序馬藍 Strobilanthes japonica (Thunb) Mig 的全草。

形態 細弱草本，莖通常匍匐。葉卵形至橢圓形，頂端鈍至略尖，邊具淺鋸齒。穗狀花序。花冠淡紫色，花冠筒稍彎曲。蒴果近頂端有微毛。

分佈 生於林下石上或陰濕草地。分佈於廣東、廣西、雲南、四川、湖北。

採製 全年可採，曬乾。

性能 辛，溫。消瘀行水，舒肝散瘀，活血通經。

應用 用於月經不調，產後淋漓腹痛，癥瘕癰腫，跌打損傷。用量3~9g。

文獻 《雲南中藥資源名錄》，511。

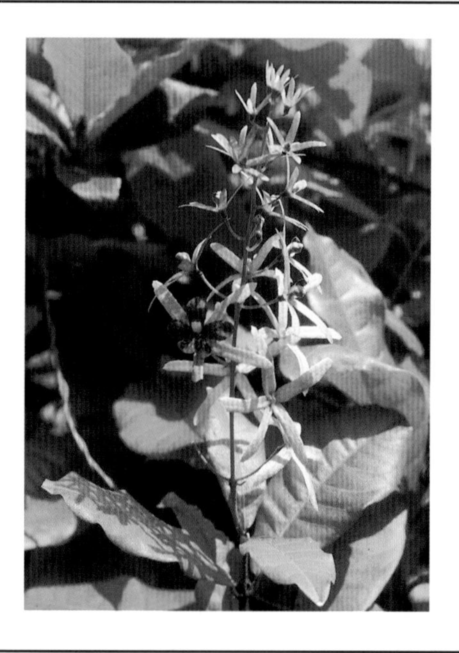

5850 翼柄鄧伯花

來源 爵床科植物翼葉山牽牛 Thunbergia alata Bojer 的全株。

形態 草質藤本，全株具倒向毛或近無毛。葉對生，卵形或寬卵形，長4~12cm，頂端鈍尖，基部心形或淺心形，邊全緣至具淺裂片，具3~5條掌狀脈；葉柄常具狹翅。花1~2朵腋生，具長梗；苞片微小，早落；小苞片2，卵形或三角狀卵形，長約2cm；花萼退化成10數個小齒；花冠黃色，筒長約3cm，裂片5，倒卵狀三角形，頂端平，微凸，開花時近平展；雄蕊2強，藥室無距；蒴果長2~2.5cm，下部近球形，上部具長喙，開裂時似烏鴉嘴。

分佈 原產非洲。中國南方各地及台灣均有栽培。

採製 夏秋採收，曬乾。

性能 消腫止痛。

應用 用於跌打腫痛，頭痛。外用適量，搗敷。

文獻 《廣東藥用植物手冊》，619；《藥用植物學》，514。

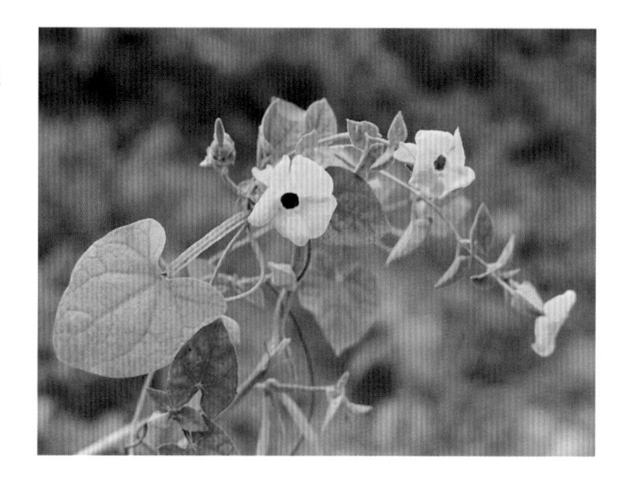

5851 拉拉藤

來源 茜草科植物拉拉藤 Galium aparine L. 的全草。

形態 一年生草本，蔓生或攀援狀，長0.8~1.5m，莖四方形，多分枝，稜上具倒生小刺。葉6~8輪生，無柄，綫狀披針形或橢圓狀披針形，長2~4cm，寬2~6mm，先端具針狀尖頭，上面被倒生刺毛。聚傘花序腋生，總梗幾與葉等長，花淡綠色，徑約1mm，花瓣4，有時染以紫色。果稍肉質，單生或成對，外面密被白色鈎毛。

分佈 生於路旁、園圃邊緣或荒地灌草叢中。分佈於中國大部分地區。

採製 秋季採收，陰乾。

成分 全草含豬殃殃甙約0.2%、豬殃殃甙元、鞣質及皂甙。

性能 辛，微寒。清熱解毒，利尿消腫，散瘀止痛，止血。

應用 用於闌尾炎，菌痢，瘡癤腫毒，蛇傷，痛經，白帶，崩漏，尿路感染，尿血，便血，尿淋澀不通，跌打腫痛。用量5~10g，鮮用適量搗敷。

文獻 《大辭典》上，0046；《新華本草綱要》二，437。

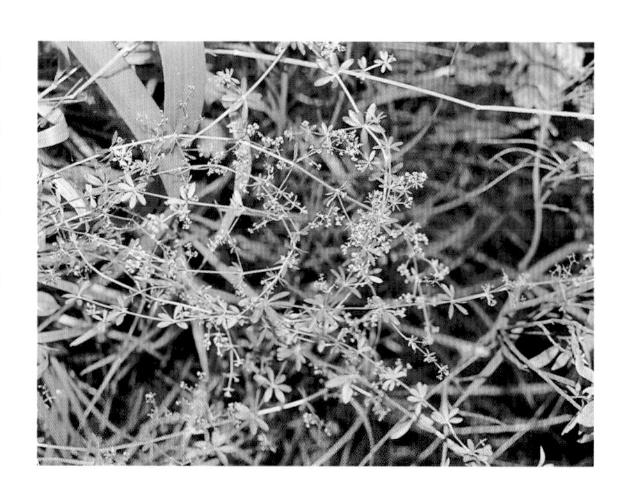

5852 山梔

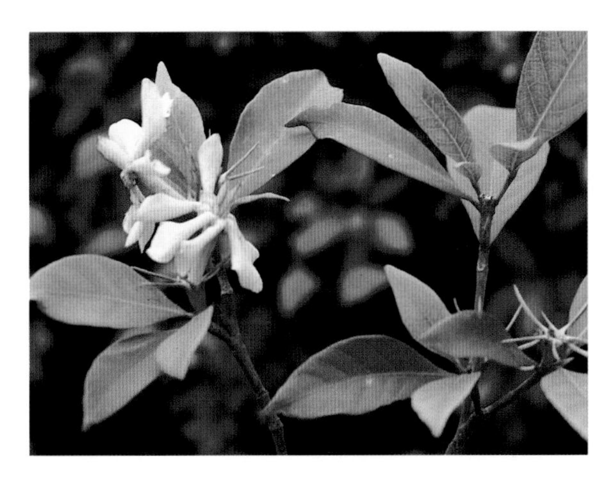

來源 茜草科植物山梔 Gardenia angusta (Linn.) Merr. 的果實、根、花及葉。

形態 灌木至小喬木。多分枝。葉對生，倒披針形、長橢圓形或橢圓形，長3.5~9cm，頂端銳尖或稍鈍，基部楔形，全緣，下面脈基部常密生短毛叢；托葉長4.6~8.7mm；葉柄長1.2~6.8mm。花頂生，白色；萼鐘狀，長4.4~5.4mm，內具細長毛，裂片6，綫狀披針形，長1.8~2.5cm，具密長絨毛；花冠高腳碟狀，管部長2~2.7cm，裂片6，放射狀排列，倒披針形或近匙形，頂端截形或鈍，徑5~7.7cm；雄蕊6；子房2~3室，柱頭匙狀，2~3裂。果倒卵形或長橢圓形，長1.4~2.1cm，具縱稜，熟時橘黃色。

分佈 生於林中。分佈於中國南部地區及台灣。

採製、成分、性能、應用 各項同“恒春梔”。

文獻 《原色台灣藥用植物圖鑑》(2)，207。

5853 恒春梔

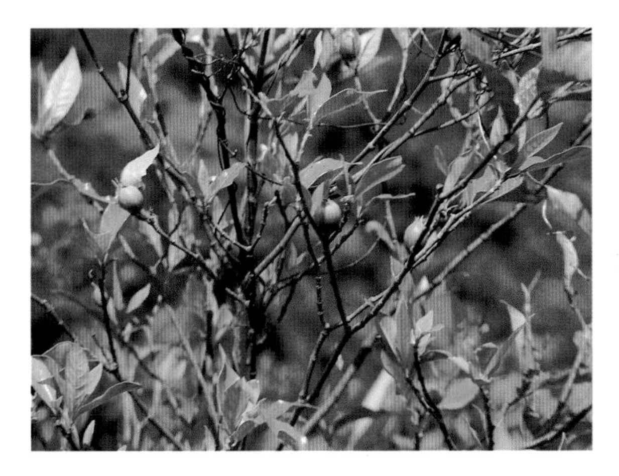

來源 茜草科植物恒春梔 Gardenia angusta (L.) Merr. var. kosyunensis Sasaki 的果、根、葉、花。

形態 灌木至小喬木。葉對生，倒披針形、倒卵形至長橢圓形，長5.3~15.7cm，頂端鈍或銳尖，基部漸狹，全緣，下面脈基部具短簇毛；托葉長6.3~8.2mm；葉柄長2.8~8mm。花頂生或腋生；萼筒狀，長3.4~5mm，內具毛，裂片6~7枚，綫狀披針形，長9.7~12.5mm，密被毛；花冠白色，管部長1.6~2.6cm，裂片6(~7)，放射狀排列，近匙形，頂端三角狀截形或鈍，徑3~5.6cm；雄蕊6；子房2室，柱頭深2裂。果黃色，橢圓形或長橢圓形，長1.2~2.3cm，具6角(不成稜)。

分佈 生於山野間。分佈於台灣。

採製 8~10月採果，4~5月採花，根、葉全年可採，曬乾或烘乾。

性能 果：苦，寒。瀉火解毒，利尿，止血。根：甘，寒。清熱解毒，利濕。葉：消腫。花：化痰，清肺，涼血。

應用 果用於熱病心煩，風熱感冒，黃疸型肝炎，熱毒瘡瘍，口舌糜爛，痔瘡，小便赤澀熱痛，燙火傷，扭傷腫痛，尿血，吐血，衄血。根用於高熱，痢疾，腎炎水腫，五淋，牙痛，乳腺炎。葉用於乳癰，頭痛。花用於傷風，肺熱咳嗽，鼻血不止。用量果6~12g，根15~30g；外用適量。

文獻 原色台灣藥用植物圖鑑》(2)，208。

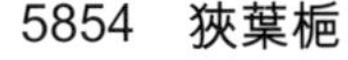

5854 狹葉梔

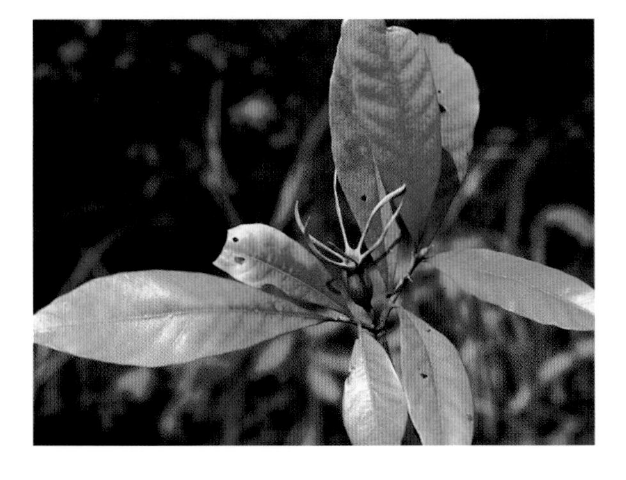

來源 茜草科植物狹葉梔 Gardenia jasminoides Ellis var. angustifolia Nakai 的果實、根、葉及花。

形態 灌木至小喬木。葉對生，倒披針形或披針形，長5~14cm，寬1~3.5cm，頂端漸尖或尾狀，基部楔形，全緣，下面脈基部具短簇毛；托葉抱莖；葉柄長0.7~2cm。花頂生，萼筒長2~4.4cm，內面疏生柔毛，裂片6，綫形，銳尖頭，垂直展開，長2.2~3.1cm，具短細毛；花冠高腳碟狀，管長2~2.4cm，白色，裂片6，放射狀排列，徑4.8~6.5cm，稜狀卵形；雄蕊6，生於花冠管喉部；子房2室，柱頭2淺裂。果球形，倒卵形或橢圓形，長1~3.2cm，具縱稜，熟時橘黃色至橘紅色；梗長7~12mm。

分佈 生於山野、灌叢中。分佈於台灣。

採製 4~5月採花，10~12月採果，根、葉全年可採，曬乾或烘乾。

性能、應用 見“恒春梔”項。

文獻 《原色台灣藥用植物圖鑑》(2)，215。

5855 毛野丁香葉

來源 茜草科植物毛野丁香 Leptodermis pilosa (Fr.) Diels 的葉。

形態 灌木，高30~80cm，揉之有臭氣，葉菱狀卵形，長2~2.7cm，寬0.8~1cm，先端尖，基部楔形，僅中脈明顯，兩面密被黃褐色柔毛，葉柄長約3mm，托葉2，長約3mm。3花成束，頂生和腋生，淡紅紫色，被毛，花冠管細長，狹漏斗形，5淺裂。蒴果狹長，倒卵形，長約10mm，被白色短柔毛。

分佈 生於半山坡、路旁灌叢中。分佈於雲南和四川。

採製 秋季採收，曬乾。

性能 苦，平。祛風除濕。

應用 用於頭痛，風濕關節痛。用量10~20g。

文獻 《新華本草綱要》二，447；《昆明民間常用草藥》，330。

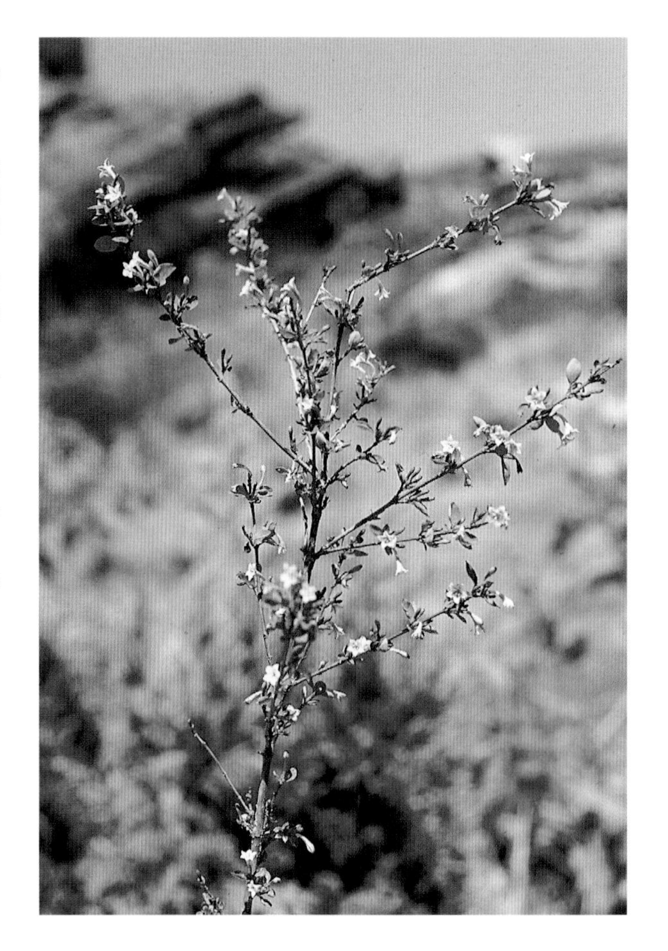

5856 穿根藤

來源 茜草科植物匍匐九節 Psychotria serpens L. 的全株。

形態 攀援藤本，長達5m以上。嫩枝稍扁，有細直紋，老枝柱狀，近木質；攀附枝有一列短而密的氣根。葉對生，厚紙質，橢圓形至卵形，或倒卵形至披針形，長2~6cm，游離枝上的較大，先端鈍，邊緣反捲；葉柄3~5mm；托葉披針形，早落。聚傘花序頂生，有花多朵，總花梗長可達3cm；花小，白色，芳香；萼檐碟狀，5裂；花冠長5~6mm，5裂，喉部有毛；雄蕊5；子房2室。核果，近球形，徑4~6mm，白色。

分佈 常以氣根攀附於樹上或石上。分佈於華南、華東和台灣、香港。

採製 全年可採，曬乾。

成分 含高級脂族醇、酮，豆甾醇 (Stigmasterol)、β-谷甾醇等。

性能 辛、苦，平。祛風濕，壯筋骨，止痛，消腫。

應用 用於風濕痹痛，坐骨神經痛，虛勞無力，小便渾濁，哮喘，跌打損傷，骨折，骨結核，噤口痢，毒蛇咬傷，瘡癤癰腫。用量25~50g；或鮮品50~100g搗汁塗或研末調敷。

文獻 《新華本草綱要》三，453；《大辭典》下，3553。

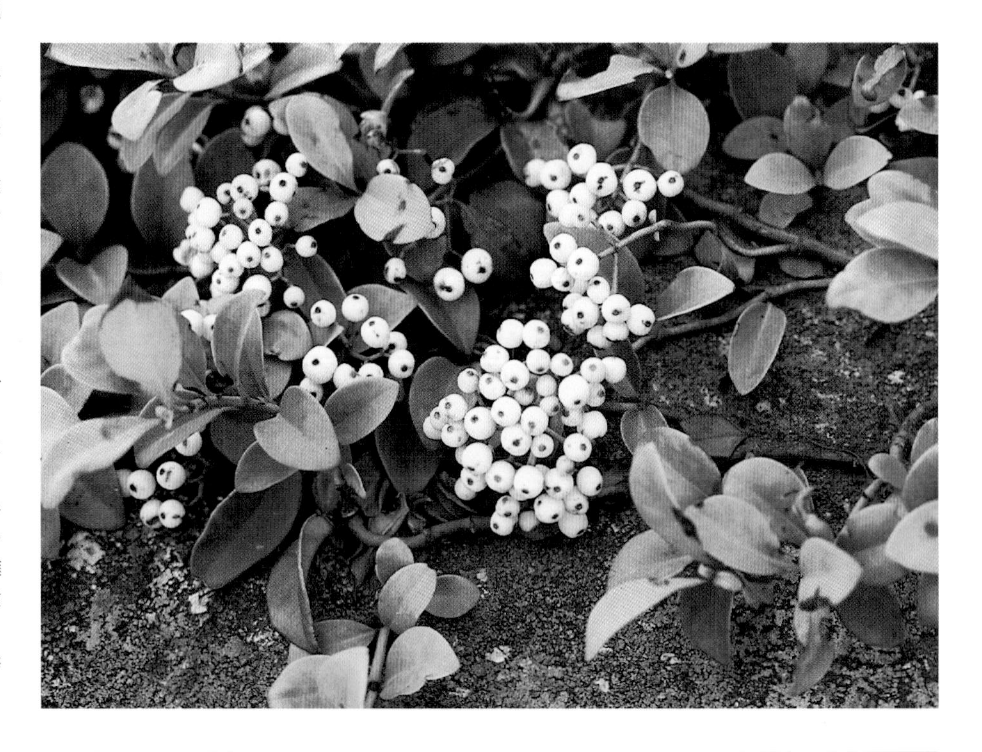

5857 金綫草

來源 茜草科植物金綫草 Rubia akane Nakai 的根。

形態 草本。根赤褐色。莖蔓生，多分枝，柔弱，具4稜，稜上有倒向鈎刺。葉革質，4~6枚輪生，心形至卵形，長1.5~7cm，寬1.5~4cm，頂端銳尖，基部心形或圓形，主脈5；柄長1~4cm。圓錐狀聚傘花序腋生或頂生；梗短；花小，萼不明顯；花冠鐘狀，黃白色，5深裂，輻射狀；雄蕊5，花藥長橢圓形；子房2室，花柱2裂，柱頭頭狀。漿果球形，單一或成對着生，徑5~7mm，熟時黑色。

分佈 生於闊葉林中。分佈於湖南、台灣、雲南。

採製 全年可採挖，曬乾。

性能 行血，止咳。

應用 用於小兒發育不良，婦女經閉，咳嗽。用量16~40g。

文獻 《台灣植物藥材誌》三，95。

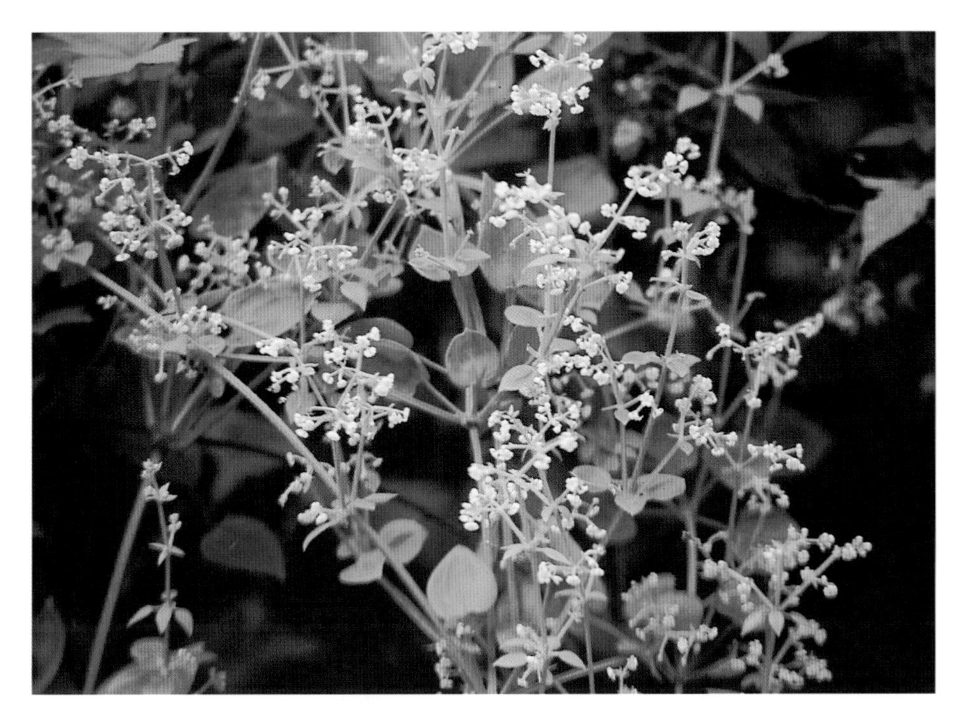

5858 大紅參

來源 茜草科植物光莖茜草 Rubia leiocaule (Fr.) Diels 的根。

形態 草本，通常直立，高30~80cm；莖和分枝具直槽，近無毛。葉4片輪生，卵形或卵狀長圓形，長3~6.5cm，寬1.5~3cm，先端急尖或短漸尖，基部淺心形，基出3脈，疏生短硬毛，葉柄長1~3cm。聚傘花序頂生和腋生，通常比葉短。花小，白色，直徑約3.5cm，頂端通常反折。漿果小，球形，徑約4mm，黑色。

分佈 生於石灰岩山疏林下。分佈於雲南、貴州和四州。

採製 春秋季採收，鮮用或曬乾。

性能 苦，寒。涼血止血，活血袪瘀。

應用 用於衄血，吐血，便血，尿血，崩漏，月經不調，經閉腹痛，風濕關節痛，肝炎，腸炎。用量5~10g。外用於跌打損傷，癤腫，神經性皮炎，適量搗敷、研粉調敷或煎水洗患部。

文獻 《匯編》上，606。

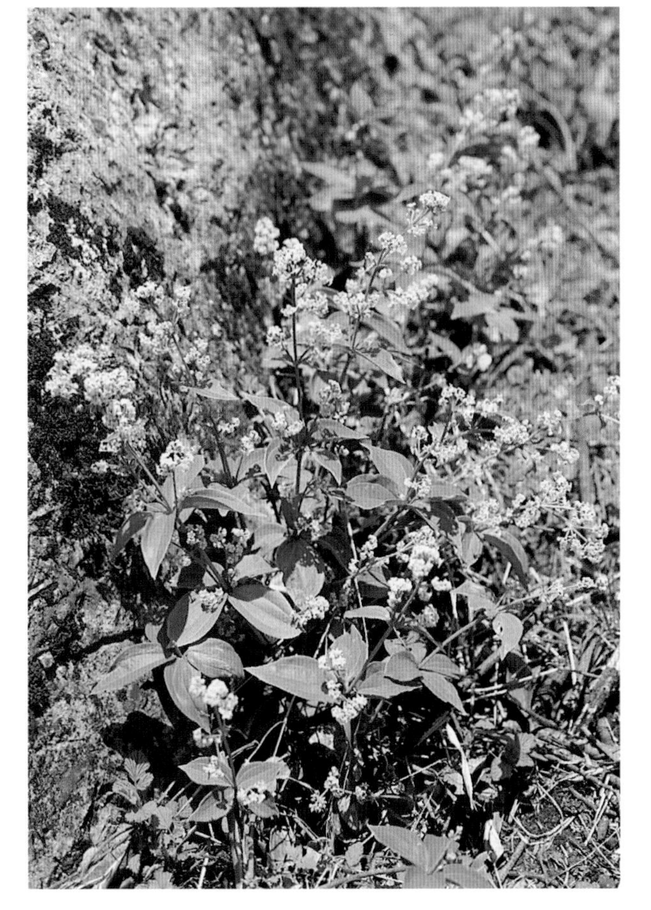

5859 林氏茜草

來源 茜草科植物林氏茜草 Rubia linii Chao 的根及莖。

形態 蔓性草本，長達1.5m以上。莖近圓形，無倒生鉤狀刺毛，具細縱稜。葉4枚輪生，膜質，卵形或卵狀披針形，長2~5cm，寬0.7~2.5cm，頂端銳尖，基部圓形或心形，全緣，側脈及葉緣下部疏被細鉤刺；葉柄長2~5cm，疏生鉤刺。聚傘花序通常排成疏鬆的圓錐花序，頂生或腋生；苞片輪生或單一，卵狀披針形，長3~8mm；小花梗長1~1.5mm；萼筒倒卵形，極小，5裂；花冠鐘狀，白色，長約1mm，5

針形；雄蕊5；子房2室，花柱2。漿果2枚成對或單1，略扁球形，徑約7mm，熟時黑色。

分佈 生於林中、林緣、路旁。分佈於台灣。

採製 秋季採收，曬乾。

成分 根莖含茜草素，茜素等。

性能 和血行血止血，通經活絡，止咳祛痰，破瘀。

應用 用於各種出血，經閉，泄精，產後血暈，乳結，慢性氣管炎，風濕痹痛，瘀滯腫痛，跌打損傷，癰疔。用量6~15g。

文獻 《原色台灣藥用植物圖鑑》(1)，211。

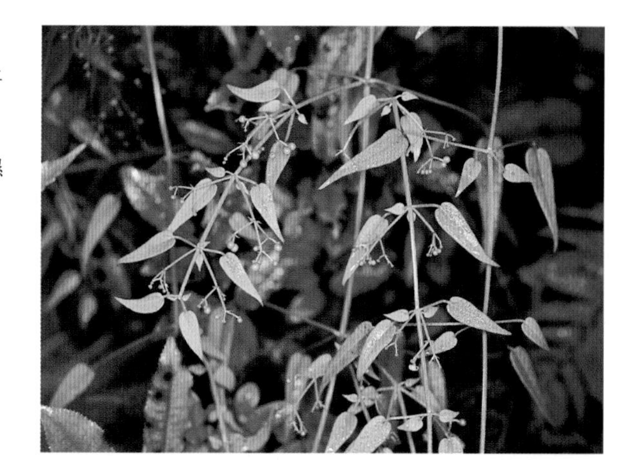

5860 糯米條

來源 忍冬科植物糯米條 Abelia chinensis R. Br. 的葉。

形態 落葉灌木。嫩枝被短柔毛。單葉對生，有時3葉輪生，圓卵形或橢圓狀卵形，上面初時被短柔毛，下面基部主脈及側脈密被長柔毛。花5數，白色，為腋生聚傘花序；萼檐裂片倒卵狀長圓形；花冠外面被短柔毛；雄蕊4，和花柱明顯伸出冠筒外。果實具宿存萼片。

分佈 生於林下灌叢、溪旁。分佈於長江以南地區。

採製 夏秋季採收，曬乾或鮮用。

性能 苦，寒。清熱解毒，止血。

應用 用於腹瀉，小兒口瘡，對口瘡，痄腮，流行性感冒，外傷出血，小兒疳蟲蝕齒，跌打損傷。用量3~10g；外用適量。

文獻 《湖南藥物誌》二，838。

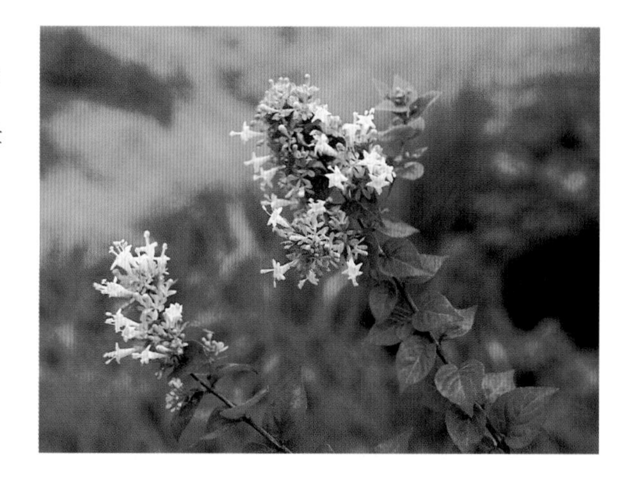

5861 短梗忍冬

來源 忍冬科植物短梗忍冬 Lonicera apodenta Ohwi 的花及藤葉。

形態 藤本。幼枝葉被毛。葉對生，橢圓形、長橢圓形或卵形，長2~4cm，寬1~1.5cm，頂端漸尖或銳尖，基部圓形，邊全緣或微波狀，中肋具毛；葉柄長3~6mm，密生柔毛。聚傘花序腋生或頂生，花成對着生，具短梗，密生絨毛；苞片葉狀，長3~6mm，被毛，小苞片近圓形，長約1mm，具緣毛；萼筒頂端具微齒；花冠筒長1.8~2cm，蕾期白色帶淡紫色或紫紅色，頂端稍膨大，初綻時白色，漸變為金黃色，上部2唇形，上唇較下唇長，4淺裂，下唇綫狀披針形，反捲；雄蕊4；雌蕊1。漿果倒卵形，徑約5mm，熟時黑色。

分佈 生於疏林中或林緣。分佈於台灣。

採製 6~8月採花，藤、葉全年可採，曬乾。

性能、應用 同"紫花忍冬"。

文獻 《高山藥用植物》，141。

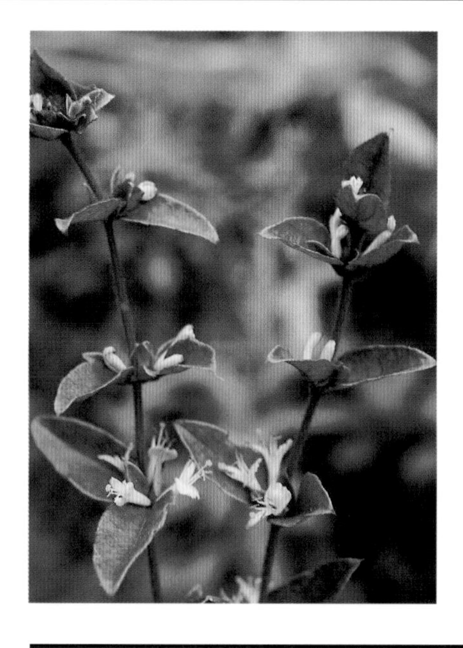

5862 毛忍冬

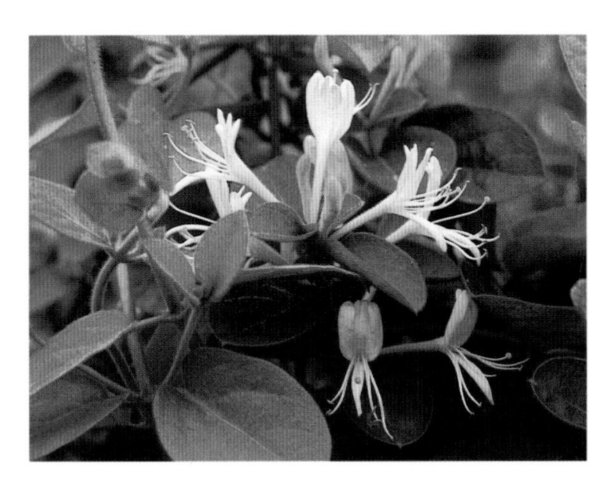

來源 忍冬科植物毛忍冬 Lonicera japonica Thunb. var. sempervillosa Hay. 的花蕾及藤葉。

形態 藤本，全株被短毛。葉對生，卵形至卵狀長橢圓形，長4.5~6cm，寬2.5~3.5cm，頂端短尖或鈍，基部截形、圓形或近心形，全緣，上面具柔毛，下面密生絨毛；葉柄長8~10mm。花序腋生，梗長3~5mm，苞片2，葉狀，被毛；花成對着生，初開白色，漸變為金黃色，小梗極短，基部具葉狀苞片1枚；萼筒狀，長約2mm，裂片長三角形，被毛；花冠筒長4~5cm，具毛，上端2唇形，上唇長約3cm，寬約1.5cm，外被毛，頂端楔形，4淺裂，下唇長2.5cm；寬3~4mm，兩面被毛；雄蕊5，長約2.5cm；花柱長約4.5cm，均伸出。漿果球形或短卵形，熟時黑色。

分佈 生於路旁、山坡灌叢中。分佈於台灣。

採製 全年可採，曬乾。

性能、應用 同"紫花忍冬"。

文獻 《原色台灣藥用植物圖鑑》(2)，228。

5863 紫花忍冬

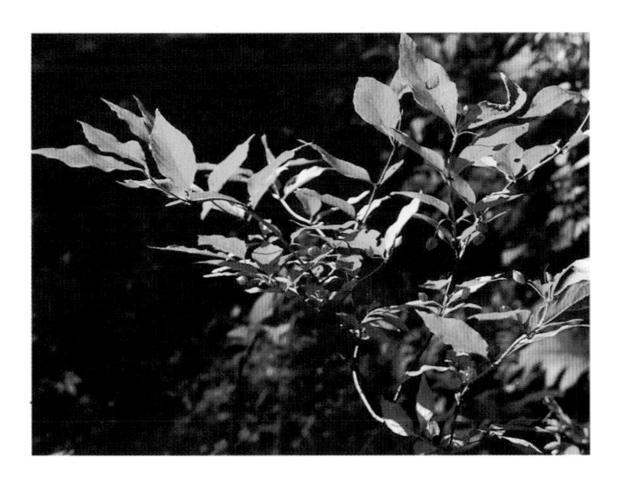

來源 忍冬科植物紫花忍冬 Lonicera maximowiczii (Rupr.) 的花蕾及葉。

形態 灌木，高達2m。葉卵形至卵狀矩圓形，下面無毛或疏生柔毛。萼齒細小而不顯著，花冠紫色，長約9mm，唇形，花冠筒短於唇瓣2倍。漿果，熟時紅色，長5~6mm。種子顆粒狀，粗糙。

分佈 生於溝谷或林下。分佈於吉林省長白山區。

採製 夏初，枝葉茂盛，將要開花時節採摘花、葉，曬乾。

性能 苦，寒。清熱解毒，解表。

應用 用於外感風熱，咽喉腫痛，瘡癰腫毒等症。用量10~20g。

文獻 研究資料。

5864 長白忍冬

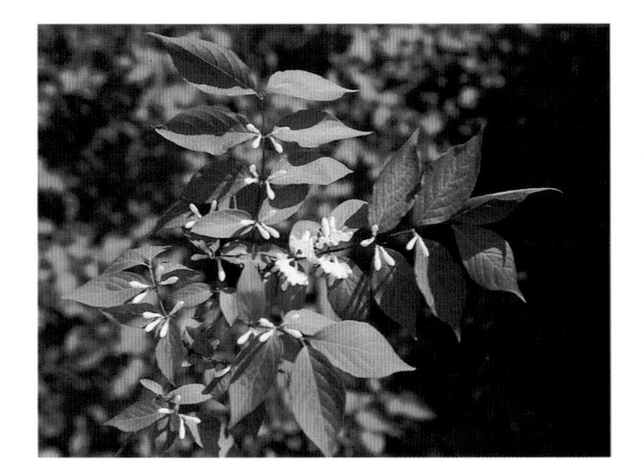

來源 忍冬科植物長白忍冬 Lonicera ruprechtiana Regel 的花。

形態 落葉灌木。高達5m。單葉對生，葉片長圓形至披針形，先端漸尖，全緣。表面無毛，背面有短柔毛。花腋毛，成對，花冠二唇形，筒不膨大，白色。果實無杯狀物包圍，僅基部連合。花期5~6月，果期7~8月。

分佈 生於林內或林緣，多沿河邊生長。分佈於吉林、遼寧。

採製 五月下旬至六月初開花時採收，摘取將要開放的花蕾，曬乾。

性能 甘，寒。清熱解毒。

應用 用於上呼吸道感染，扁桃體炎，急性乳腺炎，結膜炎等症。用量20~50g。

文獻 科研資料。

5865 新店忍冬

來源 忍冬科植物新店忍冬 Lonicera shintenensis Hayata 的花及藤葉。

形態 藤本，小枝密生柔毛。葉對生，卵形至長橢圓形，長4~7cm，頂端漸尖至急尖，基部截形、圓形至近心形，全緣，下面具絨毛，老漸脫落；葉柄長8~12mm。聚傘花序腋生，梗長2~3cm，被短絨毛；苞片2，對生，三角形，長1.5~10cm；小苞片小，圓形；萼筒狀，小，5裂，外散生柔毛；花冠長1.2~1.5cm，長筒狀，頂部2唇形，裂片外捲，淡黃白色或黃色，被毛，上唇長約7mm，頂端淺裂，下唇長約4mm，綫形，頂端鈍；雄蕊5，生於花冠喉部；花柱1，與雄蕊均伸出花冠外。漿果。

分佈 生於丘陵地、曠野矮林或疏林中。分佈於台灣。

採製 4~6月採花，藤葉全年可採，曬乾。

性能、應用 同"紫花忍冬"。

文獻 《原色台灣藥用植物圖鑑》(2)，230。

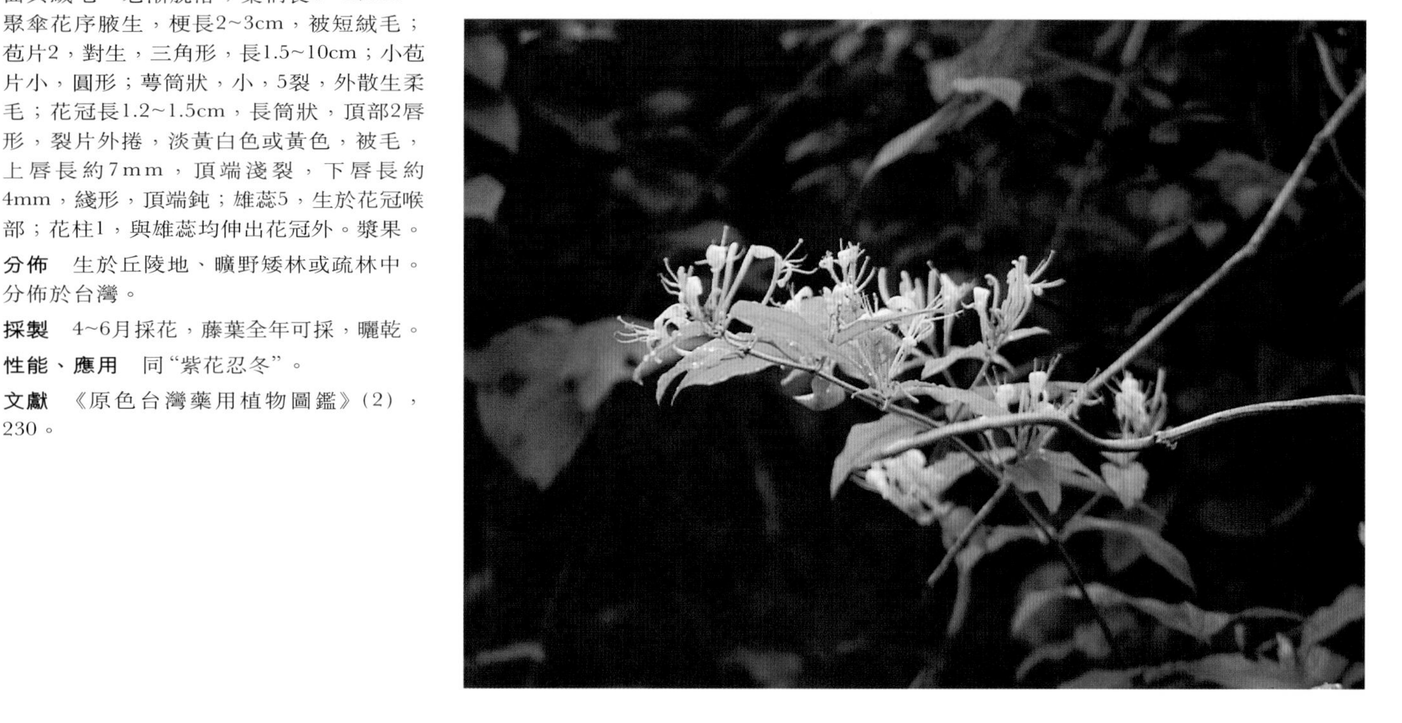

5866 冇骨消

來源 忍冬科植物台灣蒴藋 Sambcus formosana Nakai 的根及全草。

形態 草本狀灌木，高1.5~5m。葉對生，具長柄，單數羽狀複葉，長15~50cm，小葉2~7對，莖上部葉為3出複葉，小葉片卵狀披針形或長披針形，長5~20cm，寬1.5~6cm，頂端尖或漸尖，基部鈍至漸狹，邊緣具細鋸齒。大型複傘房花序頂生，小花梗細，長3~4mm，具由不孕花變成的黃色盃狀腺體；花小，白色至乳白色，單性；雄花花萼微5裂；花冠徑1.5~2.5mm，5裂，裂片卵形；雄蕊5；雌花無花瓣；花柱3裂。果球形，熟時紅色；種子扁卵形。

分佈 生於溝邊、林下、路旁。分佈於台灣。

採製 全年可採，鮮用或曬乾。

成分 葉含 α-amyrin palmitate。

性能 解毒，消腫，利尿，解熱，鎮痛。

應用 用於肺炎，肺膿腫，膀胱炎，風濕病，跌打損傷，神經炎，坐骨神經痛，腳風，破傷風，痛經，瘰癧，無名腫毒，小兒瘡癤，臭腳腫毒，淋病，水腫。用量10~150g；外用適量。

文獻 《原色台灣藥用植物圖鑑》(3)，215。

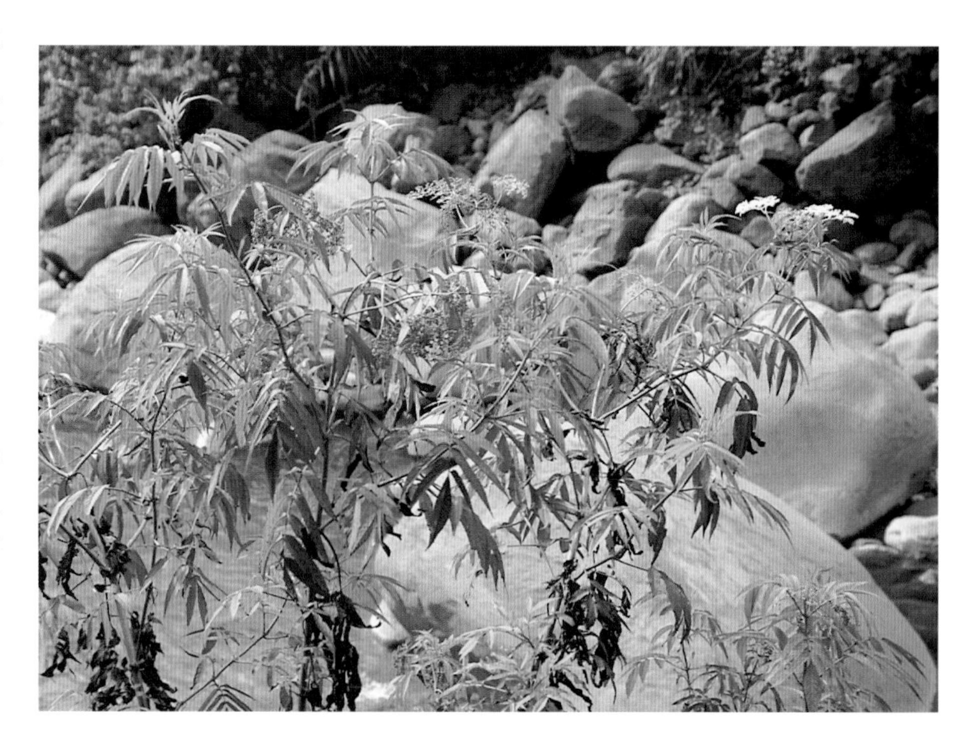

5867 淡紅莢蒾

來源 忍冬科植物淡紅莢蒾 Viburnum erubescens Wall. 的根。

形態 灌木或小喬木，高達6m。葉膜質，橢圓形、卵形至矩圓形，稀倒卵形，長4~10cm，頂端漸尖，邊緣具細鋸齒，側脈5~7對。圓錐花序有微毛，具2~4cm的總花梗，生於僅具2葉的短枝上；萼筒無毛，萼簷具5淺齒；花冠白色或粉紅色，高腳碟狀。筒長約8mm，裂片長2mm；雄蕊5，花絲極短，着生於花筒喉部，花藥黃色或紫色。核果近球形，紫紅色。

分佈 生於林下。分佈於甘肅、湖北、廣西及中國西南地區。

採製 春秋季挖取支根，洗淨，曬乾。

性能 苦，微寒。清熱解毒，涼血，止血。

應用 用於熱毒痲疹，衄血，痔瘡出血。用量9~12g

文獻 《中國高等植物圖鑑》IV，309；《四川省中藥資源普查名錄》，175。

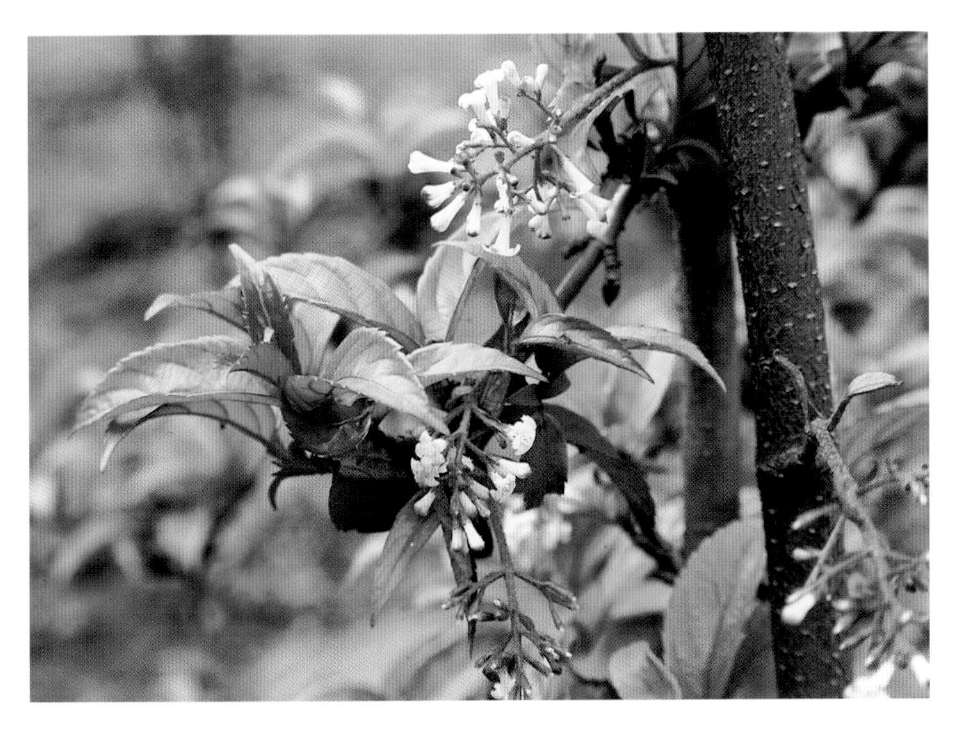

5868 紅子莢蒾

來源 忍冬科植物紅子莢蒾 Viburnum luzonicum var. formosanum Rehd. 的根及樹幹。

形態 灌木，高達3m。小枝疏被毛或近光滑。葉寬卵形或卵狀橢圓形，長6~12cm，寬3~3.5cm，頂端漸尖，基部圓，邊緣有銳鋸齒，上面光滑，下面沿脈疏被毛；葉柄長5~10mm，幾無毛。複傘形花序腋生或頂生；花萼筒狀，上部5裂，裂片三角狀卵形，疏被毛；花冠白色，輻狀，5裂，長5~10mm；疏被毛；雄蕊5，子房罎狀。核果紅色，近球形。

分佈 生於林下或灌叢中。分佈於華南、台灣。

採製 四季可採，洗淨，曬乾。

性能 驅風除濕，解毒，壯陽。

應用 用於風濕病，小兒發育不良，傷風，夢遺。用量4~150g。

文獻 《藥用植物學》，531。

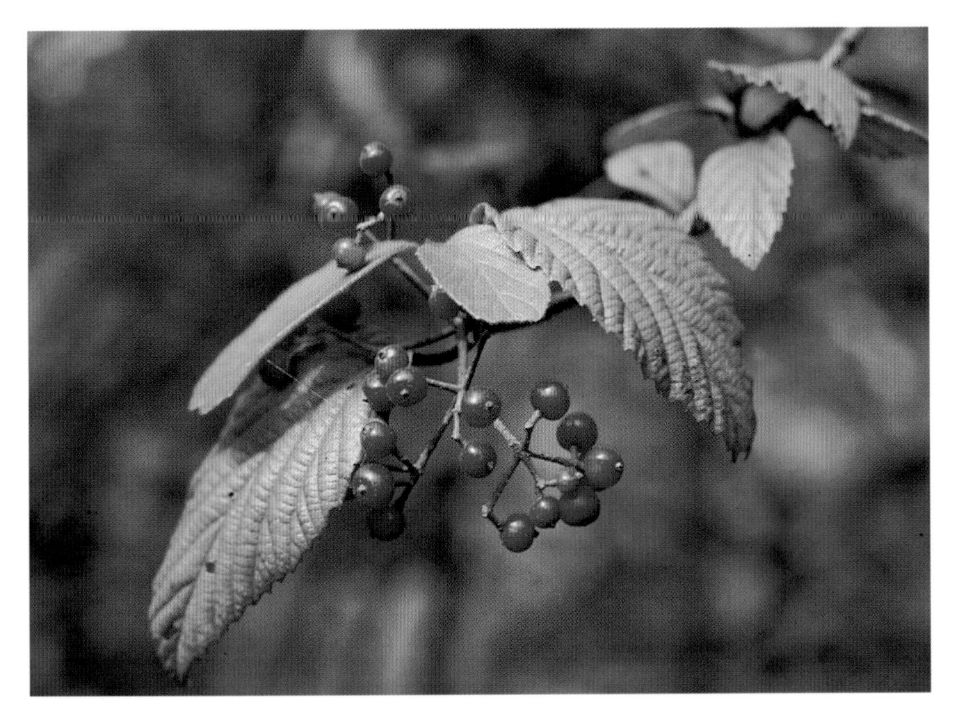

5869 球核莢蒾（高山莢蒾）

來源 忍冬科植物球核莢蒾 Viburnum propinquum Hemsl. 的根皮及全株、葉。

形態 常綠灌木，高達2m。葉對生，革質，卵形、橢圓形至橢圓狀披針形，長4~10cm，頂端漸尖，基部寬楔形，有時歪斜，邊具疏離的淺齒或近全緣，離基3出脈；葉柄長10~25mm。複傘形花序頂生，徑4~7cm，第一級輻射枝常為7條；花小，具短梗；萼短鐘狀，筒部長約0.7mm，5齒裂；花冠綠白色，鐘狀，長約2.5mm，裂片5，闊卵形；雄蕊5，稍長於花冠；子房下位，花柱極短，柱頭3裂。核果卵圓形，長約5mm，熟時藍黑色，有光澤。

分佈 生於山坡、溪邊、林下或灌叢中。分佈於陝西、甘肅、浙江、江西、湖北、湖南、廣東、廣西、台灣、雲南、貴州、四川。

採製 全年可採，曬乾或鮮用。

性能 苦、澀，溫。止血，消腫止痛，接骨續筋。

應用 用於跌打損傷，外傷出血，骨折，風濕痛。用量9~30g；外用適量。

文獻 《新華本草綱要》三，349。

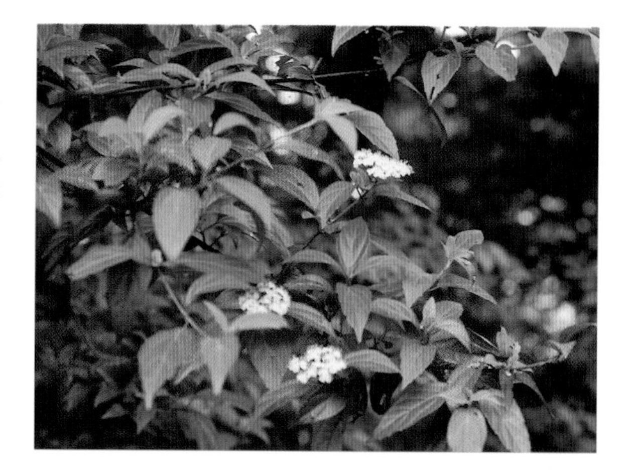

5870 台灣敗醬

來源 敗醬科植物台灣敗醬 Patrinia formosana Kitamura 的根。

形態 草本，高達1.5m，全體被柔毛，漸脱落。葉對生，卵狀長圓形，通常不分裂，長4~10cm，頂端漸尖，基部楔形下延，邊緣有粗圓齒；葉柄長約1cm。聚傘圓錐花序頂生及腋生，常聚生於枝端成寬大傘房狀；花黃色，徑2~3mm；萼小，頂端5齒裂；花冠漏斗狀，筒短，上部5裂，裂片卵狀橢圓形；雄蕊1或2~3，但1枚最大；子房下位，長柱狀，基部有小苞片貼生。瘦果卵圓形，不發育2子房室扁平，邊緣有白毛，背部貼生增大的苞片；苞片薄膜質，近圓形，頂端常微3裂，徑約5mm，脈網細而清晰。

分佈 生於灌、草叢中、林中、林緣。分佈於甘肅、湖北、四川、貴州、廣東、廣西、台灣。

採製 夏秋採挖，曬乾。

性能 排膿消腫。清熱解毒。

應用 用於腸炎，炎症，腹脹，下痢，眼充血，高血壓，胃腸痛，神經衰弱症，赤白帶下，產後諸病。用量6~180g。

文獻 《台灣民間藥》(1)，155。

附註 治外感風寒發熱、腹瀉者，無滯實熱者皆禁。

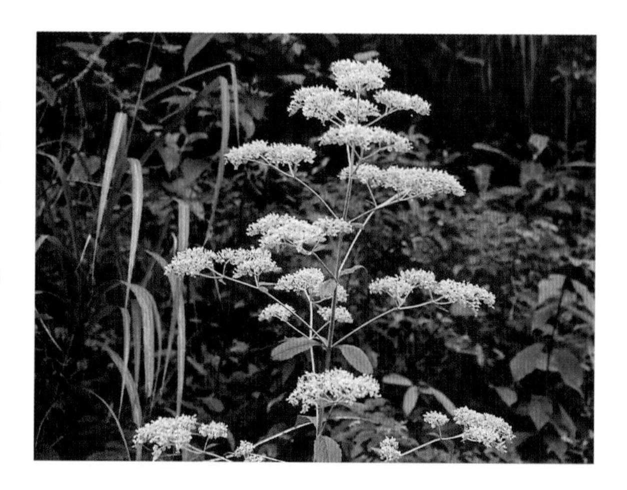

5871 嫩莖纈草

來源 敗醬科植物嫩莖纈草 Valeriana flaccidissima Maxim. 的全草、根及根莖。

形態 草本，高35~100cm。莖被毛。葉對生，柄長4~7cm，奇數羽狀複葉或羽狀，被毛；小葉5~6，無柄，長1.5~2cm，寬1~1.5cm，頂生小葉最大，頂端尖或漸尖，邊緣有不整齊鋸齒或全緣。聚傘花序頂生，多數密集，花小，白色；苞片對生，綫形，長3~7mm；萼小，不顯著；花冠長鐘狀，長1~2mm，上部5裂，裂片卵形；雄蕊5，伸出花冠外；子房下位，柱頭2歧，反捲。瘦果橢圓形，長約2.5mm，具稜溝。

分佈 生於路旁或草叢中。分佈於台灣。

採製 全年可採根及根莖，夏季採全草，曬乾。

性能 辛、微苦，溫。鎮靜，利尿，抗菌，解毒，止痛，止血。

應用 用於神經衰弱，心神不安，胃腸痙攣，胃虛弱，心臟病，腰腿疼痛，關節炎，月經不調，跌打損傷，閉經。用量9~30g。

文獻 《高山藥用植物》，147。

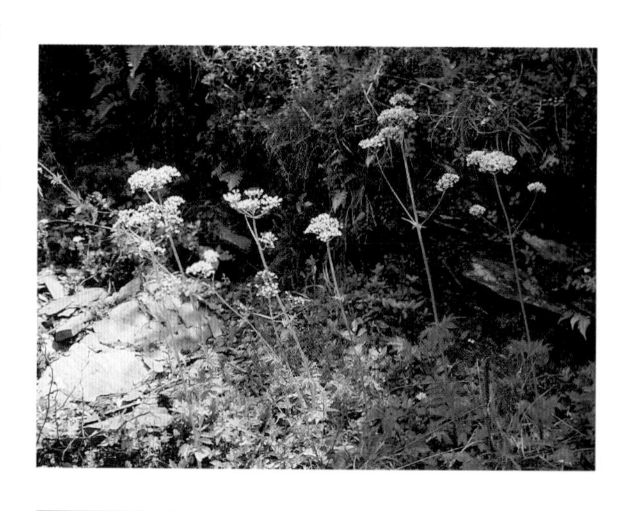

5872 毒瓜（雙輪瓜）

來源 葫蘆科植物毒瓜 Diplocyclos palmatus (L.) C. Jeffrey 的果實及根。

形態 草質藤本。根塊狀，捲鬚2分叉。葉互生，粗糙，長寬均約8~12cm，掌狀5深裂，裂片矩圓狀披針形或披針形，頂端尖，邊緣有疏齒；葉柄長4~6cm。雌雄花常各數朵簇生於同1葉腋；雄花花托長約2mm；萼5裂，裂片鑽形，長約1mm；花冠徑約7mm，裂片5，卵形；雄蕊3，花藥卵形，藥室S形曲折；雌花形似雄花，子房卵形，花柱細，上部3裂，柱頭膨大，2裂。果近無梗，球形，徑14~18mm，果皮黃綠色至紅色，間以白色縱條紋；種子卵圓形，褐色，兩面隆起，邊緣有環帶，稍有皺紋。

分佈 生於疏林中。分佈於海南、台灣、廣西。

採製 夏秋採，曬乾。

應用 用於無名腫毒。有毒。適量外用。

文獻 《新華本草綱要》二，317。

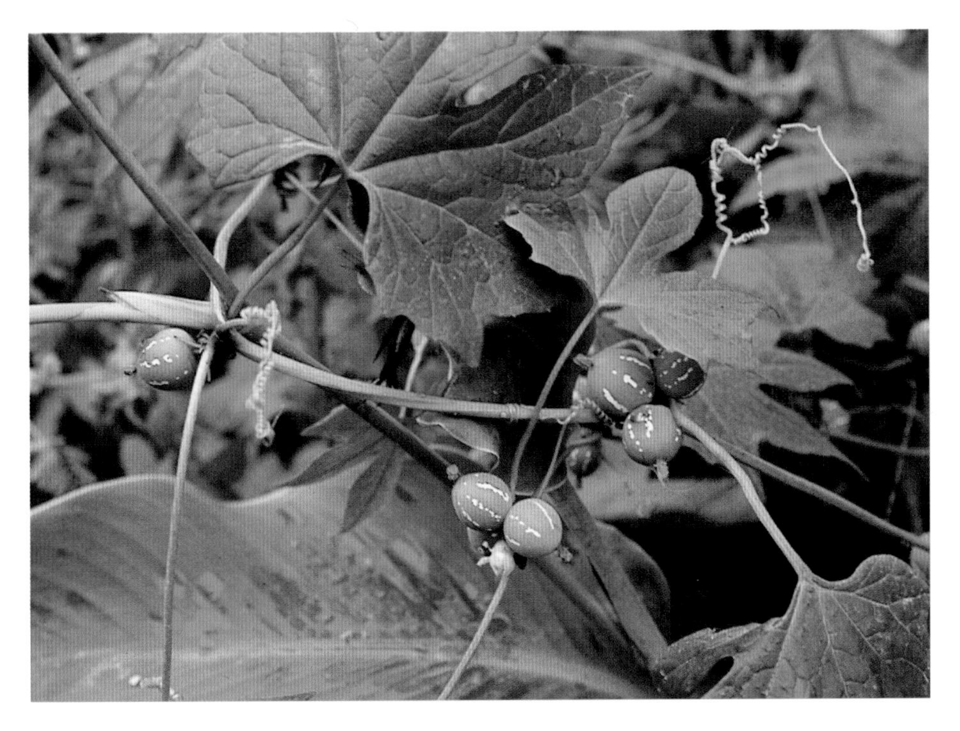

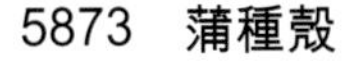

5873 蒲種殼

來源 葫蘆科植物瓠子 Lagenaria siceraria (Molina) Standl. var. hispida (Thunb.) Hara 的果殼。

形態 一年生草質藤本，全體具軟毛。捲鬚分2歧，有黏質軟毛。葉互生，心狀卵形至腎狀卵形，兩面被柔毛；葉柄頂端有2腺體。花單生於葉腋，單性，雌雄同株；花萼5齒裂；花瓣5，離生；雄花具雄蕊3，花藥合生。1枚具1藥室，2枚具2藥室；雌花子房下位，有茸毛，花柱短，柱頭3，各2裂。瓠果圓柱狀，成熟後果皮變木質。種子多數。

分佈 常栽培於庭園、農地。分佈於中國各地。

採製 立秋前後採成熟果實，清除瓤內種子，洗淨曬乾。

成分 含多縮戊糖等多種糖類。

性能 甘，平。利水消腫。

應用 治面目浮腫，腹水，腳氣腫脹。用量15~30g。

文獻 《浙江藥用植物誌》下，1260。

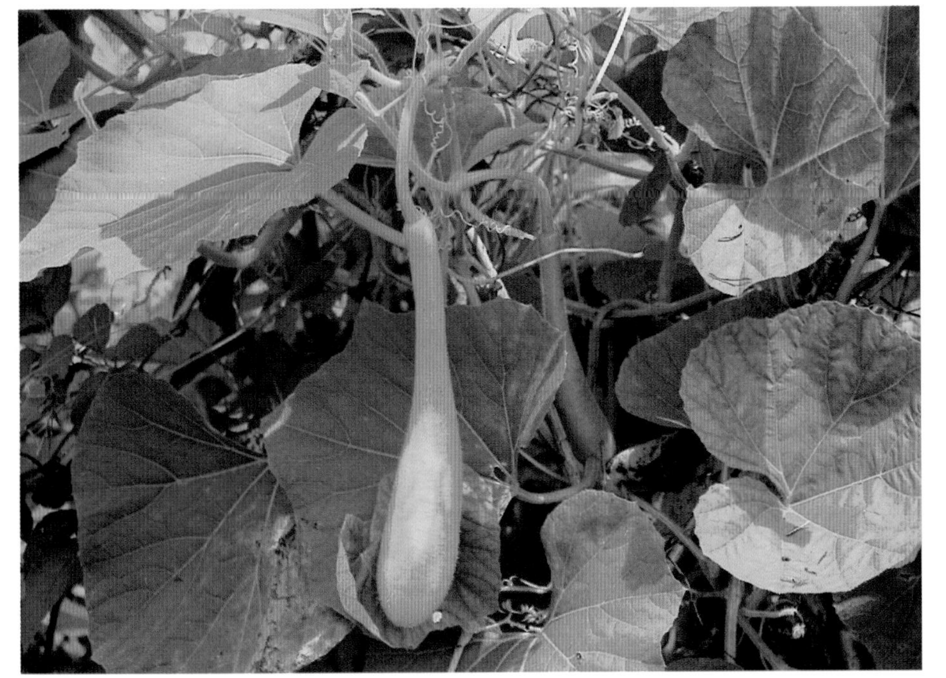

5874 毛果栝樓

來源 葫蘆科植物毛果栝樓 Trichosanthes mushaensis Hayata 的根。

形態 攀援草質藤本。莖無毛或節處被長毛。捲鬚側生於葉柄基部，4~6歧。單葉互生，寬卵形，長14~19cm，寬10~14cm，邊緣有小齒，下面被短柔毛。雌雄異株；花5數，白色，直徑約5cm；雄花為短總狀花序；雌花單生或雙生；花冠裂片有長約2cm的流蘇；雄蕊3。果實橢圓形或近球形，密被灰褐色長毛。種子扁卵狀橢圓形。

分佈 生於山坡或溝谷疏林中。分佈於廣西、廣東、台灣。

採製 秋季採，切片，曬乾。

性能 甘、苦酸，涼。生津止渴，排膿消腫。

應用 用於熱病口渴，癰瘡腫毒。用量10~15g。

文獻 《植物分類學報》1974，12(4)：433。

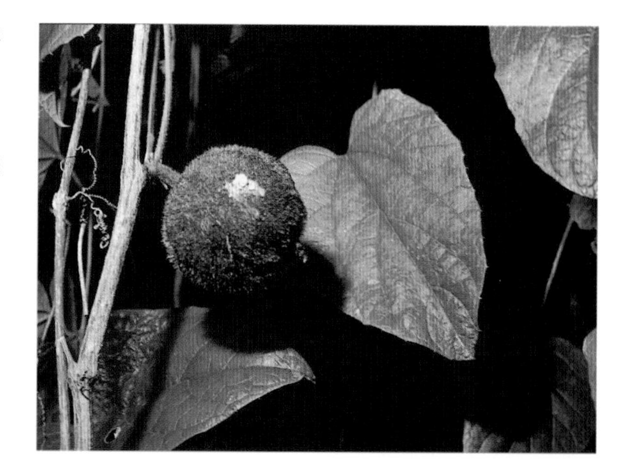

5875 大栝樓子

來源 葫蘆科植物截葉栝樓 Trichosanthes truncata C.B.Clarke 的成熟種子。

形態 攀援木質藤本。塊根肥大。嫩莖被毛。捲鬚側生於葉柄基部，2~3歧。單葉互生，近革質，長卵形，不分裂或3淺裂至深裂，基部截形，無毛，稍粗糙。雌雄異株；花5數，白色；雄花組成具柄總狀花序；雌花單生；花冠裂片具長達1cm流蘇；雄蕊3。果實橢圓形，光滑，成熟時橙黃色。種子長橢圓形，邊緣呈環狀隆起。

分佈 生於石山灌叢或密林中。分佈於廣西、雲南。

採製 秋季採成熟果實，取出種子曬乾。

性能 甘，寒。潤肺，化痰，滑腸。

應用 用於痰熱咳嗽，燥結便秘，癰腫，乳少。用量10~15g。

文獻 《大辭典》下，3654。

附註 本種的根和果皮也供藥用。

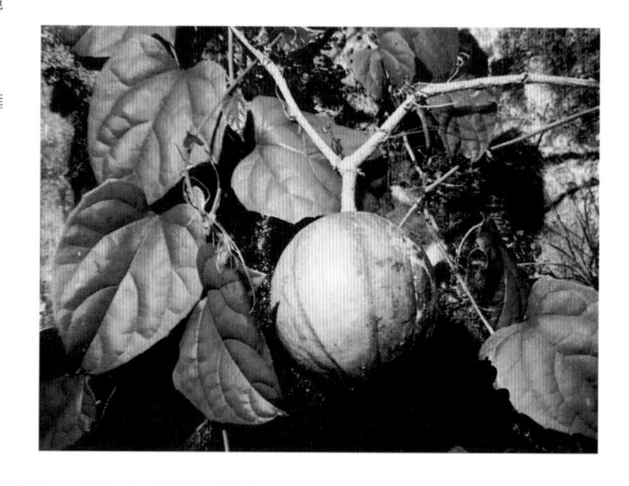

5876 小花沙參

來源 桔梗科植物小花沙參 Adenophora micrantha Hong 的根。

形態 多年生草本。根胡蘿蔔狀。莖數支至十多支發自一條根上，莖直立，常不分枝，高30~40cm，密被倒生短梗毛。莖生葉互生，無柄，寬條形至長橢圓形。聚傘花序集成狹圓錐花序，花梗短；花萼筒部很小，裂片短小；花冠小；花柱明顯伸出花冠；蒴果短小，卵球狀。

分佈 生於山丘。分佈於內蒙古。

採製 秋季採挖根，洗淨，切片，曬乾。

性能 甘，微寒。養陰清肺，祛痰止咳。

應用 用於肺熱咳嗽，癆嗽咯血，咽喉腫痛。用量10~15g。

文獻 《內蒙藥》III，138

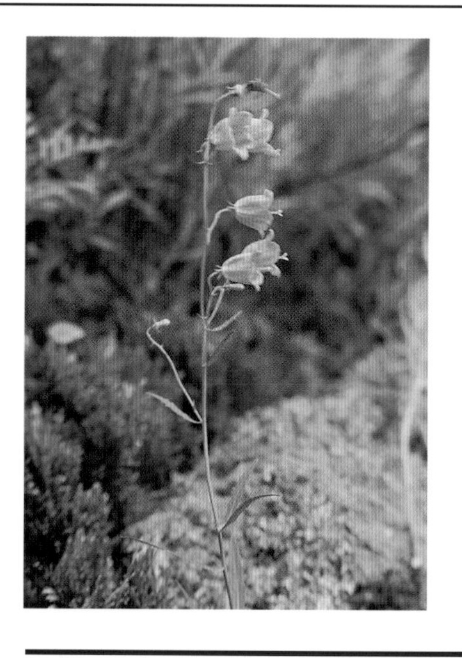

5877 台灣沙參(高山沙參)

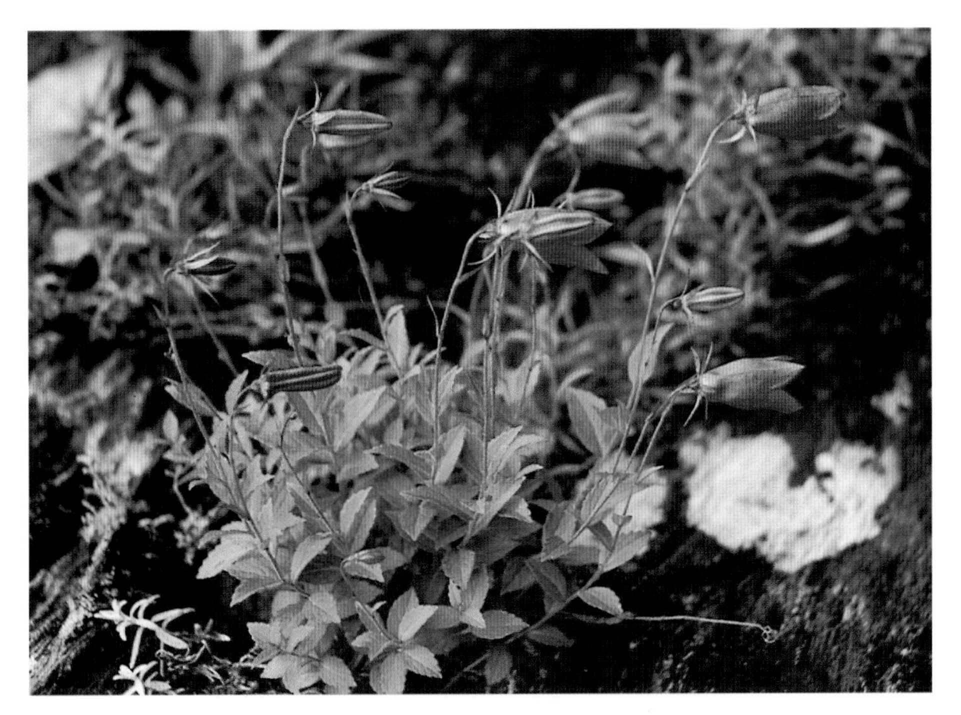

來源 桔梗科植物台灣沙參 Adenophora morrisonensis Hayata (A. uehatae Yamam.) 的根。

形態 草本,高10~30cm。主根稍肥而長。莖單生或略分枝,無毛或疏生硬毛。基生葉卵狀三角形,基部近平截;莖生葉互生,下部的有短柄,向上漸無柄,條狀披針形至橢圓形,頂端漸尖,基部楔形,長2~5 (~8) cm,寬4~25mm,邊緣有具鈍頭的深刻鋸齒或三角狀鋸齒,無毛或疏生短毛。花單朵或數朵集成假總狀花序;花梗細長;萼筒倒卵狀圓錐形,裂片5,鑽形,長10~15mm,邊緣有多對細齒;花冠寬鐘狀,長2.8~3.5cm,裂片5,卵狀三角形,佔花冠1/3長;雄蕊5;子房下位,花柱比花冠短。蒴果球狀橢圓形,長約1cm;種子黃棕色。

分佈 生於高山草地。分佈於台灣。

採製 秋季採挖,保留蘆頭,曬乾。

性能、應用 同"小花沙參"。

文獻 《高山藥用植物》,150。

5878 峨嵋沙參

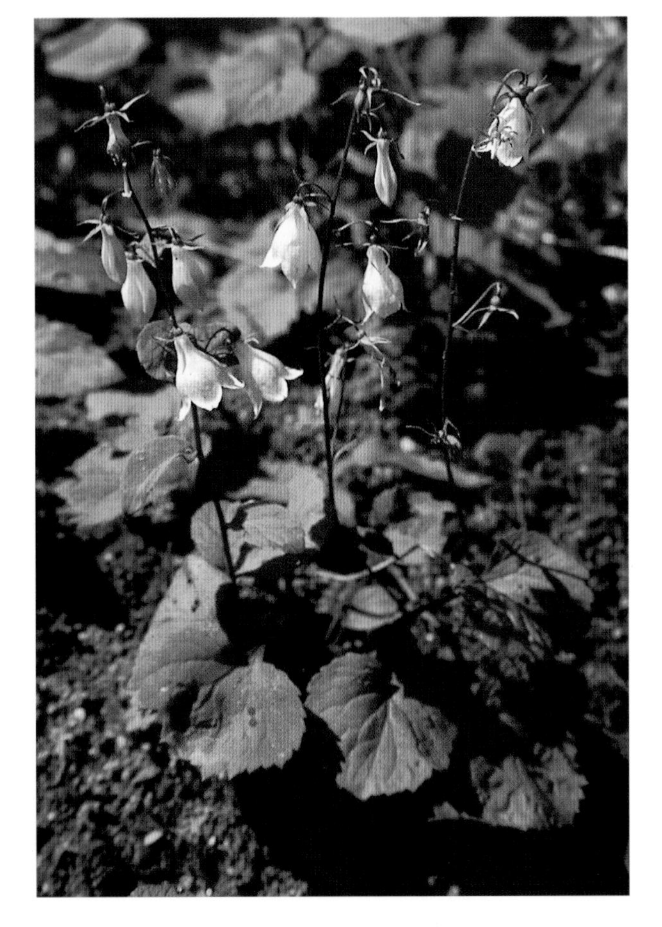

來源 桔梗科植物峨嵋沙參 Adenophora omeiemsis Z. Y. Zhu 的根。

形態 多年生草本,高50~65cm,被稀疏糙毛。基生葉與莖生葉均為三角狀卵形或卵狀披針形,邊緣具不規則粗鋸齒。總狀或狹圓錐花序;花冠鐘狀,藍紫色或藍白色;雄蕊5;雌蕊1,下部不具肉質花盤,子房下位,花柱內藏,短於花冠,柱頭3裂。蒴果近球形,具數條縱稜,花萼宿存,種子稍偏,長圓形或卵狀長圓形。

分佈 生於溝邊或崖壁上。分佈於四川。

採製 秋季採挖,洗淨,曬乾。

性能 甘,涼。補肺固正,祛痰止咳。

應用 用於肺虛有熱,咳嗽痰血,久咳肺痿,病後虛弱。用量10~15g。

文獻 《川藥校刊》1990,(2):290。

5879 川黨參

來源 桔梗科植物川黨參 Codonopsis tangshen Oliv 的乾燥根。

形態 草質纏繞藤本，有白色乳汁。根粗大，徑約1.5cm。莖長達3m，淡綠色，基部帶紫色，有白粉，無毛。葉互生；葉片狹卵形或卵形，基部寬楔形，邊緣有不明顯的鋸齒，脈在下面隆起。花單朵與葉對生，無毛，無苞片；花萼下位5裂。花冠淡黃綠色，鐘狀，雄蕊5，花柱5裂。

分佈 生於海拔900~2,300m山地灌叢或林中。分佈於四川、湖南西北部、湖北西部、陝西南部。

採製 秋季9~10月採挖，洗淨泥土，分別用繩穿起，曬至半乾，用手或木板搓揉，使皮部與木部緊黏，然後再搓再揉，反復3~4次。曬至足乾。

成分 含皂甙、菊糖及微量生物鹼。

性能 甘，平。補脾，益氣，生津。

應用 用於脾虛，食少，便溏，四肢無力。心悸，氣短，口乾，脱肛，子宮脱垂。用量6~15g。

文獻 《匯編》上，684；《藥典》1990年版，253；《四川中藥誌》II，1332。

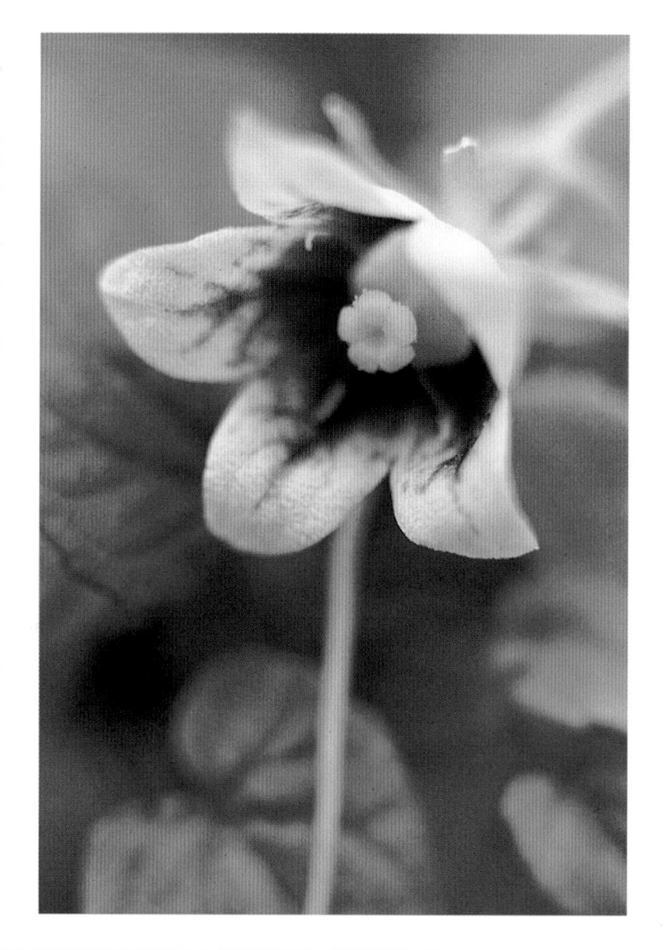

5880 卵葉半邊蓮（圓葉山梗菜）

來源 桔梗科植物卵葉半邊蓮 Lobelia zeylanica L. 的全草。

形態 草本。莖平臥，四稜狀，長達60cm，基部節上生根。葉螺旋狀排列，三角狀闊卵形或卵形，長1~5.4cm，頂端急尖或鈍，基部寬楔形、平截或淺心形，邊緣鋸齒狀，兩面有毛，上面漸變無毛；葉柄長3~12mm，具短柔毛。花單生葉腋，梗長1~1.5cm，被毛；基部有小苞片2，常脱落；萼鐘狀，長2~5mm，5裂，裂片披針狀條形；花冠紫色、淡紫色或白色，5裂，二唇形，長5~15mm，背面裂至基部，中肋疏生柔毛；雄蕊5，花絲在2/3處以上連合成筒，花藥頂端具髯毛；子房下位。蒴果倒錐狀至矩圓形，長5~7mm；種子三稜狀，紅褐色。

分佈 生於水田邊或溝谷邊陰濕處。分佈於雲南、廣東、廣西、福建、台灣。

採製 全年可採，曬乾。

應用 用於毒蛇咬傷，狂犬病，晚期血吸蟲病。用量6~30g。

文獻 《雲南中藥資源名錄》，549。

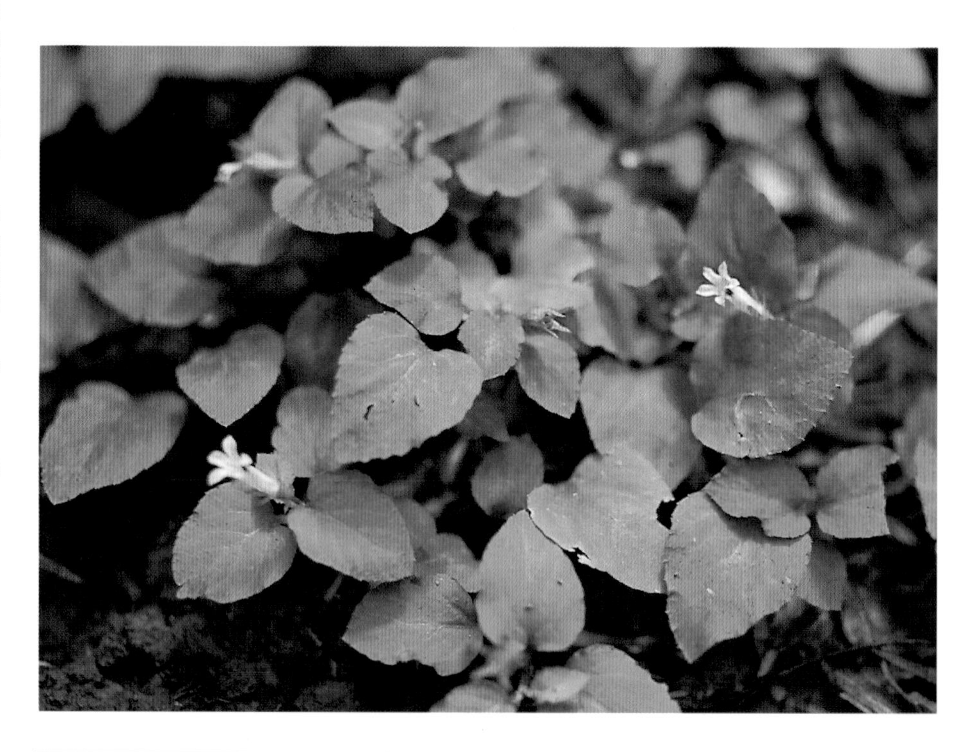

5881　草海桐

來源　草海桐科植物草海桐 Scaevola frutescens Krause 的葉及樹皮。

形態　灌木或小喬木，高達7m。枝中空。葉螺旋狀排列，多生於枝頂，匙形至倒卵形，稍肉質，長10~22cm，頂端圓鈍、平截或微凹，邊全緣或波狀；葉柄扁，長3~5mm，腋內密生白色鬚毛。聚傘花序腋生，長1~3cm，苞片和小苞片小，有腋毛；花梗與花間有關節；萼筒狀，5裂；花冠白色或淡黃色，長約2cm，筒部細長，後方開裂至基部，內面密被毛，檐部向一側開展，裂片5，披針形，有翅；雄蕊5；子房下位，花柱基部有毛，柱頭周圍有碗狀凸起。核果卵球形，長約1cm。

分佈　生於海邊。分佈於廣東、廣西、福建、台灣。

採製　四季可採，曬乾。

成分　含生物碱。

性能　助消化，活血止痛。

應用　用於腳氣病，扭傷，風濕骨痛。用量9~15g，或外用適量搗敷患處。

文獻　《藥用植物學》，548；《廣西藥用植物名錄》，450。

附註　髓心治腹瀉。

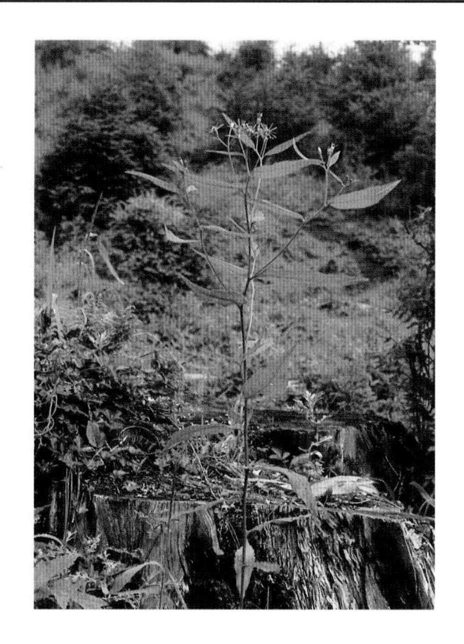

5882　甘川紫菀

來源　菊科植物甘川紫菀 Aster smithianus Hand.-Mazz. 的全草。

形態　草本或半灌木，高60~150cm。莖多分枝，有密微柔毛。葉互生，中部葉狹卵形或披針形，長5~10cm，頂端尖，基部狹或近圓形，全緣稀中部以上有淺鋸齒，兩面有微密柔毛；上部葉漸小；柄短近無。頭狀花序頂生或生上部葉腋，徑1.5~2.5cm，傘房狀排列；總苞半球形，總苞片2~3層，外層的有密微毛；舌狀花約30個，白色或淡紫紅色；中部筒狀花黃色，常有疏短毛；雄蕊5，聚藥；花柱1，頂端2叉。瘦果倒卵圓形，黑色，長2~2.5mm，一面有肋，密被伏毛；冠毛白色或稍紅色。

分佈　生於山坡草地。分佈於甘肅、四川、雲南。

採製　夏秋採收，曬乾。

性能　苦、辛，寒。宣肺化痰，止咳，止痛。

應用　用於支氣管炎。用量9~30g。

文獻　《雲南中藥資源名錄》，558。

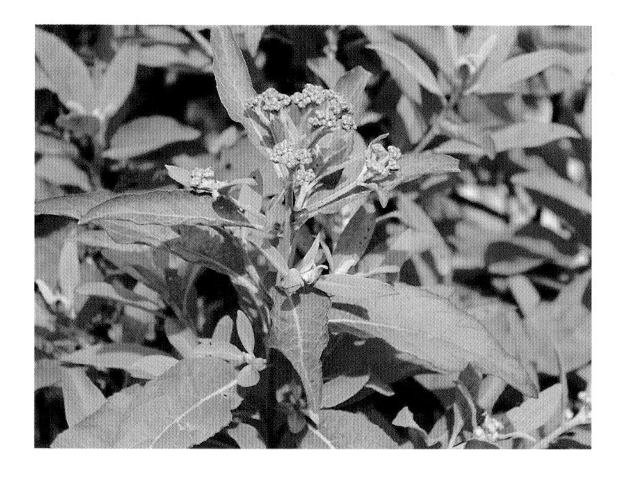

5883　大黃草

來源　菊科植物長圓葉艾納香 Blumea oblongifolia Kitam. 的全草。

形態　草本，高0.5~1.5m。主根粗壯，紡錘形。莖具棱，被毛。葉互生，基部葉花期宿存或凋萎，稍小；中部葉長圓形或狹橢圓狀長圓形，長9~14cm，頂端短尖或鈍，基部楔形漸狹，邊緣狹反捲並有不規則硬重鋸齒，被毛；上部葉漸小，無柄。頭狀花序多數，徑8~12mm，排成頂生開展的疏圓錐花序；花序柄長約2cm，密被毛；總苞球狀鐘形，長約1cm，約4層，背面被毛；花托蜂窩狀，被毛；花管狀，黃色，雌花多數，檐部3~4齒裂；兩性花5裂，裂片被毛和腺體；雄蕊5，聚藥。瘦果圓柱形，疏被毛，具棱；冠毛白色。

分佈　生於路旁、田邊、溪邊、草地。分佈於浙江、江西、福建、台灣、廣東。

採製　全年可採，曬乾。

成分　全草含生物碱、黃酮、酚類物質、甾醇。

性能　苦、微辛，涼。清熱解毒，利尿消腫。

應用　用於急性氣管炎，痢疾，腸炎，急性腎炎，尿路感染，癰腫，外傷腫痛。用量15~30g；外用適量。

文獻　《匯編》下，817；《新華本草綱要》三，395。

5884 豬肚子

來源 菊科植物雙舌蟹甲草 Cacalia davidii (Franch.) Hand. -Mazz. 的根狀莖。

形態 多年生草本，高達1.5m。根狀莖塊狀。莖粗壯，除花序部分外均無毛。葉厚紙質，五角形或三角形，基部截形或寬心形，邊緣具小尖齒，上面疏生糙短毛或近無毛，下面沿葉脈有疏短柔毛，中部葉長8~15cm，寬與長相等，上部葉較小。頭狀花極多，排列成大圓錐花序；花序軸和總花梗有黃褐色短柔毛；總苞窄圓柱形，長0.8~1cm；總苞片4~5，條狀短圓形；舌狀花2個，黃色，舌片條形，長於總苞2倍；筒狀花2。瘦果圓柱形；冠毛白色。

分佈 生於山坡草地和林緣。分佈於四川西部、雲南東北部、陝西東部。

採製 秋季採挖，洗淨，曬乾。

性能 辛，平。有小毒。祛風除濕，通經理氣，化痰平肝。

應用 用於頭痛眩暈，風濕疼痛，偏癱，咳嗽，痰多。用量10~15g。

文獻 《匯編》下，578。

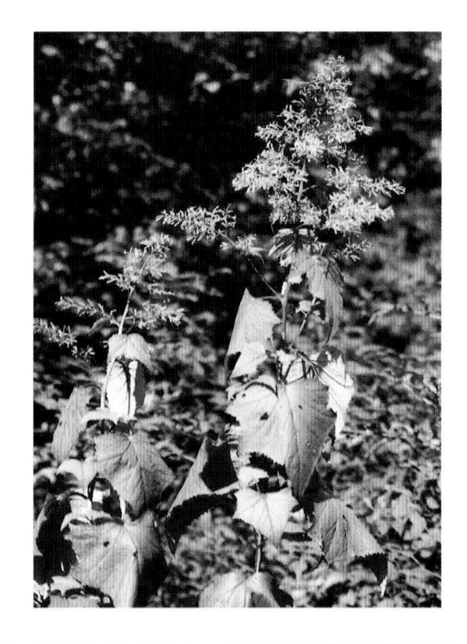

5885 茼蒿

來源 菊科植物茼蒿 Chrysanthemum coronarium L. var. spatiosum Bailey 的嫩莖葉。

形態 草本，高達1m。莖直立，柔軟。葉互生，無柄，橢圓形、倒卵狀披針形、倒卵狀橢圓形或匙形，頂端圓鈍，基部長楔形，略抱莖，邊緣不規則深齒裂或羽裂，裂片互相連接，鈍頭。頭狀花序異形，單生枝頂，徑4~6cm；總苞膜質，總苞片覆瓦狀排列，卵形至橢圓形；舌狀花1輪，邊生，雌性，黃色或黃白色，長約16mm；管狀花多輪，兩性，黃色，長約5mm；雄蕊5，花絲分離；子房下位，花柱2歧。瘦果，長三棱形，長約3mm，無冠毛。

分佈 中國各地栽培。

採製 秋季至翌年夏季均可採收，鮮用。

成分 莖、葉含多種氨基酸。

性能 辛、甘，平。和脾胃，利二便，消痰飲，通血脈，安心氣，明目。

應用 用於偏墮氣痛，小便不利，膈中臭氣。用量30~60g。

文獻 《原色台灣藥用植物圖鑑》(1)，222；《新華本草綱要》三，402。

附註 本品一般作蔬菜食用。

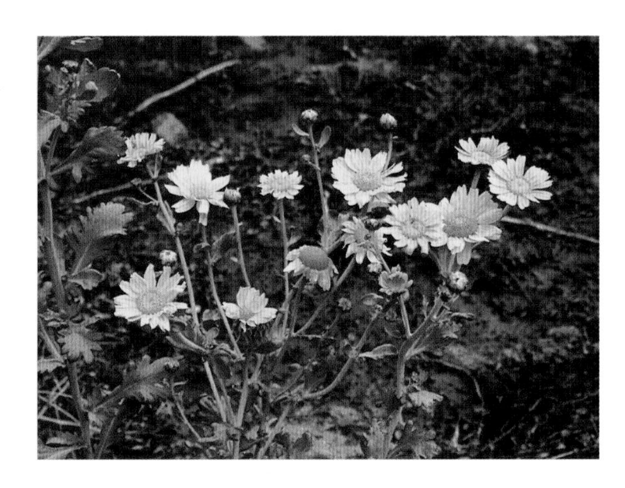

5886 阿里山薊

來源 菊科植物阿里山薊 Cirsium arisanense Kitam. 的根或全草。

形態 草本，高約50~100cm。根粗，紡錘狀。莖密生細毛，花期多分枝。基生葉成叢，披針形，長15~30cm，寬3~5cm，頂端漸尖，基部漸狹成翼柄，羽狀深裂，側裂片8~9對，不等大，卵形，常再作羽狀半裂或3半裂，小裂片頂端成硬刺，邊緣有刺狀緣毛，上面多毛而漸無毛，下面沿脈毛較多；莖生葉互生，向上漸小，披針形，基部抱莖。頭狀花序單生或2~3朵叢生枝頂或葉腋；苞葉2~3枚；總苞鐘狀，長1.5~2cm，總苞片6~7層，中、外層披針形，內層綫狀披針形，頂端針刺狀，向內漸長；花黃色，筒狀，長約14mm，頂端5細裂；花藥聯合；花柱伸出。瘦果長橢圓狀，冠毛棕色。

分佈 生於向陽草原、路旁。分佈於台灣。

採製 夏秋採收，曬乾或鮮用。

性能 涼血，活血，祛瘀，消腫，解毒，利水，補虛。

應用 用於吐血，衄血，虛弱，水腫，便血，尿血，崩漏，淋病，白帶，癢疹，瘡癬，疔癰，腸癰，骨刺，燙火傷。用量9~15g；外用適量。

文獻 《原色台灣藥用植物圖鑑》(3)，234。

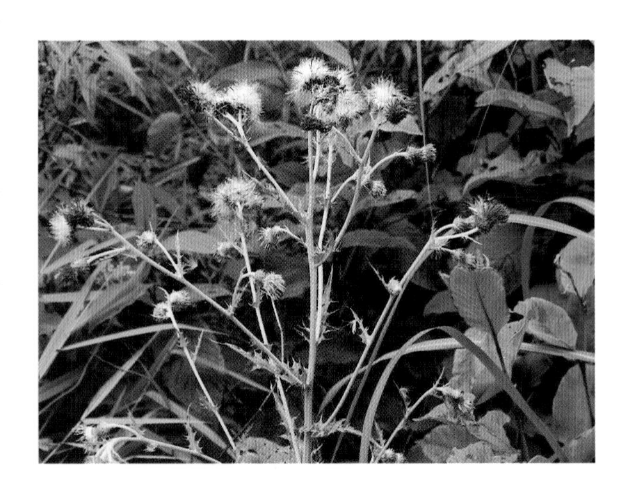

5887 綠薊

來源 菊科植物綠薊 Cirsium chinense Gardn. et Champ. 的根或全草。

形態 草本，高40~100cm。莖、枝被毛。葉互生，莖中部葉長橢圓形或長披針形，長5~7cm，寬1~4cm，羽狀淺裂、半裂或深裂，側裂片3~4對，中部的較大，各裂片邊緣有2~3個不等大刺齒，齒頂及齒緣有針刺，莖中部以上的葉常不裂，邊緣具針刺，或全部葉均不裂，下面被白色長綿毛；基生葉及下部莖葉漸狹成長或短柄，中、上部莖葉無柄或基部擴大。頭狀花序少數成傘房狀，頂生，少有單生莖枝頂端的；總苞卵球形，徑約2cm，總苞片約7層，覆瓦狀排列，向內漸長，長三角形至狹披針形，頂端急尖成刺，內層的頂端膜質擴大，紅色，外面沿中脈有黑色黏腺；管狀花長2.4cm，紫紅色。瘦果楔狀倒卵形，扁，冠毛污白色。

分佈 生於山坡草叢中。分佈於遼寧、內蒙古、河北、山東、江蘇、浙江、廣東、台灣、江西、四川。

採製 夏秋採收，鮮用或曬乾。

性能、應用 見“阿里山薊”項下。

文獻 《原色台灣藥用植物圖鑑》(3)，234。

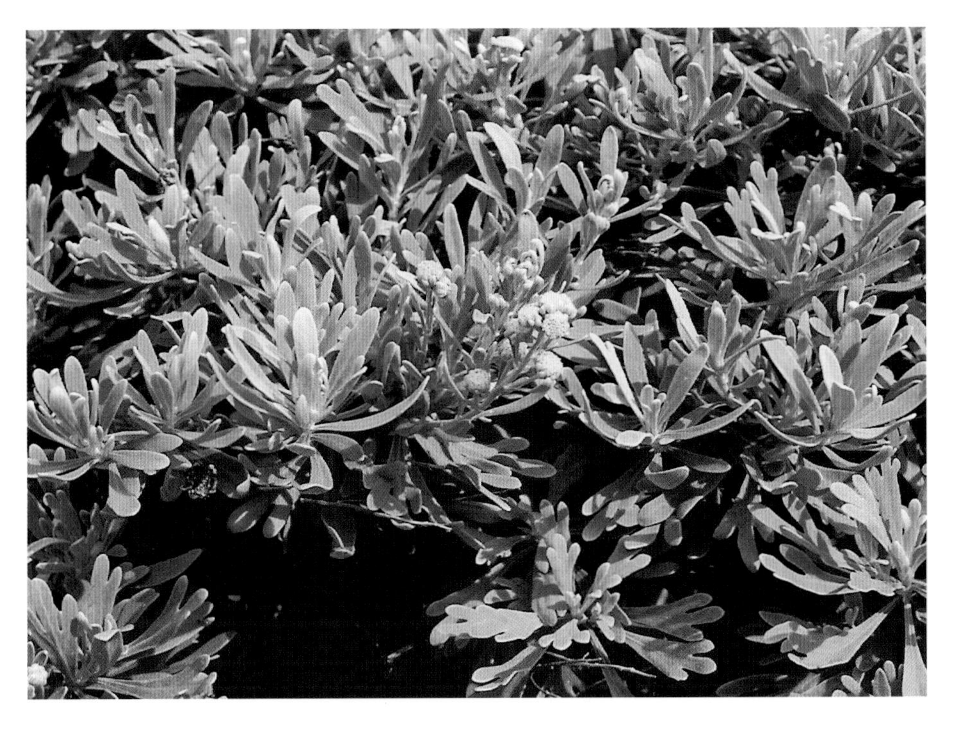

5888 鈴木氏薊

來源 菊科植物鈴木氏薊 Cirsium suzukii Kitam. 的根或全草。

形態 草本，高達1m。莖上部有蛛絲狀毛。莖中部葉橢圓形，長約20cm，寬約7cm，頂端漸尖，基部寬大抱莖，羽狀半裂，側裂片7~8對，橢圓形，頂端急尖，邊緣有1~2個具針刺的齒，上面有稀蛛絲狀毛，下面被稠密絨毛而呈粉白色，莖上部葉漸小。頭狀花序頂生，下垂，有長花梗，花梗具蛛絲狀毛，具苞葉1~2枚，綫形；總苞半球形，徑約35mm，外被蛛絲狀毛及蜜腺，後變紫紅色，外層總苞片卵狀橢圓形，長約3mm，頂端急尖成極短的針刺，中層總苞片橢圓形，亦具刺，內層總苞片綫狀披針形，幾無刺；花筒狀，紫色，長約17mm，頂端不等5裂。瘦果倒圓錐形，長約3mm，棕色；冠毛長約16mm。

分佈 生於山野、路旁。分佈於台灣。

採製 夏秋採收，鮮用或曬乾。

性能、應用 見“阿里山薊”項下。

文獻 《原色台灣藥用植物圖鑑》(3)，234。

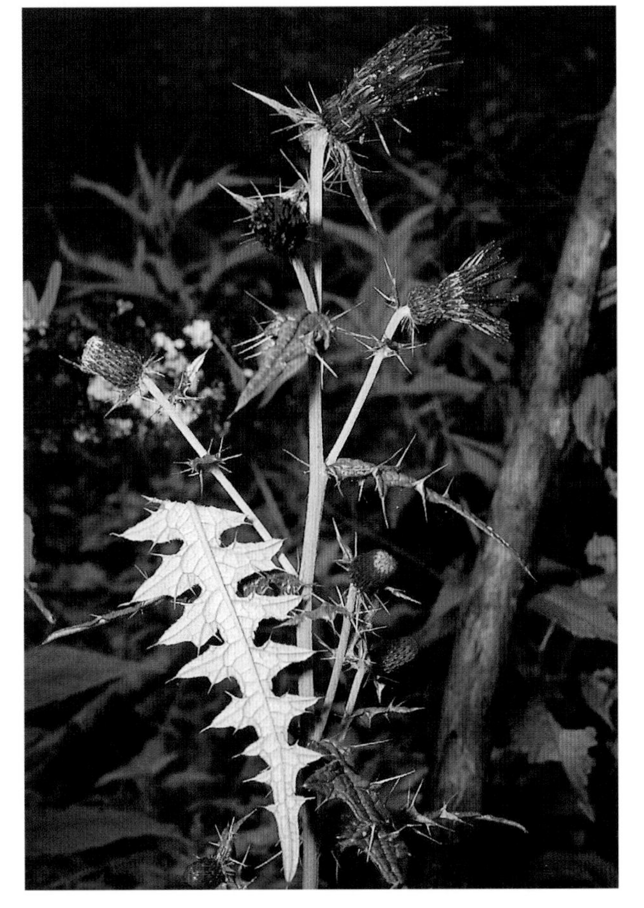

5889 華東藍刺頭

來源 菊科植物華東藍刺頭 Echinops grijisii Hance 的根。

形態 多年生草本，高30~80cm，上部稍有分枝，密生白絨毛，基部殘存多數葉鞘，中下部葉長橢圓形，長5~20cm，羽狀深裂，裂片通常4對，卵狀橢圓形，光端鈍，具短刺，邊緣具毛狀細刺，葉上面無毛，下面密生白絨毛，無柄或近無柄；上部葉漸小，狹橢圓形或披針形。複頭狀花序球形，直徑2~4cm，苞片多層。花白色，花冠筒狀。瘦果圓筒狀，有細毛。

分佈 生於山坡草叢中。分佈於華東。

採製 春秋挖根，去鬚根，洗淨曬乾。

性能 清熱解毒，排膿消腫，通乳。

應用 用於乳腺炎，癤腫，淋巴結結核，風濕性關節炎，痔瘡。用量4.5~9g。孕婦忌用。

文獻 《匯編》上，893。

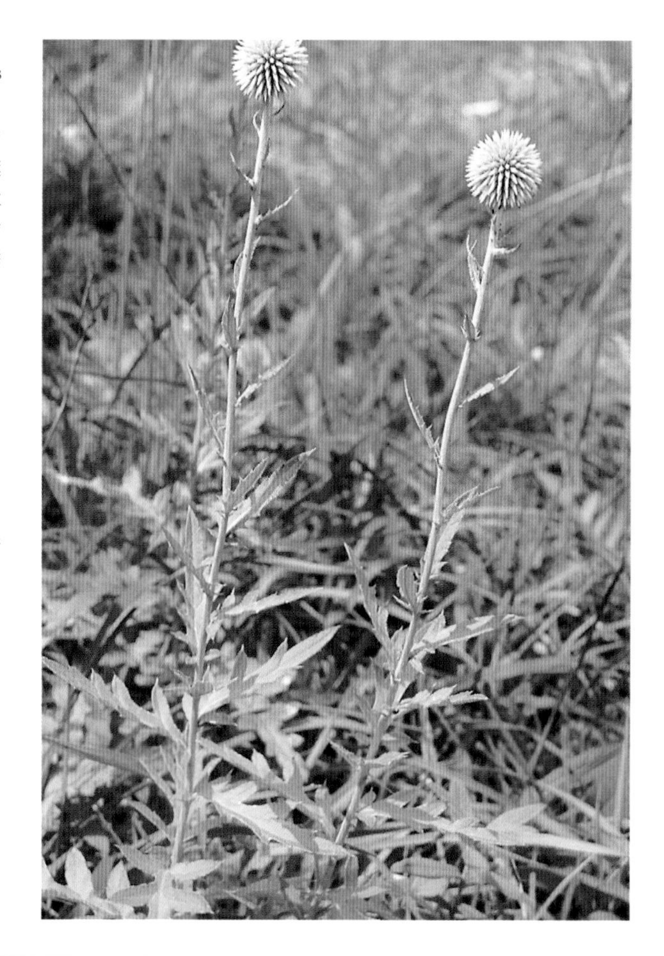

5890 台灣澤蘭

來源 菊科植物台灣澤蘭 Eupatorium formosanum Hay. 的全草及根。

形態 草本，高1~2m，全株密被細茸毛。莖多分枝，常帶紅色。葉對生，3全裂，小裂片披針形或長橢圓形，長3~10cm，頂端銳尖，基部楔形，邊緣具疏銳鋸齒，側脈5~9對，中脈在下面凸起；葉柄長。頭狀花序多數，在莖頂或分枝頂端排成傘房或複傘房狀花序；總苞鐘狀，綠色；總苞片橢圓形，頂端鈍或稍圓；花兩性，筒狀，白色。瘦果有腺點。

分佈 生於山坡、路旁、林緣及灌叢中。分佈於台灣。

採製 夏秋採挖，曬乾。

成分 全草含揮發油，成分有台灣澤蘭素(eupaformosanin)，澤蘭內酯 eupatolide)。

性能 苦，涼。消炎，解熱，消積滯，利腸胃，止痢，抗癌。

應用 用於腫毒，吐血，跌打損傷，產前水腫，神經痛，肺病發熱，經閉，疔瘡，感冒，腹痛，霍亂，風濕痛。用量6~20g；外用適量。

文獻 《新華本草綱要》三，418；《原色圖譜中國本草》(1)，186。

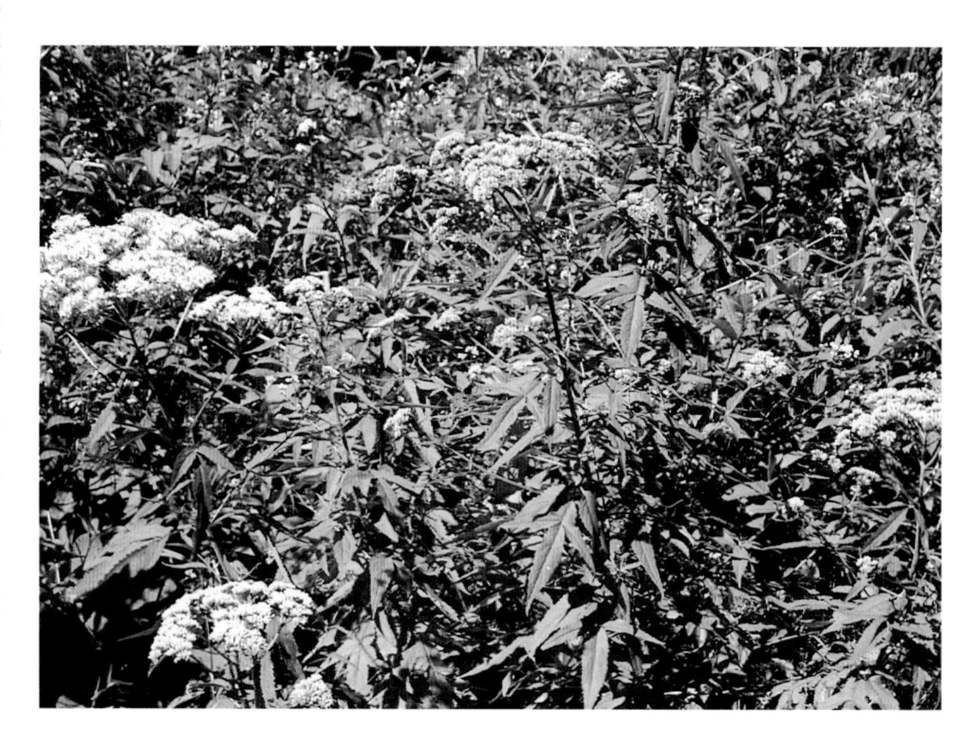

5891 香澤蘭

來源 菊科植物飛機草 Eupatorium odoratum L. 的全草。

形態 亞灌木，高1~3m，全株被毛，枝、葉揉之有香氣，嫩枝通常具腺點。葉三角狀卵形，長3~10cm，寬2~6cm，先端漸尖，基部寬楔形，邊緣中部以下有疏大鋸齒，主脈3出，兩面被柔毛。頭狀花序數個集生在一總梗上，排列成傘房狀，小花全部管狀，花冠淡黃色，柱頭伸長，呈粉紅色或白色；瘦果黑色，具5稜。

分佈 生於山坡上或路旁。分佈於兩廣及雲南。

採製 春夏季採收，通常鮮用。

成分 葉含揮發油、香豆素、乙酸龍腦及芳香醇。

性能 微辛，溫。有小毒。散瘀消腫，止血殺蟲。

應用 用於跌打腫痛，外傷出血，螞蝗叮咬出血不止，瘡瘍腫毒。鮮品適量搗敷或塗擦。

文獻 《匯編》上，70；《新華本草綱要》三，420。

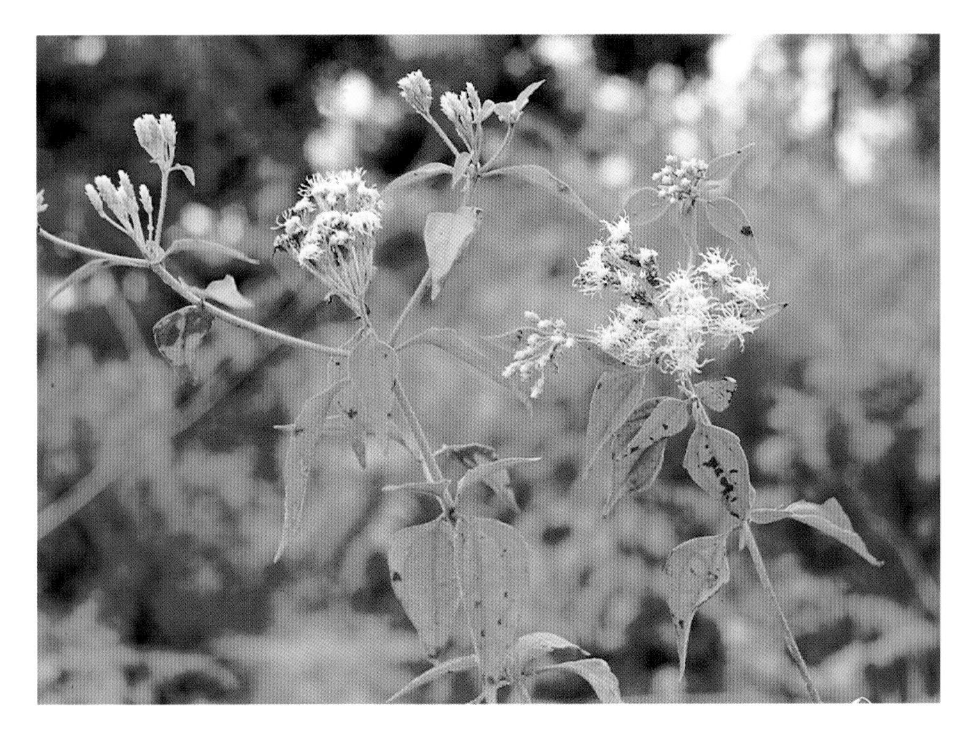

5892 蔓澤蘭

來源 菊科植物假澤蘭 Mikania cordata (Burm.) B. L. Robinson 的全草。

形態 攀援草本。莖被疏短毛或近無毛。葉對生，莖中部葉三角狀卵形、心狀卵形或箭形，長4~10cm，頂端長漸尖，基部心形或戟形，邊緣具疏齒，兩面被疏短柔毛，基出脈5條；葉柄長2.5~6cm。頭狀花序多數在枝端排成複傘房花序；總苞狹圓柱狀，長4~7mm；總苞片1層，4個，條形，背面有柔毛和腺點，內有小花4個，全部兩性，筒狀，花冠白色，頂端5齒裂；雄蕊5，聚藥；花柱1，上端2分叉。瘦果倒圓錐形，長約3.5mm，有腺點；冠毛污白色或微紅色，長約4mm。

分佈 生於山坡灌木林下。分佈於台灣、海南、雲南。

採製 夏秋採收，曬乾或鮮用。

應用 用於骨折筋斷。外用適量搗敷。

文獻 《雲南中藥資源名錄》，580。

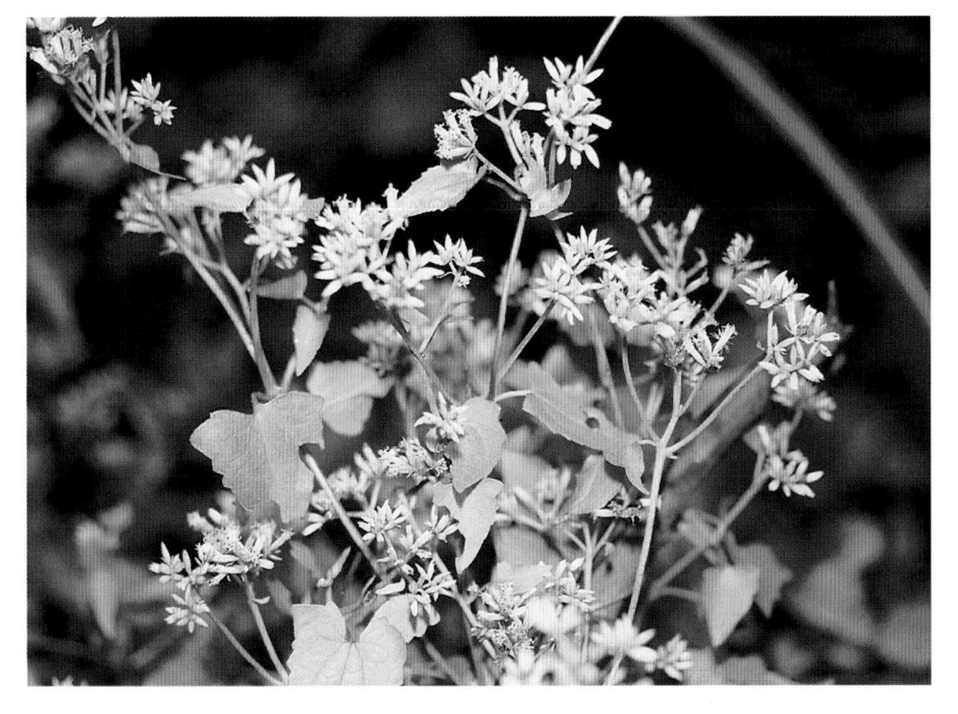

5893 金光菊

來源 菊科植物金光菊 Rudbeckia laciniata L. 的葉。

形態 多年生草本，高50~200cm，莖上部分枝，無毛或稍有糙毛。葉互生，無毛或被疏短毛，下部葉不分裂或羽狀5~7深裂，邊緣淺裂或有疏鋸齒，中部葉3~5深裂，上部葉不分裂，卵形，背面邊緣被短糙毛。頭狀花序，舌狀花金黃色，管狀花黃色或黃綠色。瘦果無毛，頂端有4齒的小冠。

分佈 中國各地栽培於庭園。

採製 夏季採收，曬乾或鮮用。

性能 苦，寒。清熱解毒，止瀉。

應用 用於腹痛，泄瀉，裏急後重等。外敷治癰瘡。用量9~12g。

文獻 《中華藥海》下，1110；《匯編》下，821。

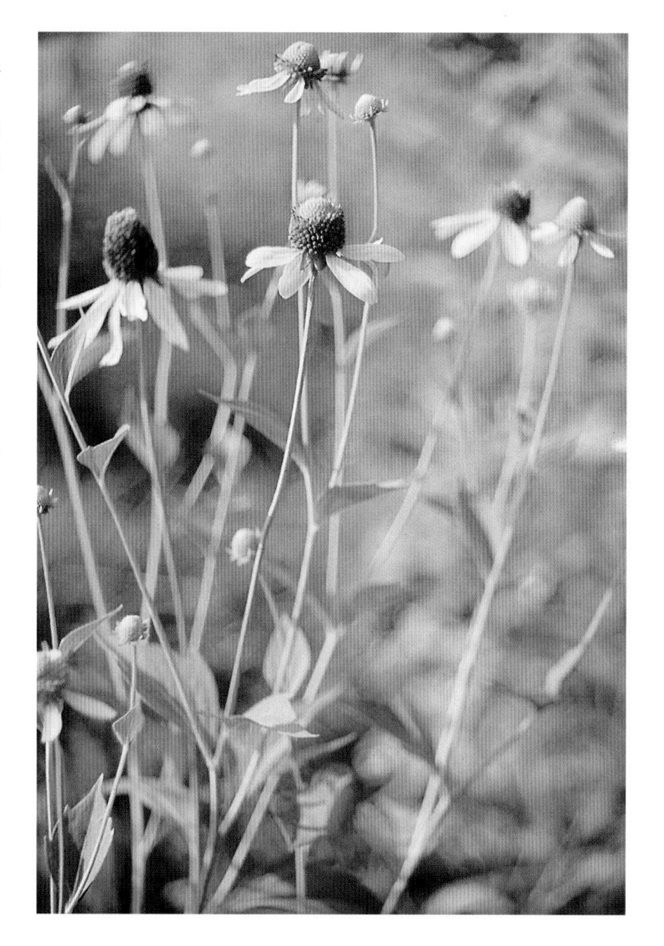

5894 廣東升麻

來源 菊科植物麻花頭 Serratula chinensis S. Moore 的根。

形態 多年生草本。根莖短，根數條，有分枝，紡錘形，表面灰黃色。莖直立。基生葉廣卵形，葉柄長於葉片；莖生葉互生，葉卵形或長橢圓形。頭狀花序頂生於莖頂；花兩性，管狀。總苞片3~4輪。花白色或淡紫色，瘦果光滑無毛，冠毛直立、淡黃色。

分佈 生於山野或林蔭下。分佈於廣東、廣西、福建、湖南。

採製 夏秋採收2~3年生者。挖取根部，去淨莖葉、鬚根，洗淨曬乾。

藥理 廣東升麻對兔、大鼠之食物性高膽甾醇血症，具有降膽甾醇作用。

性能 甘、辛，微寒。發表透疹，升舉陽氣，解毒。

應用 用於麻疹初期，疹透不暢；中氣下陷的脱肛，子宮下垂，胃下垂和各種熱毒症。用量15~30g。

文獻 《大辭典》上，234；《廣東中藥》，6；《中藥方劑學》，72。

附註 本品在廣東、福建習慣做升麻用，並出口東南亞等國家。

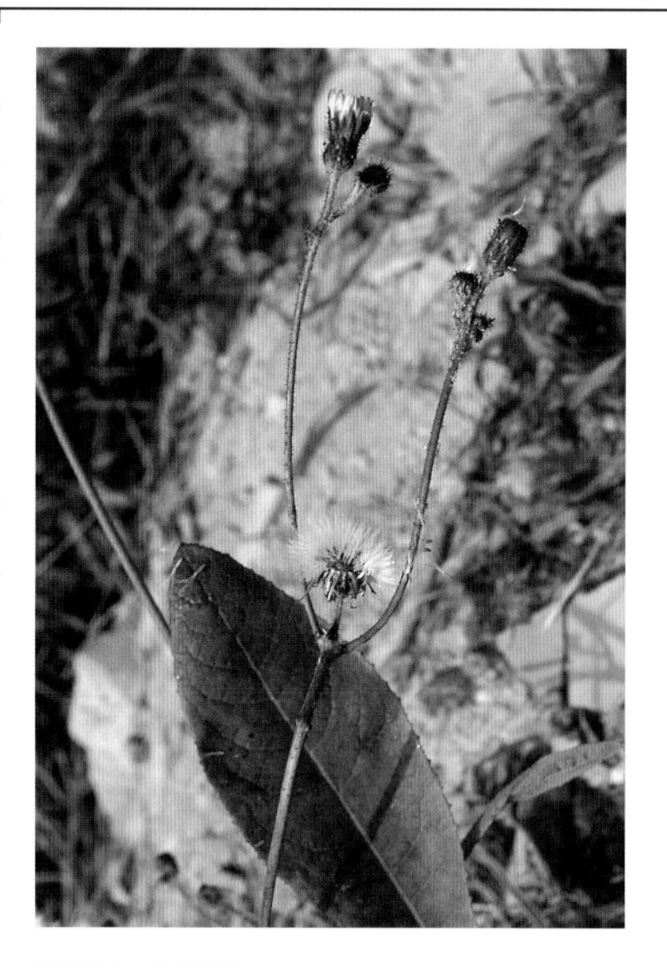

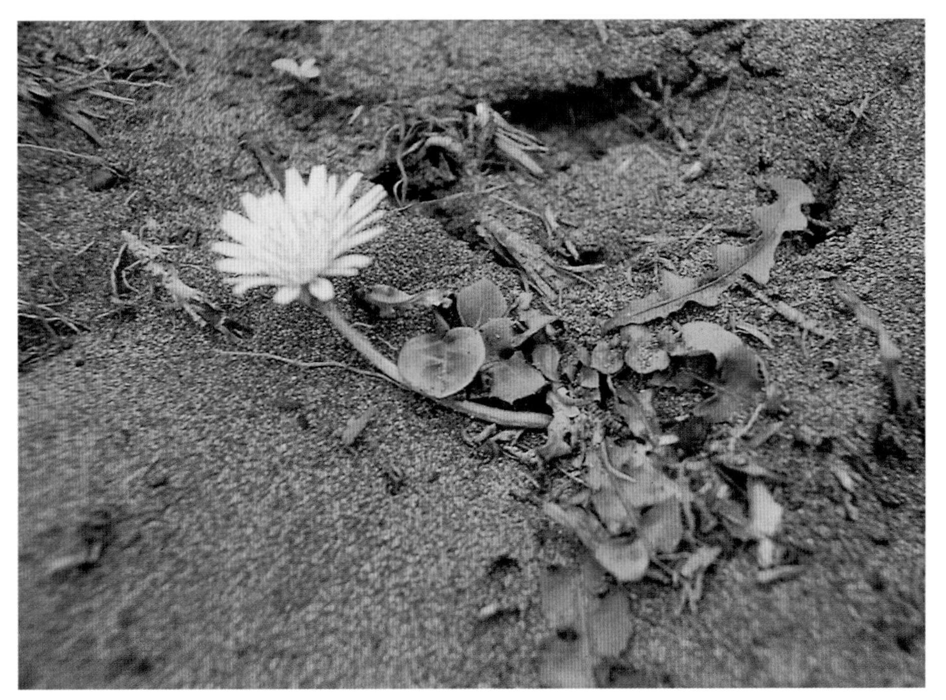

5895 台灣蒲公英

來源 菊科植物台灣蒲公英 Taraxacum formo sanum Hay. 的帶根全草。

形態 草本。主根圓柱形或長紡錘形。根莖短。全株含白色乳汁。葉蓮座狀，開展，倒披針形，長12~36cm，寬2~5cm，全緣，缺刻狀或羽狀深裂，裂片大小，形狀不一，頂端裂片呈三角狀截形。花葶多數，高20~50cm；；頭狀花黃色，徑3~5cm；總苞盃狀，苞片綫形或綫狀披針形，舌狀花頂端5裂，子房下位。瘦果，稍扁平，冠毛白色。

分佈 生於沙地、水溝邊。產於台灣。

採製 夏秋採挖，曬乾或鮮用。

性能 清熱解毒，利尿，散結，消炎，止痛，健胃。

應用 用於乳癰，瘰癧，疔毒瘡腫，感冒發熱，胃、腸炎，膽囊炎，尿路感染，急性淋巴腺炎，結膜炎，支氣管炎，扁桃腺炎。用量18~60g。

文獻 《原色台灣藥用植物圖鑑》(1)，227。

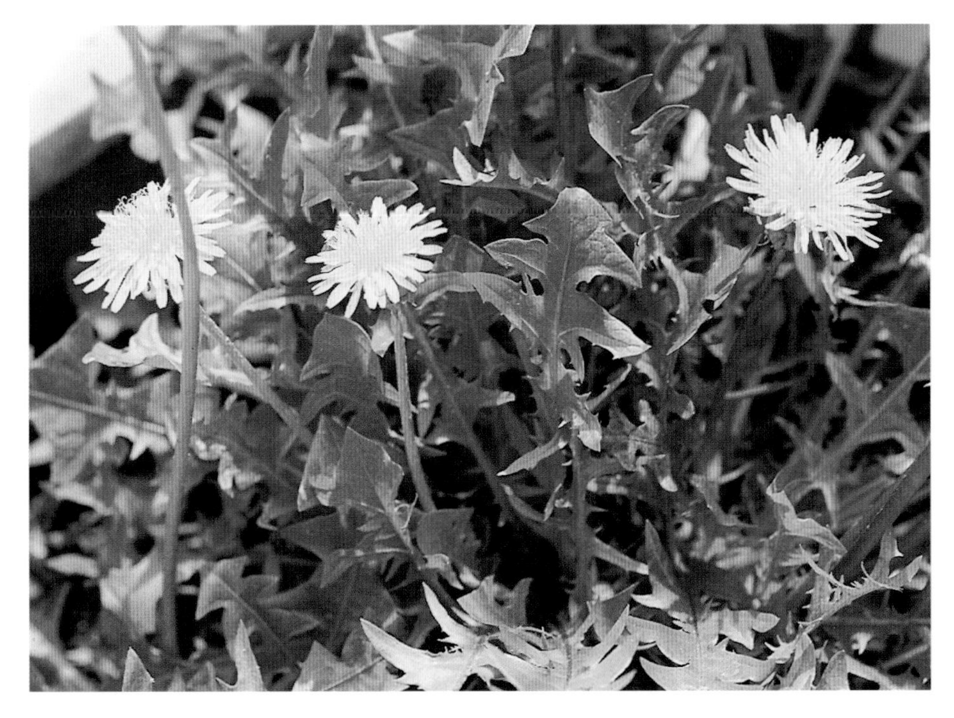

5896 西洋蒲公英

來源 菊科植物藥用蒲公英 Taraxacum officinale Weber 的帶根全草。

形態 草本。全株光滑，含白色乳汁。主根粗大，淡褐色。根莖短，葉叢生，多數，長倒披針形或披針形，長15~36cm，寬4~8cm，羽狀深裂，裂片三角狀鈍尖或銳尖，全緣。花葶1至數個，花期間陸續生長，長15~57cm，紫紅色或綠色帶紫斑；頭狀花序徑4~4.5cm；總苞綠色，綫狀披針形，長1~1.5cm，外層略向外彎，內層比外層稍長而寬；舌狀花黃色，頂端5淺裂，輪狀重疊。瘦果，冠毛白色。

分佈 台灣栽培。

採製 夏秋採挖，曬乾或鮮用。

成分 根含蒲公英醇、蒲公英賽醇、β-香樹脂醇、膽碱、樹脂、橡膠等。

性能 苦、甘，寒。清熱解毒，利尿散結。

應用 與蒲公英 T. mongolicum Hand. - Mazz. 同等入藥。

文獻 《原色台灣藥用植物圖鑑》(1)，228。

5897 九里明

來源 菊科植物雙花蟛蜞菊 Wedelia biflora (L.) DC. 的葉和全草。

形態 攀援狀草本，長1~1.5m。葉對生，下部葉卵形至卵狀披針形，連葉柄長9~25cm，寬4~11cm，邊緣有粗鋸齒，兩面被貼生短糙毛，主脈3，葉柄長2~4cm；上部葉較小，卵狀披針形或披針形。頭狀花序少數，徑達2cm，生葉腋和枝頂，有時孿生；總苞半球形或近卵形，徑8~12mm，總苞片2層，背面貼生糙毛；托片稍摺疊，倒披針形或倒卵狀長圓形，頂端鈍或短尖，全緣，被短糙毛。舌狀花1層，黃色，舌片倒卵狀長圓形，長約8mm，頂端2齒裂；管狀花黃色，檐部5裂。瘦果倒卵形，長約4mm，頂端寬，截平，無冠毛及冠毛環。

分佈 生於草地、乾燥沙灘、林下或灌叢中。分佈於雲南、廣西、廣東、海南、台灣。

採製 6~8月採收，曬乾。

性能 祛濕，活血，解毒。

應用 用於風濕骨痛，跌打損傷，瘡瘍腫毒，蛇咬傷。用量9~18g，或鮮品50~100g搗敷。

文獻 《新華本草綱要》三，477；《藥用植物學》，565。

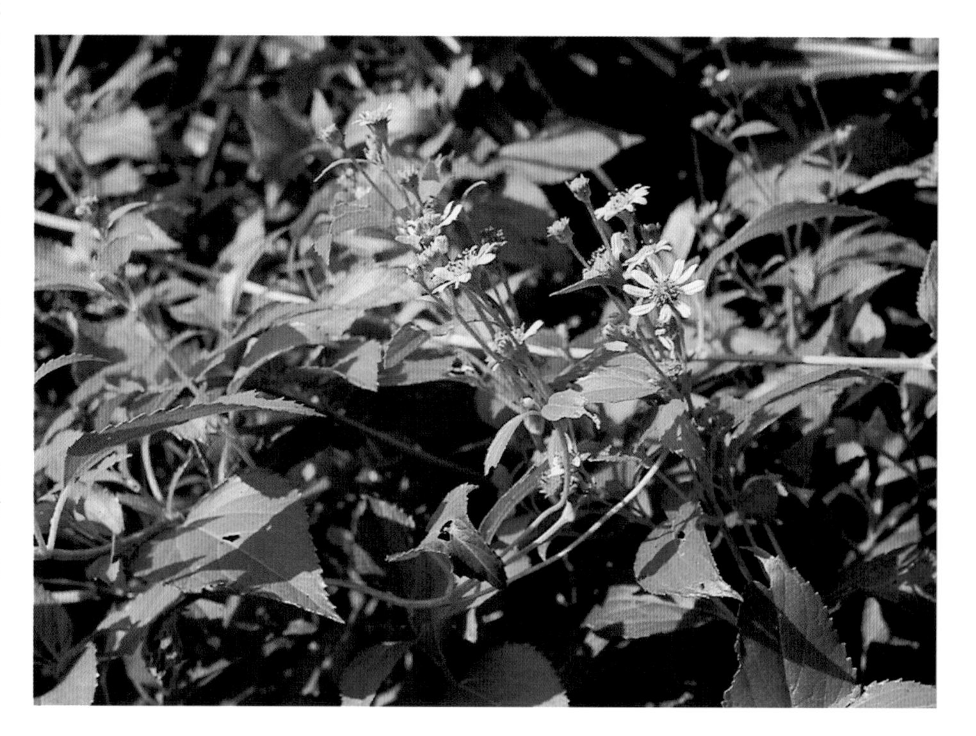

5898 林投

來源 露兜樹科植物林投 Pandanus odoratissimus var. sinensis Kaneh. 的根及根頭。

形態 常綠灌木或小喬木，高2~4m。樹幹具環狀葉痕，上部多分枝，下部多生氣根，入地後漸粗大成支持根。葉聚集枝端，螺旋狀排列，綫狀披針形，長達130cm，寬3~6cm，頂端長銳尖，基部鞘狀，邊緣及中肋疏生銳刺。雌雄異株；花白色，密集成肉穗花序，頂生；無花被；雄花序略倒垂，芳香，長約50cm；苞片披針形，頂端尾尖；雄蕊多數，簇生於柱狀體上，柱狀體長約3mm，花絲部分合生，花藥綫形，頂端具芒；雌花心皮多數。聚合果橢圓形，長達20cm；核果長4~6cm，倒圓錐形，稍具稜，熟時橘紅色。

分佈 生於海邊。分佈於海南、台灣。

採製 四季可挖，洗淨，曬乾。

成分 含酚類、氨基酸、糖類。

性能 發汗解熱，利水化濕。

應用 用於感冒，溫熱，肝炎，尿路感染，跌打損傷，甲狀腺腫，眼熱作痛。用量15~30g。

文獻 《原色台灣藥用植物圖鑑》(1)，234。

附註 用於高血壓，發癲，丹毒，暑熱症，牙齦出血，惡瘡。果補脾胃，固元氣，開心益志，解酒毒等。

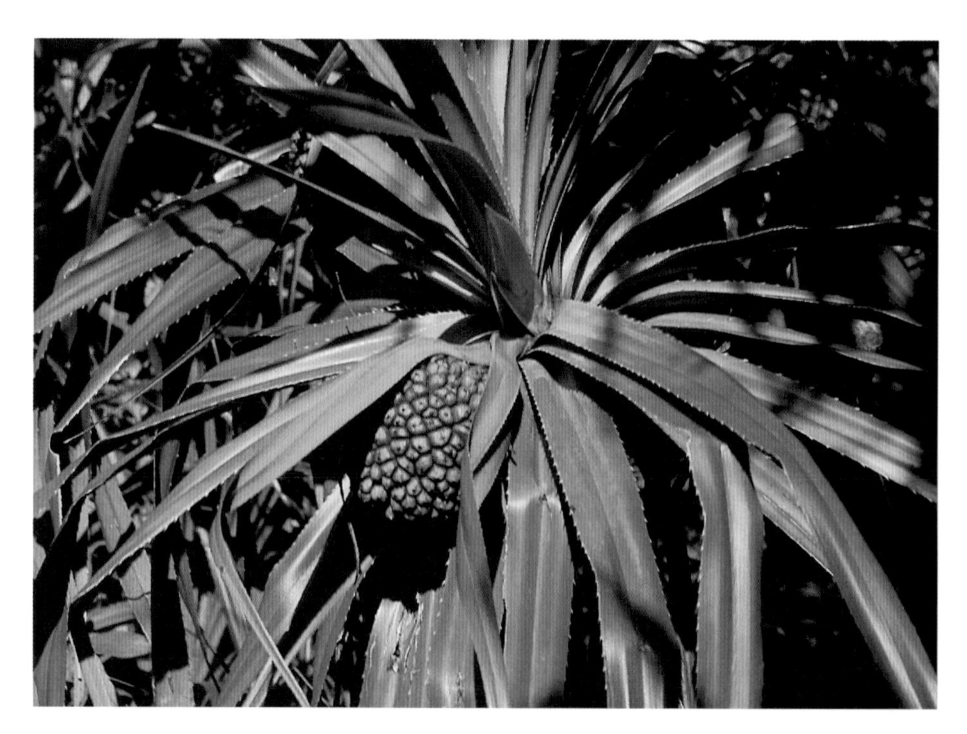

5899 鴨舌頭(綠葉慈菇)

來源 澤瀉科植物矮慈姑 Sagittaria pygmaea Miq. 的全草。

形態 草本，高10~18cm。鬚根白色，中空，有密節，不分枝，雜有橫行的根莖。葉基生，條形或條狀披針形，長4~20cm，頂端鈍，基部漸狹，全緣，質厚軟。花葶自葉叢中抽出；花單性，雌雄同株；雌花無梗，多聚於花序下層，輪狀；雄花有長梗，橢圓形苞葉3~5，輪生，多為2輪；萼片3，卵形，長約3mm；花瓣3，白色，形較大；雄蕊12，花絲短而肥大；心皮多數，扁平，集成圓球形。瘦果寬倒卵形，扁，長約3mm，具鱗片狀翅，翅緣有鋸齒，多數聚合成球狀。

分佈 生於水田及沼澤、淺水溝中。分佈於長江流域以南、西至雲南、四川、東至台灣。

採製 夏秋採收，鮮用。

性能 甘、苦，微寒。清熱解毒。

應用 用於喉痛，癰腫，濕瘡。用量15~30g。

文獻 《大辭典》下，3779；《新華本草綱要》三，491。

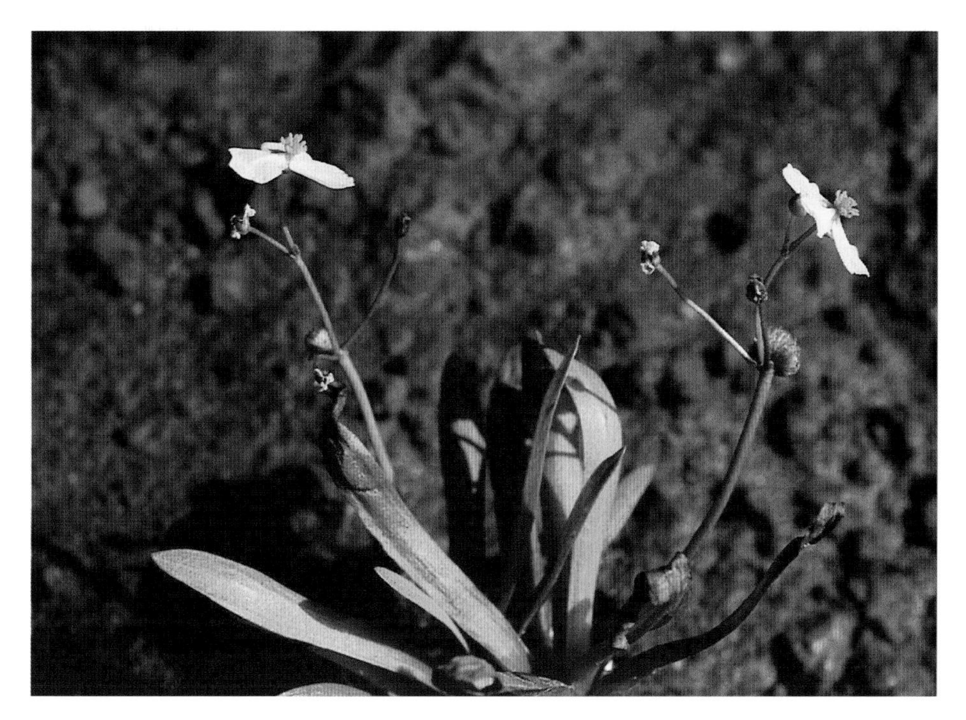

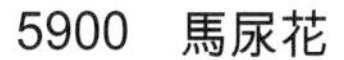

5900 馬尿花

來源 水鱉科植物水鱉 Hydrocharis dubia (Bl.) Backer 的全草。

形態 水生飄浮草本。莖匍匐，具鬚狀根。葉心狀圓形，徑3~6cm，全緣，上面深綠色，下面略帶紅紫色；葉柄粗壯，長1~8cm。花單性，腋生；雄花2~3朵聚生於具2葉狀苞片的花梗上；花被片6，2輪，外輪草質，綠色，內輪膜質，白色；雄蕊6~9，具3~6枚退化雄蕊，花絲叉狀；雌花單生於苞葉內，外輪花被片長卵形，內輪花被片寬卵形；退化雄蕊6；子房下位，柱頭6，條形，深2裂。果肉質，卵圓形，徑約1cm；種子多數。

分佈 生於靜水池沼中。分佈於河北、河南、陝西、湖北、湖南、四川，台灣及華東。

採製 夏秋採收，曬乾。

性能 苦、微鹹，微寒。清熱，止血。

應用 用於婦女紅崩白帶。用量9~15g。

文獻 《新華本草綱要》三，492；《大辭典》上，596。

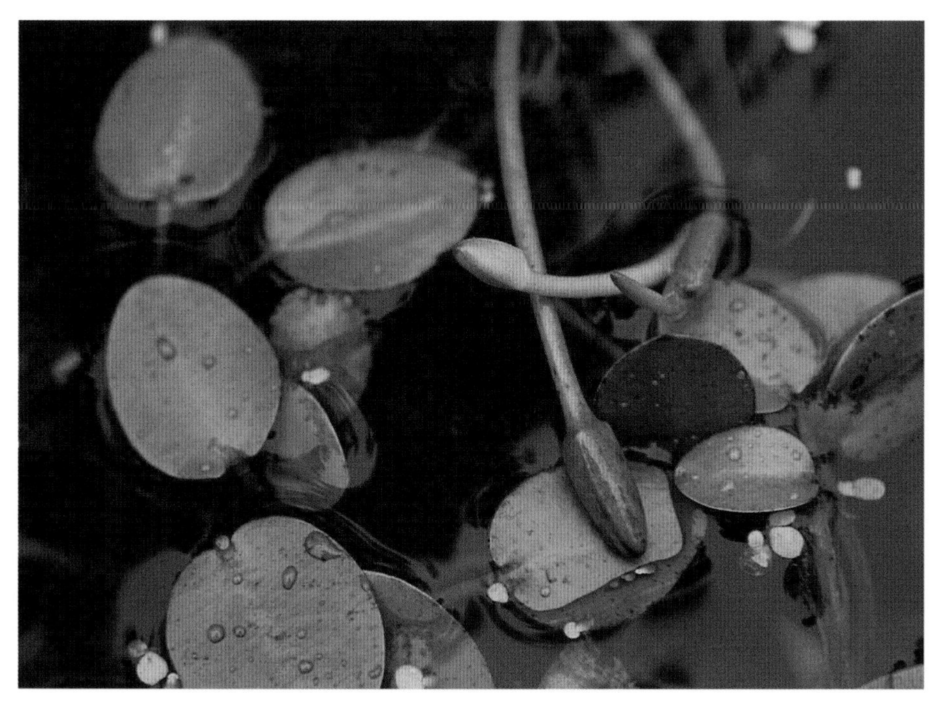

5901 芭茅

來源 禾本科植物五節芒 Miscanthus floridulus (Labill.) Warb. 的全草及蟲癭。

形態 草本。稈高2~4m。節下具白粉。葉互生，條狀披針形，長可達70cm，寬1.5~3cm，上面基部具微毛；葉鞘邊緣疏生纖毛，內部常有蟲癭，膨大如竹筍狀。圓錐花序頂生，長橢圓形，寬大而稠密，長30~50cm，主軸長達花序的2/3以上；總狀花序長10~20cm，穗軸不斷落；小穗成對生於各節，一柄長，一柄短，均結實且同形，長3~3.5mm，含2小花，僅第2小花結實，基盤毛稍長於小穗；第1穎兩側有脊，脈2~3條；芒自第2外稃裂齒間伸出，膝曲；雄蕊3；柱頭自小穗兩側伸出。

分佈 生於潮濕地或林下。分佈於安徽、江蘇、台灣，浙江、貴州及華南。

採製 全年可採，曬乾。

性能 甘，溫。發表，理氣，調經，清熱，利尿。

應用 用於小兒疹出不透，小兒疝氣，絲蟲病，月經不調，胃寒作痛，筋骨扭傷，淋病。用量15~30g。

文獻 《匯編》下，856。

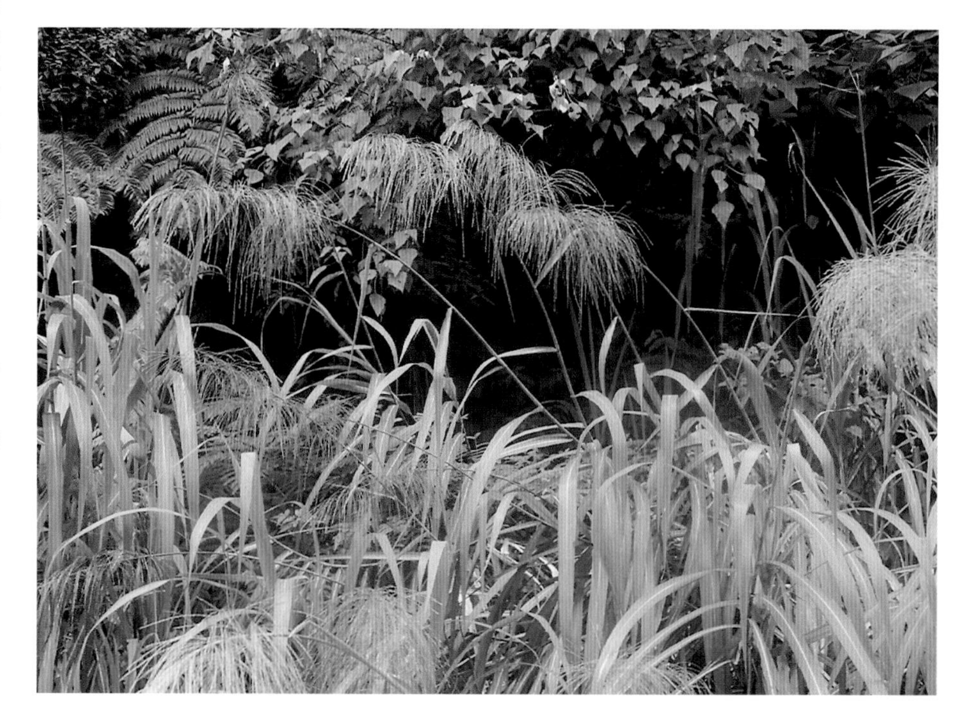

5902 芒

來源 禾本科植物芒 Miscanthus sinensis Anders. 的全草、根、花序及蟲癭。

形態 草本，稈高1~2m。葉互生，條形，扁平，長20~50cm，寬5~10mm；葉鞘長於節間，鞘口有長柔毛；葉舌堅紙質，圓鈍，頂端具纖毛。圓錐花序扇形，長5~40cm；總狀花序長10~30cm；小穗成對生於各節，長5~7mm，含2小花，第1小花中性，第2小花兩性結實；穎厚紙質，黃色，第1穎兩側有脊，脊間2~3脈；芒自第2外稃裂齒間伸出，膝曲；雄蕊3；柱頭伸出。

分佈 生於山坡、荒野。廣佈中國各地。

採製 秋季採花，其餘全年可採，曬乾。

成分 花序含洋李甙、芒甙。莖含多糖。莖、葉含苜蓿素。

性能 全草及根：甘，平。利尿，清熱，解毒，散血，止咳。花序：活血調經，蟲癭：補腎，生津。

應用 全草及根用於咳嗽，小便不利，白帶，熱病口渴。用量全草9~15g，根60~90g。花序用於月經不調，半身不遂。用量30~60g。蟲癭用於腎虛陽痿，精枯。用量5~7個。

文獻 《綱要》三，514；《匯編》下，856。

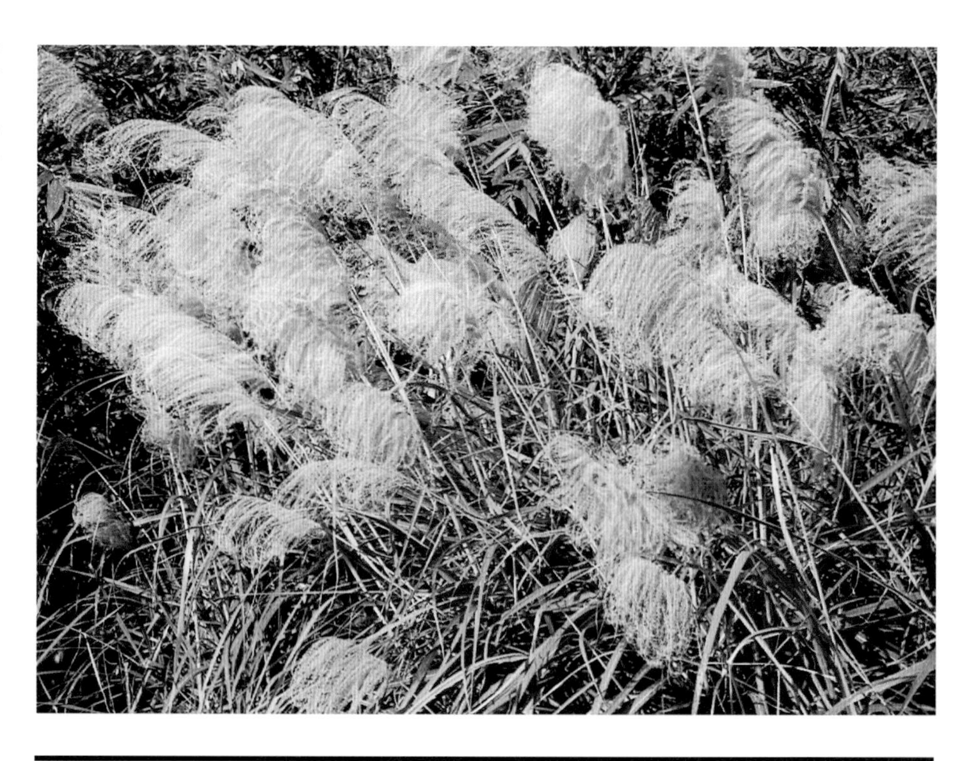

5903　大蘆

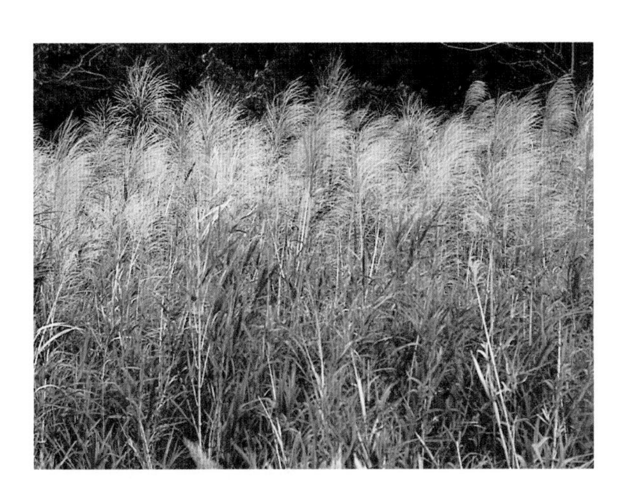

來源　禾本科植物卡開蘆 Phragmites karka (Retz.) Trin. 的根莖。

形態　多年生草本，高2~5m，通常簇生，粗狀。根狀莖匍匐，有節，節上生根。葉寬線形，長達50cm，寬約2.5cm，圓錐花序頂生，稠密，長40~60cm，分枝廣伸展，基部有時有絲狀毛，小穗較小，長8~12mm，兩側壓扁，有小花3~7朵，線狀披針形；穎不等長，第一穎長為第二穎的1/2或更短；外稃開展，向上漸減少，最下1枚較穎為長，內稃鈍形或短尖，較外稃短許多，脊上有毛。

分佈　生於河邊，池塘旁。分佈於台灣、廣東、海南、廣西、貴州、四川、雲南。

採製　全年均可採挖，洗淨，曬乾或鮮用。

性能　苦、寒。清熱利尿，平肝明目。

應用　用於大熱症，熱瀉，肺熱膿瘍，小便黃赤，牙齦出血，鼻血丑，消化不良，大便秘結。腎炎水腫。用量6~9g。

文獻　《新華本草綱要》三，518。

5904　甜根子芒

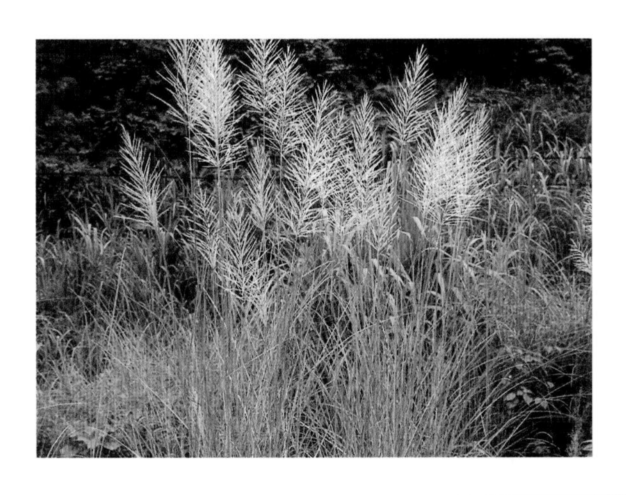

來源　禾本科植物甜根子草 Saccharum spontaneum L. 的莖汁及根莖。

形態　草本，稈高1~4m。根狀莖長。葉互生，條形，扁，寬3~6mm，無毛。圓錐花序頂生，白色，主軸具白色柔毛，長20~30cm；總狀花序多節；穗軸逐節斷落，節間疏生長柔毛；小穗成對生於各節，一無柄，一有柄，均結實且同形，長3~4mm，含2小花，僅第2 小花結實，基盤上的絲狀毛長約為小穗的4倍；第1穎兩側具脊，背部無毛；芒缺。

分佈　生於河邊、曠野、山坡。分佈於華中、華南、西南及台灣。

採製　全年可採，根莖曬乾，莖汁鮮用。

性能　甘，涼。清熱利水，止渴。

應用　用於感冒發熱，口乾，小便不暢，腎炎，肝炎。用量15~30g。

文獻　《新華本草綱要》三，520；《廣東藥用植物手冊》，754。

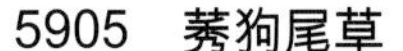

5905　莠狗尾草

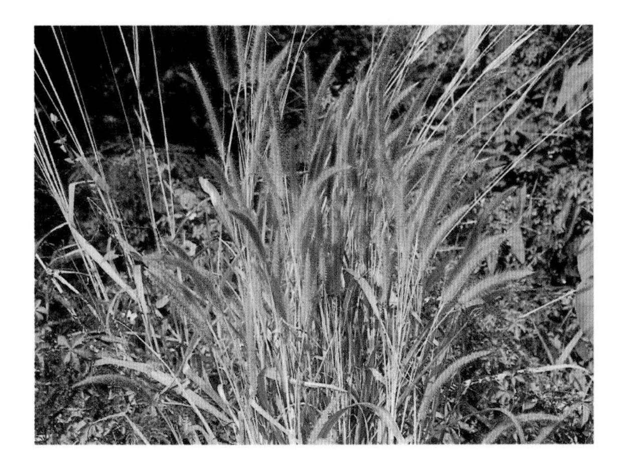

來源　禾本科植物莠狗尾草 Setaria geniculata (Lam.) Beauv. 的全草或根。

形態　多年生草本，叢生。具短節狀根莖或根頭。稈高30~90cm。葉互生，質硬，常捲折成綫形，長5~30cm，寬2~5mm，頂端漸尖，基部稍收窄，邊緣略粗糙；葉鞘壓扁具脊；葉舌為1圈短纖毛。圓錐花序頂生，稠密呈圓柱狀，頂端稍狹，長2~7cm，主軸具短細毛，剛毛粗糙，8~12枚，長5~10mm，金黃色、褐鏽色、淡紫色至紫色，生於小穗下，小穗橢圓形，長2~2.5mm；第1穎卵形，長為小穗的1/3；第2穎寬卵形，長約為小穗的1/2，具5脈；第1小花中性，內稃比第2小花狹窄呈披針形，第2小花兩性，穎果。

分佈　生於山坡、曠野、路旁。分佈於廣東、廣西、台灣、福建、雲南、江西、湖南。

採製　全年可採，曬乾。

性能　淡，涼。清熱解毒。

應用　用於急性黃疸性肝炎，急性結膜炎，癰疔。用量30g；外用適量。

文獻　《匯編》下，858；《新華本草綱要》三，522。

5906 毛軸莎草

來源 莎草科植物毛軸莎草 Cyperus pilosus Vahl 的全草、花序及根。

形態 草本，高25~80cm。稈粗壯，具3銳稜。葉條形，短於稈，寬6~8mm；葉鞘短，淡褐色；葉狀苞片3，長於花序；長側枝聚傘花序複出，第1次輻射枝最長可達10cm，第2次輻射枝短，聚成金字塔形；小穗2列，排成疏鬆的穗狀花序，條狀披針形，長5~14mm；花序軸有黃色粗硬毛；小穗軸具狹翅；鱗片寬卵形，長約2mm，有5~7條脈，中間綠色，兩側褐色，邊緣白色透明；花兩性，雄蕊3，花柱有棕色斑，柱頭3。小堅果寬橢圓形或倒卵形，有3稜，長約為鱗片的1/2，熟時黑色。

分佈 生於田中、路旁。分佈於浙江、江西、廣東、廣西、福建、西南地區、台灣。

採製 夏秋採收，曬乾。

性能 全草：活血消腫。花序：利濕。根：發汗，利尿，通經。

應用 用於跌打損傷，浮腫，腎炎。用量30~60g。

文獻 《雲南中藥資源名錄》，612；《藥用植物學》，586。

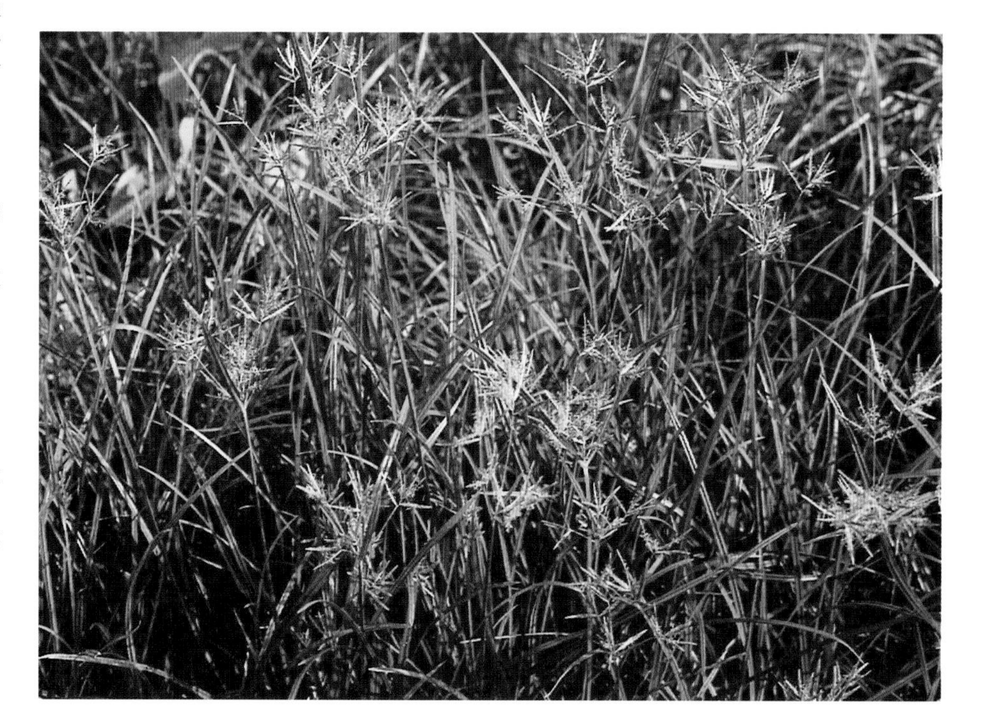

5907 荸薺

來源 莎草科植物荸薺 Heleocharis dulcis (Burm. f.) Trin. ex Henschel 的球莖。

形態 多年生水生草本。地下匍匐莖末端膨大成扁圓形球狀，黑褐色。地上莖叢生，直立，不分枝，中空，具橫隔。葉片退化，葉鞘薄膜質，上部斜截形。穗狀花序頂生，直立，綫狀圓柱形，淡綠色；花數朵或多數；鱗片螺旋式或覆瓦狀排列；剛毛6個，上具倒生鈎毛；雄蕊2，花絲細長；子房上位，柱頭2或3裂，深褐色。小堅果呈雙凸鏡形。

分佈 栽植於水田中。中國溫暖地區均有栽培。

採製 10~12月挖取，風乾或鮮用。

成分 球莖含荸薺英 (Puchiin)。

性能 甘，寒。清熱，化痰，消積。

應用 用於溫病消渴，黃疸，熱淋，痞積，目赤，咽喉腫痛，贅疣。內服或外用。

文獻 《大辭典》下，3686。

附註 地上莖稱通天草，亦供藥用。

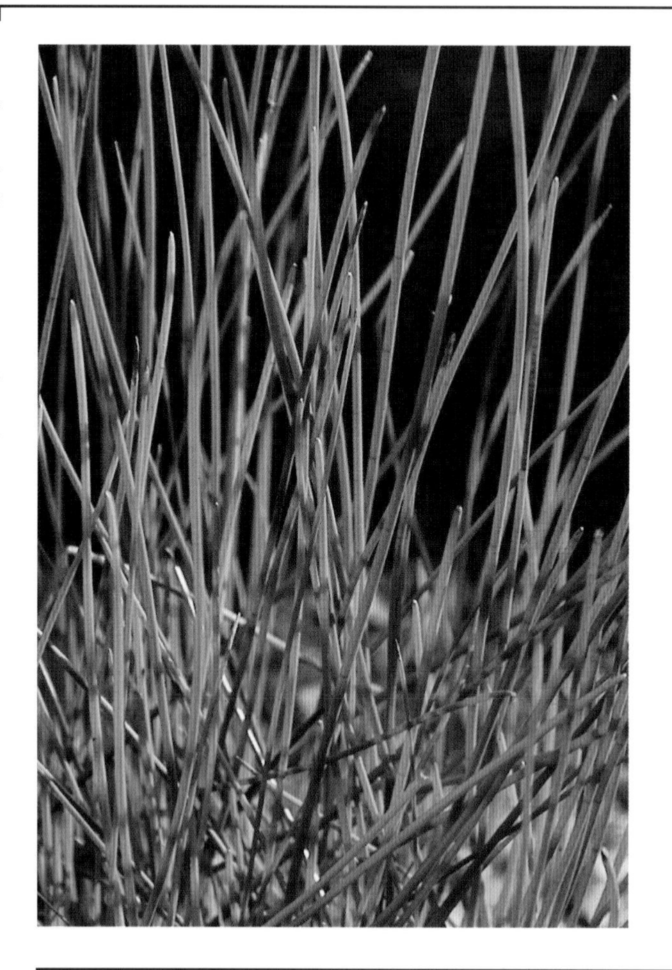

5908 磚子苗

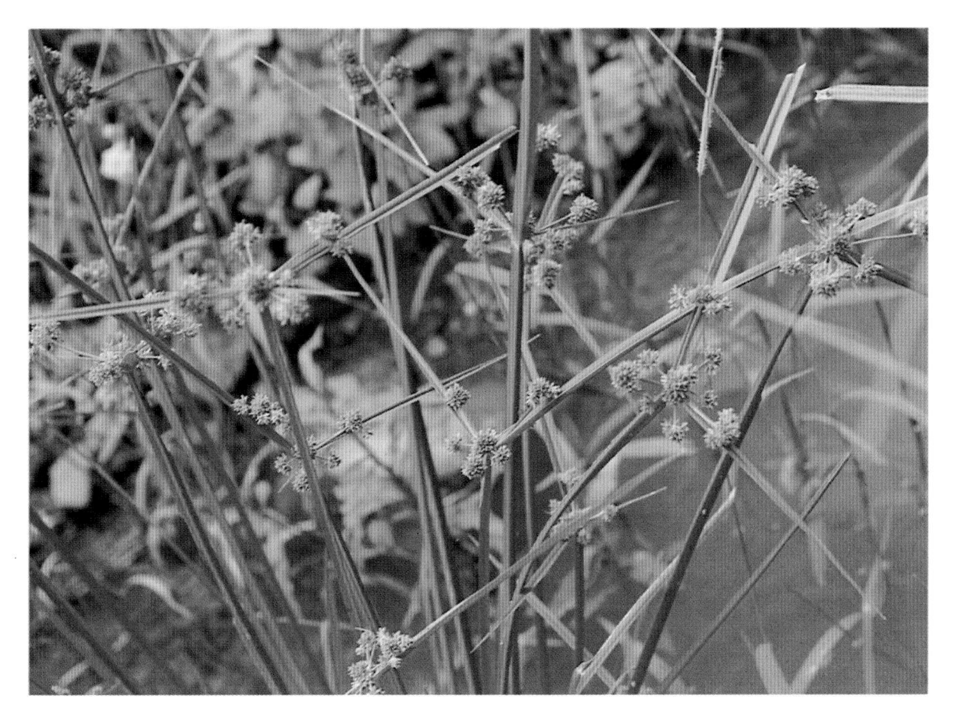

來源 莎草科植物磚子苗 Mariscus umbellatus Vahl (M. sumatrensis T. Koyama) 的全草或根。

形態 草本，高10~50cm。稈疏叢生，銳三稜形。葉短於稈或與稈等長，條形，寬3~6mm；葉鞘褐色或紅棕色，封閉。葉狀總苞5~8，長於花序，斜展；長側枝聚傘花序頂生，具5~12個輻射枝，輻射枝長短不等，最長達8cm；花序軸具翅，具多數密生小穗，小穗平展或稍下垂，條狀矩圓形，長3~5mm，寬不及1mm，小穗軸具翅；鱗片矩圓形，長約3mm，淡黃色或綠白色；花兩性，無花被，雄蕊3，子房上位，柱頭3。小堅果狹長圓形，有三稜，長約為鱗片的2/3。

分佈 生於山坡陽處、路旁草地、溪邊、林下。分佈於陝西、台灣、華中、華南、華東、西南。

採製 夏秋採收，曬乾。

性能 辛、微苦，平。祛風止癢，解鬱調經，散瘀消腫。

應用 用於皮膚瘙癢，月經不調，血崩。用量15~30g。

文獻 《新華本草綱要》三，567；《大辭典》上，277。

5909 三藥檳榔

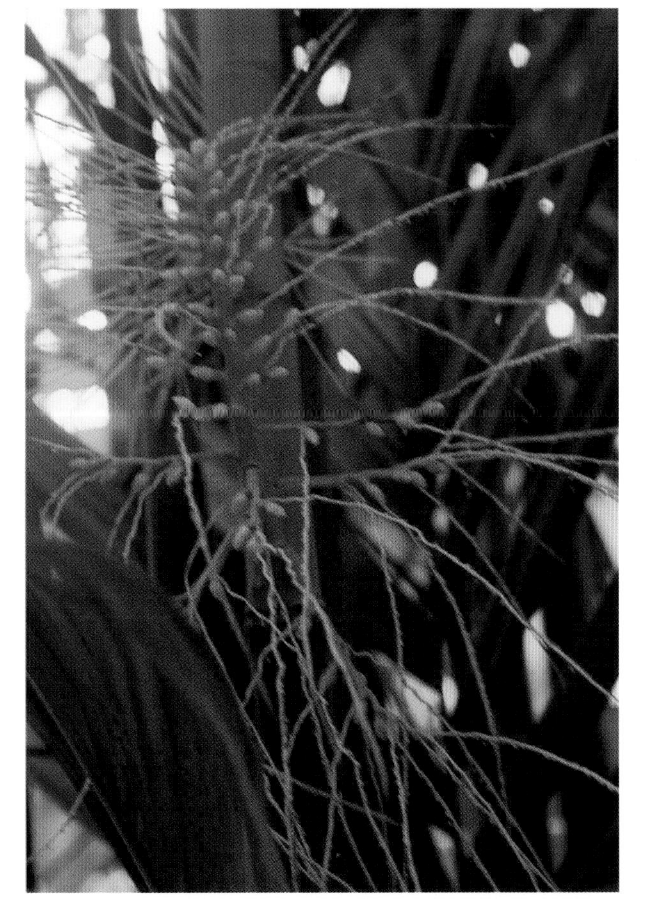

來源 棕櫚科植物三藥檳榔 Areca triandra Roxb. 的種子。

形態 高3~4m，具明顯環狀葉痕。葉羽狀全裂，長1m，約17對羽片，頂端一對合生，羽片長35~60cm，寬4.5~6.5cm。具2~6條肋條，下部和中部羽片披針形，鐮刀狀漸尖，上部皮頂端羽片較短而稍鈍，具齒裂。葉柄長10cm或更長。佛焰苞1個，革質，壓扁，光滑，開花後脱落。花序和花與檳榔相似。果實比檳榔小，卵狀紡錘形，果熟時由黃色變深紅色。種子橢圓形至倒卵形。

分佈 台灣、廣東(廣州)、雲南均有栽培。

採製 冬春果實成熟時採摘，取種子曬乾。

成分 含檳榔鹼 (arecoline) 等。

性能 苦、辛，溫。消積驅蟲，降氣行水。

應用 用於食積腹痛，瀉痢後重，驅蛔、絛蟲，水腫脹滿等。用量3~9g。

文獻 《中藥誌》三，661；《中國植物誌》十三卷第一分冊，133。

5910 海棗

來源 棕櫚科植物海棗 Phoenix dactylifera Linn. 的果實。

形態 喬木狀，高達35m。莖具宿存的葉柄基部。上部的葉斜升，下部的葉下垂，形成稍稀疏的頭狀樹冠。葉羽狀全裂，長達6m，羽片綫狀披針形，長18~40cm，頂端短尖，具明顯的龍骨凸起，2~3片聚生，被毛，下部的羽片變成長硬刺狀；葉柄長而纖細。佛焰苞長大而肥厚；密圓錐花序生於葉間；花小，單性，雌雄異株；雄花長圓形或卵形，具短柄，白色；萼盃狀，頂端3鈍齒；花瓣3，斜卵形；雄蕊6；雌花近球形，萼與雄花相似，花後增大；花瓣圓形，退化雄蕊6，心皮3。果長圓形，長3.5~6.5cm，熟時深橙黃色，果肉肥厚。

分佈 原產西亞和北非。福建、台灣、廣東、廣西、雲南均有栽培。

採製 秋季採摘，鮮用。

成分 果實含多糖、氨基酸、黃酮、黃酮甙、3-O-咖啡酰莽草酸、肉桂酸衍生物等。

性能 甘，溫。補中益氣，除痰嗽，補虛損。

應用 用於咳嗽痰多，消化不良，體虛。用量15~30g。

文獻 《新華本草綱要》一，535。

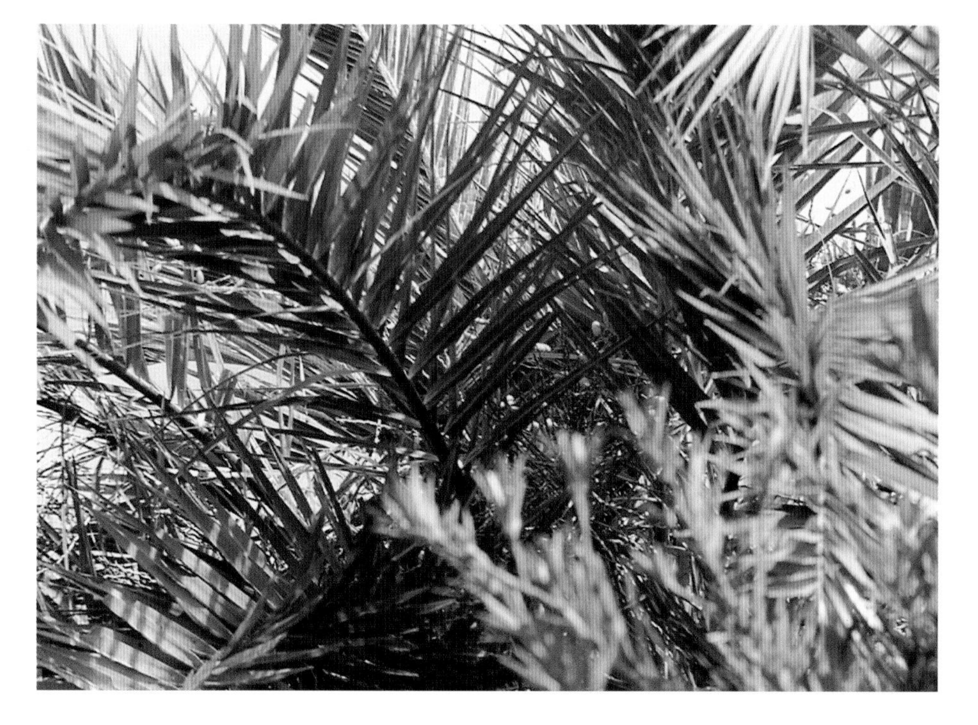

5911 蛇頭草

來源 天南星科植物蛇頭草 Amorphophallus sinensis Belral 的根莖部分。

形態 塊莖扁圓形。先花後葉，葉1枚，具3小葉，小葉2歧分叉，小裂片較狹長，多為矩圓狀披針形，葉柄長，青綠色，有暗紫色或白色斑紋；佛焰苞卵形，下部呈漏斗狀筒形，外面綠色而有紫色斑點，裏面黑紫色；肉穗花序幾乎2倍長於佛焰苞。

分佈 生於土壤肥沃的林下、山坡。分佈於江蘇、浙江、江西、福建、安徽。

採製 夏秋季採挖，除去地上莖葉及鬚根，洗淨，放陰涼處風乾。

性能 辛，寒。有毒。消腫散結，解毒止痛。

應用 用於鎮咳，退翳，消炎。用量1.5~3g。

文獻 《匯編》上，940；《中國高等植物圖鑑》V，370。

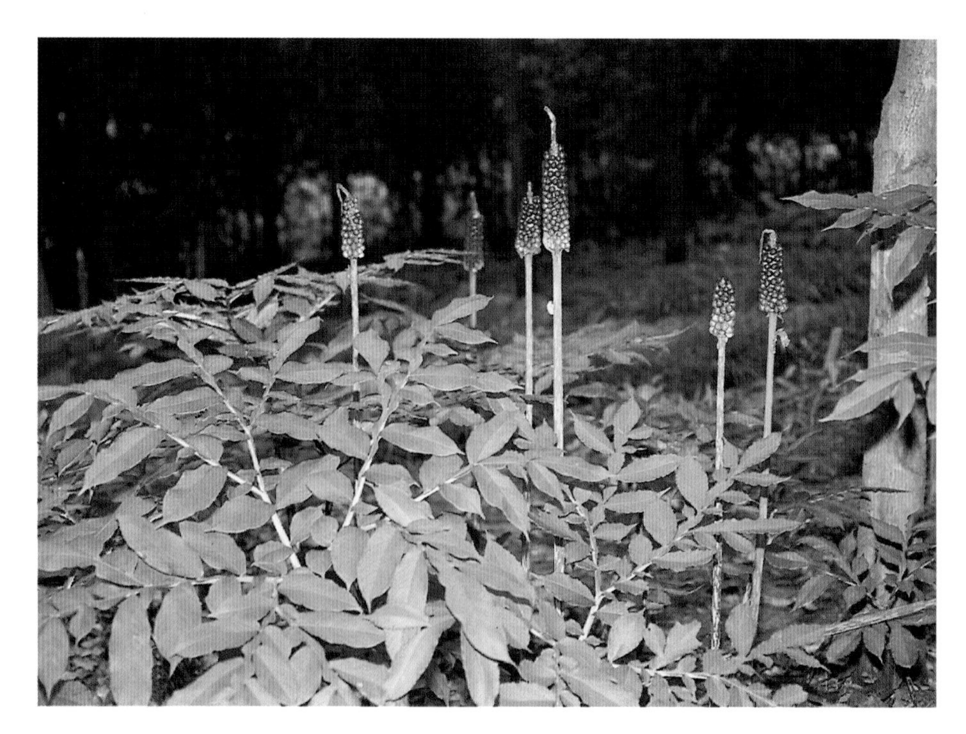

5912 台南星

來源 天南星科植物台南星 Arisaema formosanum Hayata 的塊莖。

形態 草本，高50~100cm。塊莖扁球形，徑2~5cm。鱗葉2~4，膜質；葉單生，柄長約76cm，肉質，具紫褐色斑塊；葉片放射狀7~13全裂，裂片披針形或倒卵狀披針形，長15~25cm，頂端尾尖，基部漸狹。花雌雄異株，偶有雌雄同株者，花莖長30~70cm，佛焰苞管部圓柱形，綠色，具白色條紋；簷部卵形或三角形，內彎，長約2cm，尾長10~25cm，白色，具紫褐色條紋；肉穗花序單生，雄花序圓柱形或圓錐形，長約2cm，附屬器綫形；雌花序圓錐形；雄花有雄蕊2，具柄；雌花子房圓錐形，柱頭紫色。漿果熟時紅色。

分佈 生於陰濕地或林下。產於台灣。

採製、性能、應用 同"普陀"。有劇毒。

文獻 《高山藥用植物》，158。

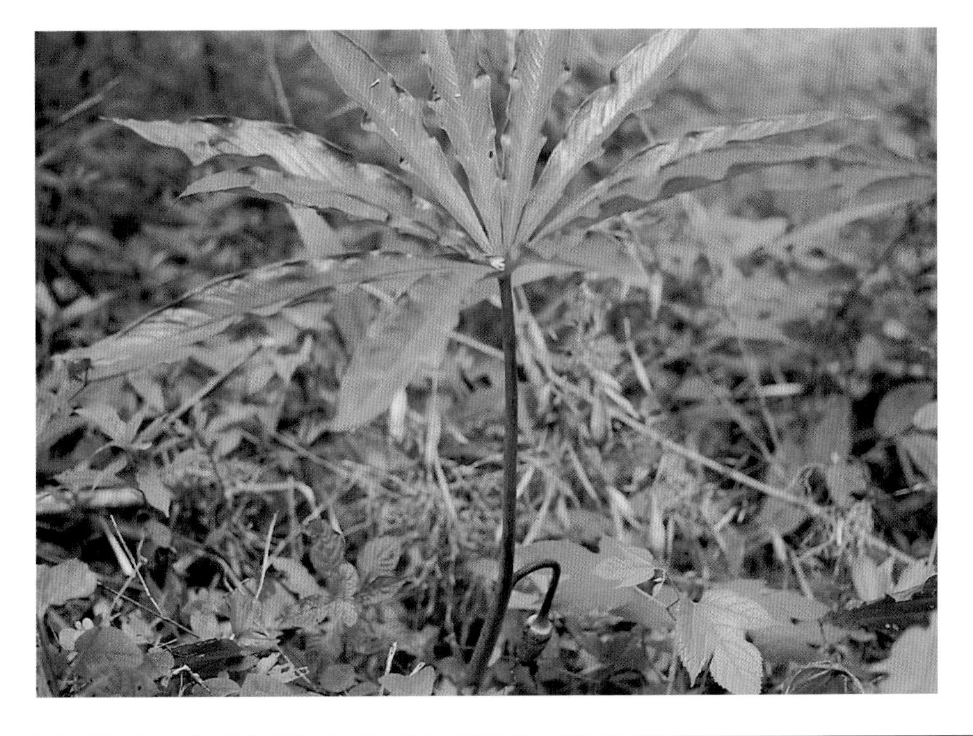

5913 普陀南星

來源 天南星科植物普陀南星 Arisaema ringens Schott 的塊莖。

形態 草本。塊莖扁球形，具小球莖。葉1~2，柄長15~30cm，下部1/3具管鞘，口部截形；葉片3全裂，長圓形，長15~18cm，寬均在10cm以上，頂端漸尖，具長1~1.5cm的錐形凸尖。花序柄短於葉柄，佛焰苞管部綠色，喉部多少具寬耳，內面深紫，櫓部下彎成盔狀，前櫓具卵形唇片，下垂，頂端外折。肉穗花序單性；雄花序無柄，圓柱形，長1.5cm，雌花序近球形，徑約1.5cm；附屬器棒狀或長圓錐狀，基部增粗，具柄。

分佈 生於林下。分佈於浙江、台灣。

採製 秋冬採挖，撞去外皮，以2~3%明礬水浸1天，曬乾。

成分 含皂甙、安息香酸。

性能 苦、辛，溫。有毒。燥濕化痰，祛風定驚，消腫散結。

應用 用於中風痰壅，半身不遂，癲癇，驚風，風痰眩暈，喉痹，瘰癧，癰腫，跌打損傷，蛇蟲咬傷，子宮癌。用量1~4g。

文獻 《藥用植物學》596；《浙藥誌》1475。

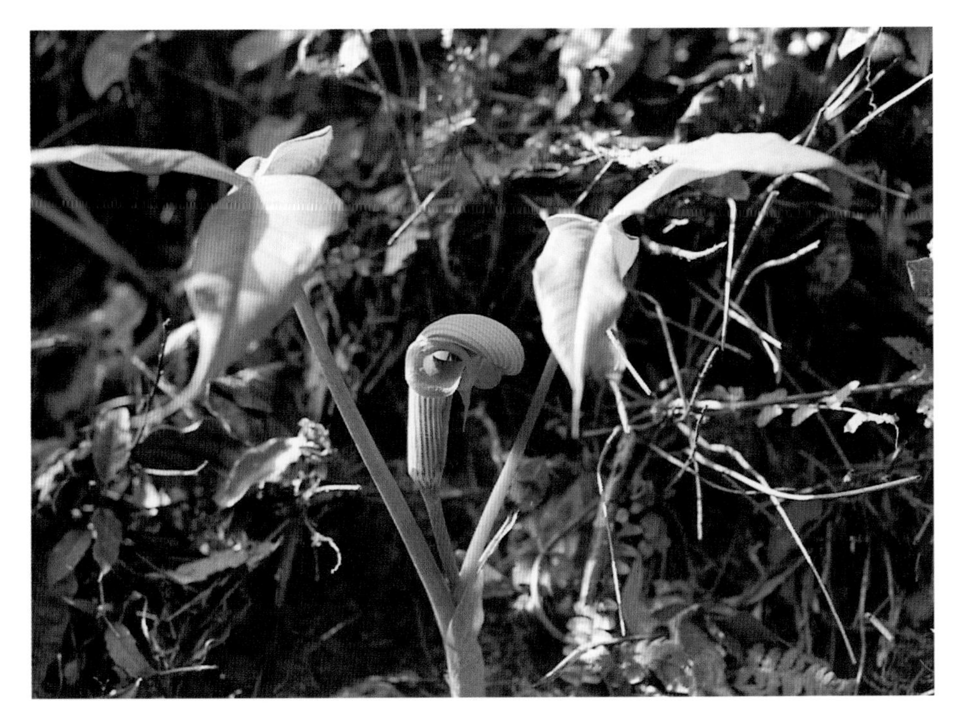

5914 大千年健

來源 天南星科植物大千年健 Homalomena giganfea Engl. 的根、莖。

形態 多年生草本，莖斜上升，高達50cm，粗3cm。葉柄長達80cm，下部具鞘；葉片箭狀心形，長40~50cm。花序柄長20cm，佛焰苞長圓形，長12cm；肉穗花序長11cm，具短柄；雄花序棒狀，長約8cm，雄蕊4~5；雌花序圓柱形，雌蕊長圓形，柱頭盤狀，無柄，子房3室。花期5~6月。果期8~10月。

分佈 生於低、中山溝谷林下溪邊。分佈於雲南(西雙版納)。

採製 春秋季挖根、採莖，除去葉，洗淨，切段曬乾。

成分 根、莖含揮發油。

性能 苦、麻，溫。有毒。潤肺止咳，退熱，祛風濕，止血。

應用 用於高熱，肺結核，咳血，支氣管炎，流感，風濕性心臟病，風濕骨痛，癰瘡癤腫，孕婦忌服。 用量4~9g。

文獻 《西雙版納藥用植物名錄》，399。

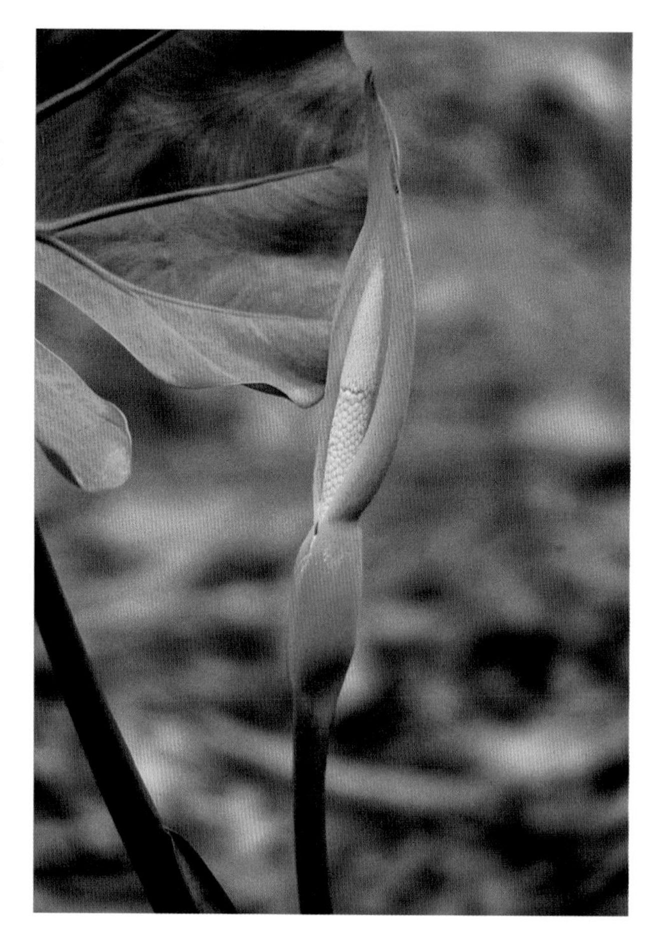

5915 稀脈浮萍(青萍)

來源 浮萍科植物稀脈浮萍 Lemna perpusilla Torr. 的全草。

形態 飄浮植物。葉狀體兩面綠色，近扁平，斜倒卵形或倒卵狀長圓形，全緣，長3~5mm，寬2~4mm，頂端鈍圓，基部鈍，無柄。根1條，無維管束，根冠銳尖，根鞘具2細翅。葉狀體兩側具囊，囊內生營養芽和花芽；花單性，雌雄同株，佛焰苞膜質；每花序有雄花2，雌花1；雄蕊1，花絲細，花藥2室；子房1室，胚珠1，直立。果卵形，不開裂；種子1，具凸出的胚乳及縱肋。

分佈 生於水田及池沼中。分佈於江蘇、福建、台灣。

採製 夏季採收，攤薄，曬乾。

性能 拔膿。

應用 用於腫毒。外用適量搗碎加醋少許，塗敷患處。

文獻 《藥用植物學》，599。

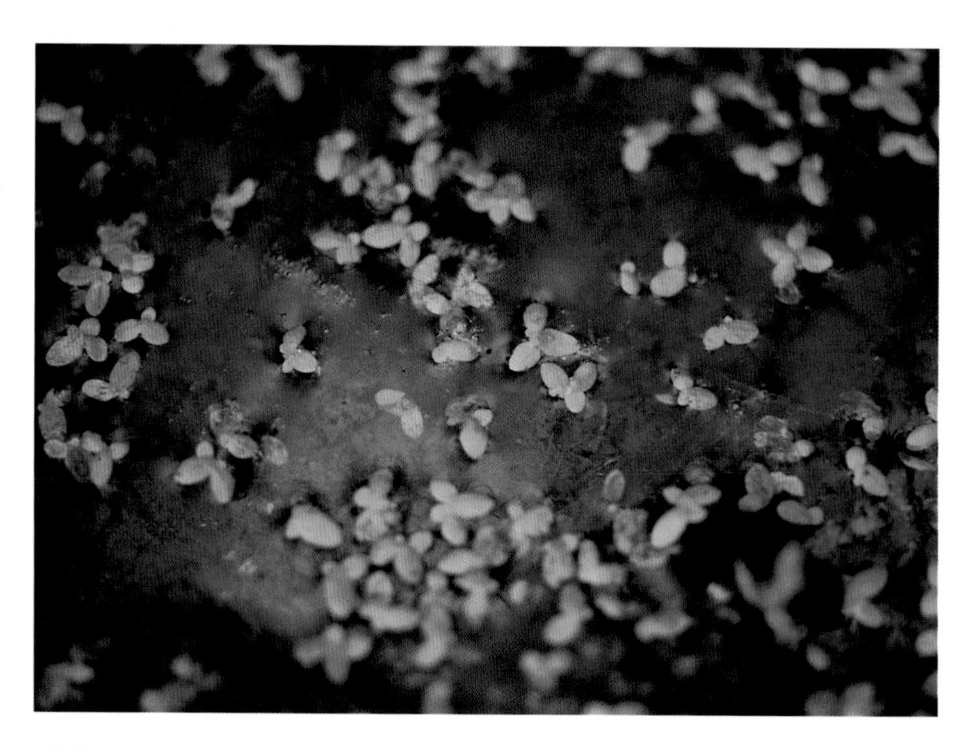

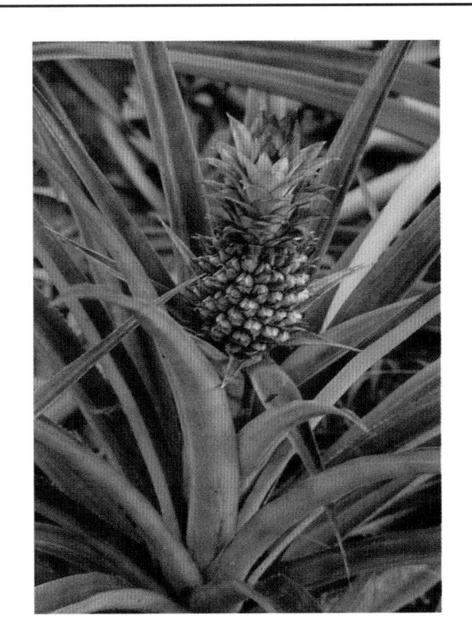

5916 紅鳳梨

來源 鳳梨科植物紅鳳梨 *Ananas bracteatus* (Lindl.) Schult. var. *striatus* M. D. Foster 的果皮。

形態 草本，莖短。葉多數，旋疊狀簇生，劍狀長條形，邊緣常有銳齒。上部的葉极退化而常紅色。球果狀的穗狀花序頂生，結果時增大，花稠密，紫紅色，生於苞腋內，苞片三角狀卵形至長橢圓狀卵形，淡紅色。果球果狀，由增厚的肉質的中軸、肉質的苞片合成一個多汁的聚花果。

分佈 原產美洲，現廣植熱帶地區。廣東有栽培。

採製 果成熟時，採集削皮曬乾。

性能 酸、甜、芳香，平。解毒。

應用 用於治痢疾，傷風咳嗽。

文獻 《華南植物園名錄》，236；《廣東藥用植物簡編》，543。

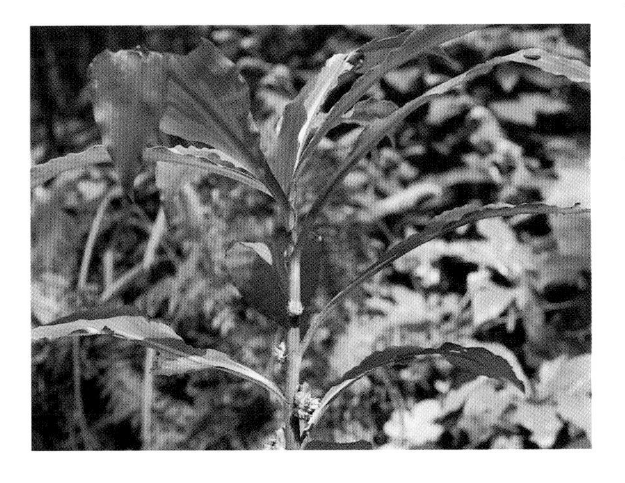

5917 中國穿鞘花

來源 鴨跖草科植物穿鞘花 *Amischotolype hispida* (Less. et Rich.) Hang 的全草。

形態 草本。莖粗壯，基部匍匐，節上生根。葉橢圓形，長15~30cm，寬5~10cm，頂端尾尖，基部楔狀漸狹成帶翅的柄，兩面近邊緣處及下面主脈的下半部密生褐黃色細長硬毛；葉鞘長達4cm，密生黃褐色細長硬毛。頭狀花序常有花數十朵，果期直徑達4cm；苞片卵形，急尖，疏生睫毛；萼片果期長矩圓形龍骨狀，長達13mm，頂端盔狀；花瓣3，矩圓形；雄蕊6，花絲上部有毛。蒴果倒卵狀三稜形，頂端疏被細硬毛，長約7mm。

分佈 生於山谷及密林中。分佈於貴州、雲南、廣東、廣西、福建、台灣。

採製 全年可採，鮮用或曬乾。

性能 利尿，祛濕，活血。

應用 用於風濕病，跌打損傷，尿路感染，毒蛇咬傷。用量15~30g；外用適量。

文獻 《雲南中藥資源名錄》，624；《新華本草綱要》二，575。

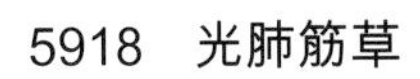

5918 光肺筋草

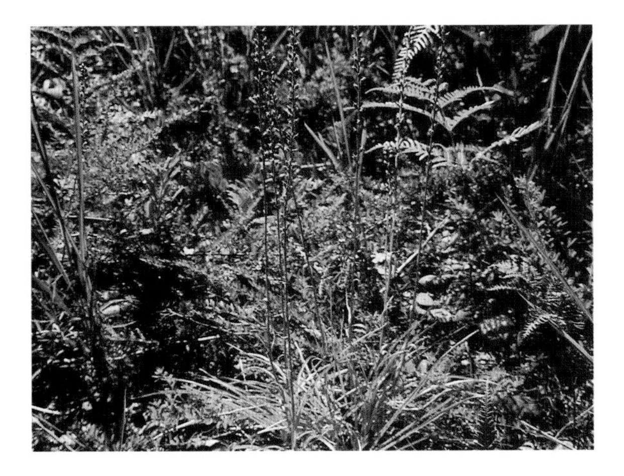

來源 百合科植物無名粉條兒草 *Aletris glabra* Bur. et Franch. 的全草及根。

形態 植株具細長的纖維根。葉簇生，硬紙質，線形或線狀披針形，常對折，長5~25cm，寬0.5~1.7cm，先端漸尖。花葶高30~60cm，元毛，中下部有葉狀苞片，長1.5~5.5cm；總狀花序，花多而密生，有黏性物質，花梗長1~3cm，基部有苞片2，線形或窄披針形；花被壇狀，無毛，黃綠色，上端約1/3處分裂，裂片長橢圓形，長約4mm，膜質，有1條綠色中脈；雄蕊6，著生於花被裂片基部。蒴果卵形。

分佈 生於林下，灌木叢中或草坡上。分佈於陝西、甘肅、福建、台灣、湖北及西南地區。

採製 全草全年均可採，洗淨，曬乾或鮮用；根夏秋季採挖，洗淨、曬乾。

性能 甘、苦，平。潤肺止咳，調經殺蟲。

應用 用於咳嗽咯血，月經不調，小兒蛔蟲，風火牙痛，流行性腮腺炎。用量9~30g。

文獻 《新華本草綱要》二，507。

5919 四川蜘蛛抱蛋

來源 百合科植物四川蜘蛛抱蛋 Aspidistra sichuanensis K. Y. Lang et Z. Y. Zhu 的根狀莖。

形態 多年生草本，高35~50cm。根狀莖粗壯。葉簇生，披針形或橢圓狀披針形，長20~35cm，寬4~8cm，具黃白本草點，葉柄長10~15cm，較粗壯。花單生於根莖上，花被鐘狀，肉質，紫紅色；花被裂片內具4條肉質的脊狀隆起，2長2短；雄蕊6~8；柱頭盾狀膨大，上面具（~3）4對放射狀的稜狀隆起，每對稜之間具深溝。漿果近球形或卵狀橢圓形。

分佈 生於喬木或灌木林下。分佈於四川。

採製 秋季採挖，洗淨泥沙，曬乾。

性能 甘，溫。活血祛瘀，祛風除濕，化痰消積，解毒。

應用 用於跌打損傷，風濕麻木，勞傷咳嗽，頑痰不化，淋症等。用量3~9g。

文獻 《川藥校刊》1987 （3）：28。

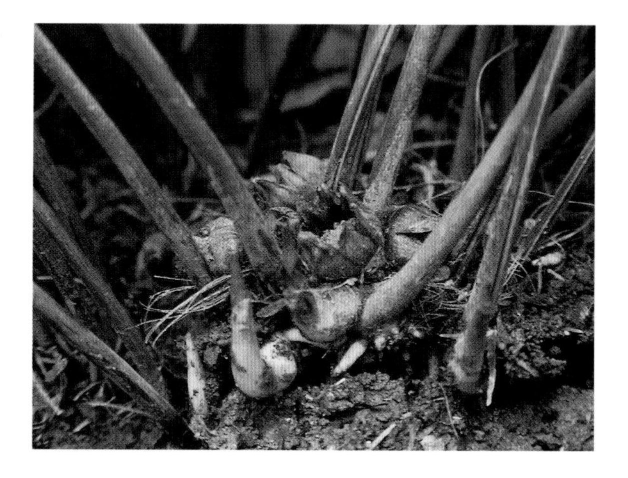

5920 甘肅貝母

來源 百合科植物甘肅貝母 Fritillaria przewalskii Maxim. 的鱗莖。

形態 草本。鱗莖粗5~8mm，由3~4枚肥科植物石生黃堇莖高20~45cm，中部以上具葉。葉5~7枚，條形，最下部的2枚對生，其餘互生，向上部葉漸狹，寬約2mm，上部葉頂端略蜷曲。單花頂生，俯垂；花被鐘狀；花被片6，黃色，散生紫色至黑紫色斑點。蒴果六稜柱形，具窄翅。

分佈 生於2000m以上的山坡草叢。分佈於甘肅、青海、四川。

採製 挖出後，洗淨泥沙，剔除病粒。晾乾，再用木炭焙乾。

性能 苦、甘，微寒。清熱潤肺，化痰止咳。

應用 用於肺熱咳嗽，乾咳少痰肺癰，肺痿，勞嗽咳血。用量3~9g。研粉沖服。

文獻 《中藥誌》，225；《藥典》1995，26。

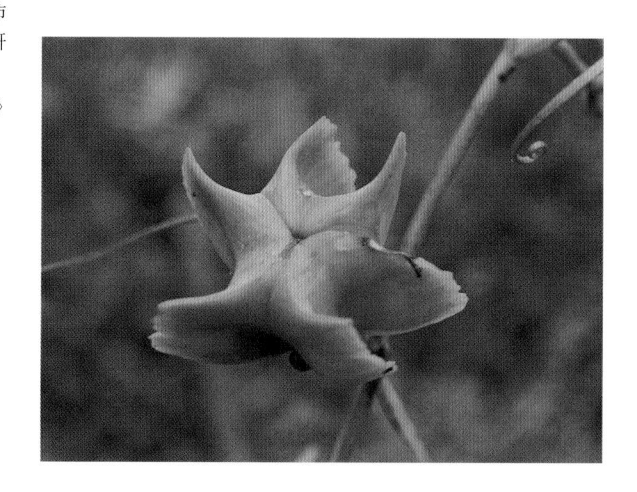

5921 台灣百合

來源 百合科植物台灣百合 Lilium formosanum Wall. 的鱗莖。

形態 草本，高20~55cm。鱗莖近球形，徑2~4cm；鱗片矩圓狀披針形至披針狀卵形，白色或白黃色。莖綠色或帶紫紅色，有小凸起。葉散生，條形至窄披針形，長10~12cm，全緣。花1~2朵，有時3~10朵排成近傘形，有香氣，平展，喇叭形，白色，外面帶紫紅色；花被片6，長11.5~14.5cm，頂端反捲，外輪的倒披針形，寬約2.2cm，內輪的匙形，較外輪稍寬，蜜腺綠色，偶有乳頭狀凸起；花藥矩圓形；子房圓柱形，長約5cm，花柱長6.5cm，柱頭膨大，3裂。蒴果直立，圓柱形，長7~9cm。

分佈 生於向陽草坡。分佈於台灣。

採製 秋冬採挖，沸水泡過，火烘半乾後，曬乾，或硫磺薰後，曬乾。

性能 甘，平。清涼解毒，止咳。

應用 用於肺炎，咳嗽，支氣管炎。用量4~40g。

文獻 《藥用植物學》，617。

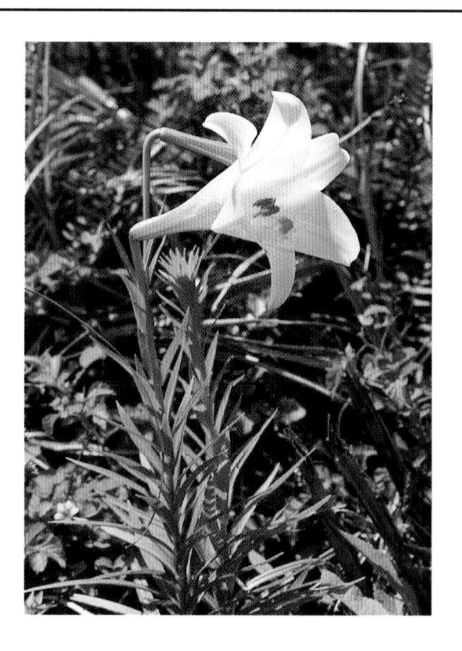

5922 鹿子百合

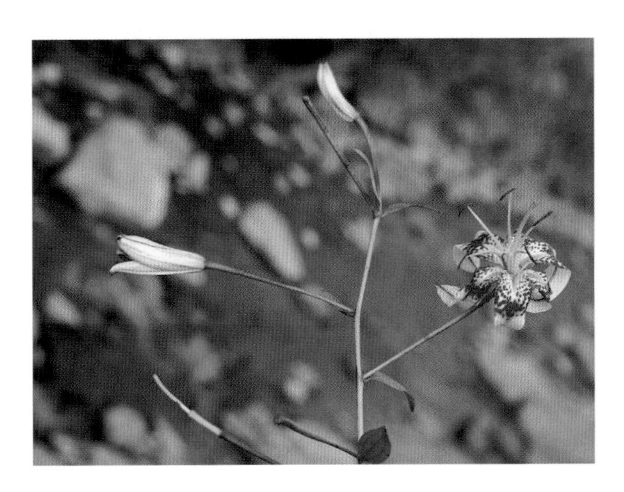

來源 百合科植物藥百合 Lilium speciosum Thunb. var. gloriosoides Baker 的鱗莖。

形態 草本，高20~200cm。鱗莖扁球形，高約3cm，徑約6cm，鱗莖瓣寬披針形，黃褐色。葉散生，寬披針形，長8~12cm，寬1.7~3.5cm，頂端漸尖，基部寬楔形或近圓形，全緣；柄短。花通常1~5朵成總狀花序，下垂；花被片6，長約10cm，寬約2cm，白色，反捲，邊緣波狀，1/2~1/3處有紅色斑塊和斑點，蜜腺兩邊具紅色流蘇狀凸起和乳頭狀凸起；雄蕊6，花絲綠色，伸出花冠外，花藥長1.5cm，絳紅色；花柱為子房的2倍，較花絲長，柱頭微裂。蒴果近球形，徑約3cm，熟時果梗膨大。

分佈 生於林下及草叢中。分佈於浙江、安徽、江西、台灣。

採製 秋季採挖，取鱗片沸水泡過，攤薄，曬乾或烘乾，烘曬時不翻動。

性能 甘，平。潤肺止咳，寧心安神。

應用 用於肺結核咳血，神經衰弱，心煩不安，疔瘡，多發性膿瘍。用量6~12g；外用適量。

文獻 《浙江藥用植物誌》下，1523。

5923 小麥冬

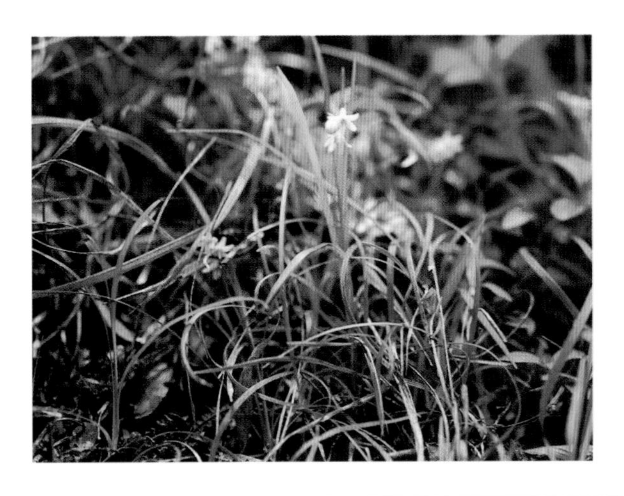

來源 百合科植物矮小山麥冬Liriope minor (Maxim.) Makino 的塊根。

形態 多年生草本。根細，多分枝，小塊根紡錘形。根狀莖不明顯，有細長地下走莖，葉長7~20cm，寬2~4mm，先端急尖，近全緣，有5條脈，基部有乾膜質邊緣的鞘所包裹。花葶長6~7cm；總狀花序長1~3cm，有5~10多朵花，花常單生於苞片腋內，少數2~3朵簇生；苞花片卵狀披針形，邊緣膜質；花梗長約4mm；花被片6，披針狀長圓形，長約4mm，淡紫色；雄蕊6，花絲與花藥等長。漿果狀，球形。

分佈 生於山坡林下或草業中。分佈於陝西、浙江、台灣、廣西。

採製 夏初採掘，洗淨，除去鬚根及地上部，曬乾。

性能 甘、微苦、寒。清心潤肺，養胃生津。

應用 用於陰虛內熱，津枯口渴，虛勞咳嗽，燥咳痰稠，便秘。

文獻 《新華本草綱要》二，537。

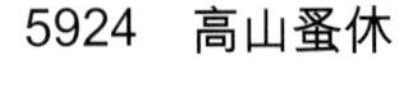

5924 高山蚤休

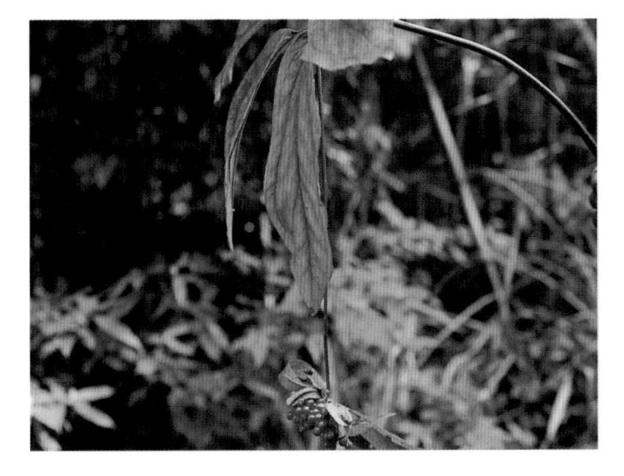

來源 百合科植物高山蚤休 Paris lancifolia Hayata 的根狀莖。

形態 草本。根狀莖圓柱形，肥厚，節狀。莖單一，直立，高20~50cm。葉6~8片輪生莖端，幾無柄，葉片披針形或廣披針形，長10~15cm，寬1~2cm，頂端銳尖或漸尖，基部漸狹，邊全緣或波狀。花單生頂端，花梗長3~7cm；外輪花被片6，葉狀披針形，長4~6cm，寬1~1.5cm，頂端銳尖；內輪花被片6，綫形，長3~6cm，寬約1cm；黃綠色；雄蕊12；子房上位，紫紅色，花柱短3~6裂。蒴果扁球形，徑2~3cm，熟時肉質，紅色。

分佈 生於山坡林下或溪旁陰濕處。分佈於台灣。

採製 夏秋採挖，去莖葉及鬚根，曬乾。

性能 苦，寒。有小毒。清熱解毒，消腫止痛。

應用 用於流行性乙型腦炎，胃痛，闌尾炎，淋巴結結核，扁桃體炎，腮腺炎，乳腺炎，毒蛇、毒蟲咬傷。用量4.5~9g。外用適量，磨水或研末調醋敷患處。

文獻 《高山藥用植物》，163。《匯編》上，5。

5925 台灣鹿藥

來源　百合科植物台灣鹿藥 Smilacina formosana Hay. 的根。

形態　草本，高15~35cm。根狀莖匍匐狀，粗5~10mm，具疏離的膨大節結。莖單生，多少迴折，上部有短硬毛，下部有膜質鞘。葉互生，紙質，矩圓形、矩圓狀卵形或披針形，長3.5~12cm，頂端漸尖或急尖，基部圓；柄短。圓錐花序（偶為總狀花序）頂生，長達5cm，有長硬毛；苞片小；花單生，花被6，矩圓形或倒披針形，長3~4mm，基部稍合生；雄蕊6，下部貼生，上部離生部分長1.5~2mm，花藥極小，近圓形；子房卵球形，花柱約為子房的1/2，柱頭微3裂。漿果球形。

分佈　生於山地。分佈於台灣。

採製　春秋採挖，洗淨，曬乾。

應用　用作強壯劑。用量6~15g。

文獻　《藥用植物學》，622。

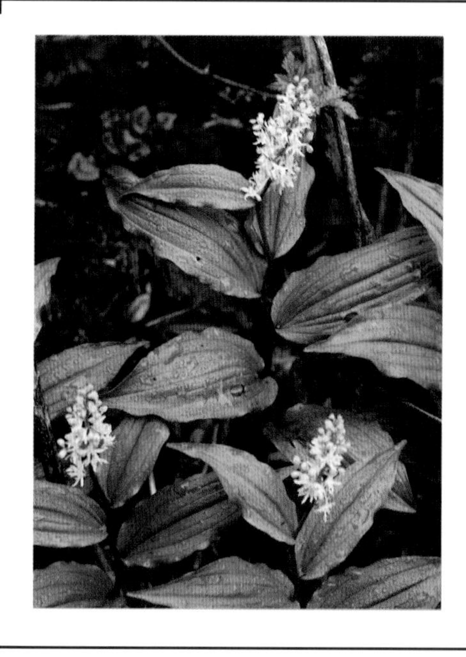

5926 圓錐菝葜（狹瓣菝葜）

來源　百合科植物圓錐菝葜 Smilax bracteata Presl 的根莖及葉。

形態　攀援灌木，長可達10m。枝疏生刺或無刺。葉互生，橢圓形或卵形，長5~17cm，頂端微凸，基部圓形至淺心形，全緣；葉柄長1~1.5cm，約佔全長1/2~2/5具狹鞘，一般有捲鬚，脱落點位於上部。圓錐花序腋生，長3~7cm，着生點上方有1枚與葉柄相對生的鱗片，通常傘形花序3~7；花多數，總花梗基部有1枚卵形小苞片；花序托近球形；花暗紅色，花被片6；雄花具6枚雄蕊，外花被片長約5mm，寬約1.3mm，內花被片寬約0.5mm；雌花較雄花小，退化雄蕊3，子房3室。漿果球形，徑約5mm。

分佈　生於林下、灌叢中或山坡。分佈於雲南、貴州、廣東、廣西、海南、福建、台灣。

採製　全年可採挖、曬乾。

性能　祛風除濕，消腫止痛，解毒，止血。

應用　根莖用於風濕痹痛，跌打損傷。用量15~60g。葉用於腫痛，創傷。適量搗爛外敷患處。

文獻　《藥用植物學》，622；《雲南中藥資源名錄》，642。

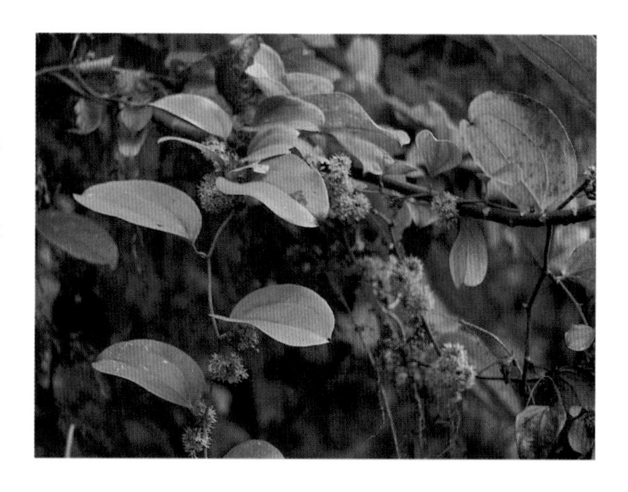

5927 筐條菝葜（裏白菝葜）

來源　百合科植物筐條菝葜 Smilax corbularia Kunth 的根莖。

形態　攀援灌木，長3~9m。葉互生，卵狀矩圓形、卵形至狹橢圓形，長5~14cm，頂端短漸尖，基部近圓形，邊緣多少下彎，下面蒼白色；葉柄長8~14mm，脱落點位於近頂端，枝條基部的葉柄一般有捲鬚，鞘佔葉柄全長的1/2，並向前延伸成1對披針形的耳。傘形花序腋生，有花10~20朵，總花梗長4~15mm；花序托膨大，具多數宿存小苞片；花黃綠色，花被片6，直立；雄花外花被片舟狀，長2.5~3mm,內花被片稍短，肥厚，花絲短，靠合成柱；雌花具3枚退化雄蕊，子房3室。漿果球形，徑6~7mm，熟時暗紅色。

分佈　生於林下或灌叢中。分佈於廣東、海南、廣西、雲南、台灣。

採製　全年可採，切片，曬乾。

性能　祛風除濕，消腫解毒。

應用　用於跌打損傷，風濕關節炎。用量15~60g。

文獻　《廣東藥用植物手冊》，689；《雲南中藥資源名錄》，642。

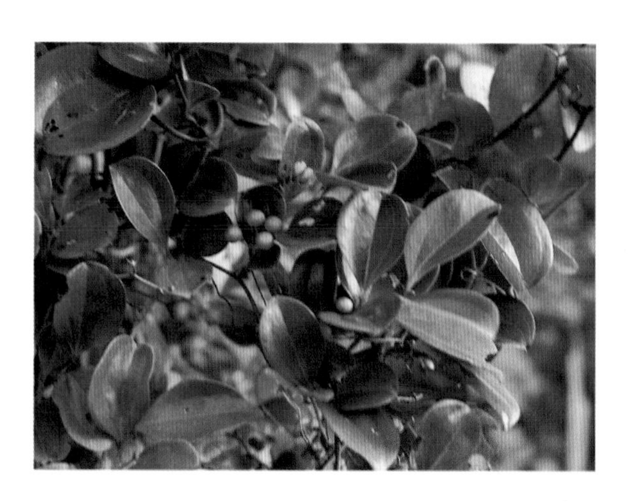

5928 管花鹿藥

來源 百合科植物管花鹿藥 Smilacina henryi (Bak.) Wang et Tang 的根及根莖。

形態 多年生草本，高30~40cm。根莖橫臥，肉質肥厚，鬚根眾多。莖單生，直立，下部有鱗片，上部有粗毛。葉卵圓形或橢圓形，長8~16cm，寬6~7cm，兩面及邊緣有毛；具短柄。總狀花序頂生，小花5~10朵，淺紫色，花被結合成高腳碟狀，裂片6，三角形；雄蕊6；子房3室。漿果球形，成熟時黃色。

分佈 生於山地林下陰處。分佈於中國東北、華北、西北及西南地區。

採製 秋季採挖，去除莖葉，洗淨，曬乾。

性能 甘、辛，溫。壯陽益腎，活血，調經。

應用 用於陽萎，月經不調，乳癰。用量10~15g。

文獻 《大辭典》，4640。

5929 鬱金香

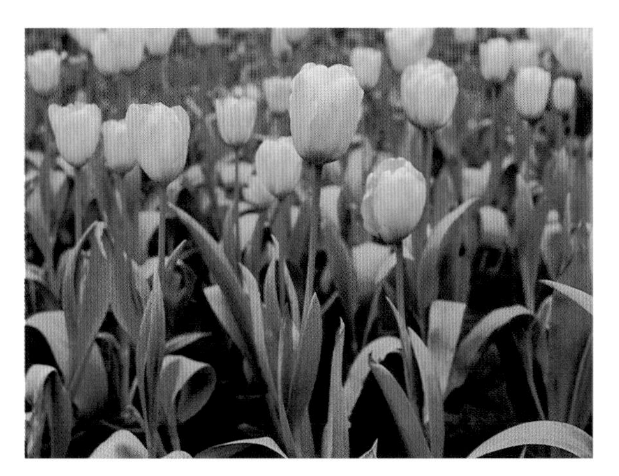

來源 百合科植物鬱金香 Tulipa gesneriana L. 的鱗莖及花。

形態 草本，高20~50cm。鱗莖卵形，徑約2cm，外層鱗片皮紙質，內面及頂端有少數伏毛。葉3~5枚，條狀披針形至卵狀披針形，頂端有少數毛。花單朵頂生，大而艷麗，花被片6，紅、白、黃色，長5~7cm，外輪披針形至橢圓形，頂端尖，內輪稍短，倒卵形，頂端鈍；雄蕊6，約與雌蕊等長；子房矩圓形，長約2cm，幾無花柱，柱頭大，雞冠狀，蒴果近球形。

分佈 栽培，品種較多。分佈於各地庭園中。

採製 夏季採挖，洗淨，曬乾。

成分 鱗莖含脂肪，主成分為十八碳二烯酸、谷甾醇和菜油甾醇。花含黃酮類化合物。

性能 鱗莖：鎮靜；花：苦，平，芳香去臭。

應用 鱗莖：用於臟燥。花入諸香藥。用量1~3g。

文獻 《藥用植物學》，624；《新華本草綱要》二，562。

5930 涼山開口箭

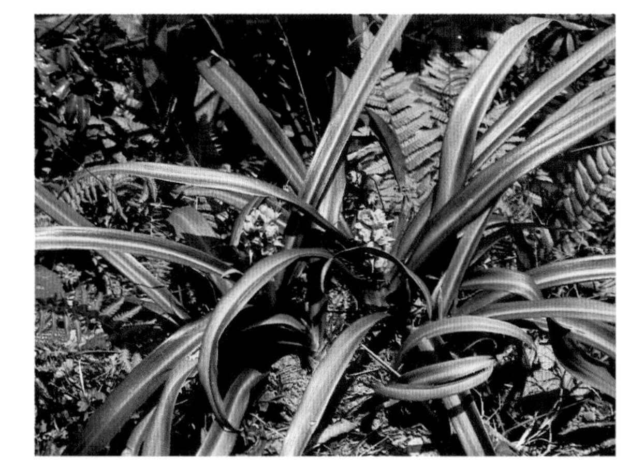

來源 百合科植物涼山開口箭 Tupistra liangshanensis Z. Y. Zhu 的根莖或全草。

形態 多年生草本，根狀莖粗壯，圓柱形。具5~6葉，基生，長28~45cm，基部漸狹成不明顯的柄，兩面光滑無毛。穗狀花序直立，長5~6cm，由多花密集而成；每花通常具苞片2枚，花序頂部有多枚無花苞片聚生；花被近鐘狀，長0.8~1.1cm，裂片6，近圓形或寬卵形，黃白色，肉質；雄蕊6，花絲下部貼生於花被筒上；子房球形，黃白色；柱頭3淺裂。

分佈 生於灌木林中。分佈於四川。

採製 四季可採挖，洗淨泥沙，將根莖入沸水中泡至透心。切片，曬乾。

性能 苦，涼。清熱解毒，止咳，活血。

應用 用於肺熱咳嗽，蛇蟲咬傷，無名腫毒。用量5~10g。

文獻 《四川省中藥資源普查名錄》，220。

5931 彎蕊開口箭

來源 百合科植物彎蕊開口箭 Tupistra Wattii (C. B. Clarke) Hook. f. 的根狀莖。

形態 根狀莖極長，圓柱形。葉3~10枚，窄橢圓形、橢圓狀披針形至橢圓狀卵形，頂端漸尖，基部楔形，全緣，穗狀花序側生，彎曲苞片綠色或黃色，花被筒肉質，紅褐色。漿果球形，紅色。

分佈 生於密林下陰濕處。分佈於雲南、四川、貴州、廣西、廣東。

採製 全年可採，除去地上部分，洗淨曬乾。

性能 甘、微苦，涼。有毒。清熱解毒，散瘀止腫。

應用 外用治跌打損傷，骨折，外傷出血。內服慎用。

文獻 《匯編》下，121；《廣東藥用植物簡編》，562。

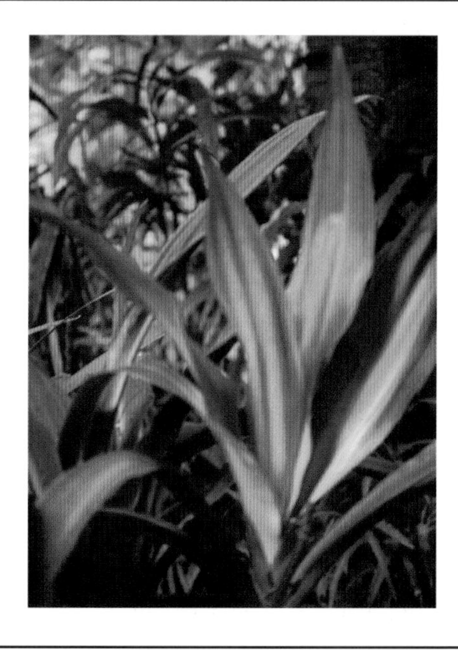

5932 黑紫藜蘆

來源 百合科植物黑紫藜蘆 Veratrum japonicum (Baker) Loes. (V. formosanum Loes) 的根、根莖及葉。

形態 草本，高30~100cm。鬚根多數，稍肉質。莖基部具帶網眼的纖維網。葉多數，近基生，狹帶狀或狹長矩圓形，偶為寬橢圓形，長(15~) 20~30 (~60) cm，基部下延成柄，抱莖。圓錐花序，花序軸和花梗密生白色綿毛；小苞片背面具白色綿毛；雄花和兩性花同株或僅為兩性花；花被片6，反折，黑紫色或棕色，矩圓形或矩圓狀披針形，通常長5~7mm，外花被片背面被毛或無毛；雄蕊6，纖細，長2~3mm；子房無毛，上端微3裂，花柱3。蒴果直立，橢圓形，長1~1.5cm。

分佈 生於山坡林下或草地。分佈於貴州、雲南、湖北、安徽、江西、浙江、福建、台灣、廣西、廣東。

採製 5~6月採挖，曬乾。

成分 含介勞鹼。

性能 根、根莖：辛、苦，寒。有大毒。祛風痰，殺蟲療傷。

應用 根、根莖用於中風痰壅，喉痹不通，癲癇，蠱毒。用量0.3~0.6g，研末服或油調外塗疥癬禿瘡。葉適量搗敷疥癬頭痛。孕婦忌用。

文獻 《新華本草綱要》二，564；《藥用植物學》，624。

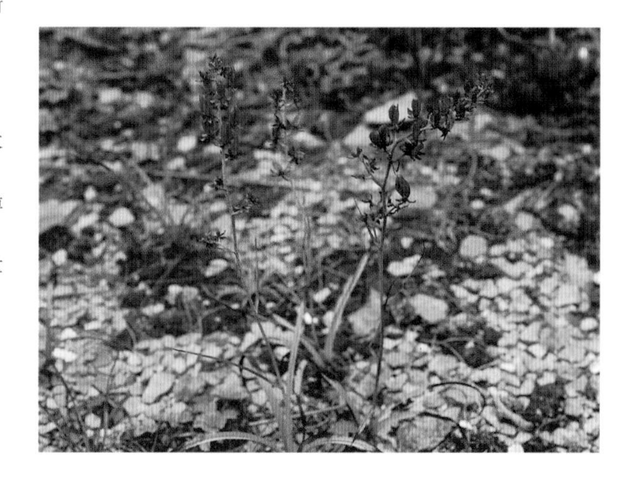

5933 龍舌蘭

來源 石蒜科植物龍舌蘭 Agave americana L. 的葉。

形態 多年生常綠大型草本，莖短，稍木質。葉多叢生，長橢圓形，大小不等，質厚、平滑，邊緣有刺狀鋸齒。花葶高5~6m；花黃綠色，肉質。雄蕊6，子房3室，花柱鑽形，柱頭頭狀，3裂。蒴果。

分佈 原產美洲熱帶，中國華南、西南引種栽培。

成分 含多種甾體皂甙，水解可得多種甾體皂甙元，如海柯皂甙元、9-去氫海柯皂甙元、綠莲皂甙元 (chlorogenin) 等；尚含揮發油。

性能 酸、溫，平。止血，消炎，抑菌。

應用 用於子宮出血、盆腔炎，皮膚疥癬等。可作甾體激素藥物的原料。

文獻 《新華本草綱要》一，500；《大辭典》上，2925。

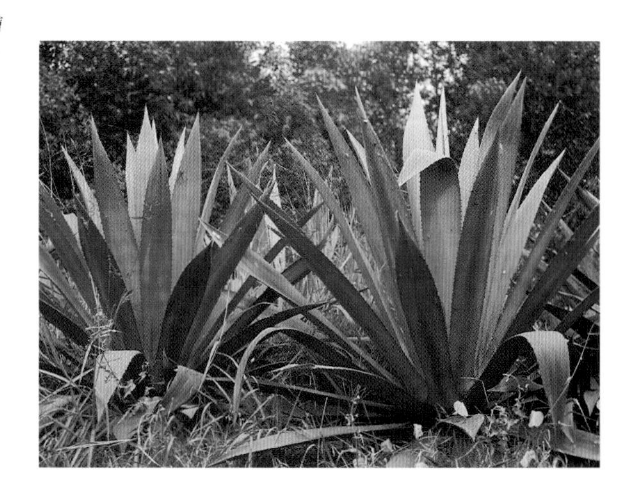

5934 短葶仙茅

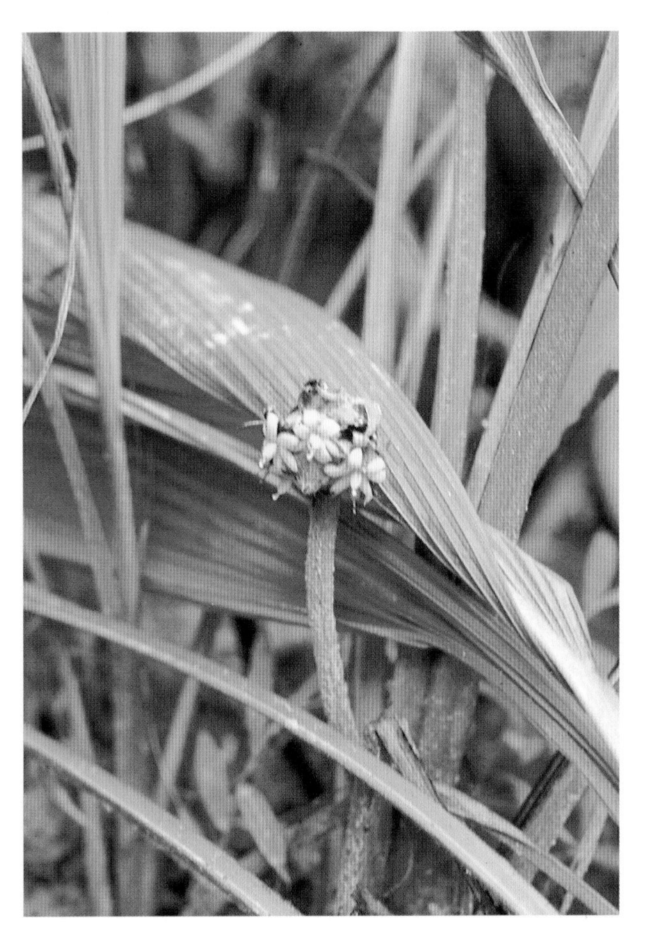

來源 石蒜科植物短葶仙茅 Curculigo breviscapa S. C. Chen 的根狀莖。

形態 根狀莖短而粗厚。葉通常5~6枚，披針形，葉柄長約60cm，被絨毛，老葉柄常變為宿存的褐色纖維。花莖很短，接近地面，長約5cm，頭狀花序點垂，近球形；花黃色，漿果卵狀橢圓形。

分佈 生於山谷密林中近水旁。分佈於廣西、廣東、廣州市郊。

採製 全年可採，洗淨曬乾或鮮用。

性能 苦、澀，平。散瘀，消腫。

應用 用於治水腫。3~9g。

文獻 《廣東藥用植物簡編》，564；《植物誌》十六卷一分冊，35；《植物分類學報》1966，11 (2) ：131。

5935 小金梅草

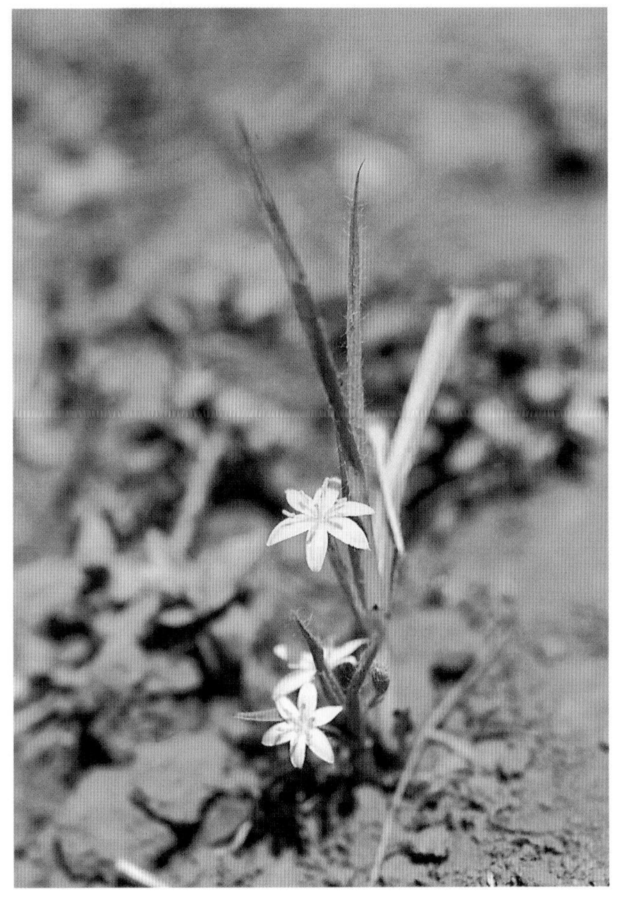

來源 石蒜科植物小金梅草 Hypoxis aurea Lour. 的全草。

形態 多年生草本，根莖球形或長圓球形，頂部有黑褐色宿存老葉纖維，鬚根較短。葉根生，綫形，長7~20cm，寬1.5~2cm，邊緣疏生白色細長柔毛，生脈3。花序從葉叢中抽出，纖細，長2~6cm，被細長柔毛。花1~2，淡黃色，外面被細長柔毛，花被片6，雄蕊6。蒴果棒狀，3瓣裂；種子細小，灰黑色。

分佈 生於山坡草地上，分佈於西南、華南至華東地區。

採製 夏秋間採收，曬乾。

性能 甘、微辛，溫。溫腎調氣。

應用 用於病後陽虛，疝氣。用量10~15g。

文獻 《大辭典》下，4385；《新華本草綱要》一，505。

5936 喇叭水仙

來源 石蒜科植物喇叭水仙(金鐘水仙)Narcissus pseude-narcissus L.

形態 多年生草本；鱗莖球形。葉4~6枚叢生，闊帶形，多汁，綠色，具白粉，先端鈍。花莖稍長於葉，花梗短於苞；花單生莖頂，淡黃色，大形，下有膜質苞；副花冠淡黃色，有波狀皺紋；子房下位，3室，每室具多數胚珠，蒴果。

分佈 原產歐洲，中國各地均有栽培。喜生於排水良好、肥沃、疏鬆的砂質壤土中。

採製 5~6月採鱗莖，曬乾或鮮用。

成分 含石蒜西定醇(lycoricidinol)等多種生物鹼。

性能 苦、微辛，寒。有小毒。清熱解毒，散結消腫。

應用 搗爛外敷治腮腺炎，癰瘡疔毒初起紅腫熱痛。

文獻 《中國花經》，606；《植物藥有效成分手冊》，685。

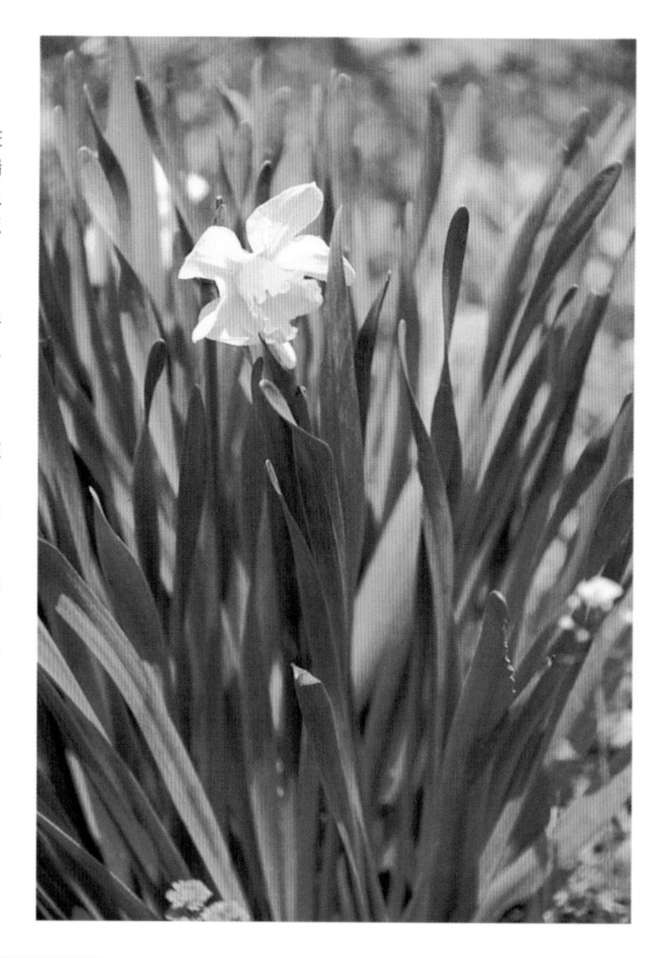

5937 參薯

來源 薯蕷科植物參薯 Dioscorea alata L.的塊莖。

形態 纏繞藤本，塊莖多為圓柱形或棒狀。表面棕色或黑色，斷面白色、黃色或紫色。莖基部四稜形，有翅；葉腋常生有形狀大小不等的零餘子；單葉互生，葉卵狀心形至心狀矩圓形，頂端尾狀，基部寬心形，雌花為穗狀花序。蒴果具3翅，種子扁平。

分佈 栽培或野生山腳、溪邊。分佈於廣東、廣西、湖南、湖北、福建、四川、雲南、貴州、江西，亞洲其他熱帶地區也有。

採製 秋季採挖，除去地上部分和鬚根。洗淨，刮去外皮，曬乾。或趁鮮切片令乾。

性能 甘，平。止瀉，補肺益腎。

應用 用於補脾肺，澀精氣，消腫，止痛。用量3~9g。

文獻 《廣東藥用植物簡編》，567；《中國高等植物圖鑑》V，568。

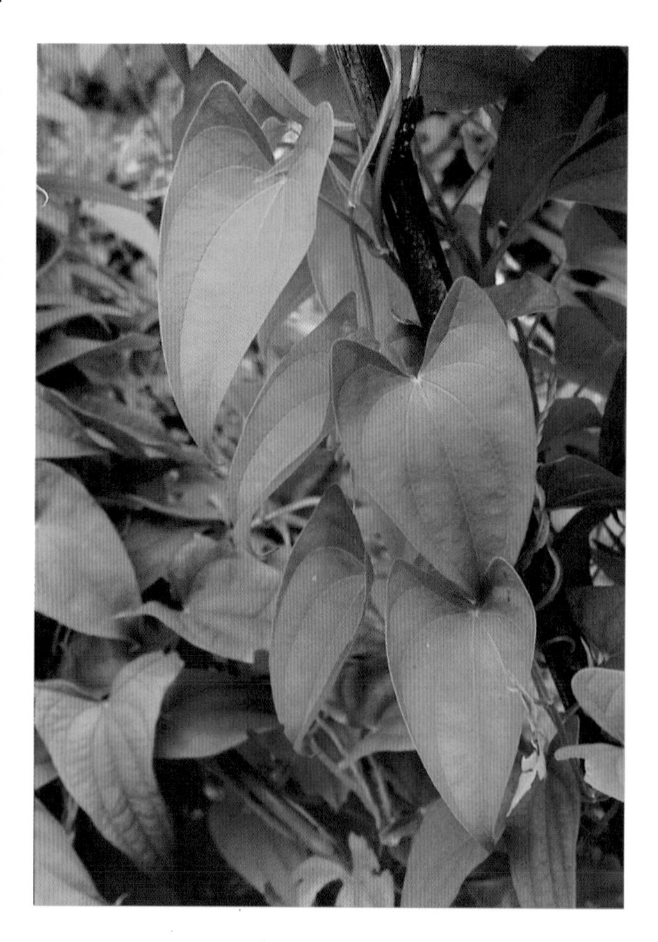

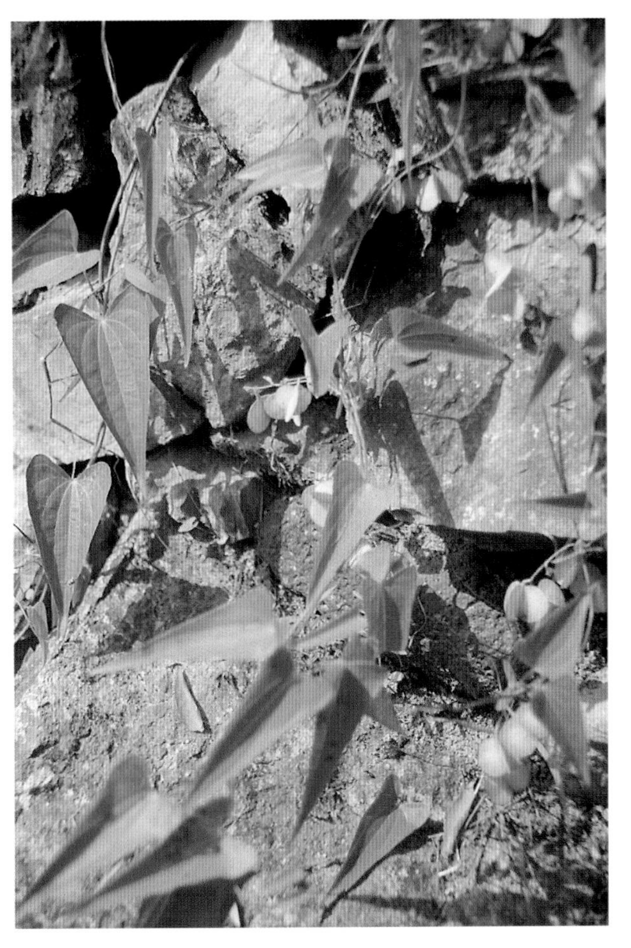

5938　風車兒

來源　薯蕷科植物日本薯蕷 Dioscorea japonica Thunb. 的果實。

形態　多年生纏繞草本。地下根狀莖圓柱形，肉質肥大。莖細長，少分枝。單葉對生，有長柄，葉片長卵形，先端尖，基部心形。花單性，雌雄異株；穗狀花序3~5個，腋生；花白色，雄花穗直立，雌花穗下垂；雄花花被6片，雄蕊6；雌花花被6片，子房3室，下位，有假雄蕊。果穗下垂，蒴果扁平圓形，有3翅；種子扁平廣圓形，具膜質翅。

分佈　生於山野林間。分佈於長江以南各地。

採製　8~10月採收。

性能　味甘、澀，性涼。清熱解毒，補脾健胃。

應用　用於耳鳴，脾胃虧損，氣虛衰弱。

文獻　《大辭典》上，979；《浙江藥用植物誌》下，1570。

附註　根狀莖習稱野山藥，亦作藥用。

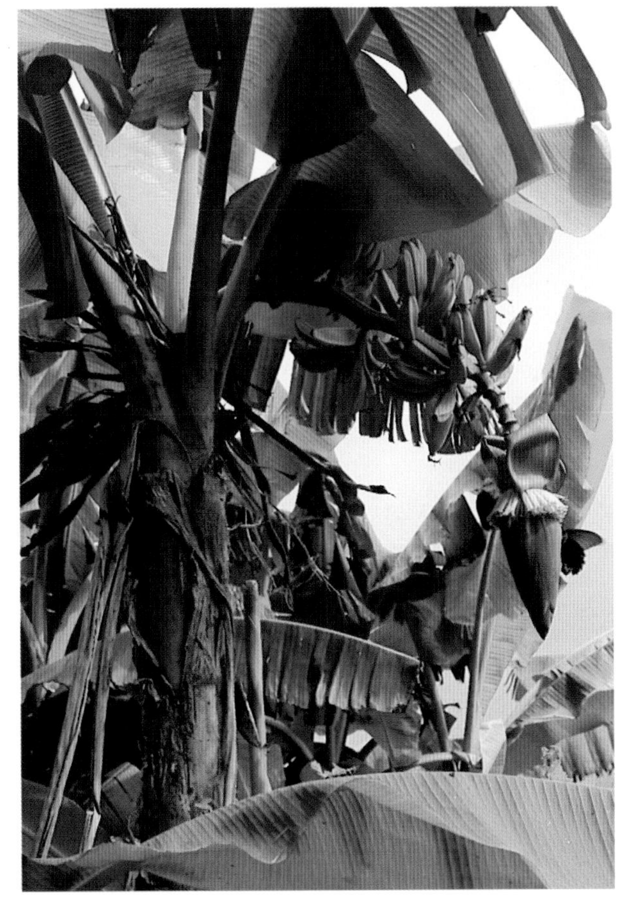

5939　野蕉

來源　芭蕉科植物山芭蕉 Musa balbisiana Colla 的種子。

形態　大型、粗壯草本，株高可達6m以上。葉片長圓形，基部圓形或稍心形，腹面綠色，背面色稍淡或被蠟粉。葉柄邊緣有黑色綫條。花序下垂，苞片披針形或卵狀披針形。雄花紅色；種子黑色，圓形，稍壓扁。

分佈　生於山谷中。分佈中國南部、西南部。

採製　果實成熟時採收種子曬乾。

性能　苦、辛，涼，有小毒。破瘀血，通大便。

應用　用於跌打骨折，大便秘結。用量4.5~9g。

文獻　《大辭典》上，206；《廣東藥用植物簡編》，571。

5940 香薑

來源 薑科植物香薑 Alpinia coriandriodora D. Fang 的根狀莖。

形態 多年生草本。揉之具芫荽樣香氣。葉片橢圓狀披針形，頂端尾狀漸尖，無毛，邊緣具短剛毛；葉舌2淺裂，被緣毛。穗狀花序長5~10cm，頂生；苞片早落；小苞片被微柔毛；唇瓣近卵圓形，具紫紅色條紋，頂端2裂，兩面被毛。果球形，被毛，熟時紅色，直徑8~14mm。

分佈 生於林下。分佈於廣西。

採製 全年可採，切片曬乾。

性能 祛風行氣。

應用 用於宿食不消，胃寒痛；外用於傷口潰瘍久不收口。用量3~6g；外用適量。

文獻 《廣西民族藥簡編》，291；《廣西藥用植物名錄》，526。

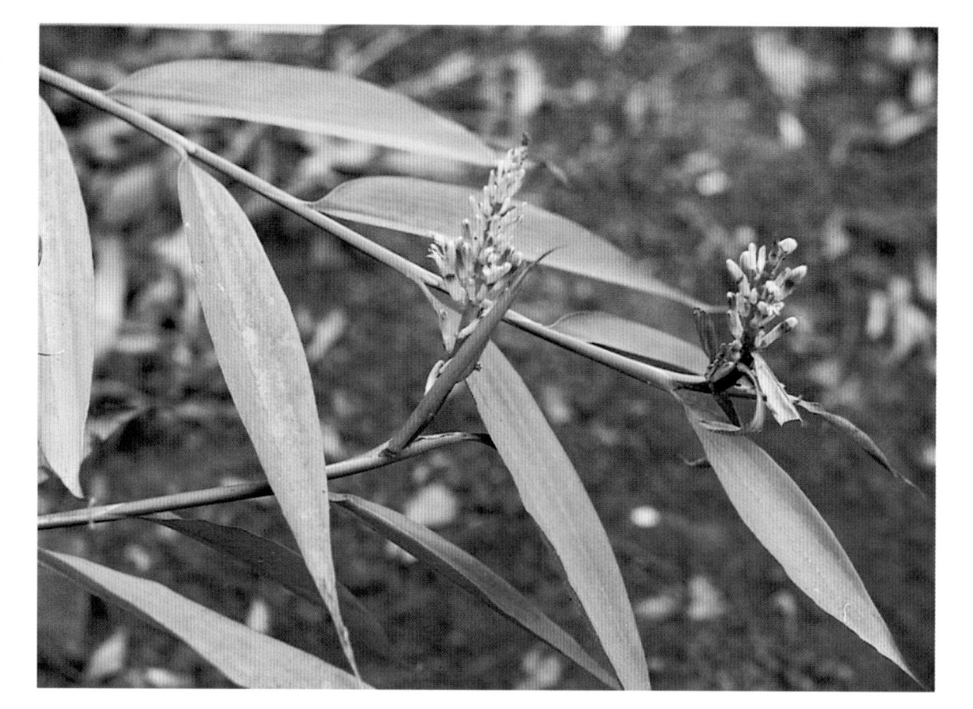

5941 長柄山薑

來源 薑科植物長柄山薑 Alpinia Kwangsiensis T. L. Wu 的根狀莖、種子。

形態 多年生草本。根狀莖匍匐。單葉互生，長圓狀披針形，長40~60cm，寬8~16cm，上面無毛，下面密被短柔毛；葉舌長8mm，頂端2裂；葉柄長4~8cm。總狀花序直立；花序上的花很稠密；花萼筒狀；花冠白色；唇瓣卵形，白色，長2.5cm。果圓球形，被毛，直徑約2cm。

分佈 生於山谷林下陰濕處。分佈於廣東、廣西、雲南、貴州。

採製 秋季採，分別曬乾。

性能 辛，溫。溫中散寒，行氣止痛。

應用 用於脘腹冷痛，胃寒嘔吐，呃逆，寒濕吐瀉。用量10~15g。

文獻 《廣西藥用植物名錄》，526。

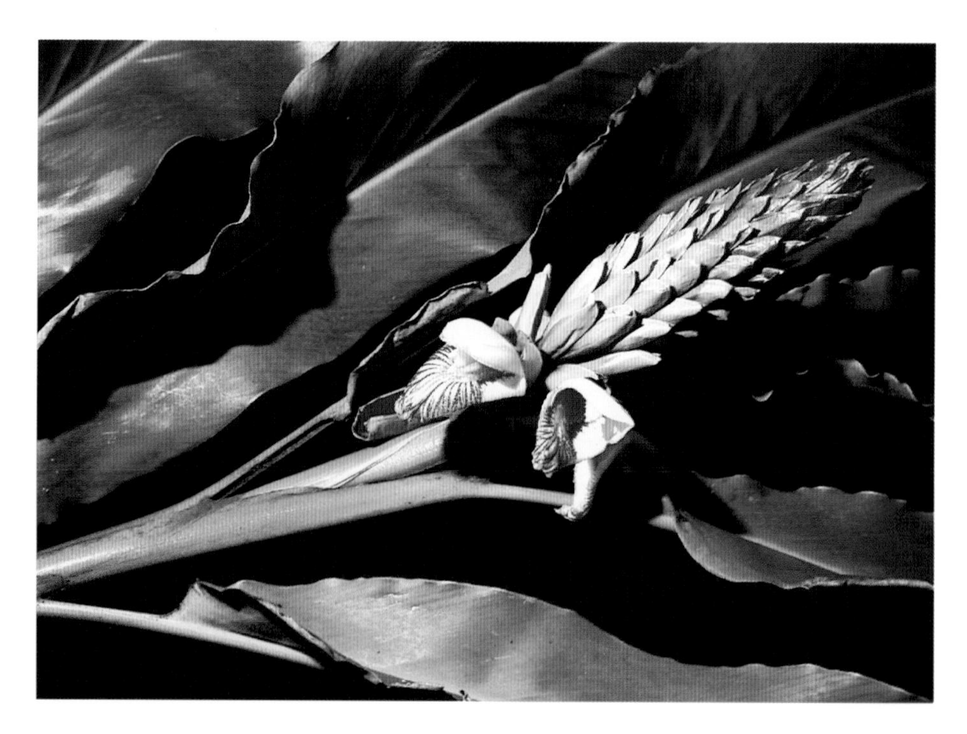

5942 竹芋（葛鬱金）

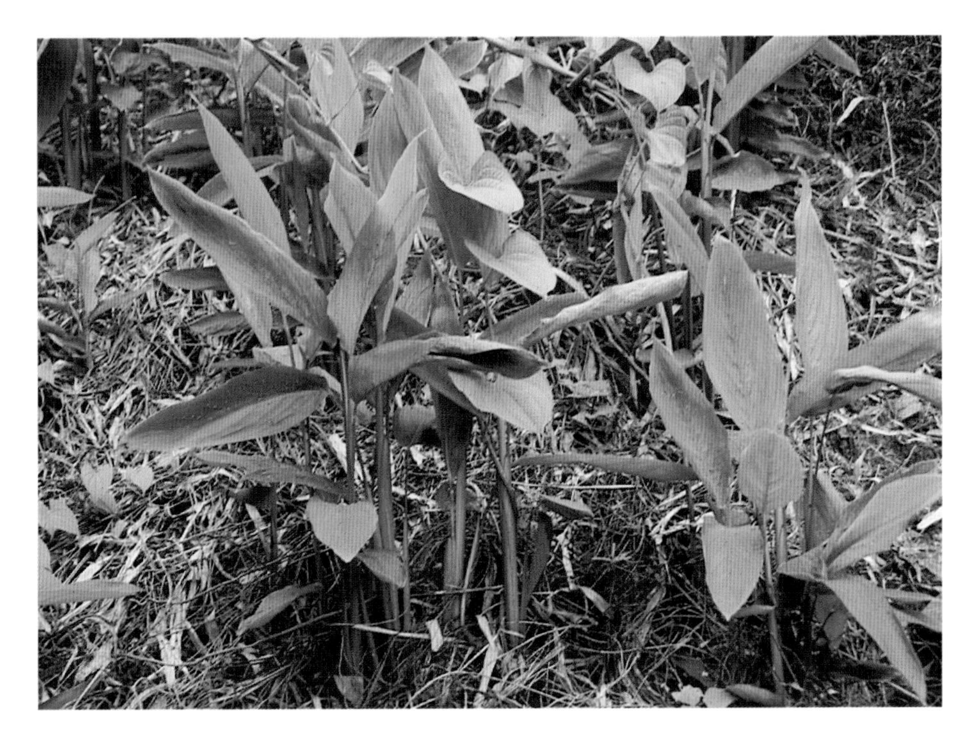

來源 竹芋科植物竹芋 *Maranta arundinacea* L. 的塊莖。

形態 草本，高40~100cm，具分枝。根狀莖肉質，白色，末端紡錘形，長5~7cm，具寬三角狀鱗片。葉卵狀橢圓形或卵狀披針形，長10~20cm，寬4~10cm，頂端漸尖或尾尖，基部圓或微心形，邊全緣或疏波狀；葉柄長，頂端具長5~10mm的圓柱形葉枕。總狀花序頂生，長達10cm；花白色，長1~2cm；萼片3，卵狀披針形；花冠筒約與萼片等長，裂片3；外輪的2枚花瓣狀退化雄蕊倒卵形，長8~10mm，寬而頂端凹入。果褐色，長約7mm。

分佈 原產南美洲。雲南、廣東、廣西、台灣均有栽培。

採製 全年可採，曬乾。

性能 甘、淡，涼。清肺，利尿。

應用 用於肺熱咳嗽，小便赤痛。用量15~30g。

文獻 《新華本草綱要》三，573；《匯編》下，483。

5943 金線蓮

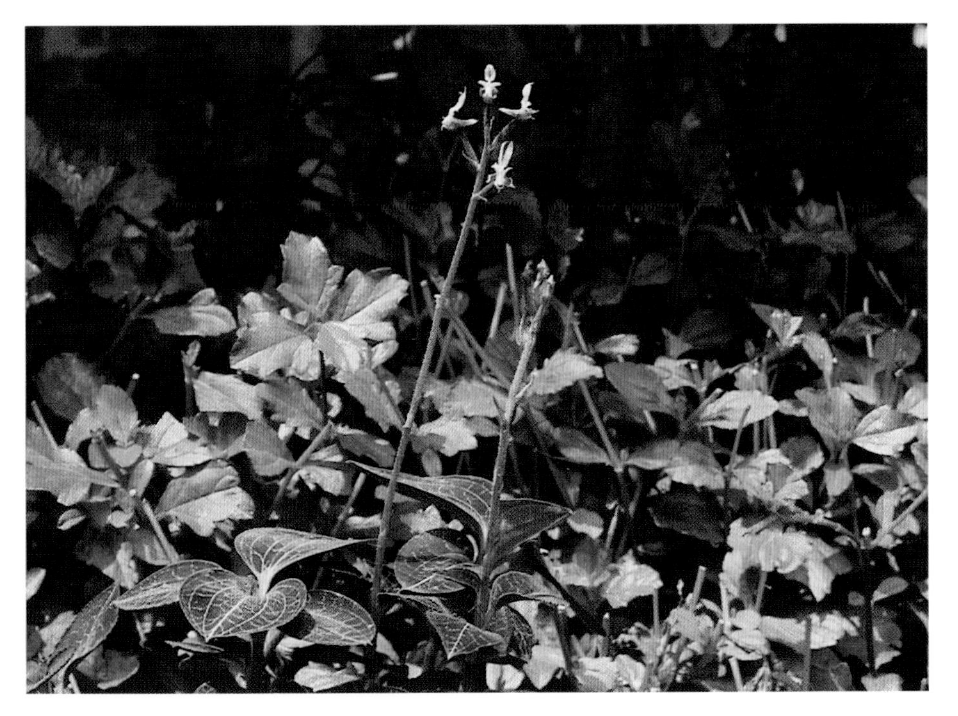

來源 蘭科植物金線蓮 *Anoectochilus formosanus* Hay. 的全草。

形態 多年生矮小草本。根狀莖橫走。葉互生，葉柄長約1cm，基部呈鞘狀；葉片卵形，長2~5cm，寬1~3m，先端急尖，基部圓形，全緣，上面有微鱗片狀突起，有光澤，下面暗紅色，主脈通常5條，幼葉脈為金黃色。花莖長4~5cm，有2~3花；苞片卵狀披針形，長約1cm；花淡紅色，中萼片圓形，外被長硬毛，與花瓣黏合成盔，側萼片卵狀長圓形，外被長硬毛，花瓣半卵圓形，偏科；唇瓣為一叉形，兩邊撕裂，裂條綫形，唇瓣2深裂，矩囊狀三角形，基部前方有2個疣狀突起；雄蕊1。

分佈 生於闊葉林或竹林下。分佈於台灣、福建。

採製 秋季採收，洗淨，曬乾或鮮用。

性能 甘、平。涼血平肝，清熱解毒。

應用 用於肺癆咯血，糖尿病，支氣管炎，腎炎，膀胱炎，小兒涼風，毒蛇咬傷。用量6～20g。

文獻 《新華本草綱要》三，575。

5944 小白及

來源 蘭科植物小白及 Bletilla formosana (Hayata) Schltr. 的假鱗莖。

形態 多年生草本，陸生，高15~50cm。假鱗莖較小，扁卵圓形，具荸薺似的環帶，富黏性。莖纖細，具3~4葉。葉條狀披針形，長6~20cm。花序具花1~6，花淡紫色，較小；萼片和花瓣狹矩圓形，長1.5~1.8cm，近等長；唇瓣與萼片近等長，在中部以上3裂，側裂片斜半圓形，直立，伸達中裂片的1/3以上，中裂片矩圓形或近倒卵形，唇盤上具5條褶片，褶片前後均為波狀；蕊柱彎曲，不達側裂片之頂端。

分佈 生於山坡草叢或溪旁石上。分佈於陝西、四川、雲南、貴州、廣西、台灣。

採製 夏秋季採挖，洗淨，鮮用或曬乾。

性能 苦、澀，微寒。斂肺止血，消腫生肌。

應用 用於肺結核咯血，支氣管擴張出血，胃十二指腸潰瘍出血，衄血。用量5~10g。

文獻 《四川省中藥資源普查名錄》，226。

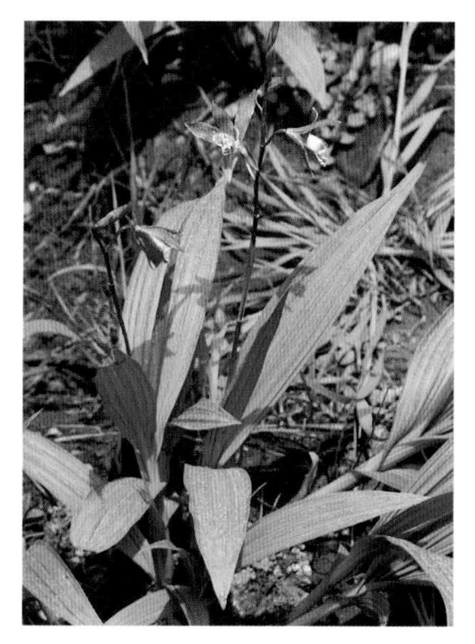

5945 鈎距蝦脊蘭

來源 蘭科植物鈎距蝦脊蘭 Calanthe graciliflora Hayata (C.hamata Hand.-Mazz.) 的全草。

形態 多年生草本，陸生，高約60cm。莖短，幼時具長5~15cm的假莖，被鞘狀葉3枚。葉片橢圓形，長20~30cm，寬5~10cm，具柄。花葶從葉叢中抽出，總狀花序疏生多數花，花苞片膜質，披針形；萼片和花瓣黃綠色，唇瓣白色；中萼片卵形，長1.5cm；側萼片狹卵形；花瓣倒卵狀披針形，長1.3cm，寬0.4cm；唇瓣3裂，側裂片矩圓形，中裂片倒卵形，唇盤表面具3條褶片，距圓筒形，長約1cm，頂端鈎狀。

分佈 生於山坡林下陰濕處。分佈於中國長江以南。

採製 夏秋季採挖洗淨，曬乾或鮮用。

性能 微苦，寒。解毒利濕，軟堅固脱。

應用 用於淋巴結核，扁桃腺炎，痔血，瘡癤，脱肛。用量6~9g。

文獻 《廣西藥用植物名錄》，571。

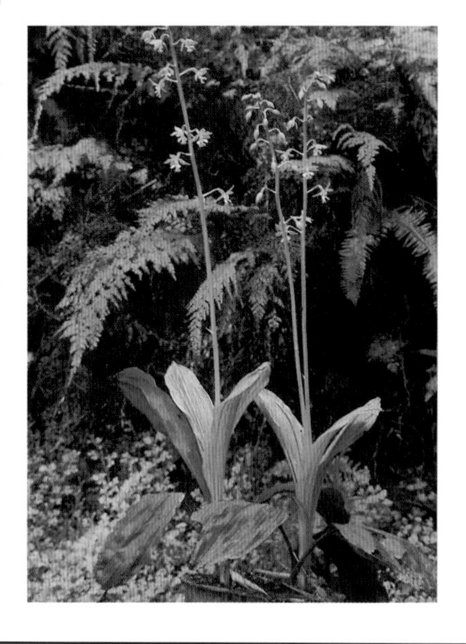

5946 細花蝦脊蘭

來源 蘭科植物細花蝦脊蘭 Calanthe mannii Hook. f. 的全草。

形態 多年生陸生草本，高達60cm，具假鱗莖。假莖高約7cm，外被3~5枚鞘狀葉。葉片倒披針形或長橢圓形，長10~35cm，寬3~5cm，先端急尖，葉柄鞘狀抱莖。總狀花序從葉叢中抽出，花序軸密生短柔毛；花暗褐色，苞片和萼片卵狀披針形；萼片長0.8~0.9cm，背面有短柔毛；花瓣較萼片小，唇瓣黃色，反折，3裂或近距3裂，側裂片半圓形，彎曲，中裂片腎形，先端凹或截形，唇盤具3條褶片；子房被短柔毛；蕊柱短，頂端擴大。

分佈 生於山坡林中。分佈於雲南、四川、貴州和西藏。

採製 夏秋季採挖，洗淨，曬乾或鮮用。

性能 苦，涼。活血化瘀，消腫散結。

應用 用於淋巴結核，癰腫瘡毒。用量15~25g。

文獻 《四川省中藥資源普查名錄》，226。

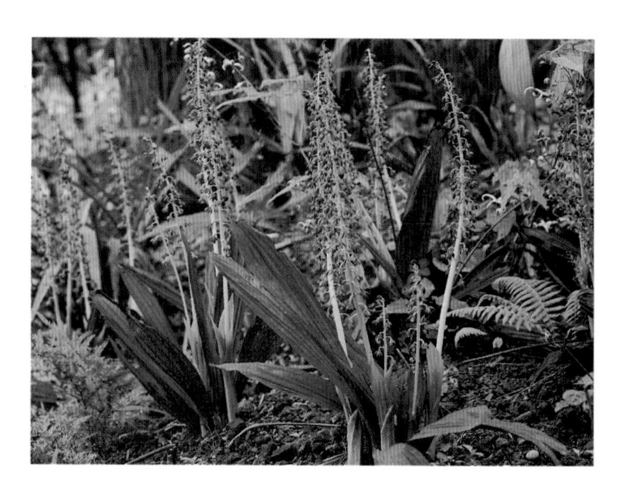

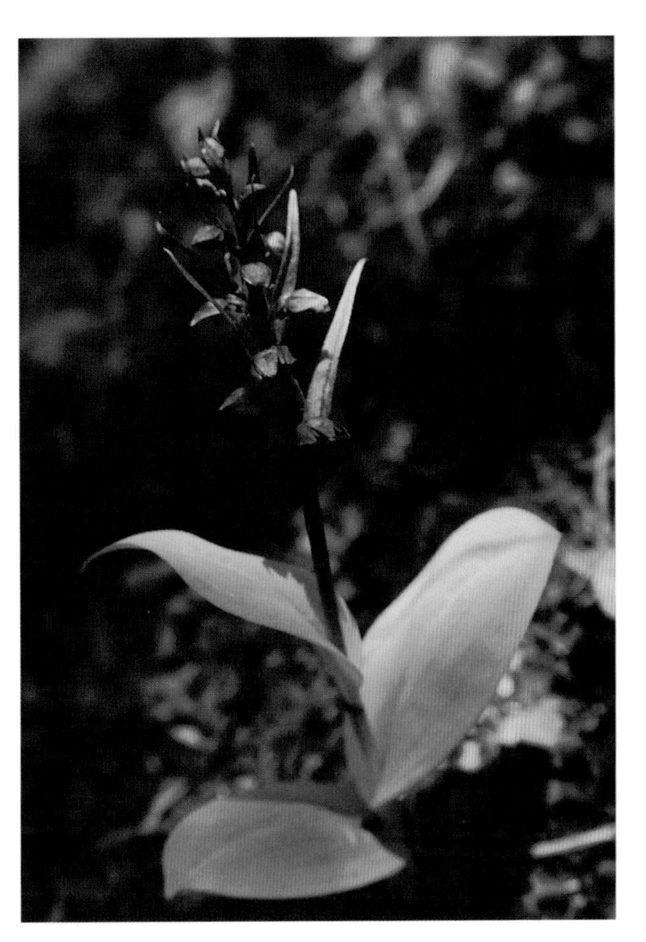

5947 凹舌蘭

來源 蘭科植物凹舌蘭 Coeloglossum viride (L.) Hartm. 的塊根。

形態 多年生草本，高15~45cm，具近於掌狀分枝的塊莖。莖直立，基部具鞘2~3枚，中、上部具3~4葉，葉橢圓形或橢圓狀披針形，長5~12cm，寬2~5cm，基部成鞘抱莖，總狀花序長4~15cm，花苞片條形或狹披針形，明顯較花長；花綠色或黃綠色；萼片卵狀橢圓形，長0.6~1cm；花瓣條狀披針形，長0.5~0.9cm唇瓣肉質。倒披針形，基部具囊狀距，頂端3淺裂；距卵形。蒴果直立，橢圓形。

分佈 生於林下或林緣濕地。分佈於中國西南部大部分地區。

採製 夏秋採挖，洗淨泥沙，曬乾。

性能 微甘，平。補氣益氣，生津止渴。

應用 用於氣虛喘咳，津傷口乾。用量5~10g。

文獻 《四川省中藥資源普查名錄》，227。

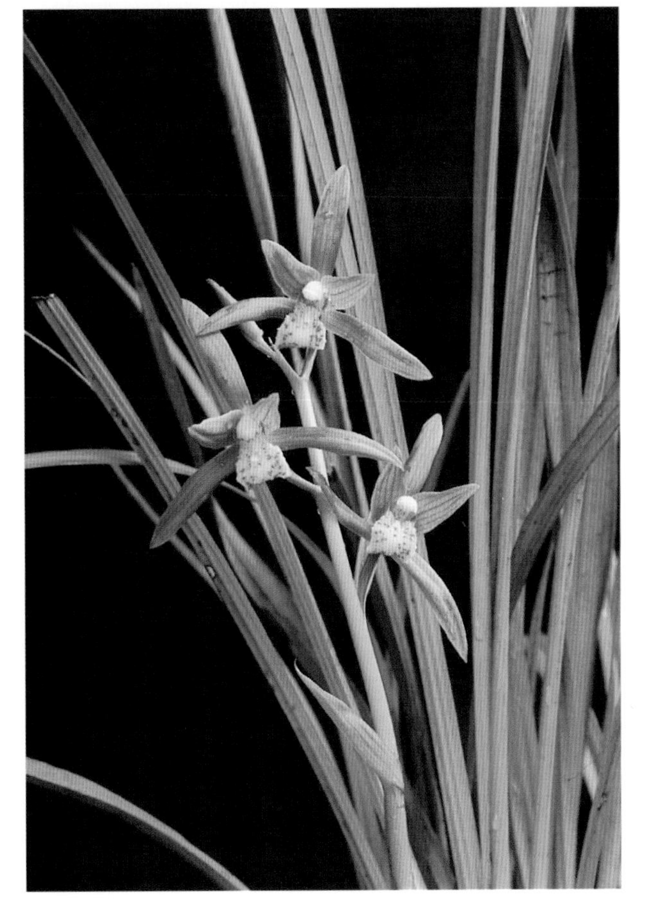

5948 送春

來源 蘭科植物送春 Cymbidium faberi Rolfe var. szechuanicum (Y. S. Wu et S. C. Chen) Y. S. Wu et S. C. Chen 的根或全草。

形態 多年生陸生草本。假鱗莖扁圓球形，集生成叢，長1.7~2.3cm。葉叢生，7~15枚或更多，長50~130cm，寬1~1.5cm，邊緣具細鋸齒。總狀花序從假鱗莖基部鞘狀葉內側或外層葉片間抽生，着花3~9朵或更多；花淺綠色或淡紫紅色，通常有雜色脈紋和斑點；長3~4cm；唇瓣不明顯3裂，中裂片倒盾形，上面密佈絨狀腺體，向下反捲；側裂片近半圓形；蕊柱弧曲較深；子房長2.5~4cm。

分佈 生於山坡林下。分佈於四川、貴州。

採製 四季可採，曬乾或鮮用。

性能 辛，平。清肺除熱，化痰止咳，涼血止血，鎮痙解毒。

應用 用於肺結核，肺膿瘍，扭傷，骨折，勞傷咳嗽，婦科病。用量3~9g。

文獻 《養蘭》，52；214；《植物分類學報》1980，(3)：299。

5949 春劍

來源 蘭科植物春劍 Cymbidium goeringii (Rchb. f.) Rchb. f. var. longibracteatum (Y. S. Wu et S. C. Chen) Y. S. Wu et S. C. Chen 的根或全草。

形態 多年生陸生草本。假鱗莖橢圓球形，集生成叢，長1.5~2cm。葉狹帶形，4~6枚叢生，長50~70cm，寬1.2~1.5cm，邊緣具極淺的細鋸齒。總狀花序由假鱗莖基部鞘狀葉內側生出，被膜質長鞘5~6枚，着花2~5朵或更多；花淡綠色或紫紅色，通常具雜色脈紋和斑點；萼片披針形或狹矩圓形，長3.5~4.5cm；花瓣卵狀披針形，長2.5~3.1cm；唇瓣不明顯3裂，中裂片倒盾形，向下反捲；側裂片近半圓形；蕊柱稍弧曲；子房長2~3cm。

分佈 生於山地林下陰濕處。分佈於四川，另各地亦有栽培。

採製 四季可採，曬乾或鮮用。

性能 辛，平。消肺除熱，化痰止咳，涼血止血，鎮痙解毒。

應用 用於肺結核，肺膿瘍，扭傷，骨折，勞傷咳嗽，神經衰弱。用量3~9g。

文獻 《養蘭》，45；214；《植物分類學報》1980，(3)：300。

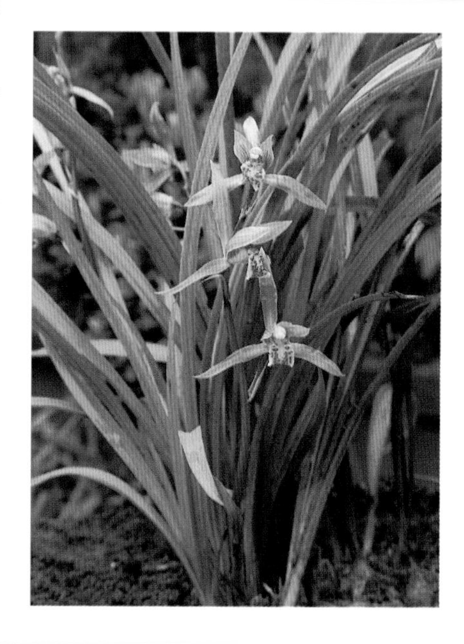

5950 綫葉春蘭

來源 蘭科植物綫葉春蘭 Cymbidium goeringii (Rchb. f.) Rchb. f. var. serratum (Schltr.) Y. S. Wu et S. C. Chen 的根或全草。

形態 多年生陸生草本。假鱗莖集生成叢，高1~3cm。葉綫形，4~6枚叢生，長30~50cm，寬0.5~0.8cm，邊緣具細鋸齒。花葶從假鱗莖基部鞘狀葉內側抽生，長8~14cm，被膜質長鞘4~5枚；花單生，稀雙花；通常碧綠色，有雜色脈紋和斑點；萼片倒披針形或狹矩圓形，長3.5~4.5cm；花瓣狹矩圓形，長2.5~3cm；唇瓣不明顯3裂，中裂片倒盾形，向下反捲，側裂片近半圓形；蕊柱稍弧曲，子房長3~4.5cm。

分佈 生於山地林下陰濕處。分佈於中國南方，各地亦有栽培。

採製 四季可採，曬乾或鮮用。

性能 辛，平。清肺除熱，化痰止咳，涼血止血，鎮痙解毒。

應用 用於肺結核，肺膿瘍，扭傷，骨折。勞傷咳嗽，神經衰弱。用量3~9g。

文獻 《養蘭》，43，214；《植物分類學報》1980，(3)：300。

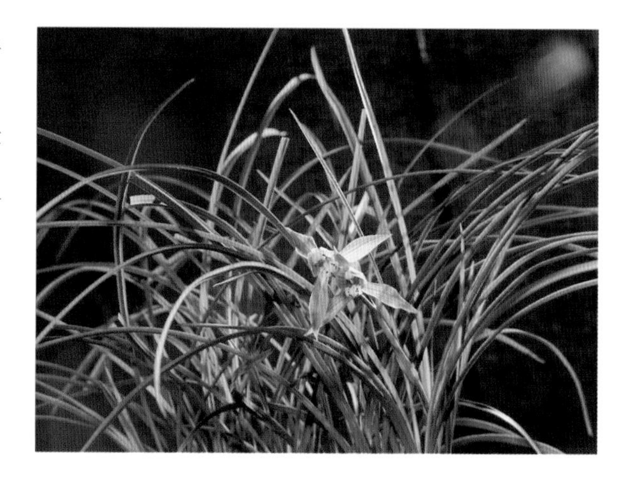

5951 虎頭蘭

來源 蘭科植物虎頭蘭 Cymbidium hookerianum Rchb. f. 的假鱗莖。

形態 多年生草本。假鱗莖粗壯，長橢圓形。葉7~8枚叢生，寬帶狀，長達90cm，頂端漸尖，基部對合而互抱，全緣。總狀花序，疏生6~12或更多花；花梗連子房長約4cm；花淺黃綠色；中萼片近矩圓形，長4.5~6cm，黃綠色，背面基部有紫褐色暈；側萼片斜矩圓形，稍窄；花瓣淺黃綠色，基部有紫紅色小斑點；唇瓣3裂，中裂片略反折，邊緣波狀，側裂片直立，具紫紅色條紋；合蕊柱長3~4.2cm。

分佈 生於山坡林下石上或附生樹上。分佈於中國西南地區。

採製 四季可採，洗淨，曬乾或鮮用。

性能 甘、淡，平。止咳化痰。散瘀消腫，止血消炎。

應用 用於肺結核，肺炎，氣管炎，支氣管炎，喘咳，骨折筋傷。用量10~15g。

文獻 《新華本草綱要》三，585。

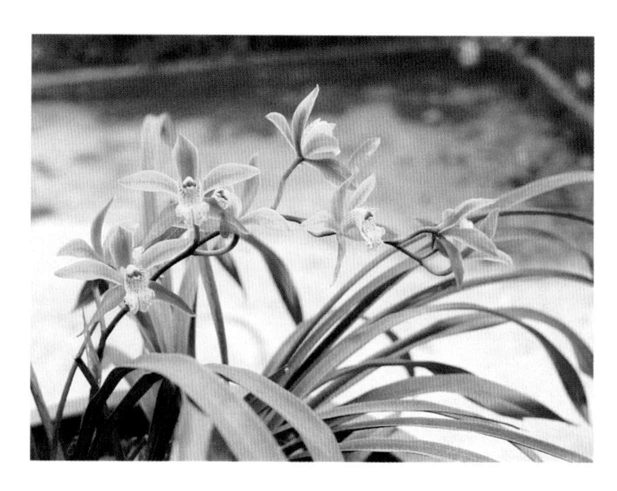

5952 黃草石斛

來源 蘭科植物黃草石槲 Dendrobium chrysanthum Wall. 的莖。

形態 多年生附生草本。莖粗5~8mm。單葉互生，狹披針形，長5~35cm，寬0.5~1.5cm。頂端尖。總狀花序具2~3花，黃色；萼囊不明顯，唇瓣分前後唇並且互相重疊，後唇前緣具流蘇，前唇較短，三角形，頂端漸尖。

分佈 附生於林下岩石上或樹上。分佈於廣東、廣西、雲南、貴州、湖南。

採製 全年可採，鮮用或曬乾。

性能 甘，微寒。益胃生津，滋陰清熱。

應用 用於熱病津傷，陰傷津虧，口乾煩渴，食少乾嘔，病後虛熱，目暗及明。用量6~12g。

文獻 《中國藥典中藥彩色圖集》1995，114。

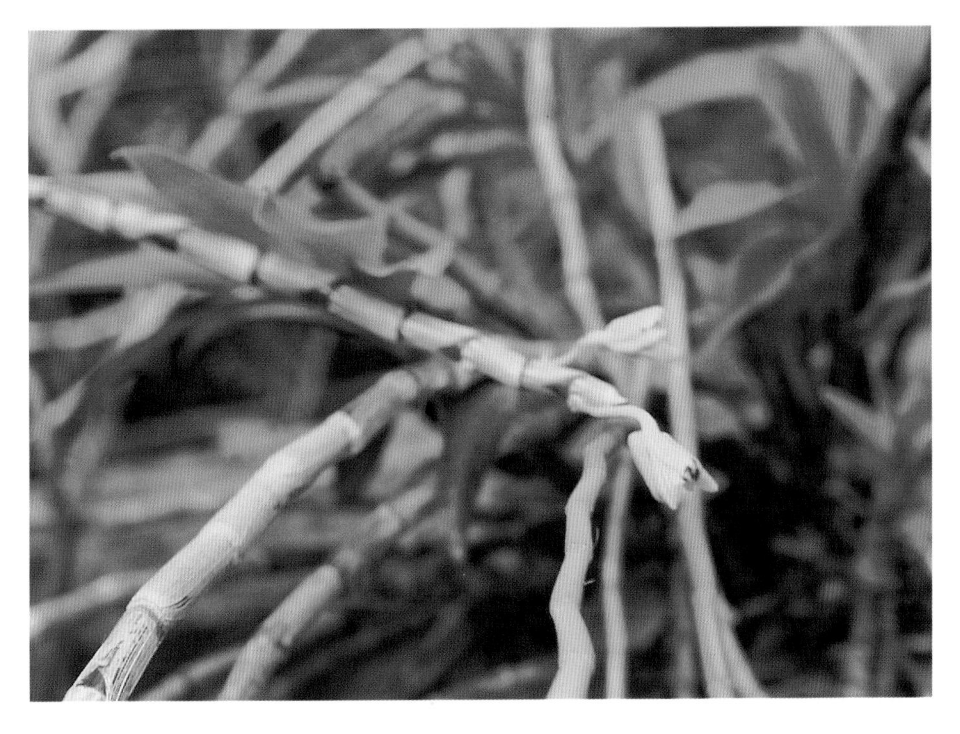

5953 銅皮蘭

來源 蘭科植物重唇石斛 Dendrobium hercoglossum Reichb. f. 的莖。

形態 多年生附生草本。莖粗2~5mm。單葉互生，狹披針形，長4~10cm，寬5~13mm，頂端鈍，為不等長的2圓裂。總狀花序具1~3花，粉紅色；萼囊不明顯，長約2mm；唇瓣分前後唇並且互相重疊，後唇前緣具流蘇，前唇較短，三角形，頂端漸尖。

分佈 附生於林下岩石上或樹上。分佈於華南各省區及雲南、貴州、湖南、江西。

採製 全年可採，鮮用，或除去鬚根和葉，蒸透或烤軟後，曬至五成乾，除去葉鞘，再曬乾或烘乾。

性能 甘、淡，平。養陰清熱。

應用 用於熱病津傷，唇齒乾燥，潮熱，盜汗，關節炎。用量6~12g，鮮品15~30g。

文獻 《廣西本草選編》上，1306。

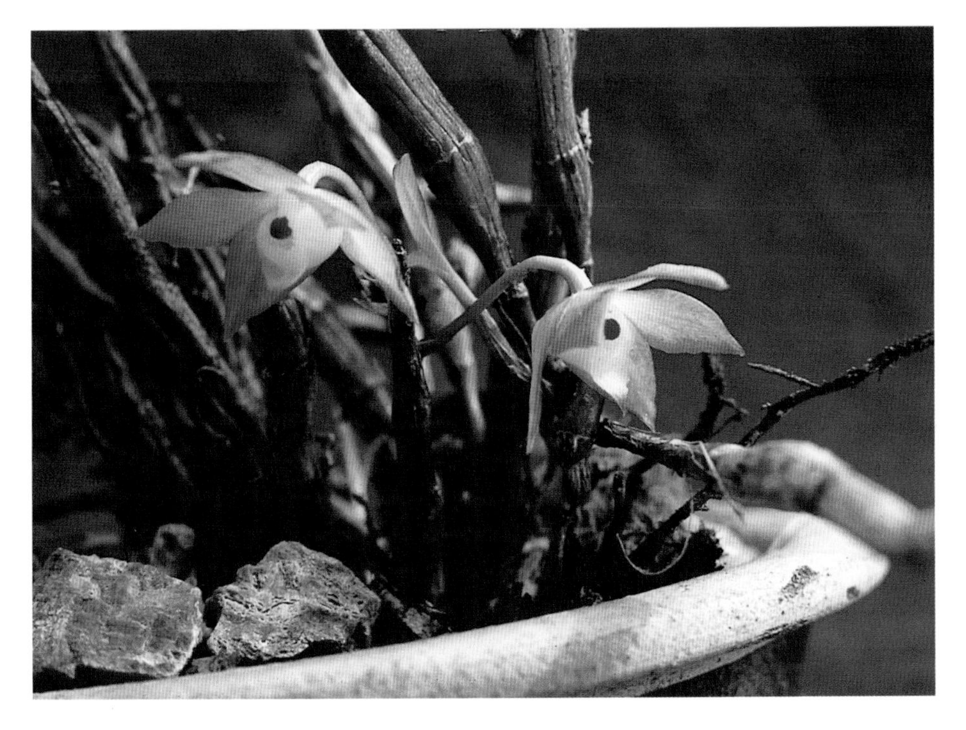

5954 雲南沼蘭

來源 蘭科植物雲南沼蘭 Malaxis yunnanensis (Schlt.) Tang et Wang 的全草。

形態 多年生陸生草本，高30～45cm。假鱗莖斜卵形，被膜質鞘。通常具葉2，對生狀，1枚較大，另一枚較小，橢圓形或闊卵形，長7～10cm，寬3～6cm，基部下延。總狀花序頂生，小花多數，黃綠色，稍稀疏；苞片狹披針形，長約0.3cm，遠短於子房連柄之長；中萼片和側萼片披針形；花瓣條狀披針形；唇瓣位於下方，闊卵心形，頂端驟尖而呈尾狀，基部兩側各具1枚耳狀側裂片；蕊柱短。蒴果倒卵形。

分佈 生於山地草叢或林下坡地。分佈於雲南、四川。

採製 夏秋可採，曬乾。

性能 甘、淡，微寒。清熱解毒，利尿消腫。

應用 用於水腫尿閉，瘡毒腫痛。用量5～10g。

文獻 《四川省中藥資源普查名錄》，230。

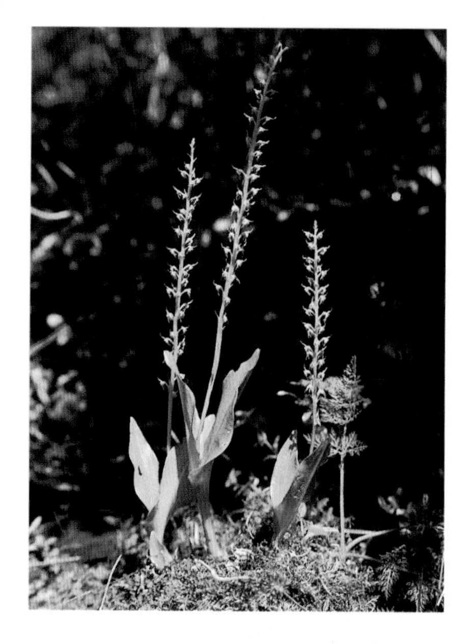

5955 雲南石仙桃

來源 蘭科植物雲南石仙桃 Pholidota yunnanensis Rolfe 的全草。

形態 多年生附生草本。假鱗莖肉質，矩圓形或卵狀矩圓形。具1～2葉。葉革質，長7～16cm，寬0.7～1.5cm。花莖以幼小假鱗莖頂伸出，總狀花序具多數2列花；苞片橢圓形，頂端鈍；花先於葉開，白色或粉紅色；萼片與花瓣相似，寬卵狀矩圓形；唇瓣下垂，倒卵形，基部具球狀長約2mm的囊；合蕊柱較短而寬，頂端平截。蒴果橢圓形。

分佈 附生於山谷岩上和林中樹上。分佈於湖北、湖南、四川、雲南、貴州、廣西。

採製 四季可採，曬乾或鮮用。

性能 甘、微苦，涼。清熱利濕，解表止痛，止咳，健脾。

應用 用於肺熱咳嗽，咽喉腫痛，頭痛眩暈，脾虛。用量10～20g。

文獻 《峨嵋山藥用植物研究》一，121。

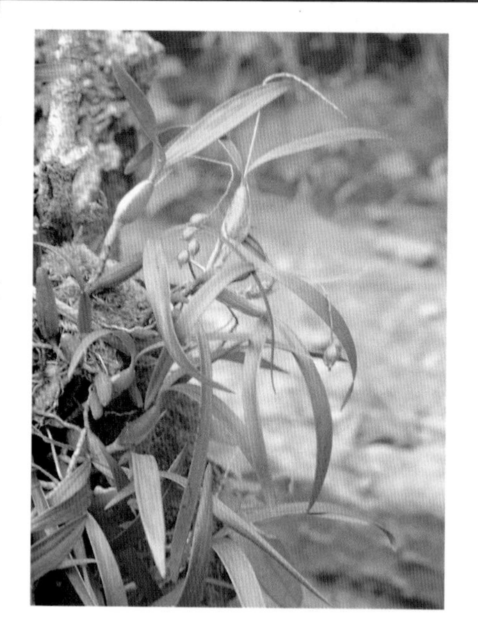

5956 台灣一葉蘭

來源 蘭科植物台灣獨蒜蘭 Pleione formosana Hayata 的假鱗莖。

形態 草本，高10～25cm。假鱗錐狀卵圓形，長1～3cm，徑1～1.5cm，青綠色至紫色。葉單1，幾無柄，葉片倒披針形或長橢圓形，長15～30cm，上面褶摺。花莖由假鱗莖基部側生，高6～10cm，花單1或少數頂生成總狀花序，苞片長橢圓形，長2.7～4cm；萼片匙形，長4～5cm，銳尖；花瓣近似萼片，長約5.3cm，寬約1cm，粉紅色或粉白色，唇瓣卵形包圍蕊柱，長5～5.4cm，不明顯2裂，前緣撕裂狀，唇盤上有2～4條龍骨脈，波狀，鮮黃色，具紅褐色斑；合蕊柱長4～4.2cm，頂端擴大，喙圓形。蒴果紡錘形，長約4cm，黑褐色，具柄。

分佈 生於潮濕的岩壁或樹幹上。分佈於台灣。

採製 夏季採挖，鮮用或清水略浸，撈出燜至內外潤透，切薄片，曬乾。

性能 苦、微辛，涼。清腫散結，化痰，清熱解毒。

應用 用於癰疽癤腫，咽喉腫痛，喉痹，瘰癧，狂犬咬傷，𪒠黯。用量9～15g；外用適量。

文獻 《原色台灣藥用植物圖鑑》(3)，278。

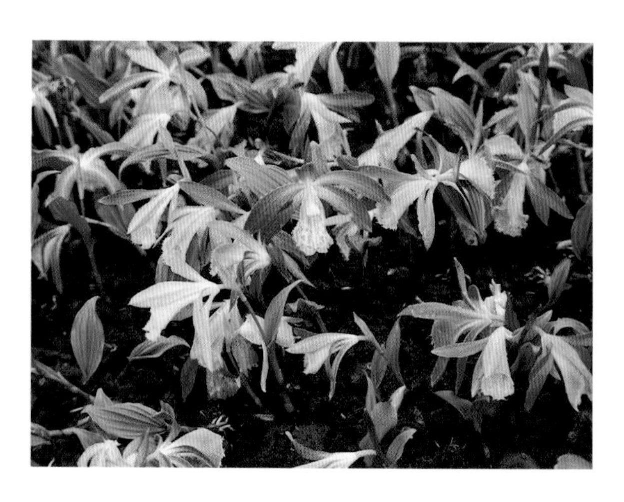

5957 縞蚯蚓（地龍）

來源　鉅蚓科動物縞蚯蚓 Allolobophora caliginosa trapezoides (Duges) 的乾燥體。

形態　體長100~270mm，寬3~6mm，體節數118~170。背孔自8/9節開始，顏色灰褐色，環帶色棕紅，馬鞍形，在第26~34節上。每節4對剛毛。雄生殖孔1對，較大，橫列狀，在第15節，雌生殖孔在第14節，受精囊孔兩對，小而圓，其管極短，位於9/10、10/11節間。

分佈　生長在潮濕而多有機質和泥土處。中國各地均有分佈。

採製　捕捉後於溫水中洗去黏液，拌入草木灰，曬乾。

成分　含水份80.72%、粗蛋白57.96%、粗脂肪6.53%、粗灰分21.09%、粗纖維0.36%、總氮浸出物14.06%。

性能　鹹，寒。清熱，平肝，止喘，通絡。

應用　用於高熱煩躁，驚風抽搐，風熱頭痛，目赤，半身不遂，喘息，喉痹，齒衄，小便不通，瘰癧，瘡癰等症。用量3~9g。外用適量。

文獻　《中國藥用動物誌》一，5。

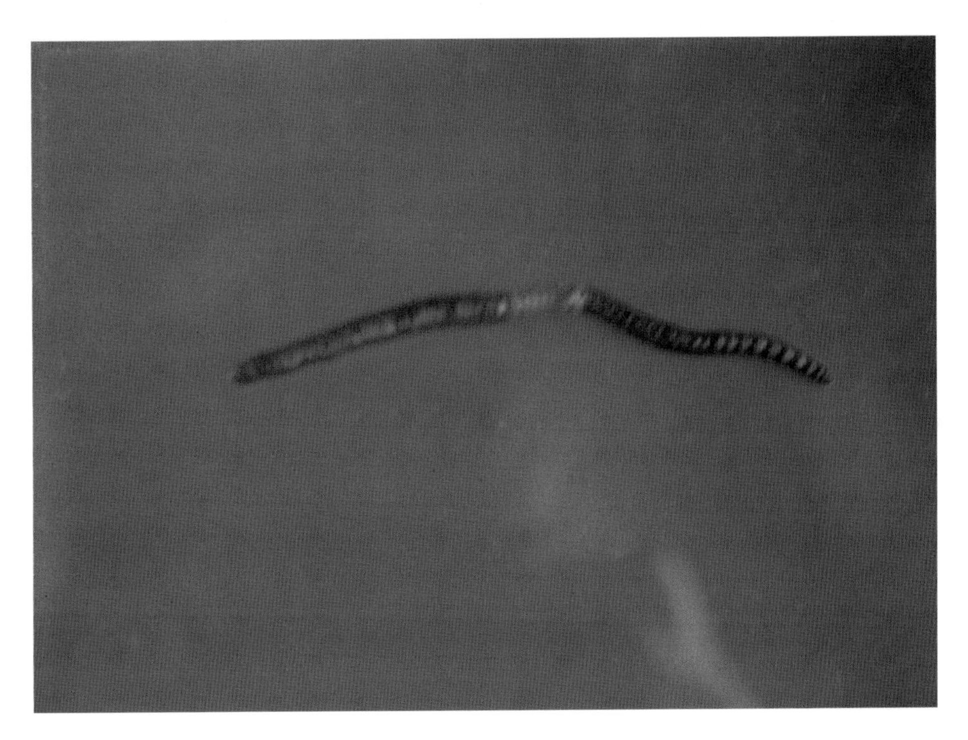

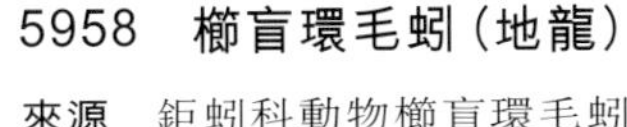

5958 櫛盲環毛蚓（地龍）

來源　鉅蚓科動物櫛盲環毛蚓 Pheretima pectinifera (Michaelsen) 的全體。

形態　圓筒形，長10~15cm，徑0.5~0.9cm，背面及側面深紫色或紫紅色，剛毛圈不白。環帶佔14~16三節，無剛毛。雄生殖孔在一十字形凸的中央，常由一淺囊狀皮褶蓋住，內側有一個或多個乳頭，排列變化很大。受精囊孔3對，位6/7~8/9節間，其位置幾近節周的一半距離。孔在一乳凸的後側，前後兩側表皮腺腫、孔常常陷入，孔的內側腹面在剛毛圈前或後，有乳頭凸，排列較規則。盲腸複式，腹側有櫛狀小囊。副性腺有索狀短管。盲管較受精囊本體長，內端3/4稍粗，直或稍曲。

分佈　喜生於潮濕疏鬆的土壤中。分佈於江蘇以南、浙江、南昌。

採製　捕後溫水泡洗黏液，拌入草木灰中嗆死後剖開，洗去內臟與泥，曬乾。

成分　含蚯蚓解熱碱 (lumbrofebrin)、地龍素 (lumbritin)、黃嘌呤等 (xanthine) 等。

性能　鹹，寒。清熱鎮痙，平喘，降血壓，舒筋活絡，利尿。

應用　用於高熱抽搐，高血壓病，半身不遂，支氣管哮喘，關節疼痛，小便不利。用量4.5~9g。

文獻　《藥典》1995年版一部，98。《中國動物圖譜》環節動物，11。

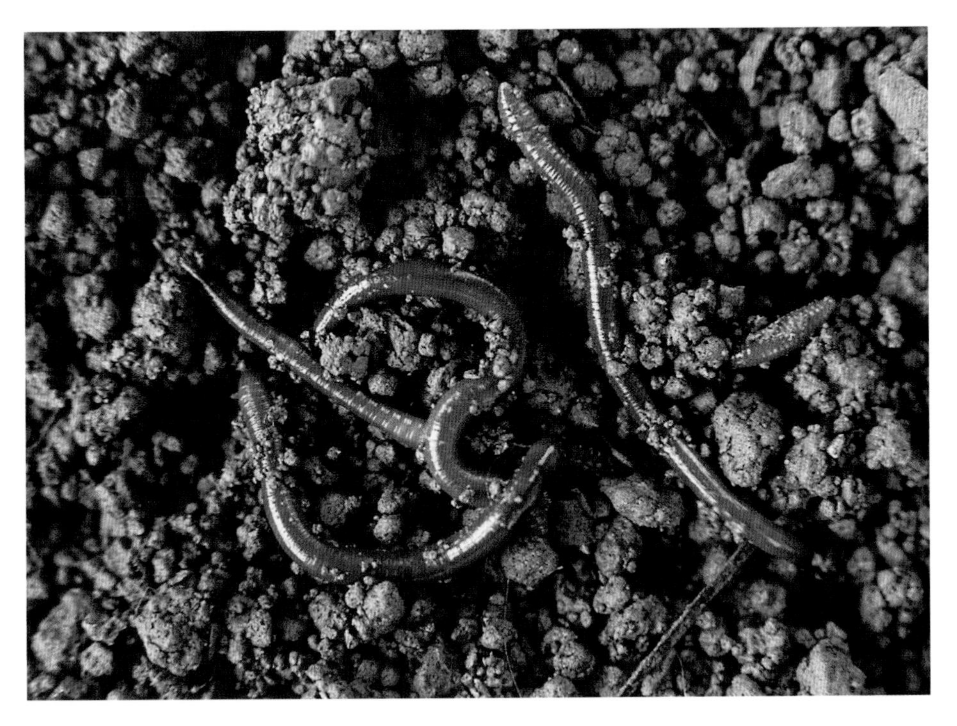

5959 威廉環毛蚓（地龍）

來源 鉅蚓科動物威廉環毛蚓 Pheretima guillelmi (Michaelsen) 的全體。

形態 圓筒形；長9.6~15cm，徑0.5~0.8cm。背面青黃色或灰青色。背中綫深青色。環帶佔14~16節。身體上剛毛較細。雄生殖孔在18節兩側一淺交配腔內，陷入時呈縱裂縫。內壁有褶皺，褶皺有剛毛2~3條，在腔底凸起上為雄孔，凸起前面通常有一乳狀凸。受精囊孔在腹面6/7~8/9的節間溝內，共3對，孔在一橫裂中小凸上。無受精囊腔。受精囊的盲管，為納精囊。

分佈 喜生於潮濕疏鬆的土壤中。分佈於江蘇、浙江、湖北、天津、上海市郊。

採製 捕捉後用溫水泡洗黏液，拌入草木灰中，嗆死後剖開，洗去內臟與泥土，曬乾。

成分 含蚯蚓解熱鹹 (lumbrofebrin)、地龍素 (lumbritin)、黃嘌呤等 (xanthine) 等。

性能 鹹，寒。清熱鎮痙，平喘，降血壓，舒筋活絡，利尿。

應用 用於高熱抽搐，高血壓病，半身不遂，支氣管哮喘，關節疼痛，小便不利。用量4.5~9g。

文獻 《藥典》1995年版一部，98；《中國動物圖譜》環節動物，7。

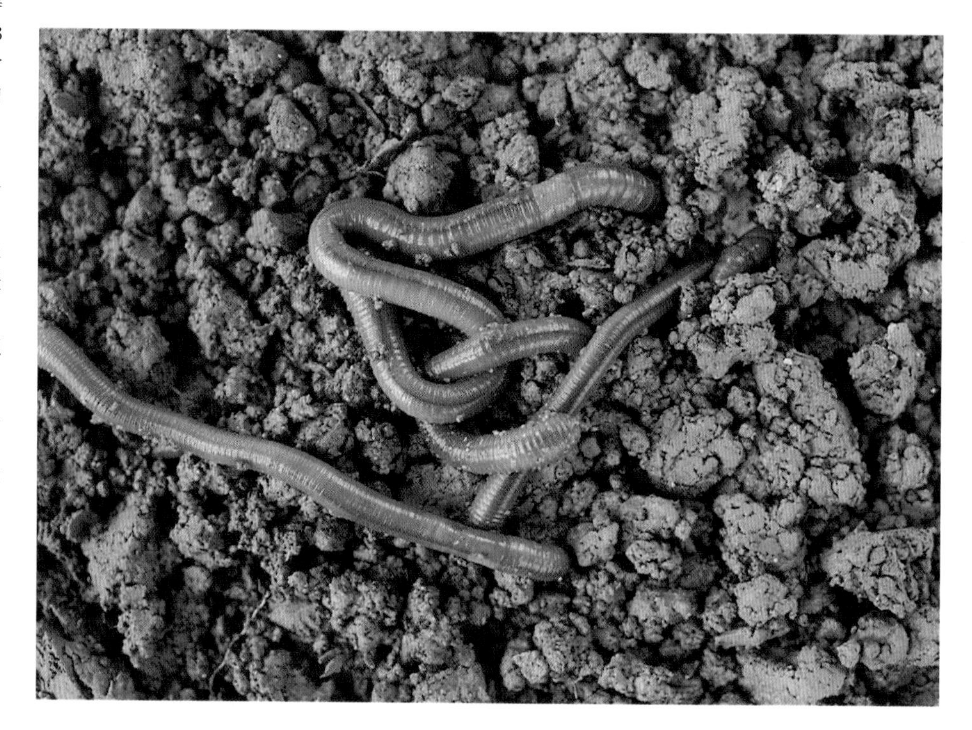

5960 通俗環毛蚓（地龍）

來源 鉅蚓科動物通俗環毛蚓 Pheretima vulgaris (Chen). 的全體。

形態 圓筒形，長9.6~15cm，徑0.5~0.8cm。背部青黃色或灰青色。背中綫深青色。身體上剛毛較細。環帶佔14~16節，無剛毛。雄生殖孔在18節兩側，雄交配腔亦深廣，內壁多皺紋，有平頂孔凸3個，在雄交配腔底，有一凸為雄孔所在，能全部翻出，一如陰莖。受精囊孔在腹面6/7~8/9的節間溝內，共3對。受精囊腔較深廣，前後緣均隆腫。

分佈 喜生於潮濕疏鬆的土壤中，分佈於江蘇、上海市郊區。

採製 捕捉後用溫水泡洗黏液，拌入草木灰中，嗆死後剖開，洗去內臟與泥土，曬乾。

成分 含蚯蚓解熱鹹 (lumbrofebrin)、地龍素 (lumbritiu)、黃嘌等 (xanthine) 等。

性能 鹹，寒。清熱鎮痙，平喘，降血壓，舒筋活絡，利尿。

應用 用於高熱抽搐，高血壓病，半身不遂，支氣管哮喘，關節疼痛，小便不利。用量4.5~9g。

文獻 《藥典》1995年版一部，98。

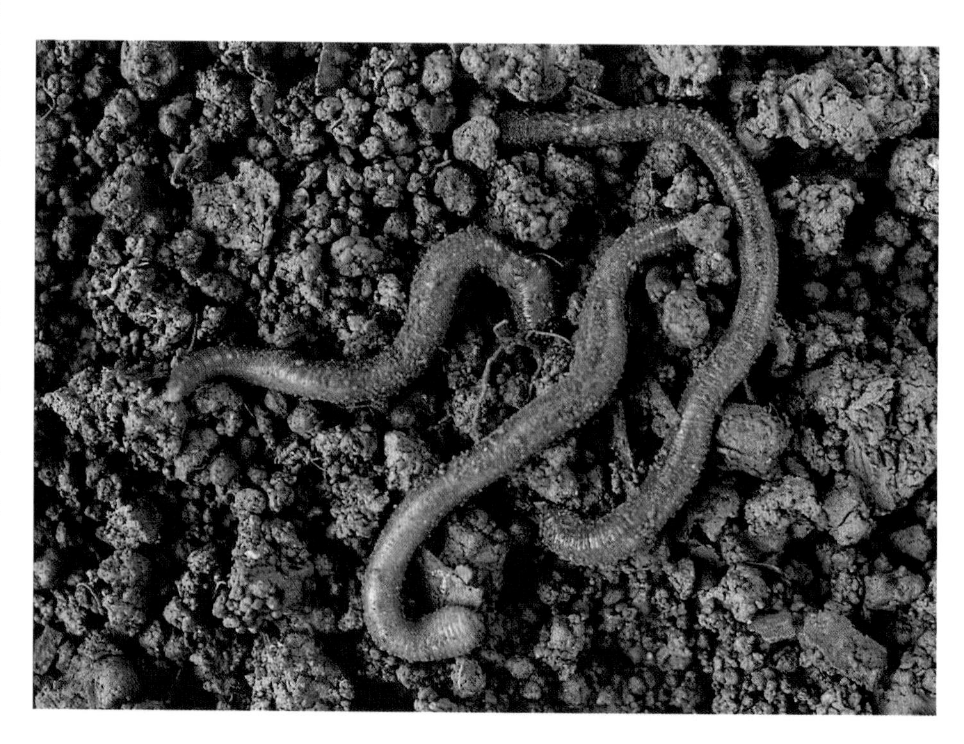

5961 馬氏珍珠貝(珍珠)

來源 珍珠貝科動物馬氏珍珠貝 Pteria martensii (Dunter) 受刺激形成的珍珠。

形態 貝殼呈斜四方形，二殼不等，左殼比右殼稍鼓起，殼面淡黃色至黃褐色，具舌狀稍作游離的同心鱗片層，薄而脆，極易脱落，邊緣鱗片層緊密，末端稍翹起。殼內面中部珍珠層厚，光澤強，邊緣淡黃色。

分佈 生活於較為平靜的內灣，沙泥、岩礁或石礫較多的海底，水流度大、潮流暢通最適宜生長。廣東沿海較多，以廣西合浦產量最高。

採製 全年可採，潛到海底，自水草或石頭上取下海蚌，從中剖取珍珠。

成分 含碳酸鈣。並含多種氨基酸：亮氨酸 (leucine)、蛋氨酸 (methionine)、丙氨酸 (alanine)、甘氨酸 (glycine)、谷氨酸 (glulomic acid)、天冬氨酸 (aspartic acid) 等。

性能 甘、鹹，寒。安神定驚，明目消翳，解毒生肌。

應用 用於驚悸失眠，驚風，癲癇，目生雲翳，瘡瘍不斂。用量0.1~0.3g。

文獻 《藥典》1995年版一部，198；《匯編》上，576。

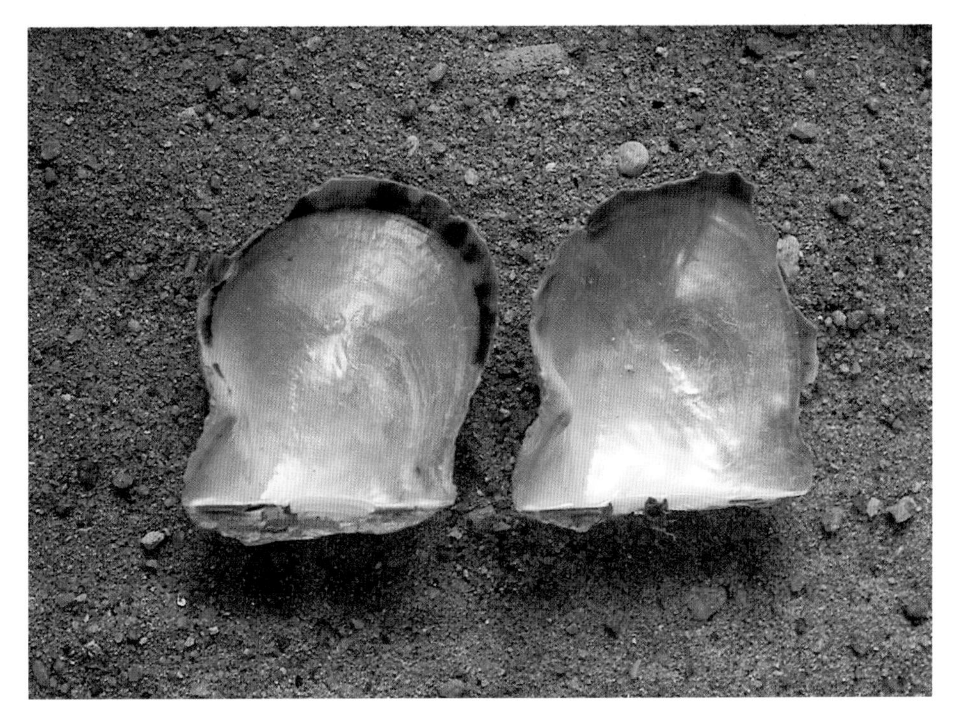

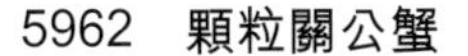

5962 顆粒關公蟹

來源 關公蟹科動物顆粒關公蟹 Dorippe granulata de Haan 的乾燥全體。

形態 頭胸甲的寬度稍大於長度，表面密具微細顆粒，分區溝較淺。額部稍凸出，密具絨毛，前緣凹，分成2三角形齒，背面可見內口溝隆脊。內眼窩齒短小，外眼窩齒較鋭，雄螯不對稱，除兩指外，表面均具顆粒。前2對步足無絨毛，表面密具顆粒，末2對步足短小具絨毛。雄性第1腹肢粗壯，中部彎向腹外側，末半部基部的腹面凸出腫脹。腹部第3~6節有橫行隆綫，第3~6節腹面兩側有2隆塊，尾節三角形，雄性腹部卵形。頭胸甲長20mm，寬22mm。

分佈 生活於泥沙質淺海底。分佈於廣東、福建、台灣、山東等沿海。

採製 秋季捕捉，捕後洗淨泥沙，將螯肢和步足以繩捆好，用沸水燙死，曬乾。

性能 辛，溫。破血，通經，消積。

應用 用於經閉腹痛，癥瘕積聚，跌打損傷等症。用量5~15g。

文獻 《藥用蟹類資源研究》，7。

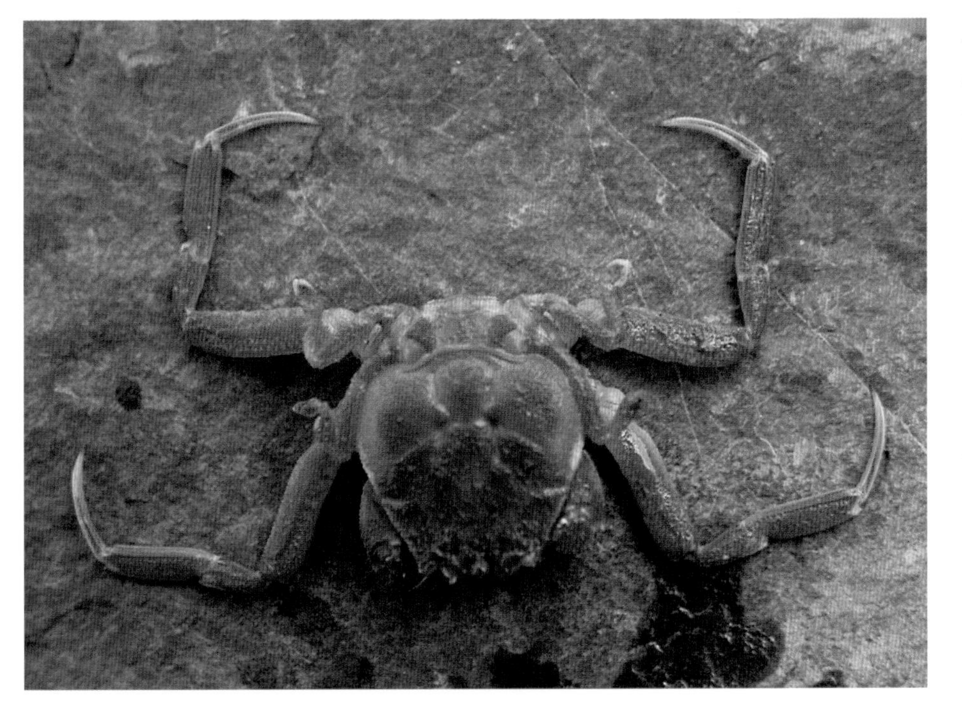

5963 隆綫強蟹

來源 長腳蟹科動物隆綫強蟹 Eucrata crenata de Haan 的乾燥全體。

形態 頭胸甲近圓方形，前半部較後半部稍寬，表面隆起，光滑，具紅色小斑點，額分為明顯的2葉，前緣橫切，中央有缺刻，眼窩大，內眼窩齒鋭，外眼窩齒鈍三角形。觸角鞭位於眼窩外。第3顎足長節的外末角稍凸出。前側緣較後側緣為短，具3齒，中齒最凸，末齒最小。螯足光滑，不甚對稱，右螯大於左螯。步足多光滑。雄性第1腹肢向外彎曲。腹部呈鋭三角形。頭胸甲長24mm左右，寬30mm。

分佈 生活於水深30~100m泥沙質海底。分佈於廣東、福建、山東等海域。

採製 秋季捕捉，洗淨泥沙，捆好螯肢和步足，以沸水燙死，曬乾。

性能 辛，溫。破血，通經，消積。

應用 用於經閉腹痛，癥瘕積聚，跌打損傷。用量5~15g。

文獻 《藥用蟹類資源研究》，10。

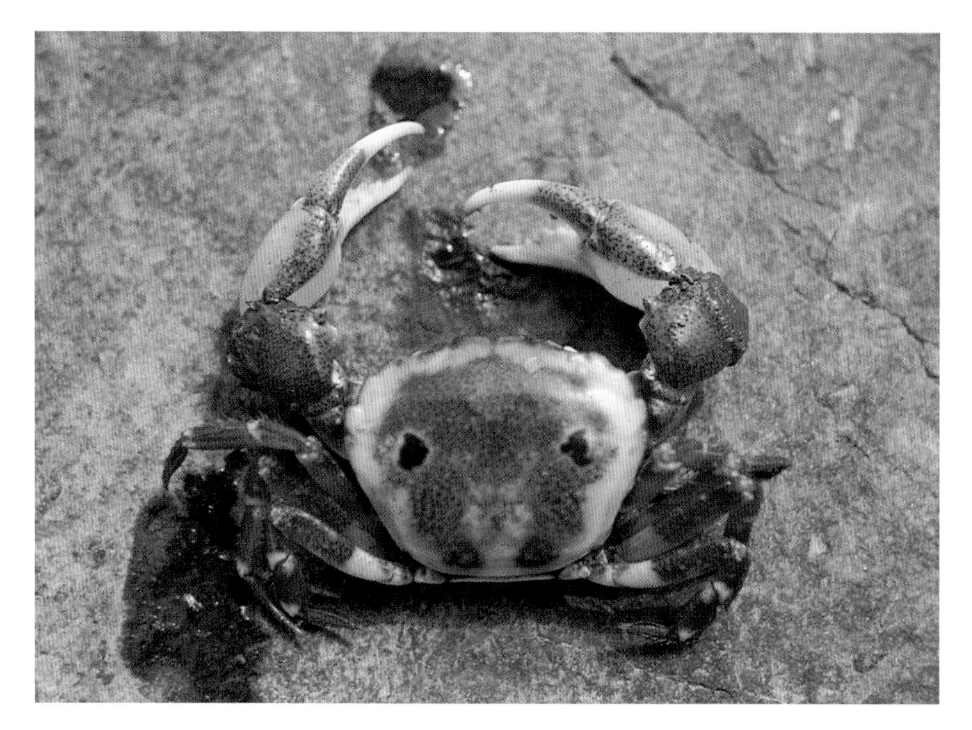

5964 隆背黃道蟹

來源 黃道蟹科動物隆背黃道蟹 Cancer gibbosulus (de Haan) 的乾燥全體。

形態 頭胸甲呈圓扇形，寬度稍大於長度。表面區分明顯，各區均隆起，具顆粒。額窄凸出，分3齒，中齒窄而凸出，兩側齒較寬，末端圓鈍。內眼窩齒三角形，背眼緣齒凸出。前側緣包括外眼窩齒在內共九齒，大小相間。後側緣稍凹，其前部具1小齒。螯足對稱，步足瘦長，各節表面具顆粒，前後緣具絨毛。雄性第1腹肢末部趨尖，第2腹肢細長。腹部窄三角形，第3~5節愈合，第6節近矩形，尾節細長。頭胸甲長1.55mm，寬20mm。

分佈 生活於水深30~100m的泥沙質海底。分佈於遼寧、河北等沿海。

採製 秋季捕捉，捕後洗淨泥沙，將螯肢和步足用繩捆好，以沸水燙死，曬乾。

性能 辛，溫。破血，通經，消積。

應用 用於經閉腹痛，癥瘕積聚，跌打損傷等症。用量5~15g。

文獻 《藥用蟹類資源研究》，13。

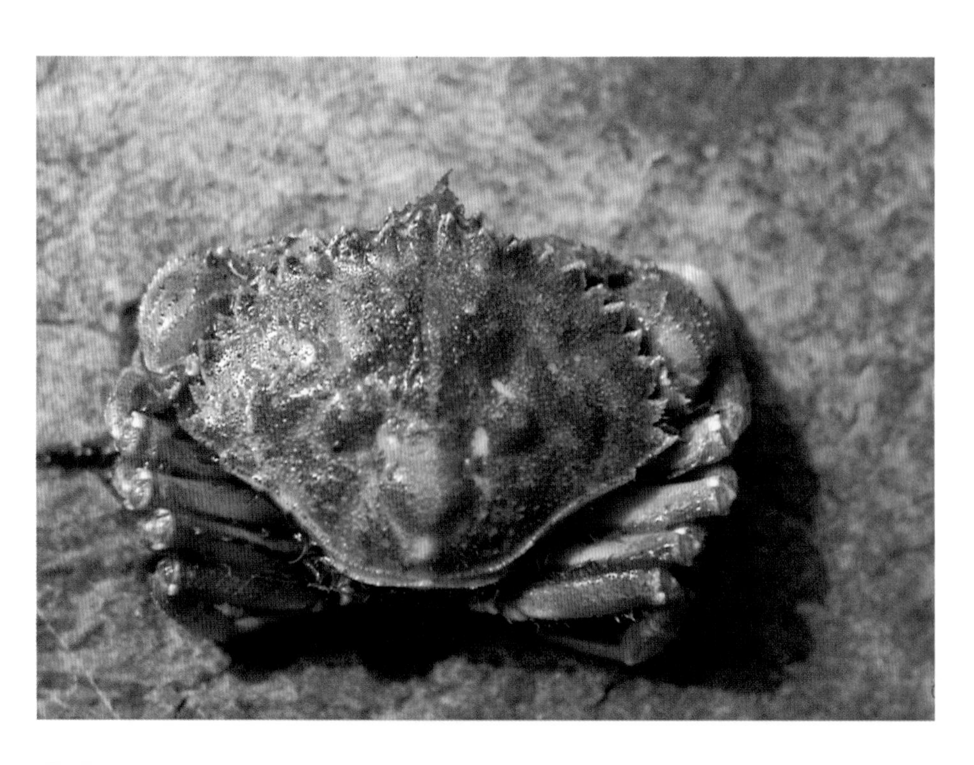

5965 條華蝸牛(蝸牛)

來源 巴蝸牛科動物條華蝸牛 Cathaica fasciola (Deaparnaude) 的全體。

形態 貝殼中等大，殼質稍厚，堅實，無光澤，呈矮圓錐形，有5.5蝸層，體螺層膨大，其他螺層增長緩慢，螺旋部低短。殼頂尖，縫合綫明顯。殼面黃褐色，有明顯的生長綫，在體螺層周緣上有1條黃褐色色帶。殼口橢圓形，口緣完整，其內有1條白瓷狀的肋，內唇貼覆於體螺層上，形成半透明的胼胝部。軸緣外折，略遮蓋臍孔。臍孔呈洞穴狀。殼高10mm，寬16mm。

分佈 生活在丘陵山坡潮濕的草叢中。分佈於北京、河北、河南、山西、陝西、甘肅、湖南、江蘇。

採製 夏秋季捕捉，以開水燙死，曬乾或鮮用。

性能 鹹，寒。清熱，消腫，解毒。

應用 用於風熱驚癇，消渴，喉痹。外用於痄腮，瘰癧，癰腫，痔瘡，脱肛，蜈蚣咬傷。用量5~10g；外用適量。

文獻 《中國動物藥》，36。

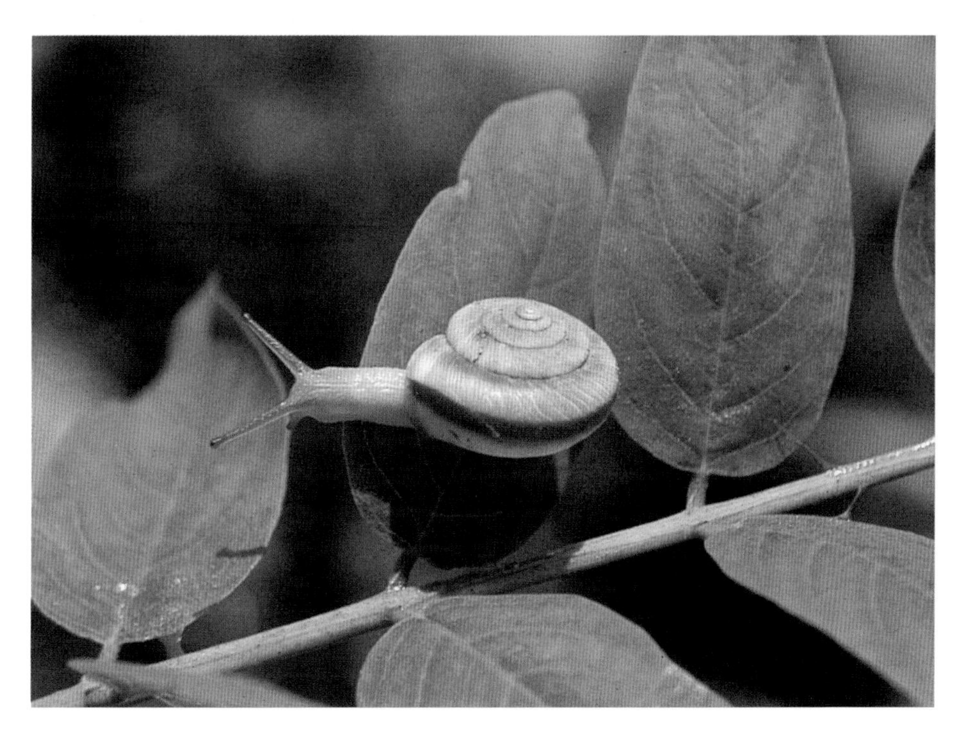

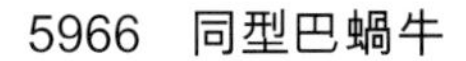

5966 同型巴蝸牛

來源 巴蝸牛科動物同型巴蝸牛 Bradybaena similaris (Ferussae) 的全體。

形態 貝殼中等大小，殼質稍厚而堅固，呈扁球形。有5~6個螺層，體螺層膨大，其高度約為全體殼高的3/4；殼面光滑，呈黃褐色、紅褐色或淡灰色。在體螺層周緣和縫合綫上，常具有兩條褐色色帶。

分佈 生活於灌木叢或低矮草叢中。分佈於中國大部分地區。

採製 夏秋季捕捉，或拾取乾殼，洗淨，曬乾或鮮用。

性能 鹹，寒。清熱，消腫，解毒。

應用 用於風熱驚癇，消渴，喉痹。外用於痄腮，瘰癧，癰腫，痔瘡，脱肛，蜈蚣咬傷。用量5~10g；外用適量。

文獻 《中國藥用動物誌》一，19；《中國動物藥》，36。

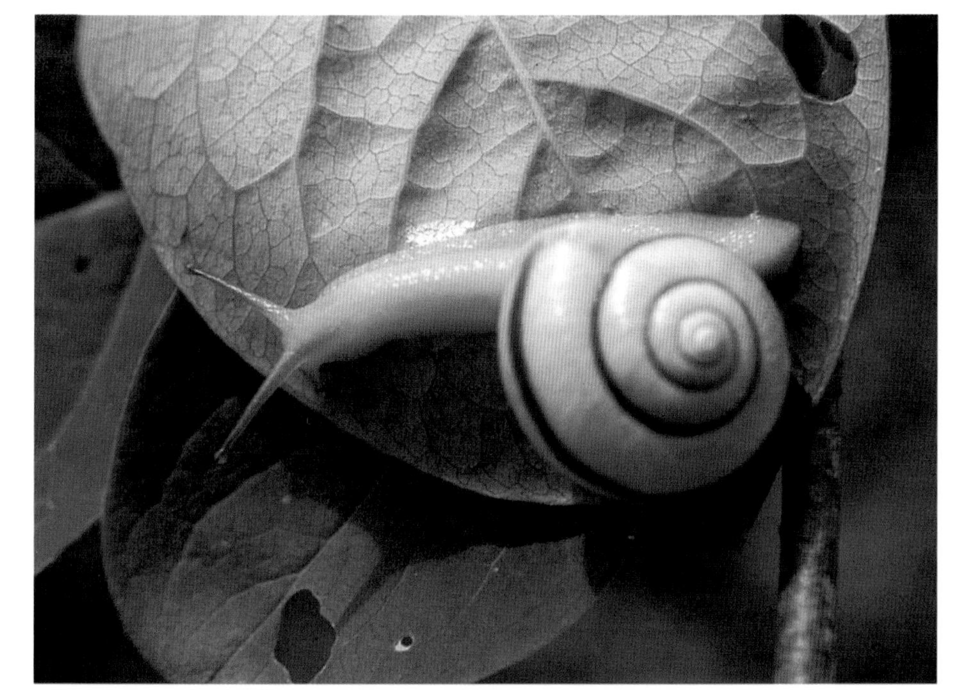

5967 小皺蝽

來源 蝽科昆蟲小皺蝽 Cyclopelta parva Distana 的乾燥成蟲。

形態 體長1.2~1.3cm，卵圓形，紫褐色或黑褐色。身體背面較平坦，頭部側葉長於中葉。單眼2，紅黃色，複眼黑褐色，觸角4節，與體色同。前胸背板大，橫列，稍隆起，前側緣呈弧狀彎曲，側角鈍圓。小盾片三角形，伸出腹部一半處。前胸背板與小盾片表面均有不規則的橫皺。前翅膜片煙褐色，翅脈呈不規則網狀。足黑色。腹部下方呈褐色。

分佈 分佈於山東、江蘇、浙江、湖南、湖北、四川、福建、廣東、雲南。

採製 春秋季捕捉，用沸水燙死，曬乾或烘乾。

性能 理氣止痛，溫中壯陽。

應用 用於胸腹痞滿，肝胃氣痛，腰膝酸痛，陽萎等。用量5~7g。

文獻 《中國藥用動物誌》一，86。

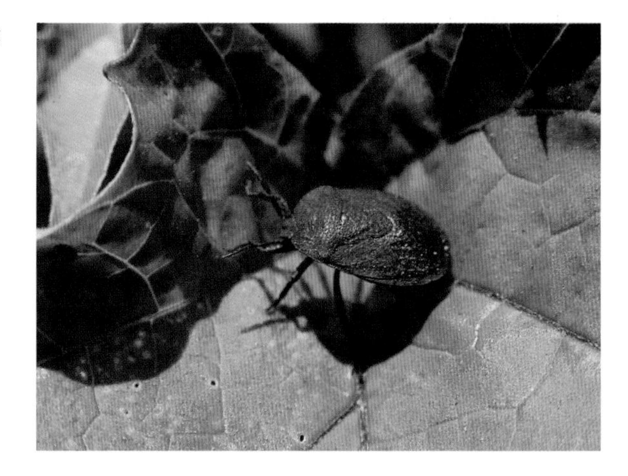

5968 綠芫青

來源 芫青科昆蟲綠芫青 Lytta caragane Pallas 的乾燥全蟲。

形態 體長1.2~2.0cm。體綠色或藍綠色，有光澤。頭略呈三角形，與體垂直，額前端有半球形複眼1對。額中央有1紅斑，頭頂中央有1條縱溝紋。觸角1對，11節呈念球狀。前胸背板光滑，兩側前後角隆起。鞘翅2對，前翅革質，後翅膜質，表面有橫皺紋，具3條不明顯縱脊紋。足3對，細長。體腹面具細絨毛。

分佈 成蟲常成羣食害野生豆科植物和黃芪的花。分佈於中國各地，尤以北方最常見。

採製 夏秋季捕捉，燙死，曬乾或烘乾。

成分 含斑蝥素及脂肪和甲殼質等。

性能 辛，溫，有毒。祛瘀散結，攻毒。

應用 用於癥瘕；外用治疥癬，惡瘡，淋巴結結核等。用量0.1~0.3g；外用適量。

本品劇毒，用時注意。

文獻 《中國藥用動物誌》一，101。

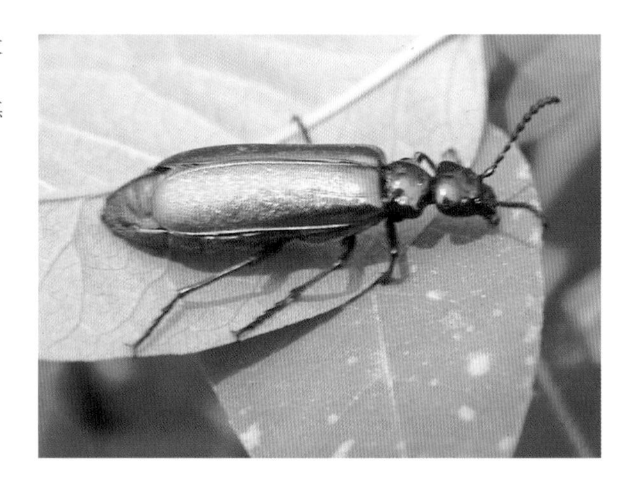

5969 麗斑芫菁

來源 芫青科動物麗斑芫菁 Mylabris speciosa pallas 的成蟲。

形態 體長12.5~17mm，體色和形態特徵與蘋斑芫菁相似，主要區別在於鞘翅斑紋不同；頭中央有一小紅斑，距鞘翅的基部、端部各約1/4處有一對形狀不同的黑斑，一方一圓，有時基部的兩個斑滙合成一條橫斑，端緣黑色。

分佈 成蟲成群食害野生豆科植物、瓜類的花、葉。分佈於黑龍江、吉林、遼寧、內蒙古、河北。

採製 夏秋季清晨在其翅濕不能飛起時捕捉，用沸水燙死曬乾。

成份 蟲體含斑螯素，並含脂肪、樹脂、蟻酸、色素及甲殼質等。

性能 辛，寒。有毒。攻毒，逐瘀。

應用 外用於惡瘡、頑癬，口眼喎斜，喉蛾；內服治瘰癧，狂犬咬傷。用量0.03~0.06g。外用適量。本品有劇毒，內服宜慎。

文獻 《中國藥用動物誌》一，100。

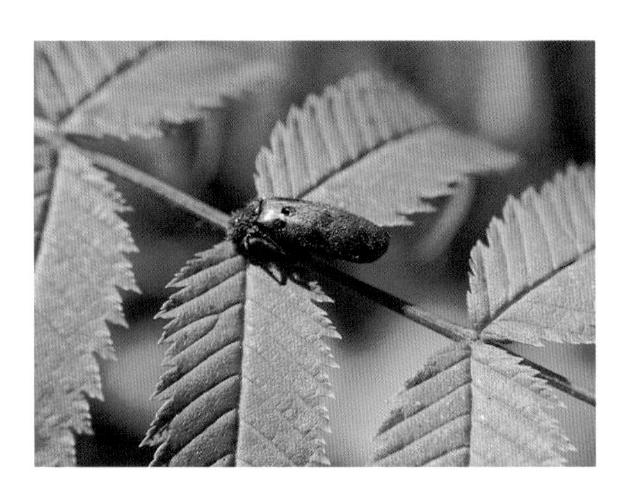

5970　華黃蜂

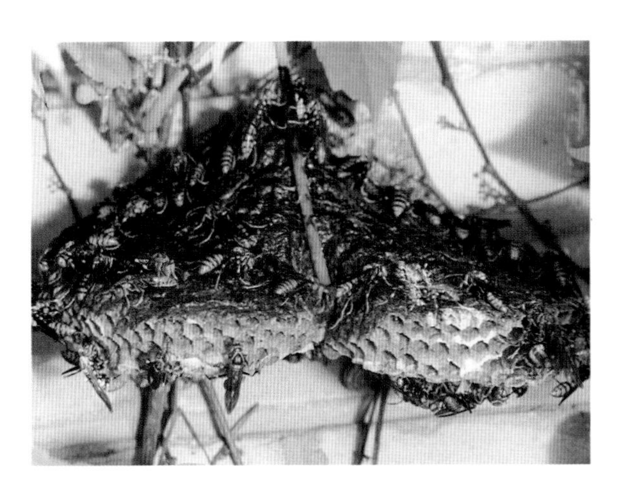

來源　胡蜂科昆蟲華黃蜂 Polistes chinensis Sauss 的乾燥蜂巢。

形態　雌蟲體長1.4~1.8cm。體黑色，具黃色斑紋。頭部以黑色為主，唇基前緣及基部具黃色寬紋，其他部位橫斑均為黃色。觸角12節，紅褐色。胸部黑色，中胸無縱紋。翅黃褐色，滿佈黑褐色短毛，翅痣及翅脈赤黃色，腹部黑色，第1~5節後緣有黃紋及兩側各有凹陷。

分佈　分佈於中國各地。

採製　秋冬季採收，曬乾，倒出死蜂。

成分　含蜂蠟、樹脂，並含有揮發油、蛋白質等。

性能　甘，平。有毒。祛風，殺蟲，解毒。

應用　用於小兒驚癇抽搐，關節疼痛，乳房脹痛，扁桃體炎；外用癰瘡腫毒，淋巴結結核，疥癬，濕疹，齲齒痛，蛇蟲咬傷等。用量2~4g；外用適量。

文獻　《中國藥用動物誌》一，113。

5971　花蚰蜒

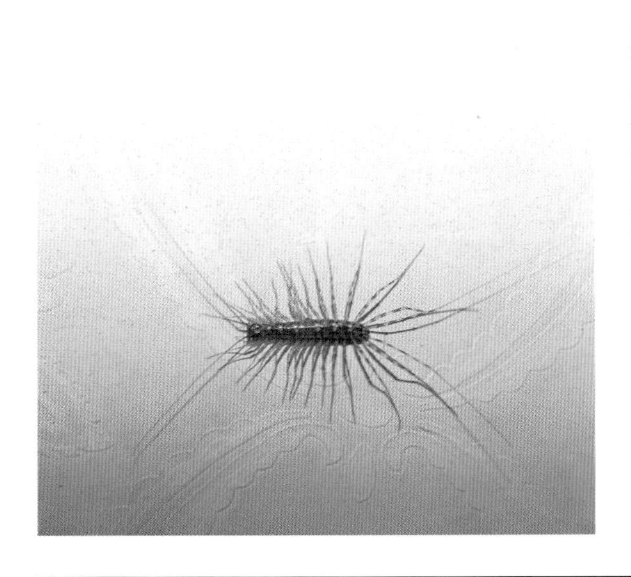

來源　蚰蜒科昆蟲花蚰蜒 Thereuonema tuberculata (Wood) 的全體。

形態　體長3cm左右，淡褐色，背部正脊有白色斑點，步足較長，並帶有黑色斑點。

分佈　棲息於屋角陰暗、潮濕處。分佈於廣西、貴州、浙江、江蘇、山西、河北、遼寧、吉林、黑龍江。

採製　全年均可採收，鮮用。

性能　清熱解毒。

應用　用於治療毒蛇咬傷。外用適量。

文獻　《浙江中醫學院學報》1981，(增刊)，9。

5972　江蘇虻

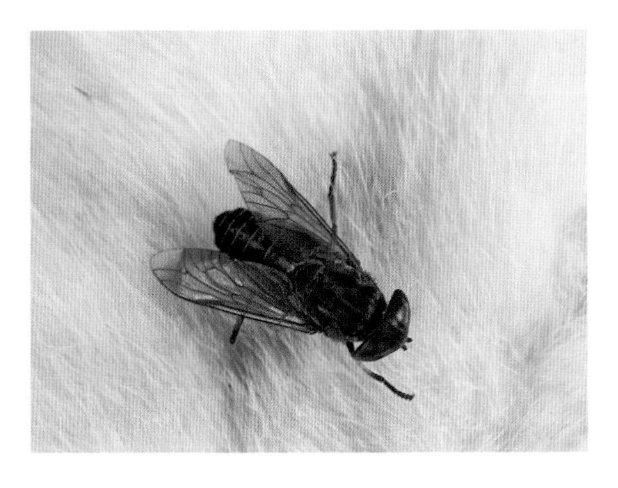

來源　虻科昆蟲江蘇虻 Tabanus kiangsuensis Kröber 的乾燥雌蟲。

形態　雌蟲體長1.2~1.5mm，額黃灰色。胛黑棕色。觸角黃色。胸部灰色，背板具5條明顯縱紋伸達盾片末端，側片淺灰色具長白毛。翅透明，平衡棒棕色。足灰色，脛節淺棕色。跗節黑色。腹部黑灰色，背板中央三角形灰白斑及兩側三角形斑，每節後緣具細白橫帶，腹板黑色，白橫帶明顯。雄蟲與雌蟲相似，觸角第3節背緣有明顯鈍突。

分佈　生活於山區及平原。分佈於北京、江蘇、浙江、廣東、廣西、福建等地。

採製　夏季捕捉，用沸水燙死，曬乾。

性能　苦，寒。有毒。通經破血，消癥軟堅。

應用　用於血瘀，經閉，跌打損傷等；外用於腫毒。用量1~3g；外用適量。

文獻　《中國藥用動物誌》一，96。

5973　蟪蛄

來源　蟬科昆蟲蟪蛄 Phtypleusa kaempferi (Fabricius) 的蟬蛻及蟬花。

形態　體較小，長2.5cm左右。頭及前胸暗綠色與暗褐色相間。複眼暗褐色，單眼紅色。觸角黑色。前胸背板側角凸出成尖角狀。中胸背板具4塊大黑斑。前翅有不同濃淡暗褐色及灰褐色雲斑狀斑紋，翅脈暗黃綠色。

分佈　成蟲於5月底至6月初出現。分佈於河北、山東。

採製　蟬蛻在夏秋季於樹上或地面拾取，曬乾。蟬花為被冬蟲夏草菌類寄生而死的乾燥蟲體。6~8月自土中挖出，去泥沙，曬乾。

性能　蟬蛻：散風熱，利咽喉，定驚癇，宣肺透疹，明目。蟬花：疏風散熱，定驚等。

應用　蟬蛻：用於風熱頭痛，咽喉腫痛，小兒驚癇抽搐，夜啼，破傷風，麻疹，風疹，目赤腫痛，目翳，過敏性鼻炎。用量5~15g。蟬花：用於小兒夜啼，驚癇抽搐。用量3~6g。

文獻　《中國藥用動物誌》一，80。

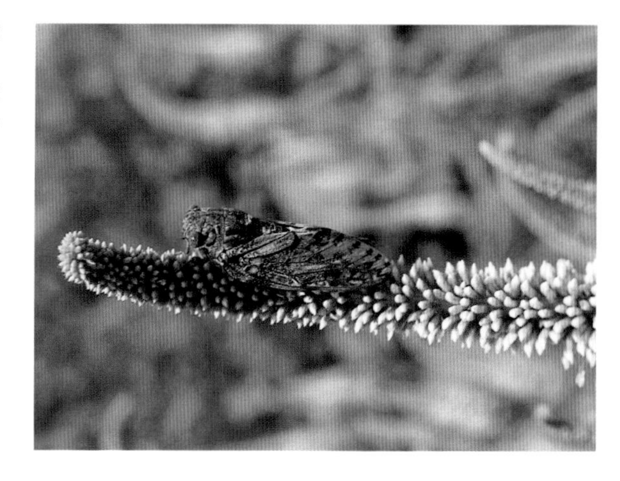

5974　褐翅紅娘子(紅娘子)

來源　蟬科昆蟲褐翅紅娘子 Huechys philamata (Fabr.) 的乾燥全體。

形態　形態特徵與黑翅紅娘子(見本書11卷)基本相同，其主要區別點在於本種前翅灰褐色，而黑翅紅娘子前翅為黑色。

分佈　其生境僅限於丘陵地帶，不發生於高山，多棲息於櫟屬(Quercus)中多種植物上。分佈於江蘇、浙江、安徽、山西、四川、福建、廣東、廣西、海南島、台灣、雲南。

採製　夏季清晨露水未乾時捕捉，捕後放沙籠內蒸死，曬乾。

成分　含斑蝥素(cantharidin)、蠟、脂肪油、色素等。

性能　苦，平。有毒。攻毒，破瘀，化積。

應用　用於瘰癧，疥癬，血瘀經閉，狂犬咬傷等症。用量0.1~0.3g。本品有毒，用時宜慎。

文獻　《中國動物藥》，117。

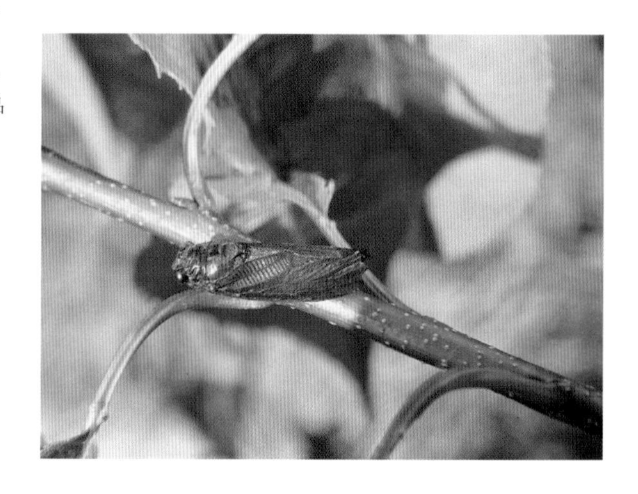

5975　洋蟲

來源　擬步蟲科昆蟲洋蟲 Martianus dermestoides Chevr. 的全蟲。

形態　體長橢圓形，長6mm，暗黑色，有光澤，觸角、口器、足紅黑色。頭部散佈頗密的小刻點，前端有橫窪，兩側有小窩。眼大，觸角粗，幾乎圓形。前胸短，寬過於長，不窄於鞘翅。背面兩側略窪，前端中間有時有小窩，後緣兩端有寬而淺的凹，後角鈍直角形，前角鈍。鞘翅細長，刻點行細。腹部刻點密。

分佈　成蟲壽命3個月。分佈於浙江、江蘇、福建、廣東、海南。

性能　溫。活血祛瘀，溫中理氣。

應用　用於癆傷咳嗽，吐血，中風癱瘓，跌打損傷，心胃氣痛，噎膈反胃。生吞、研末或入丸劑。外用搗敷。

文獻　《大辭典》，3540。

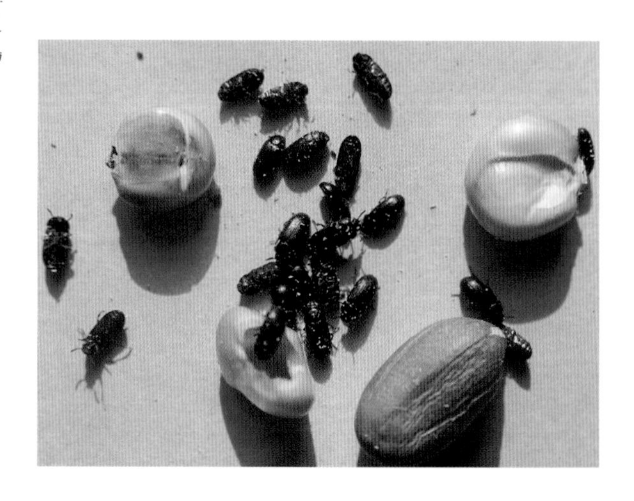

5976　竹象鼻蟲

來源　象鼻蟲科動物竹象鼻蟲 Cyriotruchelus longimanus (Fabr.) 的乾燥成蟲。

形態　形體紡錘形，紅棕色，有光澤。頭、觸角及口吻黑色，足部棕黑色，蟲體的胸部腹面均為黑色。吻長，方形棍狀，末端較大，分成兩個叉狀葉，背面有兩排小瘤狀凸起，觸角膝狀，莖節甚長，鞭節7節，末節像靴狀。前胸鐘狀，後緣中部有一塊近方形的黑斑，表面光滑。翅短，不蓋過腹部末端。鞘翅基角亦有一大塊黑斑。每個鞘翅都有9條縱走平行的凹縱紋，腹部末端裸露出鞘翅之外。體長約20~35mm。

分佈　棲息於竹稈上，取食竹葉及嫩梢，為害竹林。分佈於廣東、廣西、福建、浙江、湖南、四川、陝西、江西、台灣。

採製　夏季捕捉，捕後用沸水燙死，曬乾。

性能　辛，溫。祛風濕，止痛。

應用　用於風寒腰腿疼痛。用量3~5個，多做酒劑用。

文獻　《中國藥用動物誌》二，148。

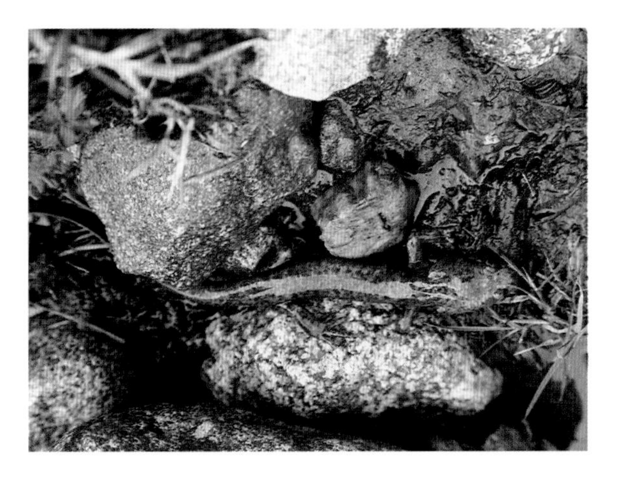

5977　羌活魚

來源　小鯢科動物山溪鯢 Batrachuperus pinchonii David 的全體。

形態　兩棲動物，體圓柱狀，略扁，長80~180cm，背部及體側為暗灰色，密佈黑點，腹部灰白色；頭部背腹扁平，矩圓形；舌形似圓，舌周不黏連，腭齒2縱裂，向後聚合成"V"形；有眼瞼，眼大而凸出；鼻孔位於吻和眼之間；唇褶發達。四肢有4趾（指），掌底有棕色角鞘，趾端黑色。尾長而側扁。

分佈　生於高山溪流或池沼中。分佈於甘肅和四川。

採製　夏秋捕捉，烘乾。

性能　辛、鹹，平。行氣止痛，接骨。

應用　用於肝胃氣痛，跌打損傷，骨折。用量1~5g。

文獻　《匯編》下，460。

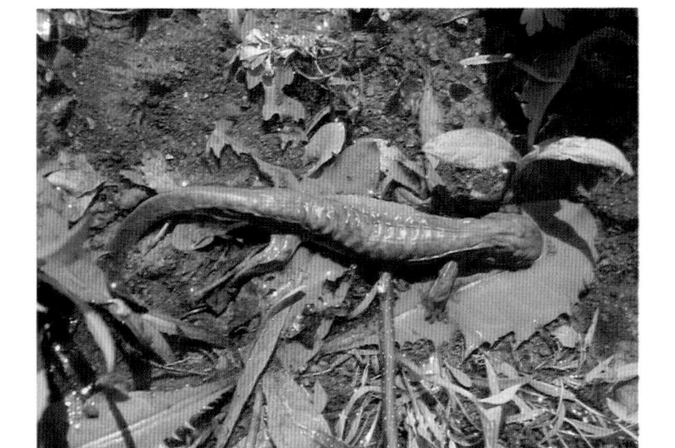

5978　小鯢

來源　小鯢科動物極北小鯢 Hynobius keyserlingii (Dybowsky) 的全體。

形態　全長90~130mm，頭部扁平，軀幹圓柱形，背面略平扁，尾側扁。頭部平坦，吻鈍圓，鼻孔近吻端，口裂大，上下頜具細齒，鋤骨齒在內鼻孔內側後緣，舌大而明顯，四肢適中，貼體相向時，指、趾端距約1有肋溝之寬，指、趾短而扁平，末端鈍圓，基部無蹼。指4，其序為2、3、1、4；趾4，其序為3、2、1、4。肛孔縱裂縫，與兩側之褶成"↑"狀。

分佈　生活在池沼地帶爛草叢下或洞穴中。分佈於吉林、遼寧、黑龍江。

採製　夏秋採收，鮮用。

性能　祛瘀止痛，續筋接骨。

應用　用於跌打損傷，骨折等症。用量1~5隻。

文獻　《中國藥用動物名錄》，49。

5979 騎士章海星

來源 角海星科動物騎士章海星 Stellaster equestris (Retzius) 的整個動物體乾品。

形態 體呈五角星形，盤大，腕寬但末端尖銳。反口面很平，其多角形的背板上密生細顆粒，顆粒間常夾有1~2個瓣狀叉棘。上緣板為14~17個，大而膨脹，表面密生細顆粒或幾個瓣狀叉棘。下緣板的形狀和數目與上緣板同。各板外側有一能動和扁鈍的側棘。

分佈 廣東陽江縣閘坡。

採製 海灘退潮後捕捉，曬乾。

性能 軟堅。

應用 治甲狀腺腫大。水煎服。

文獻 《中國藥用動物誌》二，162；《南海海洋藥用生物》，94。

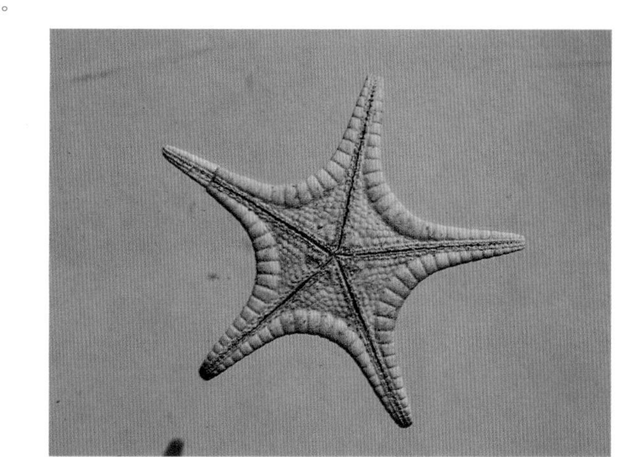

5980 多棘海盤車

來源 海盤車科動物多棘海盤車 Asterias amurensis Lutken 的乾燥全體。

形態 體呈五角狀，腕普通為50個，幅徑約140mm，間幅徑37mm左右。腕長，稍扁平，基部兩側稍向內壓縮，以後向末端逐漸變細，反口面稍隆起，口角略凹。體色鮮艷奪目，反口面為鮮紫色，結節、棘和腕的邊緣為淺黃，口面呈淺黃色或帶褐色。

分佈 生活在潮間帶或沿海岸淺水中，尤以泥沙底處較多。分佈於遼寧、河北和山東沿海地區。

採製 夏秋捕捉，洗淨，曬乾。

成分 含海星皂素 A 和 B。

性能 和胃止痛，制酸，止瀉，鎮靜。

應用 用於胃酸過多，胃潰瘍，腹瀉，癲癇等症。用量5~10g。

文獻 《中國藥用動物誌》，118。

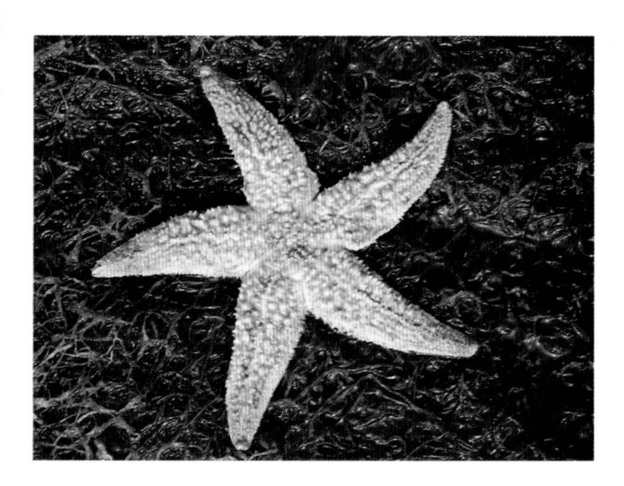

5981 烏鯉

來源 鯉科動物烏鯉 Ophiocephaluo anguo Cantor 的魚肉。

形態 體細長，前部圓筒狀，後部側扁。頭尖而扁平，覆蓋骨片狀鱗。口大，口裂傾斜，下頜向前凸出。上下頜骨、犁骨、腭骨均具尖銳的細齒。眼位於頭側前上方。鰓耙10~13。側綫鱗60~61。背鰭47~52。臀鰭31~33。全身呈灰黑色，背部與頭背面較暗，腹部較淡，體側具有許多不規則的黑斑，頭側有兩條縱行黑條紋。背鰭、臀鰭和尾鰭均具黑白相間的花紋。胸鰭和腹鰭呈淺黃色，胸鰭基部有小黑點。

分佈 棲息於水混濁的地方。全國均有養殖。

採製 全年可捕食，鮮用。

成分 每500g含蛋白質62.4g、脂肪4.14g。還含有菸酸、維生素B等。

性能 消腫，清熱，祛風。

應用 用於小便不利，風濕水腫，腸風下血等症。用量200~250g。

文獻 《中國藥用動物誌》一，149。

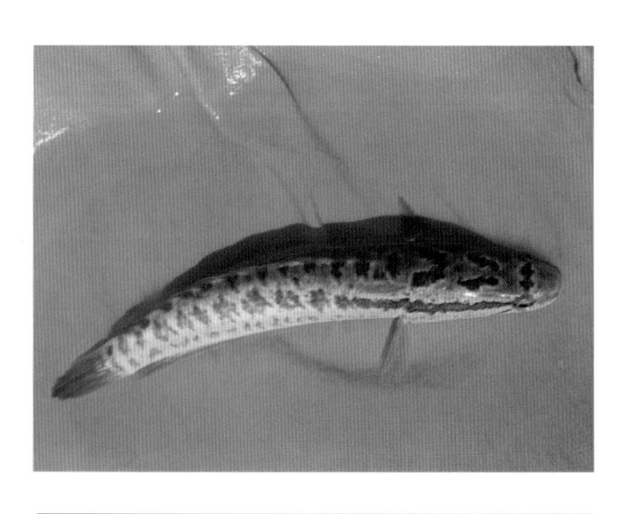

5982 真鱸

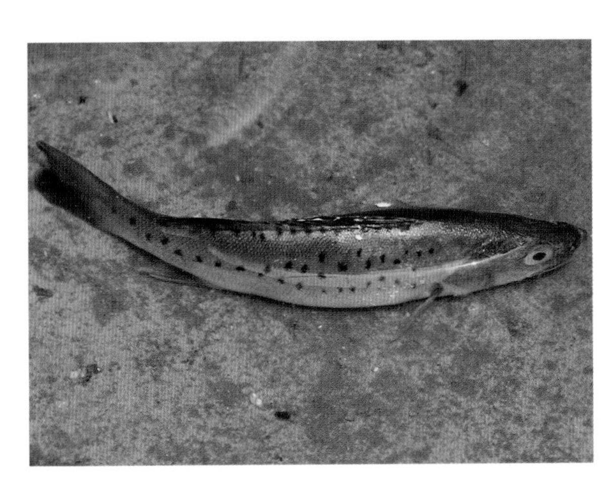

來源 鮨科動物鱸魚 Lateolabrax japonicus (Cuvier et Valenciennes) 的肌肉。

形態 體長達60cm左右，側扁，背腹緣鈍圓。口大，傾斜。下頜稍長於上頜。兩頜、骨及腭骨均具絨毛齒。前鰓蓋骨後緣有細鋸齒，隅角下緣有鈍棘，體背小櫛鱗，側綫完全背鱗2，在基部處相連。背鰭棘11~12。腹鰭位於胸鰭稍後下方。體側及背鰭鰭棘部散有黑色斑點，常隨年齡增長消失。

分佈 為近岸淺海魚類，喜棲息於河口鹹淡水處。以小型蝦、魚類為食。分佈於中國渤海、黃海、東海及南海。

採製 夏季捕捉，除去內臟及鱗，洗淨，鮮用。

性能 溫胃，祛寒，止瀉，補氣。

應用 用於脾胃虛寒作瀉，胎動不安，產後無乳，瘰癧潰後久不癒合。用量適量。

文獻 《中國藥用動物誌》一，153。

附註 鱸魚鰓有止咳化痰作用。治小兒百日咳。

5983 皺唇鯊

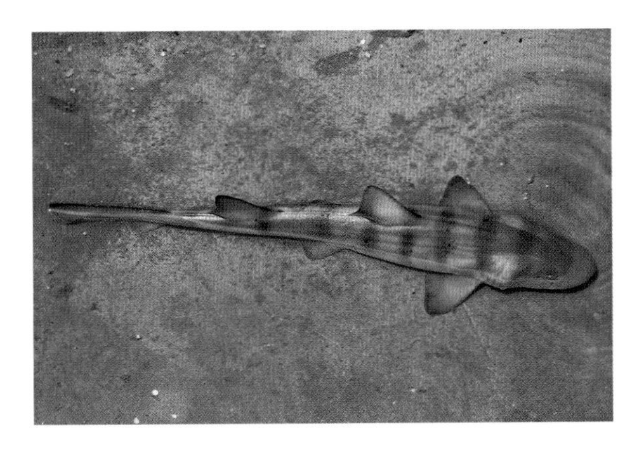

來源 皺唇鯊科動物皺唇鯊 Triakis scyllium Müller et Henle 的脂肪油，肌肉，鰭(翅)。

形態 體較長，前部粗，後部細。頭寬扁長。尾細長。吻中長，背弧形。眼小，瞬褶平橫外露，外側有一深溝。鼻孔寬大，幾橫列。口寬大，唇褶發達。牙細小。鰓孔5個。背鰭2個；尾鰭中長，後部有一凹缺；臀鰭較第2背鰭小；腹鰭小；胸鰭中大。體灰褐帶紫色，具暗褐色橫紋和不規則黑色斑點，腹面白色，各鰭褐色，時有黑色斑點。

分佈 棲於暖溫性近海處。分佈於中國沿海各地。

採製 捕後取肝臟。經提製得到脂肪油。

成分 魚肝油含維生素A及D。還含不飽和及飽和脂肪酸甘油酯及膽甾醇、十九醇、二十一醇及異十八烷等。

性能 滋補強壯，明目，壯骨。

應用 用於夜盲症，乾燥性眼炎，佝僂病，軟骨症，結核病等症。用量每次口服2~10ml。

文獻 《中國藥用動物誌》一，128。

5984 �魚鰓

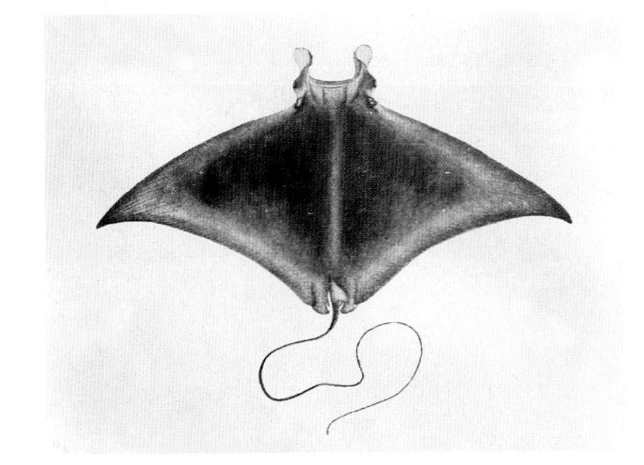

來源 蝠鱝科動物日本蝠鱝 Mabula japonica (Mullen et Henle) 的腮部。

形態 體龐大。體盤菱形，頭寬大平扁，吻端寬而截形，尾細長如鞭。口寬平，下位，近吻端；上下頜各具一牙帶，幾伸達口隅。鰓孔5個，頗寬大。藥用主為鰓部。

分佈 行動敏捷，常以翼狀的胸鰭在水中游泳。分佈於中國、夏威夷羣島、日本、朝鮮。

採製 夏季捕捉，取其鰓，用淡水洗去鹹質，曬乾。

性能 鹹，平。清麻疹痘毒。

應用 民間以煮湯或煮粥吃，治麻疹，痘毒。用量4.5~9g。

文獻 《中國經濟動物誌》，15。《廣東中藥》，184。

5985 燕鰩魚

來源 飛魚科動物燕鰩魚 Cypsilurus agoo (Temmink et Schlegel) 的肉。

形態 體長23~31cm，略呈梭形。頭短，背部平坦。口小，牙細，在上下頜排成狹帶狀。體被大圓鱗。側綫很低，位於腹側，其後端不達尾鰭基部。胸鰭特別長大，可達臀鰭末端。腹鰭長，後位，尾鰭叉形，下葉長於上葉。體背青黑色，腹面銀白色，背鰭及臀鰭灰色，胸鰭及尾鰭淺黑色。

分佈 暖溫性中上層魚類。喜近水面游泳，常躍出水面，借胸鰭伸展而滑翔幾十米。分佈於渤海、黃海與東海北部。

採製 鮮魚捕後去內臟，洗淨備用。

性能 甘、微酸，溫。止痛。

應用 用於難產，胃痛。將肉煅炭，研末，每次3g，黃酒沖服。

文獻 《山東藥用動物》，231。

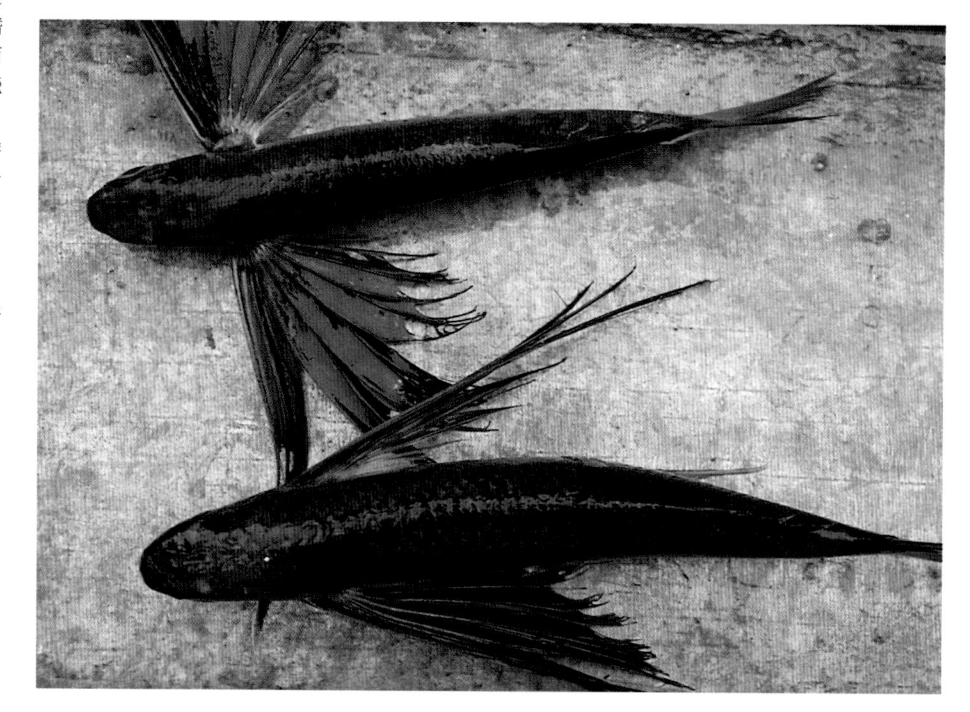

5986 海豹

來源 海豹科動物海豹 Phoca vitulina L. 的乾燥陰莖和睾丸。

形態 身體肥壯，略呈紡錘形，體長130~150cm。頭圓頸短無耳殼，口鬚長，頰鬚剛硬。鼻和耳孔有活動的瓣膜。前後肢均有5趾，趾端具爪，趾間有蹼，形成鰭足。後鰭足扇形，與尾相連。尾短小，夾於後肢之間。全體密被短毛。成體背部灰黃色或蒼黃色，佈有許多棕黑色或灰黑色斑點。下頜白色，腹面乳黃色。

分佈 生活在寒帶和溫帶的海洋中，食以魚類，兼食甲殼、貝類。分佈於渤海、黃海和東海。

採製 春季沿海冰開時捕捉，割取陰莖和睾丸，掛通風處陰乾。

成分 含性激素、蛋白質、脂肪、糖類。

性能 鹹，溫。補腎壯陽，益精補髓。

應用 用於陽萎，遺精，腰膝酸軟等症。用量5~15g。

文獻 《中國藥用動物誌》一，278。

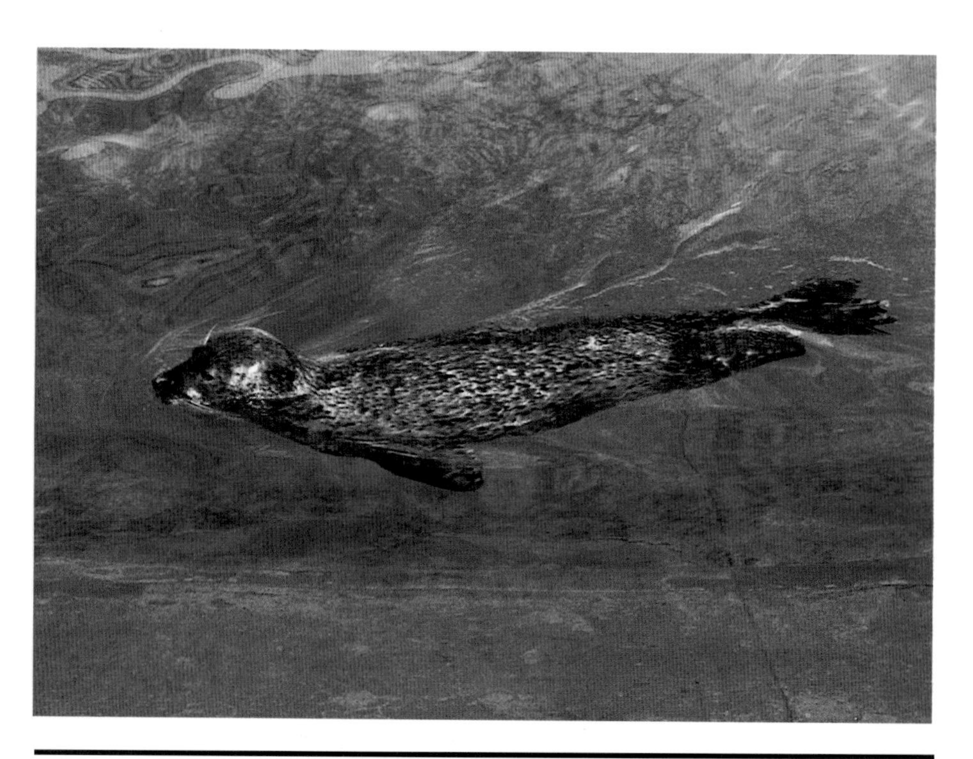

5987 華西雨蛙

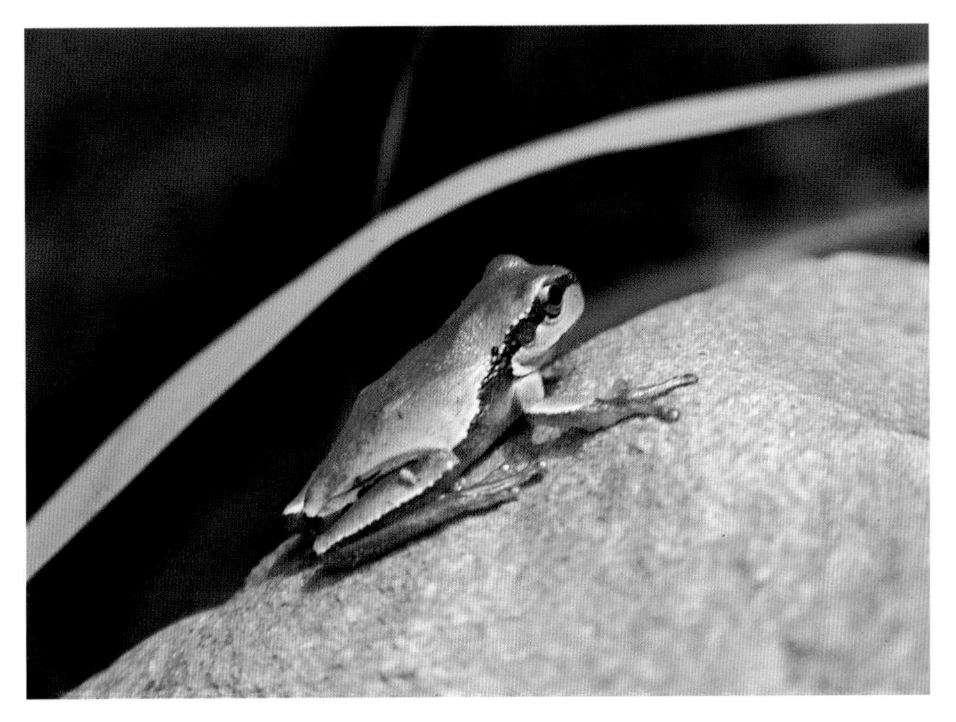

來源 雨蛙科動物華西雨蛙 Hyla annectans (Jerdon) 的全體。

形態 小型蛙類。體長3.5~4cm。雌性略大。頭寬大於頭長，吻寬圓而高，吻端平直向下；吻稜明顯；眼間距大於鼻間距或上眼瞼之寬；鼓膜圓，舌較圓厚。指端有吸盤及橫溝，指扁。趾端指端同。背面皮膚光滑，少數胸褶上有疣粒；腹面及股腹面密佈扁平疣，雄蛙咽部皮膚鬆薄，背部純綠色；頭側有紫灰色，略帶金黃色綫紋；體側金黃色或紫灰色，腹面乳白色；雄蛙咽部灰黑，雌蛙帶金黃色。

分佈 棲息於水邊或附近的草叢間。分佈於陝西、四川、貴州、廣西、雲南。

採製 夏秋季捕捉，將它整個全體烘黃，研粉。

性能 淡，涼。活血止痛，生肌止血。

應用 用於跌打損傷，骨傷，外傷出血等。用量5~10g，外用適量。

文獻 《中國藥用動物誌》二，277。

5988 玉斑錦蛇（蛇蛻）

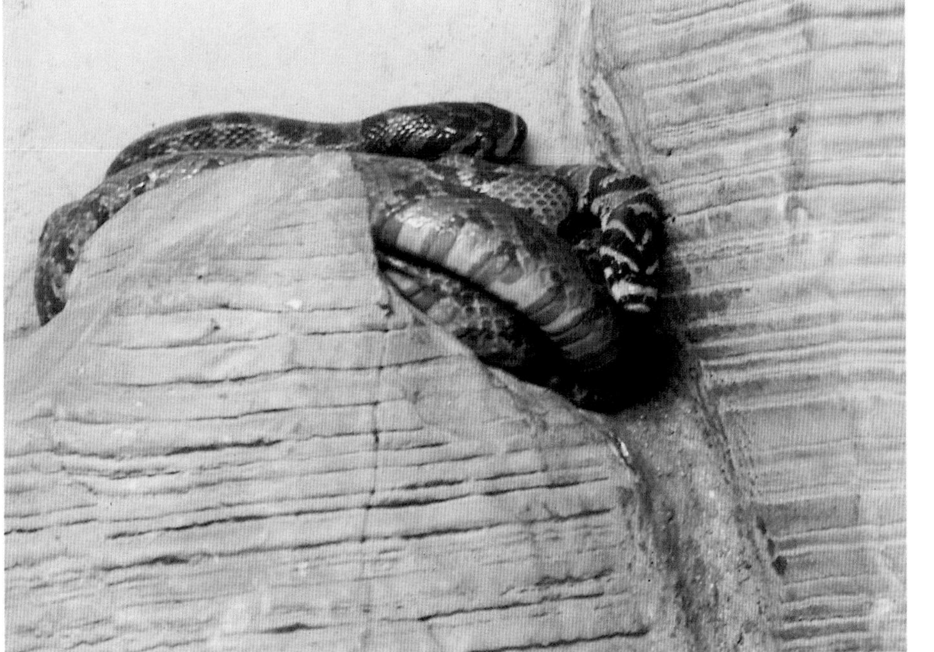

來源 游蛇科動物玉斑錦蛇 Elaphe mandarina (Canfor) 的乾燥皮膜。

形態 體全長100cm左右。吻鱗寬倍於高，鼻間鱗寬超於長，前額鱗遠比鼻間鱗長。上唇鱗7，眼前鱗1，眼後鱗1或2，頰鱗1或缺，前顳鱗2或3，後顳鱗3，體背鱗光滑，23~23~19行，腹鱗213~216，肛鱗2，尾下鱗雙列。背部灰色，具有30個以上鑲黃邊的黑色菱形斑，中央色淺。腹部灰白色，具有左右相間的黑色粗橫斑。

分佈 生活於山區森林中，捕食小型哺乳動物。無毒。分佈於陝西、甘肅、江蘇、浙江、江西、湖南、福建、廣東及西南地區。

採製 四季拾取，去淨泥沙。

成分 含骨膠原。

性能 鹹、甘，平。祛風，解毒，殺蟲，明目。

應用 用於驚癇，喉痺，諸瘡癰腫，疥癬，目翳。用量5~15g。

文獻 《中國藥用動物誌》一，195。

5989 烏游蛇（蛇蛻）

來源 游蛇科動物烏游蛇 Natrix Percarinata (Bourenger) 的乾燥皮膜。

形態 體長約75cm。吻鱗寬倍於高，鼻間鱗長形，前端比後端狹。額鱗長為寬的1.6倍。上唇鱗9，頰鱗1，眼前鱗1，眼後鱗4或5，前顳鱗2或3，後顳鱗3。體鱗起稜顯著，外側的稜弱，背鱗19~19~17，腹鱗134~142，肛鱗2，尾下鱗雙列，68~85對。體背灰橄欖色，兩側有黑色橫斑，腹面前端黃白色，後端有黑色小斑點。

分佈 生活於山林近水處，行動敏捷，無毒。以魚、蛙、蝌蚪為食。分佈於河南、甘肅及長江以南地區。

採製 四季拾取，抖去泥沙。

成分 含骨膠原。

性能 鹹、甘，平。祛風，解毒，殺蟲，明目。

應用 用於驚癇，喉痹，諸瘡癰腫，疥癬，目翳等。用量5~15g。

文獻 《中國藥用動物誌》一，200。

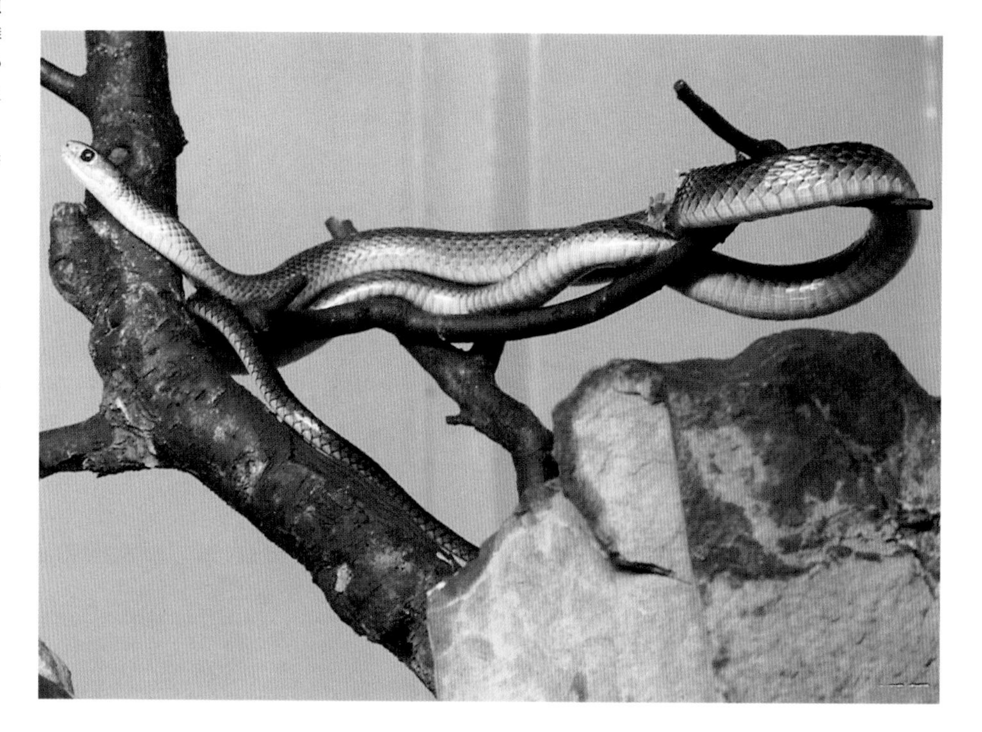

5990 漁游蛇

來源 游蛇科動物漁游蛇 Natrix piscator (Schneider) 去皮及內臟的乾燥全體。

形態 全長70~90cm。吻鱗寬超過於高，鼻間鱗長而狹，前額鱗比鼻間鱗寬大。背鱗起稜，最外2行平滑。頭頂暗綠色，頭後正中有“Ψ”狀斑紋，眼下後方有黑色斜紋2條。背部有網紋斑和較大黑色點斑。體色有暗綠色和磚紅色型，腹面淡綠黃色，腹鱗前緣黑色。

分佈 生活於平原及山區多水處。分佈於浙江、江蘇、廣東、廣西、海南、福建、江西、湖南、貴州、雲南、台灣。

採製 夏季捕捉，剝去皮及內臟，洗淨，烘乾或鮮用。

成分 含肌酸、谷氨酸、甘氨酸、脯氨酸、丙氨酸等多種氨基酸。

性能 祛風除濕，舒筋活絡。

應用 用於風濕性關節痛，神經衰弱，消化不良等。用量3~6g。酒劑適量。

文獻 《中國藥用動物誌》二，321。

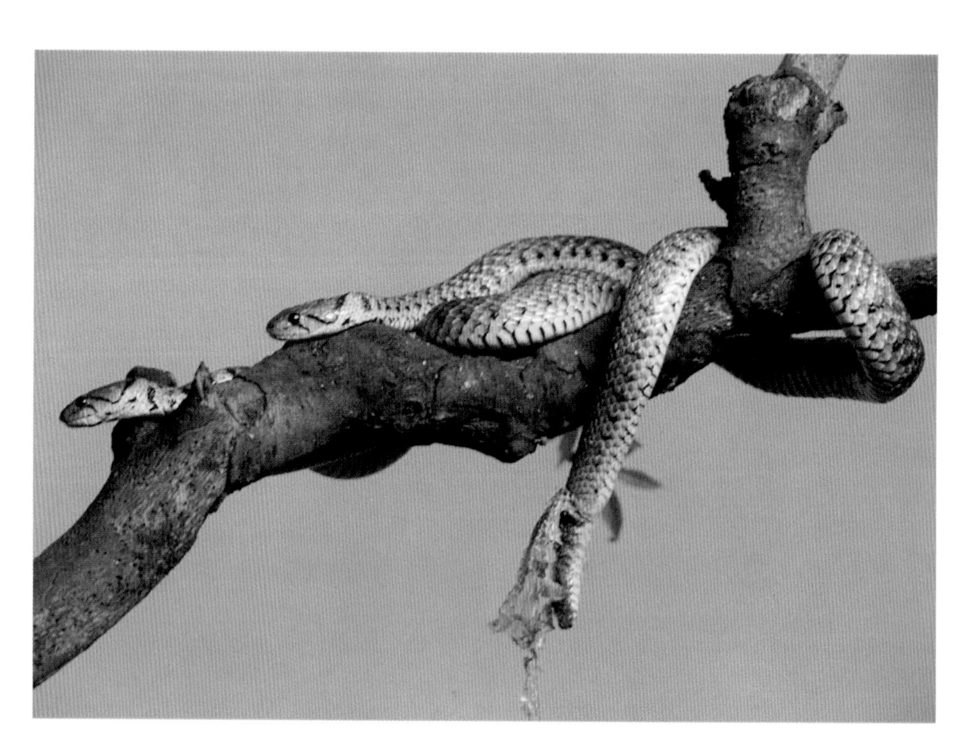

5991 池鷺肉

來源 鷺科動物池鷺 Ardeola bacchus (Bonaparte) 的肉。

形態 體形中等。體羽大都乳白色，頭、羽冠、後頸和前胸紅栗色，羽毛端部呈分散狀，羽冠有幾條羽毛延伸至背，由頦角至前頸白色，肩間有分散的藍黑色蓑羽，向後伸至尾羽末端，次級飛羽第1枚外羽及羽端灰色，少數個體第2、3、4枚飛羽亦如此。雌鳥體形較小，頭、後頸及前胸的栗色稍淺。

分佈 棲息於沼澤、稻田、池塘等處。性羣棲。以魚、蛙、蝦、螺等為食。分佈於長江流域以南地區。

採製 四季捕捉，獵後去羽毛及內臟，取肉鮮用或焙乾。

成分 肌肉含抗壞血酸 (ascorbic acid) 、蛋白質、脂肪、多種氨基酸、酞類。

性能 鹹，平，無毒。補脾益氣，解毒。

應用 用於脾虛泄瀉，消化不良，食慾不振，崩漏，脱肛等症。用量50~100g。

文獻 《中國藥用動物誌》二，345。

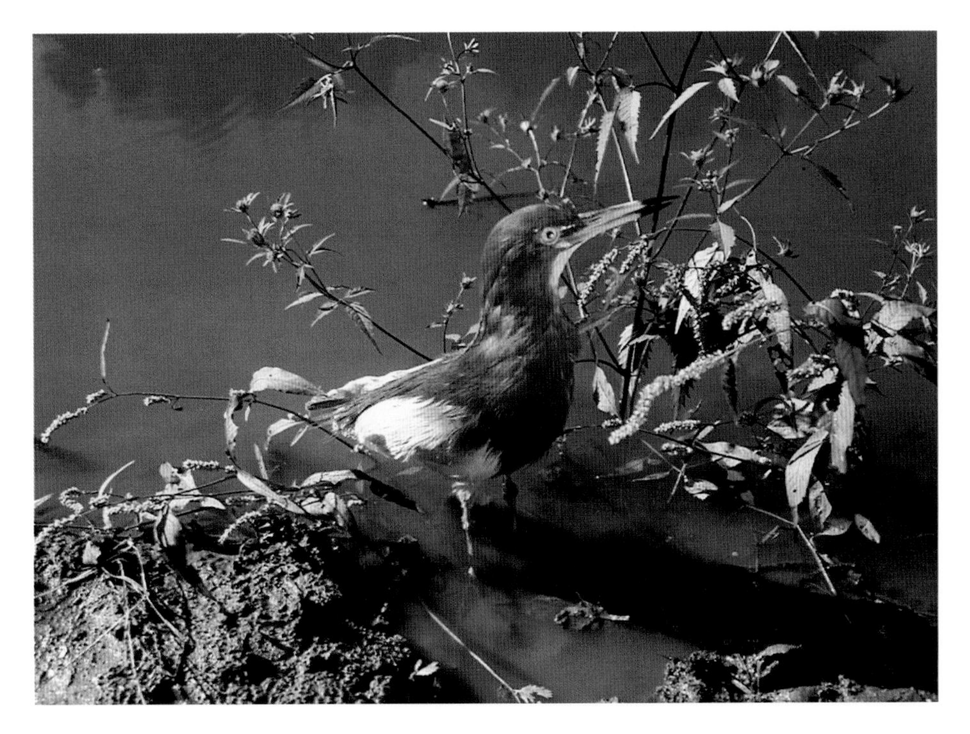

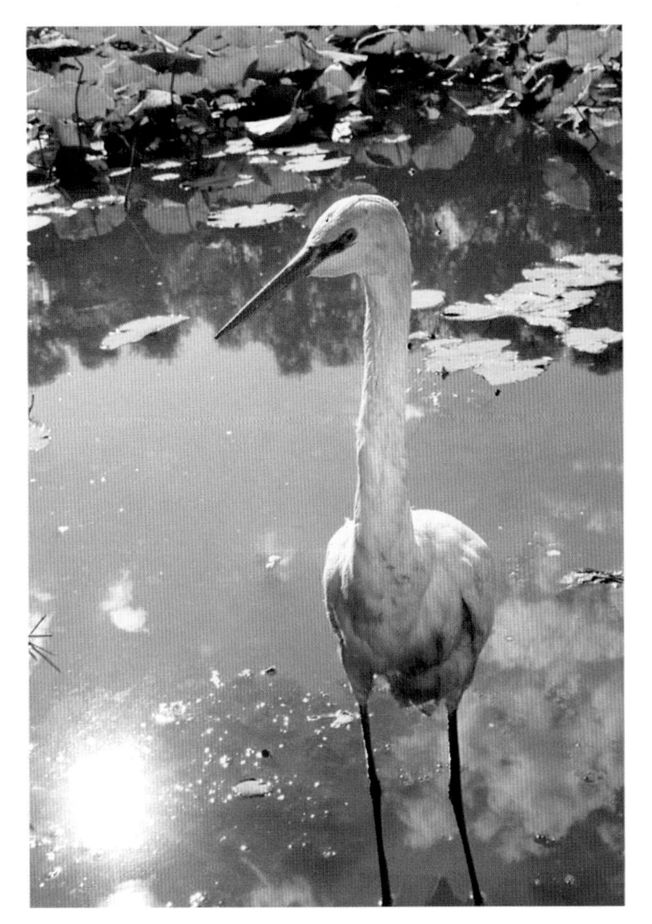

5992 大白鷺肉

來源 鷺科動物大白鷺 Egretta alba (Linnaeus) 的肉。

形態 體形修長。全身乳白色。繁殖期時，背有成簇的簑羽，冠羽很短，嘴綠黑色，跗蹠和趾黑色；非繁殖期時，背無簑羽，嘴為黃色，無羽冠。

分佈 棲息於海濱、河川、水田、沼澤、池塘、湖泊及其他潮濕地帶。分佈於中國東北、華北、西北、湖北、四川。

採製 獵捕後，除去內臟和羽毛，取肉鮮用或焙乾用。

性能 鹹，平。解毒。

應用 用於痔瘡、癰腫。用量100~200g。

文獻 《中國藥用動物誌》二，347。

5993 鴇油

來源 鴇科動物大鴇 Otis tarda Linnaeus 的脂肪。

形態 體大，頭藍灰色，喉部被有細長的纖羽，向外凸出如鬚，後頸有棕色的半領圈。上體大部為淺棕色，滿佈以寬闊的黑色橫斑。前胸與背同色，自前胸以下純為白色。雌鳥喉部無鬚，嘴鉛灰，先端黑色，腳、爪黑色，僅有3趾。

分佈 多棲於廣闊的草原上，其間多有起伏，高處10餘米，低處多為潮濕的窪地。善奔走，性雜食。分佈於黑龍江、吉林、遼寧、內蒙古、河北、山西、甘肅、寧夏、河南。

採製 冬至春季獵捕。捕後去毛及內臟，煮肉，將上面漂浮的油脂收集起來，再放鍋內，煉去水分，放涼即得。

性能 甘，平。無毒。補腎壯陽，解毒益氣，潤澤肌膚。

應用 用於腎虛脱髮，癰瘡腫毒，皮膚龜裂等症。用量1~2匙；外用適量。

文獻 《中國動物藥》，374。

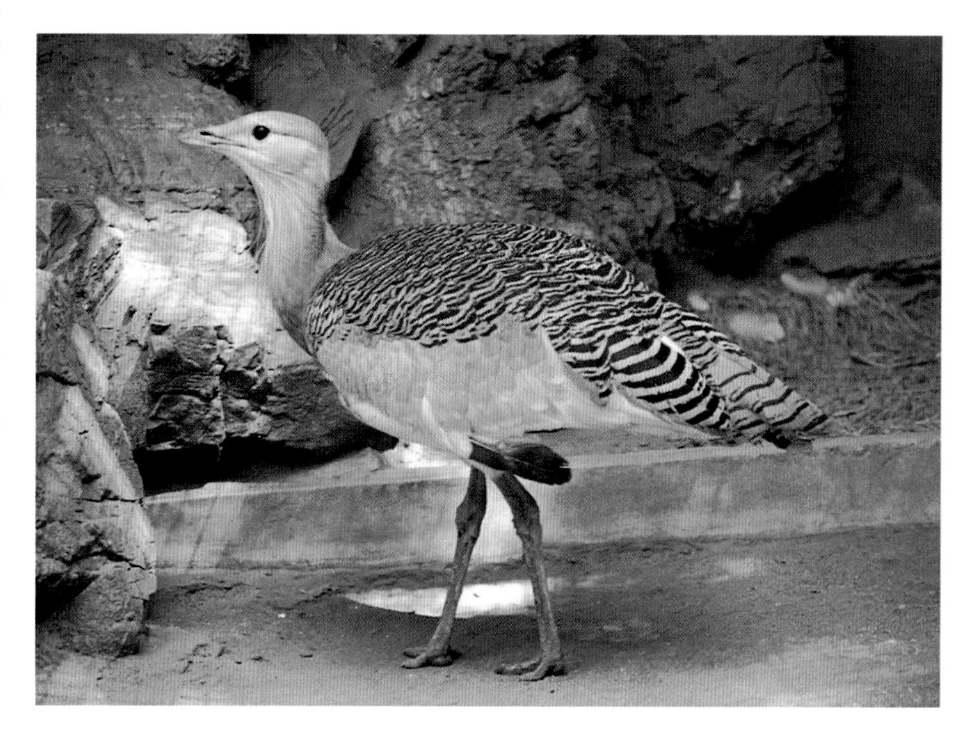

5994 鸚鵡肉

來源 鸚鵡科動物緋胸鸚鵡 Pssittacula alexandri (Linnaeus) 的肉。

形態 雄鳥有一紋自額至眼；有一寬闊黑帶自下嘴基伸至頸側；眼先和眼周泛綠；頭的餘部紫灰，上體餘部草綠色，後頸和頸側輝亮。肩、背、腰至尾上覆羽漸淡，尾羽上表藍綠，中央尾羽更多藍色，羽幹黑褐，翅覆羽黃綠色，除第一枚初級飛羽的外羽為暗褐色外，其餘飛羽外翈草綠並緣以綠黃。雌鳥，頭紫灰，沾染零星的草綠色，眼先和眼周草綠更顯，喉和胸橙紅。

分佈 棲息於深山密林，以植物的種子為食。分佈於雲南、廣西和海南島。

採製 四季捕捉，捕後除去羽毛及內臟，取肉鮮用或焙乾用。

成分 肉含蛋白質、酞類、氨基酸、糖類、脂類、甾類。

性能 甘、鹹，溫。無毒。滋補。

應用 用於體虛，咳嗽。用量1隻。

文獻 《中國藥用動物誌》二，388。

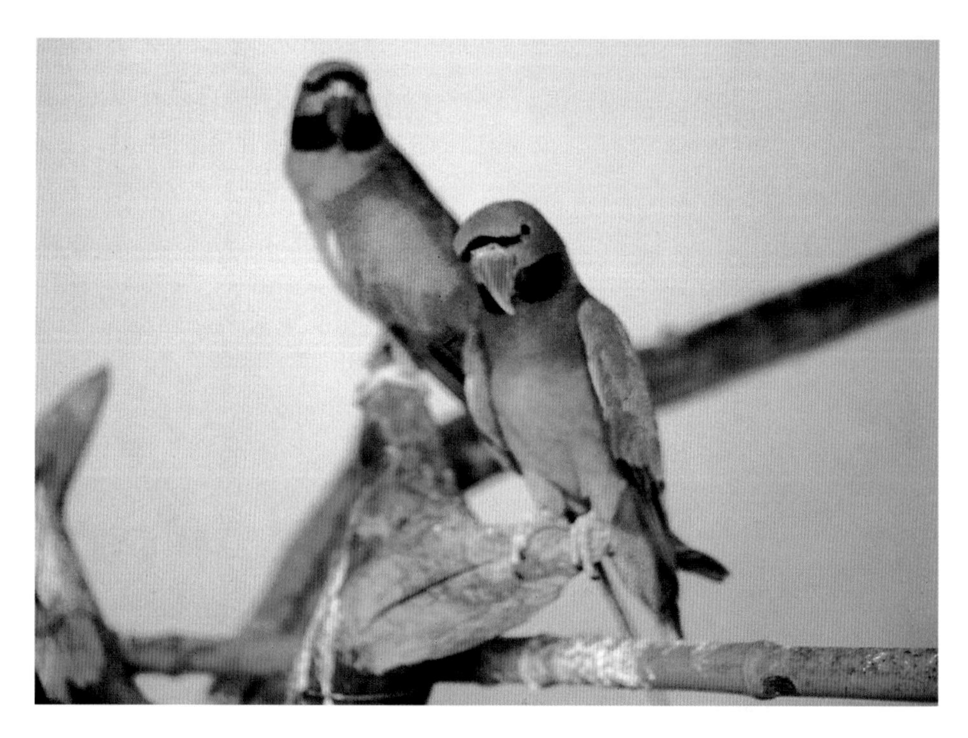

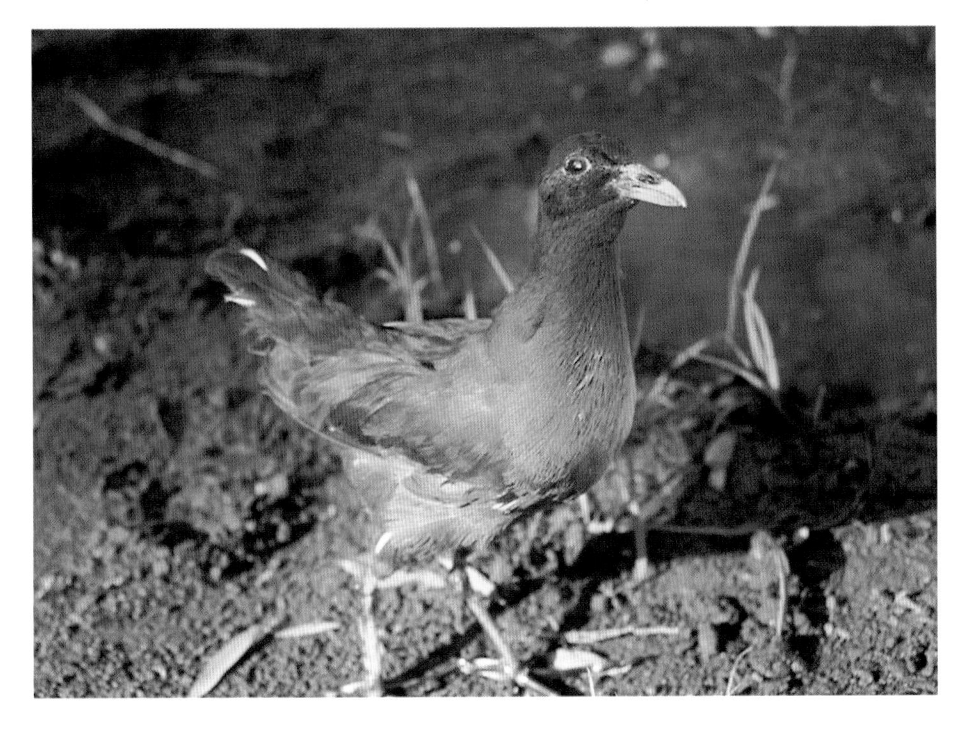

5995　紅骨頂肉

來源　秧雞科動物黑水雞 Gallimula chloropus (Linnaeus) 的肉。

形態　頭、頸及上背灰黑色，下背翅膀及尾等均橄欖褐色。體側及下體灰褐色，下體有灰白相雜而成的塊斑。兩脇有寬闊的白色條紋，嘴端淺黃綠色，基部及額板為鮮紅橙色。跗蹠前緣淺黃綠色，跗蹠後緣及趾灰綠色。

分佈　棲息於平原或山地的沼澤或小溪周圍的葦叢中。以水棲昆蟲、軟體動物及植物嫩芽為食。廣泛分佈於中國各地。

採製　四季捕捉，捕後去淨羽毛及腸雜，取肉，焙乾。

成分　肉含蛋白質、酞類、氨基酸、脂肪、甾類。尾脂腺含酯蠟、三酯蠟及甘油三酯。酯蠟具正一烷醇的甲基取代酸，少量的甲基支鏈醇，2，6，10－及4，12－三甲基取代酸。三脂蠟含正一脂肪酸、正一烷醇及烷羥基丙二酸 (alkylhydroxymalonic acid)。

性能　滋補強壯，開胃進食。

應用　用於脾胃虛弱，食慾不振，消化不良。適量。

文獻　《中國藥用動物誌》二，379；《中國動物藥》，373。

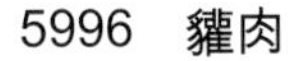

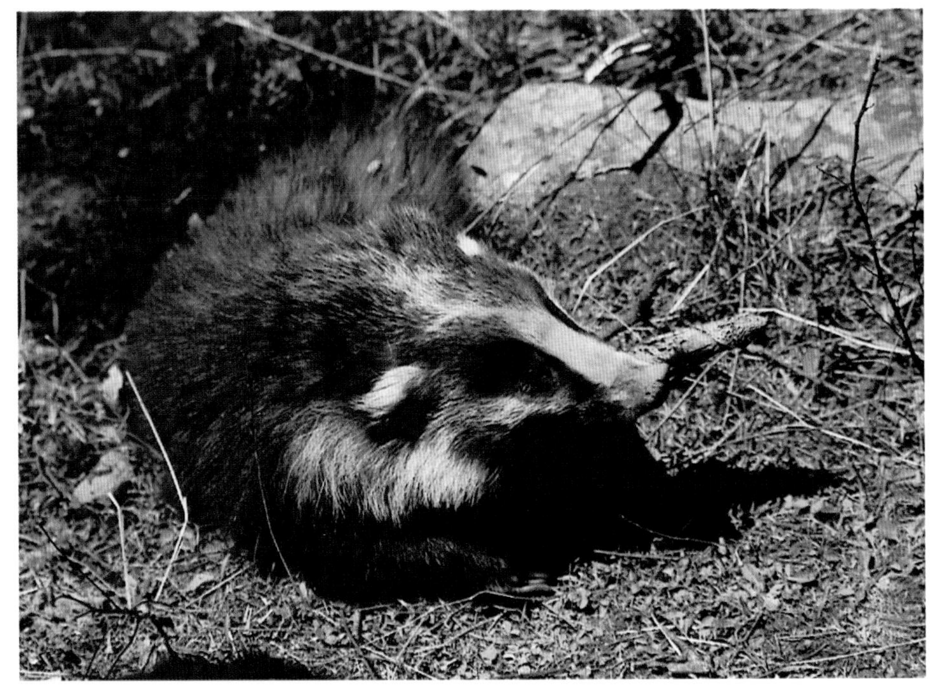

5996　貛肉

來源　鼬科動物狗貛 Meles meles L. 的肉。

形態　體較肥大，身長45~55cm，尾長11~13cm。體重10~12kg。吻長，鼻端尖，鼻墊與上唇間被毛。耳短，眼小，頸短而粗。四肢粗壯，均具棕黑色爪。背毛粗而長。毛基白色，中間黑棕色，尖端白色；體側被毛的白色部分明顯；頭毛有3條白色紋，中央1條自鼻尖達頭頂，兩側自口角到頭後各1條，其間夾有兩條黑棕色寬帶；耳背及後緣黑棕色，上緣白色；下頦到腹部及四肢毛均為棕黑色；尾毛大部呈黃白色。

分佈　中國大部分地區有產。棲於山麓、灌叢及溪邊。

採製　冬季捕捉，取肉鮮用或烘乾。

性能　甘、酸，平。能補中益氣，殺蛔蟲。

應用　用於小兒疳瘦，病後虛弱，蛔蟲。用量20~50g。乾品酌減。

文獻　《大辭典》，5721。

附註　貛的脂肪油可治子宮脫垂，外治頭上白禿及燙火傷。

5997 原羚

來源 牛科動物原羚 Procapra picticaudata Hodgson 的角。

形態 體長110cm左右。吻端有毛。耳短尖，覆毛甚多。四肢短，蹄小，尾極短。雄性有角，細長，略呈側扁形，多環稜而窄。全身被棕灰色的毛，腹部白色。臀部有明顯的大白斑，臀斑周圍鏽棕色。四肢外側棕灰色，內側白色。尾黑色與鏽棕色相混。冬毛色淺灰棕色。

分佈 棲息於高原地區的荒漠地帶。分佈於青海、甘肅、西藏。

採製 四季獵捕，取角。

性能 甘、淡，平。清熱解毒，平肝熄風。

應用 用於癇症，中風，小兒驚風，溫熱病等。用量5~15g。

文獻 《中國藥用動物誌》一，307。

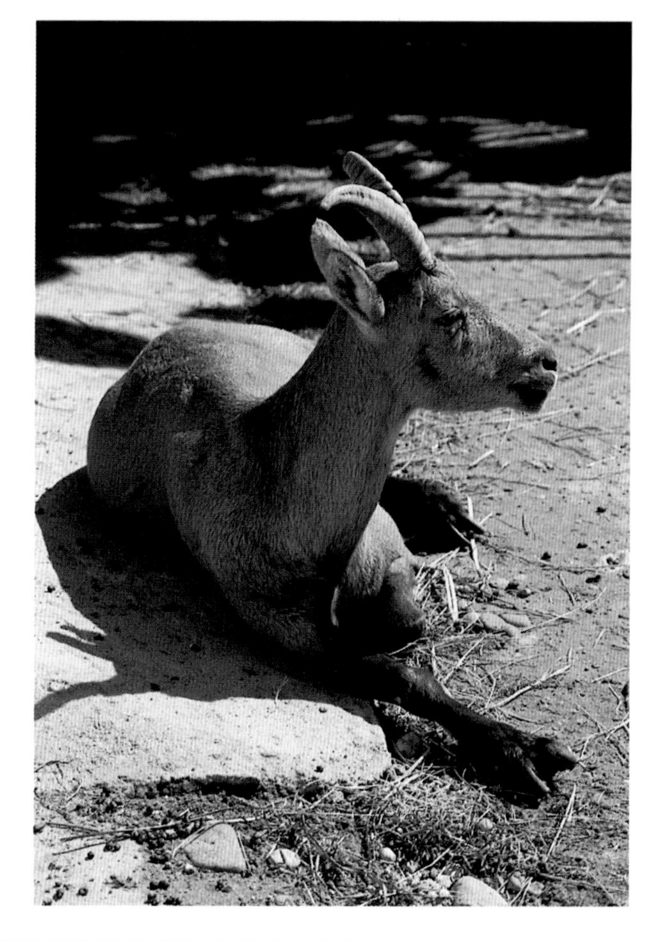

5998 岩松鼠

來源 松鼠科動物岩松鼠 Sciurotamias davidianns Milne-Edwards 的骨骼。

形態 形似松鼠。體長19~25cm。臉部有頰囊，眼大，眼眶周圍有1黃白色環，耳上無簇毛。後肢比前肢長。尾超過體長一半以上。全身背部及四肢外側有青黃色毛。毛基部深灰色，中段黑色，末端黃色。夏毛較灰，冬毛偏黃。鼻吻部深黑色，耳朵同體色，耳殼基部有明顯灰色斑。尾毛稀疏而蓬鬆，與背毛色相同，但雜有白色長毛。

分佈 棲息於山區樹林或丘陵多岩石地，行動敏捷。以堅果及其他種子為食。分佈於甘肅、陝西、山西、河北、山東及四川。

採製 四季獵捕，取全骨骼，置通風處乾燥。

性能 活血祛瘀。

應用 用於跌打損傷。用量5~15g。

文獻 《中國藥用動物誌》一，330。

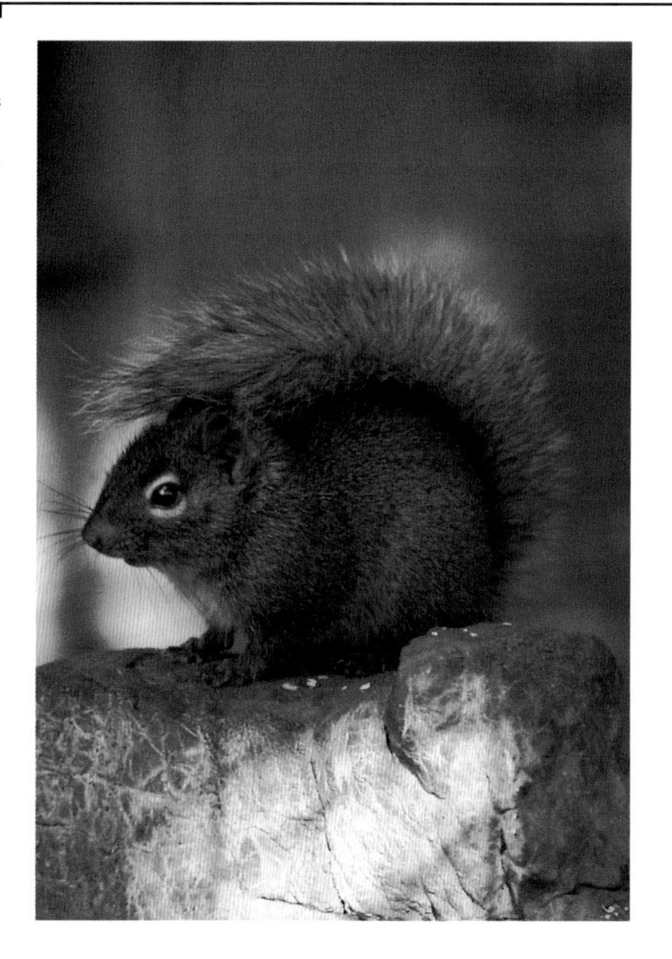

5999 蝙蝠

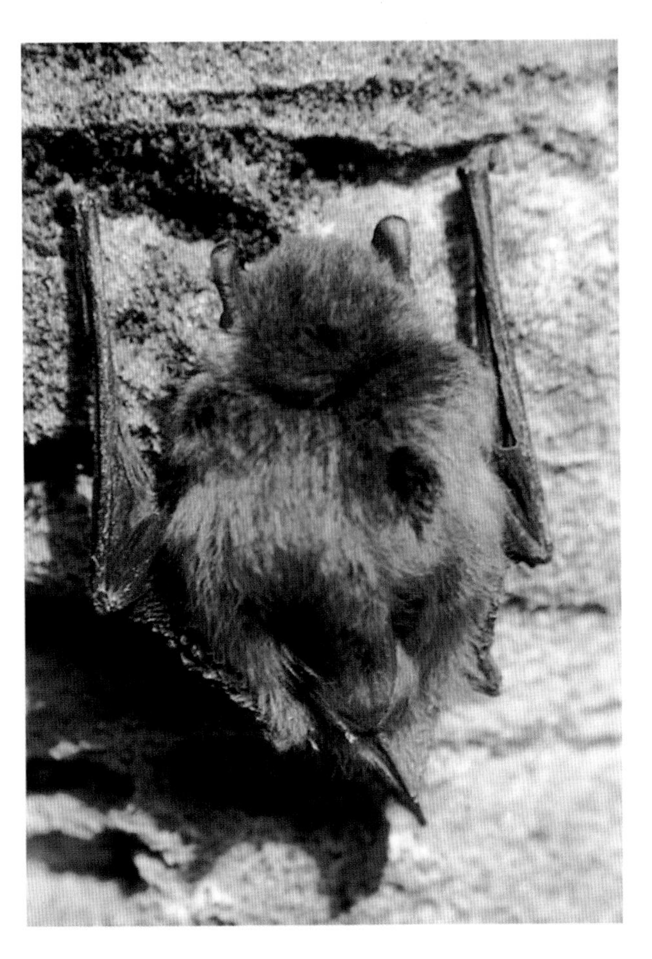

來源 蝙蝠科動物蝙蝠 Vespertilio Superans Thomas 的乾燥糞便。

形態 體形較小，體長4.5~8.0cm。眼極細小，耳短寬。前肢特化，指骨延長，由指骨末端向後至軀體兩側、後肢及尾間，生有一層薄而無毛的翼膜。尾發達，向後延伸至股間膜的後緣。胸骨具有龍骨凸。軀體背部毛灰棕色。腹面淺棕白色。

分佈 棲息於屋檐下、岩洞、石洞或樹洞中，將身體倒掛休息，以昆蟲為食。分佈於東北、華北及甘肅、湖北、湖南、福建、四川。

採製 四季採取，除去雜質，曬乾。

成分 含尿素、尿酸及少量維生素A。

性能 辛，寒。明目退翳，活血消積。

應用 用於夜盲，翳障，小兒疳疾等。用量5~10g。

文獻 《中國藥用動物誌》一，254。

6000 金絲猴

來源 猴科動物金絲猴 Rhinopithecus roxellanae (Milne-Edwards) 的乾燥陰莖及睪丸。

形態 體被柔軟而光澤的長毛，頭圓，吻部腫脹凸出，鼻孔上仰等特點。成獸兩嘴角有較大的瘤狀凸起，眼圈周圍白色，顏面部藍色。尾甚長，四肢粗狀，前肢較後肢短。雄體比雌體大近一半。成年雄性頭頂有褐色直立的冠狀毛，兩耳叢毛乳白色。背部絨毛黑色，長毛金黃色，腹毛黃白色。雌性毛色淺淡。

分佈 生活於較寒的闊葉林或混交林中。分佈於中國西南和西北少數高山地區。

性能 補腎壯陽。

應用 用於陽萎，遺精等。用量5~10g。

文獻 《中國藥用動物誌》二，425。

附註 金絲猴是國家保護的稀有珍貴動物，嚴禁獵捕。

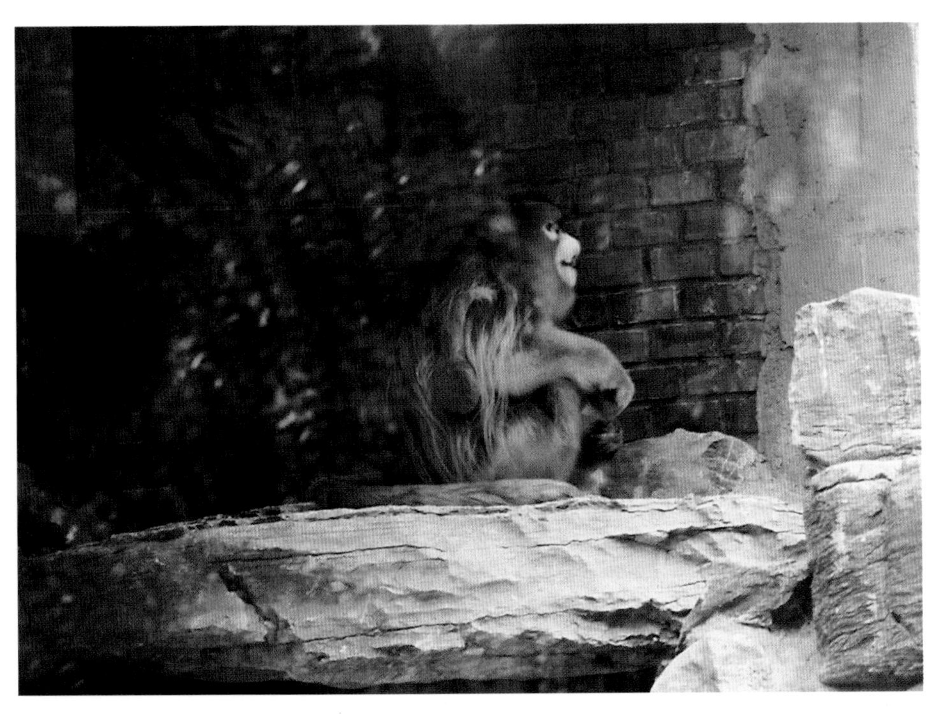

參考書目

三畫

《大辭典》——
《中藥大辭典》(上、下冊及附編),江蘇新醫學院編。上海:上海人民出版社,1977。

《川藥校刊》——
四川省中藥學校。四川峨嵋。

四畫

《中草藥學》——
南京:江蘇人民出版社,1976。

《中國植物誌》——
中國科學院中國植物誌編委會。北京:科學出版社,1978~1990。

《中國藥用真菌》——
楊雲鵬等。哈爾濱:黑龍江科學技術出版社,1981。

《中國藥用真菌圖鑑》——
應建新等。北京:科學出版社,1987。

《中國藥用動物名錄》——
高士賢等。長春中醫學院學報,1987,2。

《中國動物藥》——
鄧明魯等。長春:吉林人民出版社,1981。

《中國藥用動物誌》(一～二冊)——
《中國藥用動物誌》協作組編。天津:天津科學技術出版社,1979～1983。

《中國藥用植物誌》(1～9卷)——
科學出版社,1985。

《中國花經》——
陳俊愉、程緒珂主編。上海:上海文化出版社,1990。

《中國動物圖譜》——
中國科學院。

《中國經濟動物誌》——
中國科學院海洋研究所編。北京:科學出版社,1962。

《內蒙古中草藥》——
內蒙古自治區革命委員會衛生局編。呼和浩特:內蒙古自治區人民出版社,1972。

《中藥誌》(一～五冊)——
中國醫學科學院藥物研究所等。北京:人民衛生出版社,1979～1994。

五畫

《四川植物誌》(一～六冊)——
《四川植物誌》編寫委員會。成都:四川科學技術出版社,1981～1989。

《四川省中藥資源普查名錄》——
四川省中藥資源普查領導小組編印。內部資料,1986。

《台灣民間藥》(1)——
高木材著。台灣:南天書局,1985。

《台灣藥用植物誌》——
甘偉松編。台中:中國醫藥研究所出版,1985。

《台灣植物藥材誌》——
甘偉松著。台中:中國醫藥出版社,1991。

六畫

《西雙版納藥用植物名錄》

《西雙版納傣藥誌》(一～三集)——
西雙版納民族醫藥研究所編印。雲南景洪,1979～1981。

八畫

《長白山植物藥法》——
吉林省中醫中藥研究所等。長春:吉林人民出版社,1982。

九畫

《南海海洋藥用生物》——
中國科學院南海海洋研究所海洋生物研究室編。北京:科學出版社,1978。

十畫

《海南植物誌》(一～四)——
華南植物研究所。北京:科學出版社。

《浙藥誌》——
《浙江藥用植物誌》(上、下冊)。浙江藥用植物誌編寫組。杭州:浙江科學技術出版社,1980。

《原色常用中藥圖鑑》——
顏焜熒著。台灣:南天書局。

《原色台灣藥用植物圖鑑》(一～三冊)——
邱年永、張光雄著。

《原色圖譜中國本草》

《高山藥用植物》——
邱年永著。台灣:南天書局。

十一畫

《貴州中藥資源》——
中國醫藥科技出版社,1992。

十二畫

《植物藥有效成分手冊》——
江紀武等。北京:人民衛生出版社,1986。

《植物學報》——
中國植物學會,北京。

《植物分類學報》——
中國植物學會,北京。

《雲南藥用植物名錄》——
雲南省藥物研究所。昆明:雲南人民出版社,1975。

《雲南中藥資源名錄》——

雲南藥材公司編。北京：科學出版社，1991。

十三畫

《匯編》——

《全國中草藥匯編》（上、下冊）。全國中草藥匯編編寫組編。北京：人民衛生出版社，1976。

《新華本草綱要》（一～三冊）——

江蘇省植物研究所等。上海：上海科學技術出版社，1988～1990。

《新疆中草藥》——

新疆維吾爾自治區衛生局編。烏魯木齊：新疆人民出版社，1975。

《新疆中藥資源名錄》

新疆中藥資源普查辦公室編印。烏魯木齊，1986～1988。

《新疆維吾爾藥誌》

十四畫

《廣東藥用植物簡編》——

吳修仁。廣東高等教育出版社。

《廣東藥用植物手冊》

《廣西藥用植物名錄》——

廣西壯族自治區中醫藥研究所。南寧：廣西人民出版社，1986。

《廣西民族藥簡編》——

黃燮才等主編。南寧：廣西壯族自治區衛生局出版，1980。

《廣西本草選編》（上、下冊）——

廣西壯族自治區衛生局主編。南寧：廣西人民出版社，1974。

《廣西藥園名錄》——

《廣西醫藥研究所藥用植物園藥用植物名錄》。廣西醫藥研究所藥用植物園編印，1974。

十九畫

《藥典》（1977、1985、1990或1995年版）——

《中華人民共和國藥典》（1977、1985、1990或1995年版，一部）。衛生部藥典委員會編。1978，1985，1990，1995。

《藥用植物學》——

甘偉松編。台中：中國醫藥研究所出版，1991。

拉丁學名索引

中文名稱索引

六畫

七畫

八畫

九畫

十畫